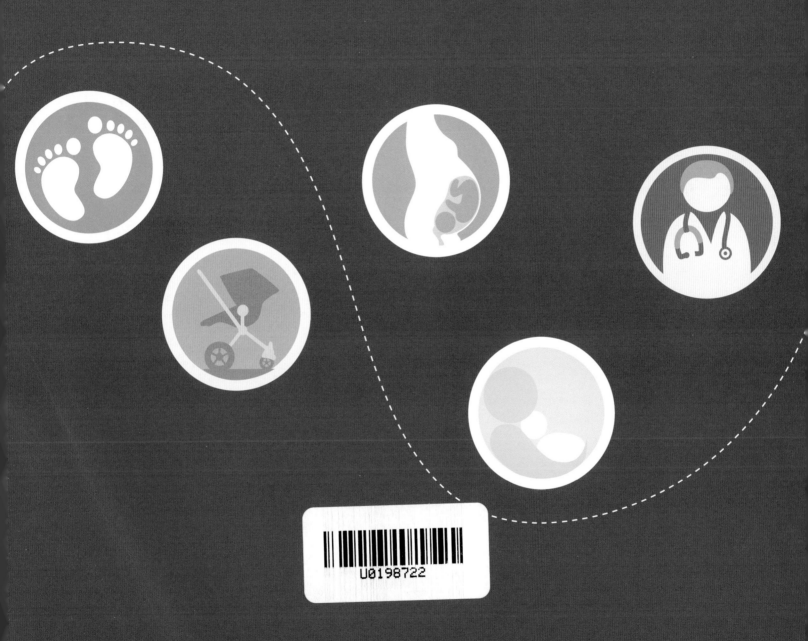

THE
Pregnancy
ENCYCLOPEDIA

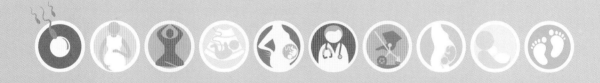

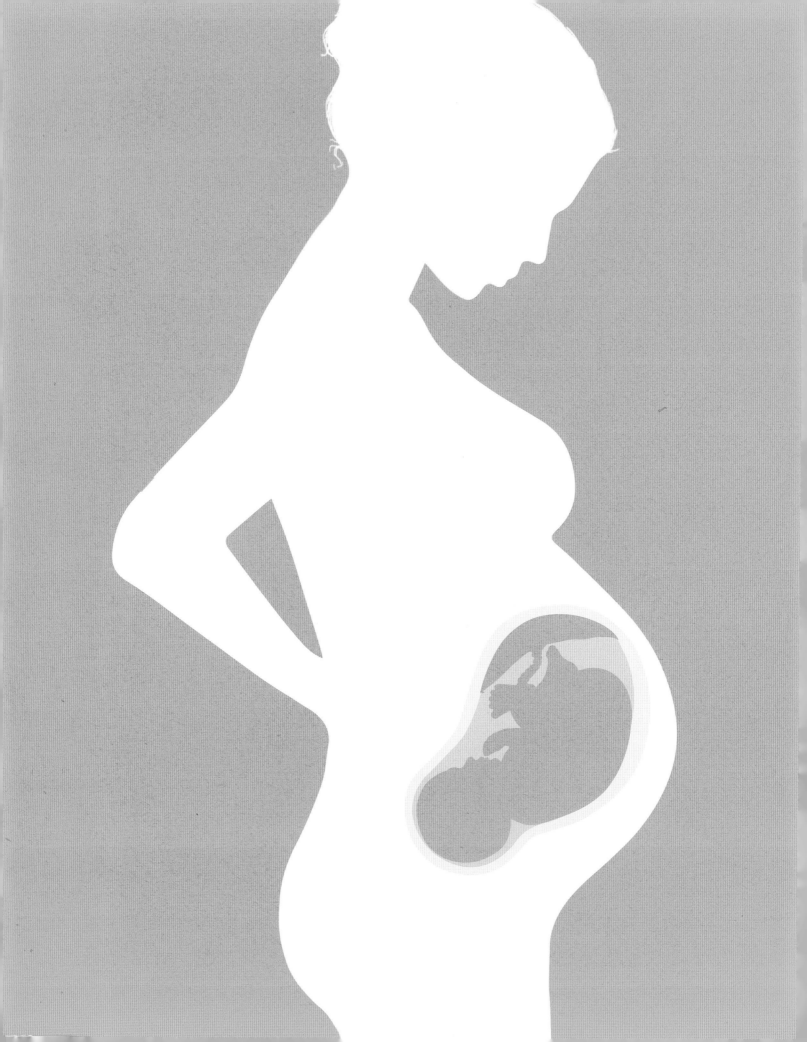

DK 怀孕百科

THE PREGNANCY ENCYCLOPEDIA

〔英〕钱德里玛·比斯瓦斯 主编

Editor-in-chief Chandrima Biswas

徐蕴芸 译

中国妇女出版社

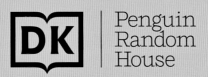

图书在版编目（CIP）数据

DK怀孕百科 /（英）钱德里玛·比斯瓦斯
（Chandrima Biswas）主编；徐蕴芸译. -- 北京：中国
妇女出版社, 2018.3（2025.4 重印）
书名原文: The Pregnancy Encyclopedia
ISBN 978-7-5127-1406-9

Ⅰ.①D… Ⅱ.①钱… ②徐… Ⅲ.①妊娠期—妇幼保
健—基本知识 Ⅳ.①R715.3

中国版本图书馆CIP数据核字（2017）第249504号

Original Title: The Pregnancy Encyclopedia
Copyright © 2016 Dorling Kindersley Limited
A Penguin Random House Company
著作权合同登记号　图字：01-2016-8804

DK怀孕百科

作　　者：〔英〕钱德里玛·比斯瓦斯 主编　徐蕴芸 译
责任编辑：宋文　李一之
封面设计：尚世视觉
印制总监：李志国
出版发行：中国妇女出版社
地　　址：北京市东城区史家胡同甲24号
邮政编码：100010
电　　话：(010)65133160(发行部)　65133161(邮购)
网　　址：www.womenbooks.cn
法律顾问：北京市道可特律师事务所
经　　销：各地新华书店
印　　刷：北京中科印刷有限公司
开　　本：229×276　1/16
印　　张：22
字　　数：600千字
版　　次：2018年3月第1版
印　　次：2025年4月第13次
书　　号：ISBN 978-7-5127-1406-9
定　　价：168.00元（精装）

混合产品
纸张
支持负责任林业
FSC® C018179

www.dk.com

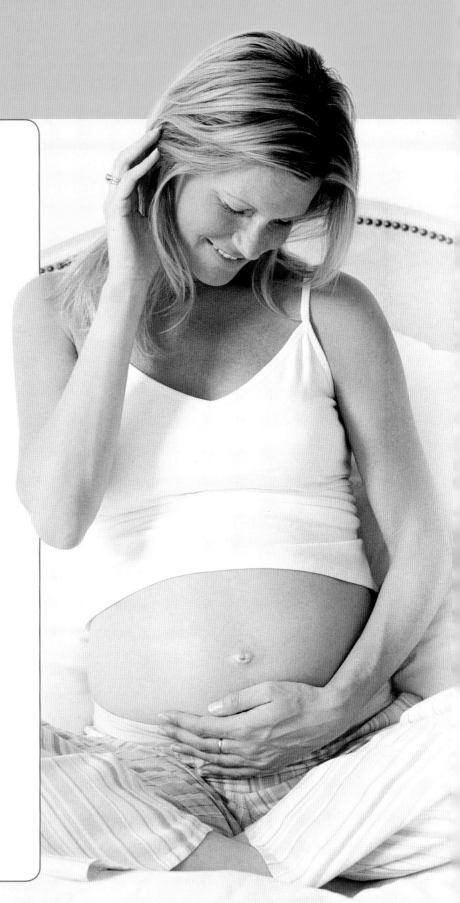

目 录

前　言

你的怀孕历程，第一次抑或后面每一次，对你来说都是不可思议且独一无二的。我在产科的执业生涯中，看过各种背景的患者，我发现每位女性都有不同的怀孕和分娩经历。

当你第一次——或者第二次、第三次，甚至第四次——发现自己怀孕的时候，都会感受到大量情绪体验——欣喜、激动、沉默、害怕、敬畏、好奇，当然还有焦虑。这些感受都是正常的，同时他们需要一些指引、疏导。过去，社会由各个大家庭构成，不同的社会结构建立了一个姐妹般的支持网络，帮助并知会女性了解关于怀孕的一切。相反，现在我们可能只把怀孕的事告诉自己的家人和闺密，以及每隔几周见到的助产士或产科医生。

通常，我们了解怀孕这件事的第一步是上网搜索。网络上有大量的信息（含错误信息），以及其他女性的怀孕和分娩轶事——有些美妙得不同寻常，有些则令人分外失望。即便搜索到了有效信息，也常常令人困惑，甚至反而令人对自身情况更焦虑了。

你的问题将在这里得到解答

在这本书中，我们致力于通过中立的建议，为你一生中最重要的时刻提供支持。我们涵盖了每一阶段：孕前、孕期、待产、分娩，甚至宝宝出生后的前3个月。我们通过主题和相关提问来划分章节，帮助你找到答案，以及其他你可能想知道的事情。我们列出产前保健的时间表，并针对孕期可能发生的问题——从怀孕孕程、产期检查，到分娩技巧——给予专家指导。你还将学到有关营养和运动的一切，以及如何

Q 专家团队包括哪些成员？

主　编	顾　问	顾　问
钱德里玛·比斯瓦斯（Chandrima Biswas）医生	**阿纳斯塔西娅·阿尔科克（Anastasia Alcock）医生**	**詹妮·霍尔（Jenny Hall）博士**
英国皇家妇产科学会会员、临床医学学士	英国皇家儿科与儿童健康学会会员、临床医学学士，荣获英国皇家妇产科医学院证书、热带医学与卫生证书	教育学博士、注册助产士、助产士总监助理
钱德里玛·比斯瓦斯医生是伦敦惠廷顿医院的临床主任，伦敦中北产科网络的产科主导人，以及英国皇家医学会产科和新生儿论坛前主席。她在高危产科领域极为权威，尤其擅长应对妊娠期肥胖及其相关问题。	阿纳斯塔西娅·阿尔科克博士是一名儿科医生，专长于急诊医学和感染性疾病。她毕业于英国帝国理工大学医学院，目前在牛津约翰拉德克利夫医院担任医生。她是"产前教室"的创始人，专门为准父母提供产前和产后咨询。著有《宝宝的第一年》一书，成功帮助很多父母解决宝宝出生后第一年所遇到的养育难题。	詹妮·霍尔博士为英国国民健康体系（NHS）工作超过35年，她从护士做起，然后成为助产士，最后成为一名教育者。她目前是伯恩茅斯大学的高级讲师，专注于护理行业从业者精神和尊严的相关研究。她担任《助产士杂志》编辑超过10年，目前是《女性和分娩》杂志的副主编。同时，她还是一系列有关助产士文章、书籍的作者或联合作者。

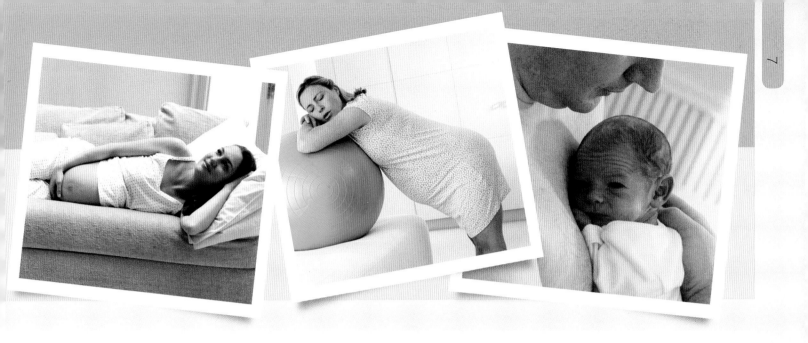

保持健康，你的身体和你的宝宝会发生什么样的生物学变化。此外，还有一些内容是关于如何购买服装以适应你日渐膨隆的腹部，需要为新生儿买些什么等。你会得到从孕期前3个月内绝大部分让家长头痛的难题的解决之道，以及照顾新生儿所需要的一切指导。我们还会告诉你何时需要助产士或产科医生的帮助。

因新生及养育而开启的新旅程

开启宝宝生命的故事美丽、易读，且基于精准的事实。全面、深入的医学信息和权威指导将帮助你信心十足地面对孕前、孕期和产后的各种情况，而涵盖了生活方式、工作状况以

及身体健康方方面面的信息能帮助你拥有愉悦、稳定的孕期，从而让你对家庭的新成员充满期待。

对于所有经过深思熟虑后准备怀孕，或已经怀孕的女性，我希望你们通过这本奇妙的书了解和享受宝宝的新生一刻。

钱德里玛·比斯瓦斯医生

顾 问
苏·劳伦（Su Laurent）医生
英国皇家内科医师学会会员、英国皇家儿科与儿童健康学会杰出会员

自1993年至今，苏·劳伦医生一直担任伦敦巴尼特医院的顾问医生。她专长于哮喘治疗，在大脑与身体交互作用对生理健康所产生影响方面有深入研究。她著有多部关于家长科学养育以及儿童健康的著作。她是英国孤儿慈善协会的医学顾问，常年担任《母子》杂志的儿科专家。

顾 问
莱斯利·佩奇（Lesley Page）教授
被授予大英帝国司令勋章，哲学博士、理学硕士、文学士、注册助产士、注册护士、名誉理学博士，英国皇家助产士学院名誉院士

莱斯利·佩奇教授是英国皇家助产士学院校长。她是英国第一位助产学教授，毕业于泰晤士谷大学（今西伦敦大学前身），后在夏洛特皇后医院担任助产士。她是一位在国际上享有盛誉的学者、演说家、活动家，为助产士和儿童的利益而不停奔走。她还推动了女性孕期护理方面的发展。她在社区、医院和家庭分娩从事助产工作超过32年。

美国顾问编辑
宝拉·阿马托（Paula Amato）博士
医学博士

宝拉·阿马托博士是一位生殖内分泌专家，是美国俄勒冈健康与科学大学的副教授。她从加拿大多伦多大学获得学位，并在那里开始了妇产科住院医师的生涯。后来，她成为美国加利福尼亚大学生殖内分泌和不孕不育方面的专科医生。目前，她已在产科、妇科、生殖内分泌学和不孕不育领域获得相关机构认证。

如何使用这本书

　　《DK怀孕百科》是一本全方位的孕期知识百科，其中的信息能为你人生中极为特殊的9个月提供一站式指导。本书以易于查找的问答形式呈现，涵盖怀孕和分娩方方面面的知识，并延伸至新生儿出生后最初3个月的日常护理和家庭生活。

每一章所涵盖的内容

　　各章依据不同主题排列，以便你能一次性找到与某个主题相关的信息。你既可以知道孕期到底该进行哪些筛查，了解自己能吃什么、不能吃什么，又能知晓宝宝每一阶段的发育进度，以及为迎接新生儿到来而添置的物品。每一章都会针对相关主题进行全面而深入的阐释。

　　每一章中都包含围绕这一主题的个性化元素。每一章从一段摘要开始，然后进入准父母或新手爸妈能够轻松查找的问答环节。此外，特别专题页面会深入地讨论关键问题。同时，还有很多特殊彩页帮你更加容易地查找你感兴趣的部分。

导航 全章摘要会指导你迅速找到自己感兴趣的部分

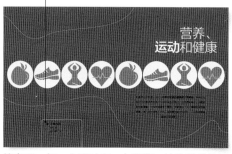

篇章页 每一主题对应一个章节，让你轻松学习与之相关的怀孕知识。

简介 关于你可能提出的疑问的概括性综述

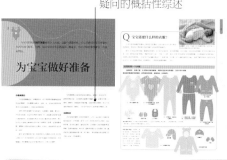

章节分布 每一章都能够从不同角度深入地阐释主题。

问与答 让值得信赖的专家给出包含有效信息、结论的回答

可视化解释 可将深奥的理论变得容易理解

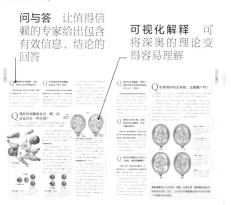

问答页面 用这种容易阅读的方式，让你找到最想知道的问题答案。同时，辅以形象的插图以帮助理解。

单一问题 重要主题会给予重点关注

侧边栏 给每一页的内容提供一目了然的引导

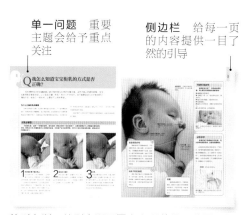

特别专题 特别专题页面中出现的是一些需要深入探讨的重要问题，详细的解释和多样化的视觉效果会让你深入了解这些专题。

步骤 通过清晰的步骤阐明其中所经历的过程

有趣的事实 通过一系列神奇的事实提高你的阅读趣味性

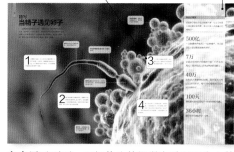

突出展示页面 无与伦比的视觉享受以及令人着迷的事实都在为怀孕并生下宝宝庆祝。

本书的章节设置

欢迎来到孕期

» 11~25页

按孕周给予指导。 "胎儿观察"是围绕宝宝的发育过程进行的每周解读，"妈妈事项"则让妈妈可以追踪自己的怀孕之旅。以3个月为一阶段，了解每周发生的那些令人难以置信的变化，并给出有用的提醒和注意事项，比如何时预约产前课程。

插图 看看你的宝宝在整个孕期如何发育

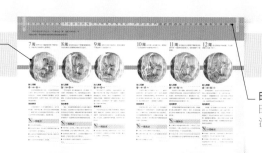
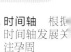

时间轴 根据时间轴发展关注孕周

每周详情 以周为单位，列出宝宝的尺寸和体重，以及你可能出现的症状。

受精

进入怀孕的第一步。这一章节里可以看到导致受精的一系列不可思议的事件，包括详细解释你的身体如何通过每月的生理周期做好怀孕准备，以及微小的胚胎如何进入身体开始妊娠过程等。从如何更好地备孕到怀孕的早期症状，这一章节帮助你为孕期最初的重要几周做好准备，并带你进行探索。

营养、运动和健康

怀孕往往伴随着一系列令人困惑的建议，其中包含你为自己和宝宝的健康应该或不应该做些什么。这一章节提供了不少清晰的指导，解释哪些食物需要避免，健康膳食如何有助于宝宝的早期发育，再加上科学合理的运动建议和放松技巧，帮助你处理常见的孕期小烦恼，将关注点聚焦于此，增强体能，以应对分娩需要。

产前检查

你需要的检查是怀孕期间每一个准妈妈都关心的重要问题。这一章节详细列出了产前检查的选择，你可以找谁来照顾你。这一部分还帮助你思考自己希望在哪里分娩，和谁在一起，希望选择什么分娩方式等。另有特殊版块列出孕期需要的全部检验和筛查，帮助你了解为什么需要完成这些检查，以及它们对你和宝宝有什么好处。

关于你个人的一切

妊娠过程中，你的身体会发生变化，进而影响到生活的方方面面，从你和伴侣之间的关系，到让自己处于舒适的状态和保有入睡的能力，以及安排出行计划。除了这些实际生活中会遇到的问题，这一章节还探讨了怀孕给准妈妈们带来的那些生理和情绪变化，如孕期常见诉求、并发症以及如何应对。

成长中的胎儿

怀孕过程中最美好的事情当然是胎儿在子宫内的奇妙成长过程。这一章节记录了胎儿发育的每一步，展示他如何在数周内从一小团细胞长成可辨别的人类胎儿。除了宝宝外在的成长和特点，我们也在关注宝宝的重要器官如何发育，具有哪些独特的基因遗传。

实际准备

涵盖从孕期和哺乳时所穿的内衣、托腹带、孕妇裤，到防溢乳垫、婴儿车、婴儿床和睡衣，准妈妈怀孕期间和宝宝到来之后需要的一切。这一章节基于现实选择，告诉你何时应该买些什么，确保你拥有孕期和宝宝几个月大时需要的一切。

待产和分娩

有关临产和分娩的详细章节，指导你度过待产的每个阶段，告诉你如何正确分辨是否进入临产，以及如何划分各个阶段。关于缓解疼痛的指导能够帮助你考虑分娩时选择何种技术或药物。同时，你也能知道分娩后会发生些什么：你的宝宝会得到怎样的护理，你自己可能有什么感受，如何开启这一联结过程。

产后

你在孕期为自己和宝宝的新生活的思考与展望。这一章节为你开启大门，开阔视野，让你可以在期待中准备宝宝的日常护理产品。你可以读到有关喂养、清洗、衣物、抚慰、外出，以及处理基本疾病方面的基础信息，也可以得到关于你自己在分娩后如何慢慢恢复的建议和诀窍。

特殊情况

有时，怀孕会出现痛苦和意外——无论遇到停止发育的胎儿、需要特殊护理的早产儿，还是有健康问题甚至罹患慢性病的新生儿。这一章节探讨此类家庭所面临的艰难和挑战，为他们提供建议、信息和指导，帮助家庭了解、协商、处理这些问题。

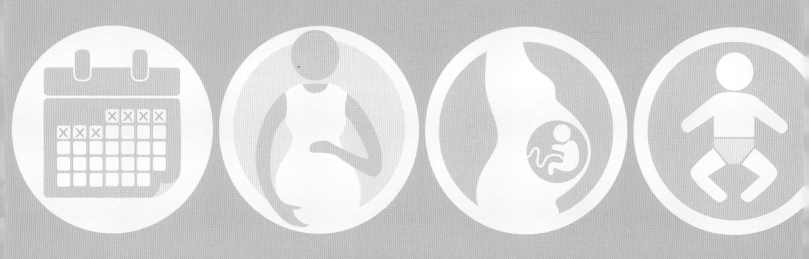

》 本章内容

欢迎来到
孕期

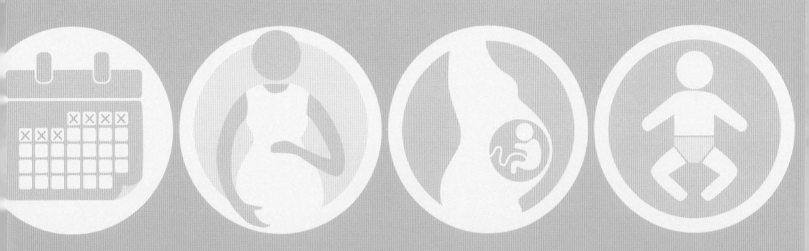

恭喜你！**你怀孕了**，至少你认为自己可能怀孕了！你可以在本章看到**孕期每一周的事件摘要**。同时，可以在本书后续的章节获得有关各个阶段的详细信息。

孕期
时间轴

从受孕的这一刻起，你和你日渐成长的宝宝会经历大量不同寻常的变化。你的孕期从末次月经的第一天（LMP）开始计算。孕期的平均时长为40周，分为3期，每期大约3个月。本书中的"周"指的是孕期中完整的一周。本页这一涵盖关键事件的时间轴会让你对怀孕之旅有个大体的了解。

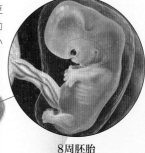

你的宝宝在发育
你的宝宝在这一周不会比葡萄更大，但成长十分迅速——一颗搏动的小心脏，一张逐渐长出模样的小脸，正在成形的四肢。

8周胚胎

排畸超声
这次超声要检查宝宝的器官、身体各系统以及四肢的发育情况。通过超声筛查，医生还可能看出宝宝性别。

月经 孕期从末次月经的第一天开始计算，但实际上在最初的两周你并没有怀孕。

营养补充剂 叶酸要从怀孕前开始服用，或者从知道怀孕后立刻服用，持续服用至孕12周。同时，整个孕期都要服用维生素D，如果你准备哺乳那么应该继续服用。

孕早期

孕中期

0	1	2	3	4	5	6	7	8	9	10	11	12	13	14	15	16	17	18	19	2

受精
精子和卵子一旦融合成为受精卵，你就有了一个小生命。数日之后，它会钻进子宫内膜，在它植入的位置将发育出胎盘。

孕早期症状 你可能出现一系列反应，比如嗜食、孕吐、极度倦怠、情绪波动。通常，这些反应会慢慢消失。

产检预约 你的第一次产检应在孕8~12周进行。这次检查比较全面，你会建立档案，在后续一系列的产检中都要用到。

发布喜讯 孕早期结束或者当你已经完成第一次超声时，是时候把怀孕的好消息告诉所有人了。

运动 你需要保持活力和健康。如果你担心一些常见的运动太激烈了，可以对运动量进行适当调整，或考虑专门为孕妇打造的健身课程。

流感疫苗 流感对你和你未出生的宝宝有潜在的伤害，你在孕期的任何时候都可以通过疫苗来预防流感。你可以向医生要求接种。

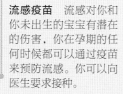

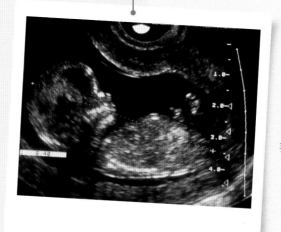

估预产期超声
孕8~14周的时候，你的宝宝需要测量顶臀径，并确定预产期。你需要记住这个日子，但同时要知道实际生产日期在这个日期附近的5周左右时间（孕37~42周）都是正常的。如果你处于孕11~14周，还需要做胎儿颈项透明带扫描。

你怀孕了 孕检能发现相应激素，确认你可以开始期待宝宝的到来了。

好消息

胎儿位置

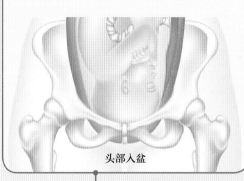

到孕晚期阶段，宝宝的成长和胎盘的功能会持续得到评估。到了这个时候，你的宝宝几乎足月了，子宫里的空间已经很紧张。他的头可能会往盆腔下移。一旦宝宝头部最宽的部分进入骨盆，就基本固定了。这是你身体为分娩做准备的途径之一。

头部入盆

宝宝用品 开始考虑要为宝宝准备些什么吧！你可能想为他准备推车、安全座椅；想想你的宝宝将会睡在婴儿床、围栏，还是婴儿睡篮里。

你的分娩计划 现在是考虑这些事情的好时候：你想在哪儿生？谁来陪你？考虑哪些分娩技术？

告诉上司 你有义务在分娩前15周通知公司你准备何时休产假。你要提交你的怀孕证明，并保留一份复印件。

百日咳疫苗 可以在孕28～38周注射。它可以保护你的宝宝从出生到第一次接种这一疫苗的这段日子不会患上百日咳。

产前课程 产前课程很受欢迎，可能要提前12周预约。助产士会向你解释它包含些什么。

预产期（EDD） 宝宝在37～42周出生都很正常，所以即便宝宝还没出生也别着急。

孕晚期

1	22	23	24	25	26	27	28	29	30	31	32	33	34	35	36	37	38	39	40+

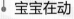

宝宝在动

孕期最后几周，胎动更明显了，你可以感觉到他在打嗝，他也会逐渐习惯你的声音。了解你宝宝的活动习惯，一旦有任何异常变化都报告给助产士。

筑巢本能 尽可能多地休息。如果你不得不去做些洗洗涮涮的家务，注意别过度劳累。

准备待产包和孕期档案 把档案带在身边，准备好在医院时使用的待产包或家庭分娩设备。同时，确保你的家人知道东西放在哪里。

为分娩做准备 进行可以有助顺产的运动（活动）：练习爬行，或者坐在分娩球上；开始放松和呼吸技术练习；按摩会阴以令这一区域更加柔软。

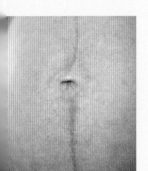

孕期常见副反应

很多女性在孕中期感到充满能量和积极情绪。你可能会遇到一些常见的副反应，如手足肿胀、牙龈出血、贫血、瘙痒或皮肤变化。有些孕妈妈的腹部会出现一条黑线，称为"妊娠线"。这条线会在分娩后消失。

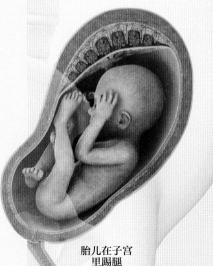

胎儿在子宫里踢腿

你准备好了吗

注意产程早期的症状，重要的时刻即将来临：羊水破了，开始宫缩。如果你到了孕41～42周还没有生产，即过了预产期。这也是非常常见的。你可以和助产士讨论下一步要做什么。

孕早期

1~14 天
你的孕期从末次月经第一天开始计时，这是生育周期的开始。

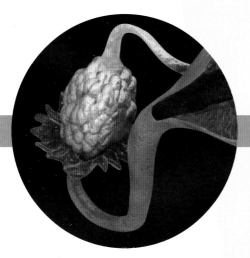

胎儿观察

现在还没有宝宝，但卵泡正在成熟，准备释放卵子。

妈妈事项

通常很难确定受精究竟是哪一天发生的，因此我们以末次月经的第一天为标记。前两周身体在重置生育周期：第一周，上个月的子宫内膜脱落；第二周，子宫内膜逐渐增厚，为日后受精卵着床做好准备。

 一周焦点

» 怀孕前，每天服用400微克叶酸。

» 你和你的伴侣都需要保持健康的生活方式，以提高受孕机会，令孕期无忧。比如，戒烟，减少酒精和咖啡因的摄入，健康饮食，定期运动。

» 应该去做一次全面的体检，确保你接种了最新的疫苗，并就所遇到的问题寻求更好的解决与控制方案。

» 肥胖很可能导致高危妊娠，最好在受孕前进行处理。它也会干扰你的激素，降低受孕机会。

2 周
卵巢释放了成熟的卵子，如果与精子相结合，宝宝就开始孕育了。

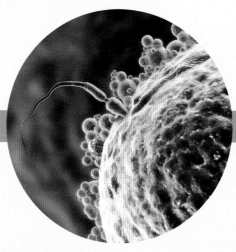

胎儿观察

长度：大约0.1毫米

卵子释放后有24小时的生命等待被受精。一次性高潮释放2亿~5亿颗精子，但其中只有几百颗可以与卵子相遇，而最终只有一颗精子能取胜——穿透卵子完成受精。一旦受精成功，卵子的外层便会增厚，令其他精子无法进入。精子和卵子的遗传物质结合，开始"制造"你的宝宝。生命一开始只是一个单细胞，叫"受精卵"。

妈妈事项

受精卵会向大脑中的垂体释放信号，以宣告它的存在。一种新的激素被释放出来，完全颠覆你每个月的正常生理周期，它叫"人绒毛膜促性腺激素"（hCG）。

 一周焦点

» 多享受性生活，获得更多受孕机会。这个月至少每3天进行一次性生活。

» 给自己一些放松的时间，压力指数可能会影响你的受孕能力。相应地，很多夫妻在度假期间怀上孩子就很好理解了，对吗？

3 周
你的体内发生了一些奇妙的事情，有些女性会出现早期反应。

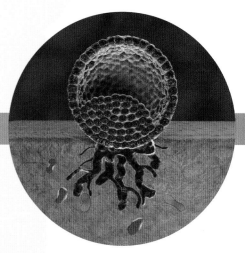

胎儿观察

长度：大于1毫米

你未来的宝宝现在是一个由100个细胞组成的圆球，称为"囊胚"。它"钻入"子宫内膜，黏湿的内膜正好可以使它安稳附着。植入的位置最后会发育成胎盘，目前逐渐形成卵黄囊正为处于孕期最初阶段的胚胎提供营养。

妈妈事项

激素——雌激素和孕激素——在体内激增，以帮助囊胚安全"定居"。怀孕最初期的反应可能包括乳房胀痛和容易倦怠。一旦受精卵植入子宫内膜，可能会引起少量或点状出血，但这种出血很轻微，且持续时间短，不会造成痛苦。

 一周焦点

» 当你在等待是否怀孕的诊断时，应避免饮酒、抽烟及摄入咖啡因，尽力做到均衡膳食。这些能让你给宝宝一个好的开始。

» 通过早孕检测，你可能知道是否怀孕。

» 如果需要服用任何药物，请提前咨询一下医生是否安全。

孕早期是一个非常关键的时期，所有重要器官都在这一阶段形成。怀孕需要的激素一开始由卵巢分泌，到孕10周左右由胎盘负责。

关键

↕ 平均身长：
20周以前测量头臀径
20周后测量头顶到脚后跟的距离

⚖ 平均体重

4周
如果你本周没有来月经，可能首次开始自问："我怀孕了吗？"。

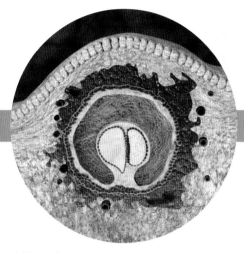

胎儿观察

长度：2毫米

你的小宝宝作为一个胚胎被赋予了生命，尽管现在还是一个几层细胞组成的"盘子"，但发展得十分迅速。它漂浮在充满液体的羊膜囊里，已经建立起初步的血液循环系统，大脑和神经系统也开始发育了。

妈妈事项

你可能出现不同的孕期反应，包括恶心、呕吐。受精卵产生了足够多的人绒毛膜促性腺激素，使你的尿妊娠测试呈现阳性。

 一周焦点

» 进行妊娠测试。

» 每天要服用400微克叶酸和10微克维生素D，如果你还没开始每天补充的话（如果每天已经进行补充，那么请继续）。

» 如果是意外怀孕，请停止原来的避孕措施（译者注：可能有人还在服用短期避孕药甚至使用植入式的避孕工具）。

» 和医生预约产前检查。

» 戒烟、戒酒，咖啡因摄入每天不要超过200毫克。

5周
尽管从外表看，别人看不出你已怀孕，但你的身体正在适应怀孕这一阶段，你自己会有感觉。

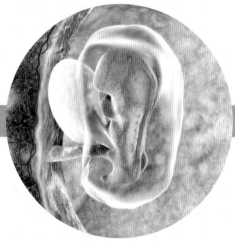

胎儿观察

↕ 4毫米

胚胎现在像个小蝌蚪。身体变长了，背部形成了一排暗色细胞，这是脊柱的起点。脸上的黑点是眼睛的雏形，芽状突起将成为四肢。心脏生长得很快，本周末它就要开始搏动了。

妈妈事项

孕早期反应达到高潮了，通常它们会在12周后消退。如果你孕吐严重，可以尝试口味清淡的食物，同时吃点儿姜。如果你什么都吃不下，可以向医生求助。

 一周焦点

» 了解怀孕过程中如何吃得健康，避免摄入容易引发中毒反应等问题的食物，如生蛋、生肉、鱼肉酱和肝脏、未经巴氏消毒的乳制品和软奶酪。

» 如果你的工作具有对身体危害的倾向或劳动强度很大，请跟上司说明你已经怀孕了，让他为你调整岗位。

» 使用消毒液等清洁产品的时候，要注意穿戴保护手套、打开窗户，以免吸入不良气体。

6周
尽管还看不到腹部隆起，但这不说明你的身体没有改变。

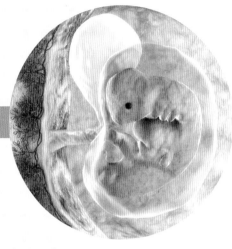

胎儿观察

↕ 8毫米

宝宝的身长增加了1倍，像小虾一样。头部和大脑以不可思议的速度生长，黑点变成了眼睛，出现在头两侧。视网膜的雏形已经开始形成。

妈妈事项

你的新陈代谢加快了，肺工作得更加卖力，血容量也增加了。对于腹部还没膨隆、体重却开始增加这一事实不要感到奇怪。你的血管松弛了一些，所以血压有所下降。这可能导致眩晕，所以你应该避免长期站立。你的乳头和乳晕颜色变深，宫颈被黏液栓封住了，以保护子宫里的胎儿不被感染。

 一周焦点

» 如果你出现出血症状或者曾经流过产，可能会被要求做早期检查。

» 注意弓形虫，它可能会出现在猫粪、未煮熟的肉、受到污染的土壤中。

» 继续或者开始舒缓的运动，你自己越健康，待产和分娩越容易。

现在你的宝宝已经变成一个可辨认的人形。他的发育很快，孕早期结束时，所有重要的器官和身体系统将各就各位。

7周
虽然你还不能感觉到肚子里的宝宝，但超声已经能看到心脏搏动。

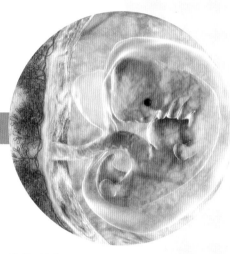

胎儿观察
 1.6厘米　1克

宝宝的重要器官都在发育，消化系统和肠道正在成形，肺部也开始发育了。他的头部明显大于身体其他部分。胚胎被一层薄薄的皮肤覆盖，出现手指和脚趾的雏形。胎盘更为稳固，将在几周之后负责起重要责任。

妈妈事项

子宫逐渐增大，你发现腰围增加了。你的乳房变重，可能伴有压痛，因为它们在为哺乳做准备了。激素的增加会导致皮肤状态发生改变——可能你会突然发现皮肤出现斑点，或变得干燥。

一周焦点

» 开始训练骨盆底肌。

» 保持厨房的清洁，因为你在孕期更容易因摄入被污染的食物而引发中毒反应。

» 认真考虑你想要哪种类型的产前护理，整理见到医生时想问的问题。

» 为宝宝的到来做好经济上的预算。

8周
你的身体适应了孕期的激素波动，你会发现自己的情绪会瞬间发生起伏。

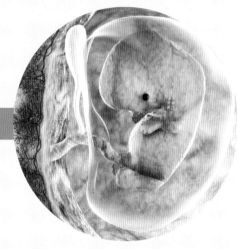

胎儿观察
 2.3厘米　2克

你的宝宝和一颗大葡萄差不多，可以看到一个小鼻子。四肢像船桨一样，手指和脚趾还未成形。眼睛更大了，在色素作用下也更深了。卵黄囊开始萎缩，因为胚胎开始更多地从准妈妈体内获得氧气和营养。

妈妈事项

恶心、极度疲倦和情绪波动几乎是怀孕最初几周的标志，这是你体内支持宝宝生长的激素水平及生理的变化所导致的。频繁如厕的原因是特定激素引发尿量增加，同时增大的子宫又压迫了膀胱。许多准妈妈对一些食物有非正常的渴望或感到反胃。

一周焦点

» 预约牙医（在英国，孕期的口腔治疗是免费的）检查牙龈健康，因为牙龈在孕期会变软、出血。

» 如果你的乳房更丰盈了，让有经验的裁缝为你测量胸围，并购买有承托力的孕期内衣。

» 任何时候都可以接种流感疫苗，以保护你和你的宝宝。

9周
你的小宝宝开始活动，但你还感觉不到这种令人激动的行为。

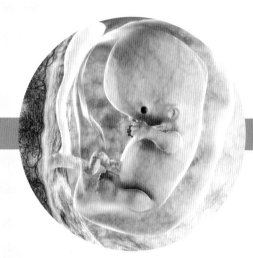

胎儿观察
 3厘米　4克

现在宝宝的大小像西梅了，他会继续生长。有蹼的手指开始分离，脚趾也开始冒出来了。早期面部特征出现。软软的"骨头"开始搭建骨架，之后将硬化成骨骼。性器官和外生殖器开始形成，但还看不出性别。来自膀胱的"芽"连接到一些组织细胞，就是未来的肾脏。

妈妈事项

呼吸系统迅速适应身体的孕期需要，即肋骨增宽，横膈上移，让肺能吸入更多的空气，获得更多氧气。皮肤的血液供应增加了，让你感到有些燥热；为了拮抗，血管舒张扩散热量，同时控制了你的血压。

一周焦点

» 你的首次产前检查应该预约在孕8～12周。在这次产前检查中，你要建立孕妇档案、称体重、量血压，还要进行血检和尿检。

10周 也许别人还注意不到，但你自己会知道身体开始看得出怀孕了。

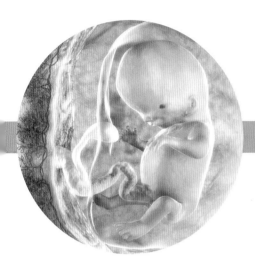

胎儿观察

 4.1厘米 23 7克

宝宝现在真的可以被称为"胎儿"了。他的四肢继续生长，脖子也出现了。同时，他可以踢腿和蠕动身体，但准妈妈还要再过几周才能感觉到。他的心脏拥有了基本的结构，有4个腔室，且心跳很快，每分钟高达160次，以帮助体内血液循环。

妈妈事项

子宫开始上移，长出了盆腔。这一移动减轻了对膀胱的压力。乳房继续变大，孕早期末尾你会增加2～3个罩杯尺码。如果你感到气短也是正常的，因为身体需要更多的空气，以便输送给宝宝、子宫和胎盘，但如果这一症状使你感到惊慌就要向医生或助产士寻求帮助。

📝 一周焦点

» 了解公司有关孕期权利和福利的规定。

» 如果乳房有压痛，夜间可以改为佩戴更加柔软的文胸。

» 寻找产前教室进行注册。

11周 你可能会在估算预产期的超声检查中第一次看到宝宝的样子，你的爱翻开了新篇章！

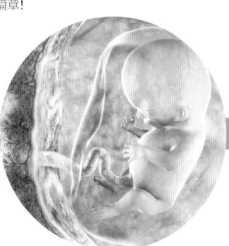

胎儿观察

 5.4厘米 23 14克

宝宝的大小像个酸橙，脑部出现左右半球，同时原始反射得到发展。宝宝会因为腹部的压力而产生动作。面部特征更加明显了，眼皮融合在一起，会保持紧闭状态直到26周。不过，眼睛和耳朵的位置和发育完成后的位置仍不一样。

妈妈事项

你需要调整腰带或寻找带弹性的衣物。孕期激素令乳头和乳晕更大、更深了。现在，你全身的血液几乎有1/4都输送至子宫，以满足宝宝和胎盘的快速发育。

📝 一周焦点

» 估算预产期的超声检查在孕8～14周进行。进行各种测量后，估算出你的预产期。这次超声检查也能知道你怀的是一个宝宝还是多胞胎。

» 你会进行第一次有关宝宝染色体和基因疾病的筛查。你的保健医生会向你解释筛查结果应如何解读。

12周 恶心和倦怠开始消退，你会感到精力充沛一些了。

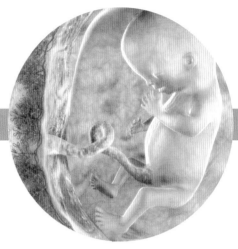

胎儿观察

 7.4厘米 23 23克

孕早期结束时，宝宝的头部还是身体最大的一部分，差不多是顶臀径的一半。心脏功能完备，心率变缓了。随着胸壁的形成，宝宝开始练习呼吸动作，也会进行打嗝和吞咽。口腔、胃和小肠连在了一起。胎盘开始全面为宝宝提供营养。

妈妈事项

孕早期一些不舒服的反应开始消退，你会变得轻松一些，因为食欲恢复了，精力也有所增加。人绒毛膜促性腺激素明显下降，因此恶心的程度也大幅降低了。部分女性感到恶心的症状会持续到孕20周。如果遇到这种情况，请尽可能多地休息。但要注意的是，即使你不舒服，也要确保宝宝摄取他所需要的全部营养。

📝 一周焦点

» 如果你一直等到第一次超声检查才打算把消息告诉亲朋好友，那么现在是时候公布喜讯了。

» 你该进行颈项透明带扫描了（通常和估算预产期的超声检查时间差不多），它能帮助评估宝宝患唐氏综合征的风险。

孕中期

13 周
体内正在发生变化，请坐下来享受这稳定的时期。

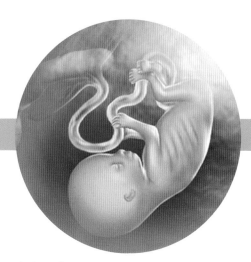

胎儿观察
📏 8.7厘米　⚖ 43克

宝宝的比例更协调了，因为身体变长了。手和脚不再有蹼，并开始长指甲，手和脚上的那些骨头也开始成形。

妈妈事项

松弛素这种激素可以令关节和韧带得到软化，为日后的分娩做好准备。它会让韧带的拉力增强，这会令你觉得不舒服。你的血容量增加，皮肤开始出现孕期特有的那种光泽感。再加上你日益隆起的腹部，其他人会注意到你怀孕了。

 一周焦点

» 是时候度个假了，趁着你的精力还不错，身体没有庞大到不便的时候。大多数航班不接受孕晚期女性搭乘，所以订机票前要向航空公司咨询清楚。

» 为孕期准备一本手账或相册，让自己可以详细记录腹部隆起的变化、自身的感受、状态的改变。

» 进行日常运动，但要注意适度就好。步行和游泳都是不错的选择，如果有慢跑的习惯也可以继续。

14 周
你的孕相更明显了，并且你可能会有一种难以言喻的幸福感。

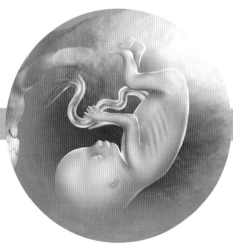

胎儿观察
📏 10.1厘米　⚖ 70克

脐带是宝宝的生命线，现在它变得更粗、更长了，同时它向宝宝输送的富氧血和营养也更多了。女婴的卵巢内开始形成数千个卵母细胞，同时卵巢会下降到盆腔。外生殖器越来越清晰可见，可能在超声检查中看到。

妈妈事项

很多准妈妈会出现鼻子经常不通气、流鼻血、窦性头痛的状况，这是由黏膜血流愈加丰富引起的。还会出现一些新的症状，如便秘和消化不良，这是激素变化所产生的副反应，让消化系统反应迟缓。

 一周焦点

» 腰围增加，上衣和裤子都紧了，你需要买些新衣服作为孕妇服。

» 如果你需要进行绒毛膜绒毛活检（CVS）或羊膜腔穿刺，应该在此时进行。

» 你并非一定要向公司说明怀孕的事，但提早与相关人员进行讨论可以方便后面的计划安排。你会得到有关劳动就业方面及其他相关法律法规的保护。

15 周
因为体型和曲线的变化，可能导致你的心情变得十分复杂。这种心情的起伏是正常的。

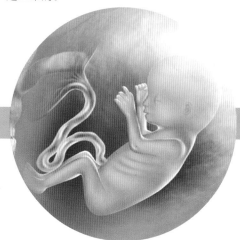

胎儿观察
📏 11.6厘米　⚖ 100克

胎儿的肾脏开始"工作"，可以过滤血液，从体内代谢废物。他的大脑和身体的信号传输得更快，从而使动作更协调，甚至眼部也能缓慢地运动。

妈妈事项

除了皮肤变得十分有光泽，你的头发也更丰盈、光滑了。因为激素的变化延长了毛发的生长期，每天脱落的头发也有所减少。同时，指甲也变得更健康、强韧了。

 一周焦点

» 如果你还没开始运动，应定期进行强度适中的运动。比如，在这一周开始学习产前瑜伽课程就很不错。

» 现在开始考虑分娩事宜并不算早，如你想在哪儿生，让谁陪着你，采用什么分娩技术，等等。

» 如果还没注册产前课程，现在是时候开始了。这一课程要到孕晚期才上课，但需要提前预约。助产士会帮你细数公立医院和私立医院开设的产前课程有何区别。

» 为与伴侣的二人时光留出时间。

在这一阶段，流产的可能性显著降低，所以你腹中的胎儿是比较安全的。你的精力也恢复了一些。胎儿戏剧性地快速生长着，导致你的腹部开始明显隆起。

16周 你看起来像个孕妇了，尽管自己并不会觉得和之前有那么大的差异。

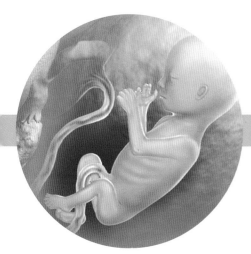

胎儿观察

13厘米　140克

现在，宝宝开始比胎盘大了。躯干和四肢长得很快，头部的生长减慢了，所以宝宝的比例更协调了。你可以在助产士使用多普勒探头听胎心的时候第一次听到宝宝的心跳，这种特殊设备是放置在腹部通过声波工作的。

妈妈事项

黑色素的分泌增加，这种色素为皮肤和毛发着色，令皮肤出现暂时性的变化。暗沉的斑点可能在脸颊、前额、上唇和颈部出现，即黄褐斑。腹部出现的竖直黑线，称为"妊娠线"。这些都会在分娩后变浅或消失。

一周焦点

» 助产士要为你预约孕中期的超声检查。如果血液检查提示你有贫血，需要服用铁补充剂。

» 如果你佩戴隐形眼镜，可能会觉得眼部比从前干燥，请在眼科医生的指导下使用对症的眼药水。

» 怀孕期间不建议节食，请坚持吃新鲜而又健康的食物。

17周 妊娠不仅能影响你的皮肤，甚至能影响你的情绪。

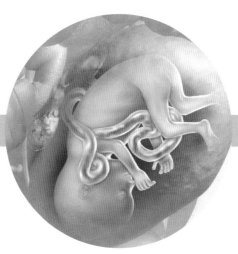

胎儿观察

14.2厘米　190克

宝宝的性器官已经完全发育，清晰可见。本周结束时宝宝的所有乳牙蕾都已形成，在牙龈之下做好了萌出的准备。

妈妈事项

此时，孕妈妈的心脏以平时两倍的效率在工作，从而增加全身的血液量。为了应对多余的血容量、制止血压升高，你的血管会变得更有弹性，舒张得也更好。因为皮肤得到了更多的血液，所以你看起来容光焕发，十分健康。你可能对夫妻性生活有了新的兴趣，因为盆腔区域的血流也增加了。

一周焦点

» 激素变化令你感到更燥热，可以试试穿着透气面料或多穿几层以便随时穿脱。

» 为了支持宝宝的神经系统发育，多吃富含Ω-3脂肪酸的食物，比如亚麻籽、橄榄油以及富含脂肪的鱼。然而，这种鱼也不能一味多吃，尤其是那些汞含量高的，如金枪鱼和鲭鱼，每周不超过2份（参见52页）。

» 尽管你的精力得到恢复，仍需注意不要把事情安排得太满，要留出足够多的时间来放松。

18周 你可能会感受到宝宝的早期活动，即"胎动初觉"。

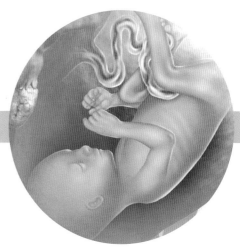

胎儿观察

15.3厘米　240克

宝宝越来越像你将要看到的那个小人儿了。他的面部特征日趋完善。独有的指纹已经形成。眼皮依然闭着，但眼球已经可以从一边活动到另一边。

妈妈事项

你从这时起开始会感觉到宝宝的胎动，这称为"胎动初觉"，好像宝宝轻拍了一下似的。每周你的子宫大约长1厘米，子宫上端（宫底）现在到达肚脐的位置了。支持盆腔区域的韧带被拉伸变薄，可能引起髋部和后背疼痛。

一周焦点

» 孕中期的超声检查可能在此时进行。

» 你的腹部隆起明显，周围人可能对你的外形加以评价，甚至想摸摸你的肚子。如果你对此抱有异议，可以随时拒绝。

» 体型和体重的变化意味着你的重心上移，你可能会觉得行动时有点儿摇晃。因此，现在是时候把高跟鞋扔到一边了。

到孕中期结束时，宝宝的体重会增加一倍，主要器官在体积上继续增大。准妈妈看起来有明显的孕味，拥有一种很平和的幸福感。

19周 你的怀孕旅程几乎完成一半了！祝贺你！

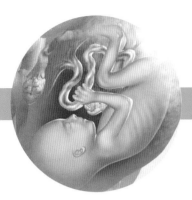

胎儿观察

16.4厘米 300克

腿比手臂长了，硬骨骼的部分开始形成。负责视觉、听觉、味觉和嗅觉的器官都在大脑中开始发育了。

妈妈事项

你的体重会在接下来的3个月——从此刻到分娩——加速增加。一般来说，这一阶段的准妈妈每周增长0.5千克~1千克。宝宝只占这部分增长的体重的一部分，体重增长的其他部分包括血容量、乳房、羊水，以及脂肪。你的子宫继续向上，顶向胃部，同时孕激素令腹部肌肉变得松弛，你的消化功能变得更迟缓了。这可能会让你感到胃灼热、消化不良、便秘，或使原有的症状变得更加严重。

 一周焦点

» 在膳食中加入大量纤维素，饮用足量的水，保持大便松软，避免便秘所带来的不适。

» 考虑给宝宝起名字，可以把你喜欢的都列出来。

20周 超声能让你看到正在发育的宝宝。

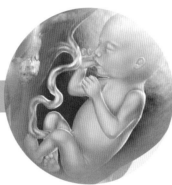

胎儿观察

26.7厘米 360克

皮肤表面覆盖着细软的胎毛，脂肪开始在皮肤下沉积。皮肤分为两层，即表皮层和真皮层。通常会吞咽羊水，这些羊水经过肾脏处理后排出体外。皮肤开始分泌白色蜡质的胎脂，覆盖在皮肤上具有保护作用。

妈妈事项

你的肚子越来越圆了。宫底处于肚脐下方。为更好地支持你和宝宝的需要，你多余的血容量会供应到身体各个器官，并且更加努力地发挥自身作用。

 一周焦点

» 你会在孕18~22周进行排畸超声检查，对宝宝进行各项重要的监测，以检查器官和身体各系统是否正常。同时，胎盘位置也要测量。

21周 你对日渐"活泼"的宝宝感知得更多了。

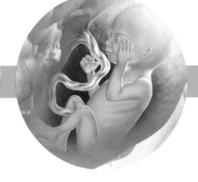

胎儿观察

27.8厘米 430克

宝宝内耳的神经和小骨头已经发展得很好了，令他可以听到声音。随着神经系统的发育，宝宝的活动也变得更精细了——踢腿，还吮拇指。

妈妈事项

增加的血容量大部分输送到了子宫，这改变了以往的血液分布，令你有时会觉得眩晕。宝宝的活动越来越明显。你需要留心宝宝是否有一定的活动模式（而不是活动的具体次数），这是宝宝健康的一个指标。如果你24小时都没感觉到他的活动，请联系你的助产士。

 一周焦点

» 从你的助产士手里领取MATB1表（译者注：中国情况并不相同）。你需要提交公司，才能获得带薪产假。

» 继续健康饮食，避免摄入难以代谢的高脂食物。

22周 你可能会遇到一些出乎意料的，但通常是暂时性的副反应。

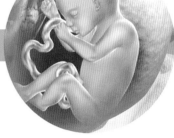

胎儿观察

28.9厘米 501克

宝宝"沐浴"在羊水里，皮下脂肪很少，看起来有点儿皱。皮肤细胞开始产生一层保护性的角质层。小指甲开始从甲床长出来。头皮上可能出现头发。另外，你的宝宝现在还长出了眉毛和睫毛。

妈妈事项

随着子宫的增大、皮肤胶原蛋白和弹性纤维的损伤，可能出现妊娠纹。在分娩之后，这些妊娠纹会从红色或深紫色褪成发亮的浅色痕迹。皮肤会感到非常干和痒，保持饮水，使用无香型的保湿型护肤品可能会有所帮助。这段时间的常见症状是令人十分痛苦的腿部肌肉抽筋，它常常在夜间发作。弯曲足部进行按摩可以缓解抽筋。

 一周焦点

» 据称，含钾（如香蕉）或钙的食物可以减少抽筋的发生。保证足量的水分供给同样有预防作用。

23 周 保持活动能令你为分娩做好准备，也可以更快恢复到孕前状态。

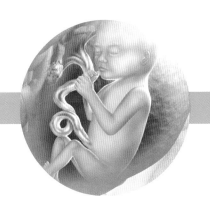

胎儿观察
🔖 30厘米 ⚖ 600克

　　宝宝的肺开始产生表面活性物质，以支持肺部的小空气囊（肺泡），令它们为日后到子宫外呼吸而进一步发育。内耳的耳蜗得到完全发育，能听到声音了。宝宝会被响亮的声音吓到，把头部转向声音来源。他会逐渐熟悉你的声音，直至在出生后能够辨认。

妈妈事项

　　定期的适度运动能帮助你的肌肉和韧带保持强韧、有弹性，同时能帮助缓解孕期常见问题，如背痛。有证据表明，有运动习惯的女性分娩过程更短，胎儿的心脏搏动也更强健。骨盆底肌的练习也很重要，能够帮助支持盆腔区域和器官（包括子宫）的悬吊肌肉。

 一周焦点

» 如果家中已经有孩子，且还没有告诉他第二个孩子的事情，现在已经是时候想想怎么向大孩子解释了。大孩子对时间可能没什么概念，所以尽量解释得简单一些。你可以用一些绘本来辅助说明。

» 胎儿的健康成长离不开优质蛋白质，如瘦肉、豆类、蛋和奶酪。

24 周 宝宝可能在你想睡觉的时候活跃起来，比如踢腿、打呵欠、打嗝。

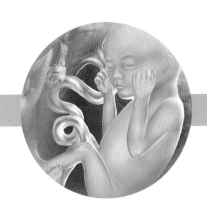

胎儿观察
🔖 34.6厘米 ⚖ 660克

　　宝宝开始有原始记忆了，因为大脑的结构逐渐发育，开始变得复杂了，脑电波也和新生儿的差不多了。你可能注意到宝宝会打嗝了。同时，宝宝也形成了自己的觉醒-睡眠周期，你可以通过总结他打呵欠的规律观察到这一点。他的鼻孔张开了，恒牙蕾在牙龈中发育。孕中期结束时，胎儿的心率减缓到每分钟140～150次。

妈妈事项

　　腹部迅速变大，以适应你快速生长的宝宝。你的腹部日益膨隆时，压迫了横膈膜，可能令你感到气短；同时会挤压你的胃部，从而出现胃灼热和反酸的状况。

 一周焦点

» 腹部越来越突出，你可能感到重心不稳。注意，请勿用不良姿势进行修正和弥补，否则会造成背部紧张。

» 你有义务向公司报告（至少在预产期前15周）自己想开始产假的日期。

» MATB1表（包含产假薪酬）要在此时提交给上司。在提交原件的时候记得自己保留一份复印件。

25 周 孕中期快结束了，你开始考虑分娩的事。

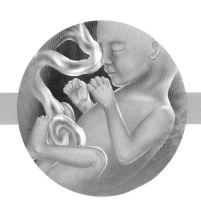

胎儿观察
🔖 35.6厘米 ⚖ 760克

　　手部完全形成了，宝宝可以抓握他想接触的任何东西。他可能发现了吮吸拇指所带来的愉悦。子宫里有一些供他进行"运动"的空间，有些宝宝会像走路一样踏步。男孩的睾丸开始从下腹部下降到阴囊。

妈妈事项

　　子宫继续向上移动，其他器官被增大的子宫压迫着，你会觉得腹部有些痉挛。血容量增加到约5升，心脏正在努力"工作"以促进血液循环。血管已经尽可能地松弛了，所以血压可能有一些升高。手、脚、脚踝会因为体液潴留而有点儿肿胀（水肿）。严重水肿者需要进行监控。

一周焦点

» 本周你应该进行产前检查，助产士会测量子宫高度，检查宝宝的成长是否符合预期。

» 如果你之前有过孕晚期流产，可能会在本周进行超声检查，以了解宫颈长度。

» 如果你的消化系统被挤压了，可以用少食多餐来代替日常的一天三餐。

孕晚期

26周
快到孕期的终点了。你的腹部充满骄傲，它的成长令你惊讶。

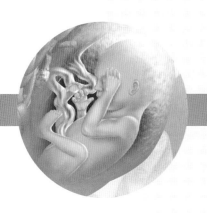

胎儿观察
36.6厘米 875克

宝宝的眼皮第一次睁开了。他能感觉到透过腹部进入子宫的光线，但现在只能看到黑色、白色和灰色。随着肾脏成熟，会产生更多的尿液，并排向羊膜囊。覆盖宝宝全身的胎脂能帮助皮肤不被尿液刺激。

妈妈事项

如果乳房开始分泌出一点儿液体，请别感到奇怪。这种被称为"初乳"的乳汁在怀孕时就产生了，请让宝宝在出生后直接食用。来到孕晚期的你在此时可能觉得比之前轻松了一些。

 一周焦点

» 与未出生的宝宝"交谈"，让他熟悉你的声音，开始你们之间的情感联结过程。

» 如果你有痔疮，多吃点儿富含纤维素的食物，保持大便质软。

» 如果出现静脉曲张的问题，穿上功能性紧身裤，并尽可能地把足部抬高。

» 为宝宝列一份其生活所需物品的清单。开始研究哪些可以借，哪些需要买。如果觉得身体还比较舒服，开始筹备这些物品吧！

27周
令人安慰的是，90%在这一阶段出生的宝宝都可以存活。

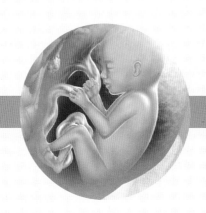

胎儿观察
37.6厘米 1千克

宝宝逐步发育、成长，使得子宫内的空间"变"小了，但他还是会想办法转动和伸展四肢。宝宝的肌肉和器官发育需要组成蛋白质的氨基酸支持，它们来自准妈妈的血液。男婴比女婴长得快一些。手掌出现皱褶，牙齿出现釉质和牙本质。

妈妈事项

羊水的产生趋缓。宝宝越来越活跃，你常常感到他在踢腿。记录宝宝的活动规律，如果他的日常行为出现变化（比如变慢甚至停止），你应该向医生咨询。有些女性出现孕期"鸭步"，这是体型的改变和韧带组织的松弛造成的。这在接下来的几周将更加明显。很多女性发现自己在这个阶段越来越笨拙了，因此要特别注意不要被滑倒，如洗澡的时候。

 一周焦点

» 注意你的动作，避免背部紧张。

» 留心水肿的手脚。

28周
在这个时候，你已经忘记腹部平坦是什么感觉了。

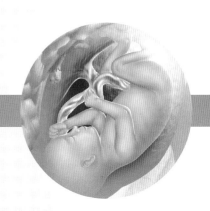

胎儿观察
38.6厘米 1.2千克

肺部正在进行着至关重要的发育，以便宝宝出生后可以呼吸。大脑沟回增多，以容纳数以百万的新的脑细胞。大脑皮层可以发出电脉冲了。

妈妈事项

乳房已经做好哺育准备。孕期激素增加了乳房的血流，引起组织变化——静脉更明显了，体积也增大了。乳头、乳晕继续增大，颜色变深。你可能会注意到乳头周围的一些小突起，它们就是蒙氏结节。

 一周焦点

» 本周的产前检查中，助产士为你进行血液方面的检查，以筛查是否有贫血和妊娠期糖尿病。

» 如果你的血型属于Rh阴性，你需要进行抗D治疗（参见82页），避免在本次或日后怀孕时出现相关并发症。

» 如果你出现不宁腿综合征（RLS），应避免晚上摄入咖啡因。可吃富含色氨酸的食物，如南瓜子和酸奶，它们能促进安抚大脑的化学物质5-羟色胺释放，提供良好睡眠。

如果你的宝宝在此时出生，虽然可以依靠辅助设备在外面的世界存活，但妈妈的子宫依然是他最好的居所，因为他的肺和消化系统有待成熟，大脑还要继续发育。

29周
你可以感觉到宝宝剧烈的踢腿动作。

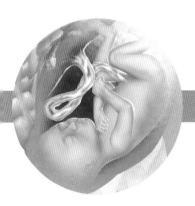

胎儿观察
📏 39.9厘米 ⚖ 1.3千克

宝宝在吞咽羊水的时候恰好有了练习呼吸动作的机会。他的神经系统越来越复杂，动作更精细了，同时形成吞咽反射。他的肌肉和脂肪日趋发育完善，所以显得比原来"胖"了。从现在到孕期结束，他的体重会加倍。

妈妈事项

肺容量增加，肋骨向两边扩张，以帮助肺更好地工作。这对其他器官也造成了压迫，你会感到如胃灼热、便秘、心悸等症状的加重，还会出现各种周身疼痛或刺痛。

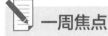 **一周焦点**

» 孕28~38周要接种百日咳疫苗，保护你和未出生的宝宝。

» 夜间睡眠时如果感到不适，可以用枕头来支撑腹部。U形枕将会帮到你。

30周
值得花精力审视一下你的分娩计划，现在要做调整还不晚。

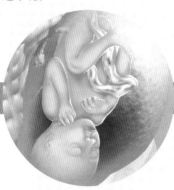

胎儿观察
📏 41.1厘米 ⚖ 1.5千克

皮肤开始出现粉色，因为皮下脂肪逐渐形成。现在的宝宝可以调节自己的体温了。虽然他的活动空间越来越狭小，但他拥有灵活而柔软的身体，可以轻而易举地把脚伸到头顶，甚至吸吮自己的脚趾！

妈妈事项

虽然分娩还有大约2个月的时间，你的子宫已经开始练习假性宫缩——你会注意到腹部有发紧的感觉，本周和后面几周都会出现。这种类似轻到中度痉挛的感觉是不规则的，也不是特别痛，说明现在还不是真正的宫缩。

 一周焦点

» 产前课程应该开始了。鼓励你的伴侣与你一起参加，他也需要知道将会发生什么。这是建立支持关系的绝好机会。

31周
宝宝可能以任何一种姿势躺着。

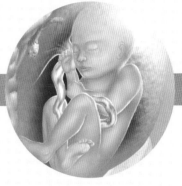

胎儿观察
📏 42.4厘米 ⚖ 1.7千克

宝宝运动四肢的时候，肌肉量得到增长，肌肉协调性也更好了，动作越来越有力和有目的性。他活动自己的横膈和胸壁练习着呼吸的动作，而且这一系列的呼吸动作是有规律、有节奏的。

妈妈事项

血容量达到了巅峰，这些增长的部分主要在于血液中血浆和液体成分有所增加。你的红细胞数量保持不变，表明血液中的红细胞被"稀释"了，这是孕晚期贫血的主要原因。

现在不需要为宝宝担心，他会一如既往地获得足够多的、满足成长所需的营养和氧气。

 一周焦点

» 进行定期产前检查，会检查血压和尿样，测量子宫，并会检查子痫前期的相关症状。

32周
现在是时候考虑实际的准备工作了。

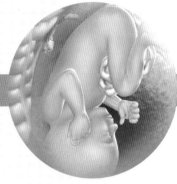

胎儿观察
📏 43.7厘米 ⚖ 1.9千克

神经系统越来越协调，因为脑细胞逐渐编码到特定区域并掌控不同功能。宝宝看起来更结实、丰满了，因为皱纹正在慢慢被填平。

妈妈事项

腹部已经大到压迫静脉了，这会导致静脉曲张。适量运动、休息，穿功能性紧身袜可以缓解相关症状，且此类静脉曲张在分娩后会有所好转。肚脐有可能突出了，你不必为此而烦恼，因为这一状况同样会在分娩后恢复。

一周焦点

» 花时间爬行、坐在分娩球上、靠在豆袋沙发或球上，让宝宝的胎位保持最佳。

» 检查去医院的路径，研究一天中的不同时间段要花多长时间去医院。

» 如果对即将到来的分娩抱有任何焦虑情绪，与助产士及你的伴侣进行相关讨论。

终于来到孕期最后几周了，宝宝继续躺在那儿任由脂肪生长，以便应付子宫外的生活。他的肺部已经准备好进行第一口呼吸了！同时，他将调整至自己的最终体位，以准备降生。

33周 每一天，宝宝都在为子宫外的生活而做着准备。

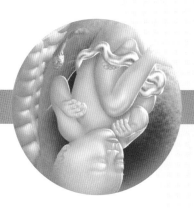

胎儿观察
📏 45厘米 ⚖ 2.1千克

宝宝醒着的时候越来越多，而且越来越活跃，对周围发生的事情感知度也越来越高，时不时会摸摸脸或扯扯脐带。即便在这个时间降生，虽然是早产，他的吸吮反射也足以让他成功吸吮乳汁。手指甲长到了甲床顶端，出生后可能需要修剪。

妈妈事项

你的心脏工作起来分外"卖力"，因为快到终点了——心率每分钟可能增加10～15次，心脏工作量增加了50%。因此，你即便觉得心悸也毫不奇怪，并且这通常是无害的，但如果同时伴随着气短或胸痛，请咨询你的助产士。

 一周焦点

» 定期按摩会阴，令它变得柔软，以减少分娩时撕裂的概率。

» 认真考虑宝宝出生后由谁来帮你一起照顾。

34周 练习放松技巧将能够帮助你做好分娩的准备。

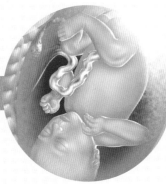

胎儿观察
📏 46.2厘米 ⚖ 2.4千克

宝宝身体的比例看起来比之前协调了，而且胖乎乎的。他四肢的骨骼还在继续硬化。羊水中的废物积累在直肠，形成一种黏糊糊的物质，称为"胎便"。这就是宝宝出生后排泄出的黑绿色粪便。

妈妈事项

宝宝在孕期的这一阶段几乎是竖直的，但偶尔会呈斜线或横转。随着宝宝越来越大，他的动作更有力、更频繁了，出现可辨识的规律，而不是单次的踢腿。

 一周焦点

» 如果你的血型是Rh阴性，且第一次抗D治疗时使用的是小剂量治疗，你需要接受第二次抗D治疗。

» 准备好在医院用的待产包，把孕期档案放在手边。确保你的伴侣知道所有东西在哪里。

35周 你的身体状态很好，正为大日子做着准备。

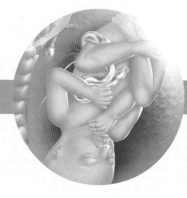

胎儿观察
📏 47.4厘米 ⚖ 2.6千克

宝宝把自己弄成了头朝下的姿势，准备好下个月的闪亮登场。他还在积极准备出生后需要的脂肪。同时，他还在蜕去自己的胎毛，只在后背和肩部留下一点点。

妈妈事项

随着分娩的临近，宝宝的头部要准备"入盆"（降入你的盆腔），你会体验胎儿下降感。同时，横膈的压力减轻了，呼吸变得更加顺畅了，即"孕腹轻松"。宝宝的头部现在压迫你的膀胱了，尿频会影响你的睡眠，盆腔区域的疼痛也会加重。

 一周焦点

» 试戴哺乳文胸，准备好哺乳所需的器具。

» 如果你打算开始休产假，把手头的工作交接好。

» 定期进行骨盆底肌练习，避免日后出现压力性尿失禁。

36周 确保你对随时都有可能出现的分娩过程做好计划。

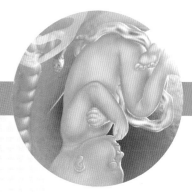

胎儿观察
📏 48.6厘米 ⚖ 2.9千克

宝宝几乎到最终降生时的状态。肺部已经完全发育了，如果此时分娩，不需要外界帮助他就可以自主呼吸。他的胎脂在消退，但出生时还会留下一些。

妈妈事项

不规则的假性宫缩现在越来越规律了。松弛素的分泌增加了，能够帮助放松盆腔韧带、松弛宫颈。激增的激素、对于分娩的焦虑、睡眠的缺乏及各种疼痛结合在一起，会让你的情绪有些脆弱。情绪波动在孕期最后几周很常见。

 一周焦点

» 本周的产前检查要检查你的血压，以及宝宝的发育状况和胎位。助产士会和你讨论一旦你到了预产期还没有生产迹象时应该怎么办，也会讨论医院催产的相关规定。

» 完善你的分娩计划。

37 周
现在这一刻，你的腹部已经长至顶点了。

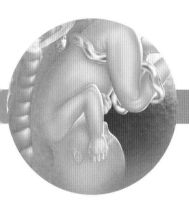

胎儿观察
 49.8厘米　3.1千克

宝宝几乎没什么空间了，他把手臂和腿都收向身体，这是胎儿最经典的姿势。他的颅骨还未闭合，待宝宝在产道受挤压时，骨片可以重叠或拉长。

妈妈事项

体型制约了你的活动——现在已经很难快速行动或保持平衡，从而导致行动变缓。你的乳房已经做好在分娩后喂养宝宝的准备——乳腺导管分支建立了传输系统，以便把乳汁送给宝宝。

一周焦点

≫ 注意宝宝活动的规律和强度，有任何变化都需要报告给助产士。

≫ 学习分娩有何预兆，知道会发生什么。这有助于帮你确认应在何时给助产士打电话。

≫ 冷藏储存一些食材，以便产后生活得到保障。

≫ 如果只能在家中分娩，请做好所有准备。

38 周
复核分娩计划，现在改变还不晚。

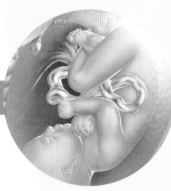

胎儿观察
 50.7厘米　3.3千克

大脑皮层（灰质）发展为多层细胞结构。当每一层都发育完备后，细胞间会建立更多的联系，令宝宝的活动更协调了。感谢你血液中的抗体，令宝宝对传染病有一定抵抗力，并且他在出生之后仍可以从你的乳汁中继续获得抗体。

妈妈事项

在孕期最后阶段，你会感到非常困倦——你的身体担负着胎儿、子宫、多余体液的全部重量，心脏也在全力工作。卧姿能给宝宝供给更多血液，也能让你得到休息和恢复。

一周焦点

≫ 你也许会在最后这一阶段爆发出一点儿能量，想进行清洁洗涮的工作。如果你被让家变得更完美的冲动"击中"，就行动起来吧，但注意别过劳。

≫ 进行呼吸和放松技巧练习，帮助减轻焦虑。

39 周
确保你知道分娩有何征兆。

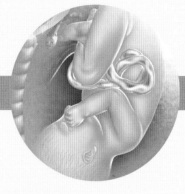

胎儿观察
 51.2厘米　3.5千克

宝宝迫切希望降生，他已经准备好外面的生活——眉毛、睫毛、指甲都已"就位"，器官和身体系统也发育得足够好，而且会在出生后继续发育。

妈妈事项

最好放松自己，保存体力，等待分娩。注意劳逸结合，适度运动。你会感到骨盆区域的压力有所增加，宝宝已经半入或全入盆，但在二次或多次分娩时，这种情况发生得会稍晚一些。

一周焦点

≫ 本周的产前检查，助产士会检查头部是否入盆，评估宝宝的健康情况。

≫ 可用热水浴和轻柔的按摩来缓解背痛。

40 周
你很快就能将宝宝抱在怀中了。

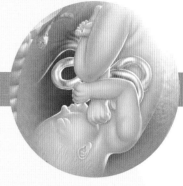

胎儿观察
 51.2厘米　3.5千克

孕40周了，宝宝几乎没什么活动空间了，你可以感受到他活动四肢或打嗝。如果他是过了孕40周才分娩的，他的皮肤上会有点儿胎脂，羊水也会减少。

妈妈事项

大约45%的女性并不在孕40周时分娩。然后，大多数会在下周分娩，只有15%的准妈妈超过41周才分娩。你可能会通过利用轻刮宫颈来催产，这能刺激激素分泌，帮助开始宫缩。

一周焦点

≫ 始终随身带着孕期档案和分娩计划，打包好的医院行李也应放在触手可及的地方。

≫ 确保汽车油箱有油，有停车需要的硬币，手机已充好值，以及包里有相机。

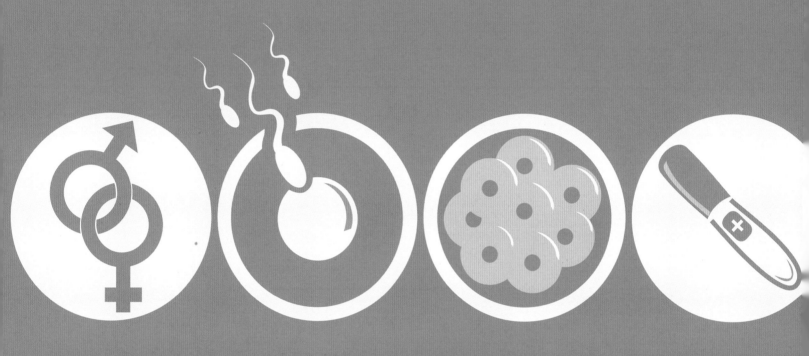

>> 本章内容

受　精

怀上宝宝的那一刻是**神奇而难忘**的，甚至在你还没有意识到受精的时候，它就已经发生了，**生命在你的身体深处涌动**。如果你刚刚决定要个孩子，那么本章涉及的知识可以改善生育能力、提高受孕成功率。本章分别解释了男性和女性的生殖系统是如何工作的，也回答了关于生育能力、辅助受孕、意外妊娠的问题和疑虑。

如果你决定**尝试要小孩**，可能内心充满期待，却不知道应该做哪些事情。有些方法可以**最大限度地提高生育能力，做好妊娠准备**，但你在做这些努力的时候也要记得放轻松，这是个自然而然的过程。如果你没有马上怀孕，也请不要灰心。在正常情况下，这一过程都需要花点儿时间。

尝试要小孩

为妊娠做好准备

一旦决定怀孕，有些实际的事情需要你来做：停止避孕措施，生活方式也要做些改变，检查是否具有对抗特定感染的免疫能力。在怀孕之前就做好这些事情，可以让你以尽可能健康的状态受孕。

在妊娠过程中，焦点无疑落在女性身上。然而，在受孕阶段，这却是两个人的事情。与女性一样，男性可以通过改变膳食和生活方式等来提升生育能力。这样做还有一个附加的好处，即宝宝来到这个世界上时，陪伴他的是一对健康的、处于完美状态的父母。

你可以通过追踪月经周期、了解最佳怀孕时间来使受孕机会最大化。你可以使用排卵预测工具，也可以学习发现你在排卵时的生理表现。然而，还是要记住：让自己放轻松，享受受孕过程。过度关注受孕带来的紧张感会毁掉你对这个特殊而令人激动时刻的享受，反而对生育能力的发挥有负面作用。如果你与伴侣的做爱过程仅仅是为了怀孕，也对你们的亲密关系有负面作用。

有些伴侣已经为怀孕努力一段时间了，可能想探究为什么他们至今未能成功。对年龄稍高的伴侣来说更是如此，他们希望尽早找出答案。有许多方法可能有所帮助，如基础的生育能力检查（包括血液和超声检查），可以发现一些器质性问题。有时候，发现你的生殖器官都在良好的健康状态也会令你放松，从而提高受孕机会。

对于考虑接受生育治疗的伴侣，本章列出了当前可以选择的方法，如体外受精（IVF）。另外有许多种类的生育治疗服务，成功率也在不断提高。

再次怀孕

如果你想再要一个孩子，准备工作与第一次怀孕是一样的。虽然已经成为母亲的你很难将自己的事摆在优先位置，但让自己保持好的体型仍很重要，因为这样可以提高受孕成功率，也为照顾多个孩子提供精力。如果你在受孕或上次怀孕过程中存在一些问题，请和你的全科医生进行讨论，从而带着愉悦和自信开始这次妊娠之旅。

Q 我想要个小孩，停用避孕措施就行了吗？

这取决于你采用的是哪种避孕措施。避孕套或杀精剂停用后便有机会怀孕。如果你在服药，结束这一周期，直到正常月经之后才有机会怀孕。尽管排卵可能要几个月后才能恢复正常，但停药后立刻怀孕的话对宝宝也没有任何风险。

如果你放置了节育器（IUD）或者宫内节育系统（IUS），需要医生把它取出。如果你用注射方式避孕，停止注射后激素就能自然消退。然而你的月经周期可能需要一年时间才能恢复正常。

无论采用哪种避孕方式，你可能都需要在怀孕前改变饮食和生活方式，做相关医学检查。你值得在停止避孕前先做这一系列的事情，因为说不定你很快就可能怀上宝宝。

Q 为什么我在受孕前要检查疫苗接种情况？

有些感染可能对孕妇来说非常危险，所以受孕前就检查相关疫苗接种情况是明智的。医生可以进行相应的血液检查。如果某些传染病的免疫力你尚未获得，可以在怀孕前进行疫苗接种，但别在怀孕后接种。风疹病毒对16周以内的胎儿是最危险的，可能导致流产、胎停或异常（如听力丧失、大脑损伤）。水痘病毒会导致流产和出生缺陷。疫苗能预防风疹，降低水痘发生的风险，即使你接触到了它们也会令其降低影响。肝炎病毒会引发肝脏疾病，还会传染给胎儿。如果你处于相关疾病的高风险环境，则需要接种。此外，还可以进行B族链球菌和衣原体的相关检查。

弓形虫是一种寄生虫感染，在猫粪和生肉中可测出。如果你去做园艺、换猫砂，或者处理过生肉，一定要彻底洗手。吃任何蔬菜或水果之前都要清洗。如果你认为自己属于弓形虫病高风险人群（参见108页），请找医生去做检测。

Q 我们做什么才能提高受孕成功率呢？

改善饮食和生活方式，能让你在受孕时处于最佳状态——对你们两人都是。精子和卵子都需要3个月左右成熟，所以以及早行动才有充分的时间产生最健康的细胞。

要实现最佳受孕，以及成为合格父母，应去除生活中的不健康因素，如快餐、精制碳水化合物、酒精、咖啡因、烟。可能的话，尽量吃真正有营养的食物（参见48~55页），如新鲜的、有机的食物，以避免摄入变质甚至有毒的食物。运动可以帮助保持健康体重，调整你的压力水平。

男性生育能力

为了提高精子活力，以最好的状态为"父亲"一职做好准备：

» 服用复合维生素： 选择含有叶酸、硒、锌的产品，令精子的产生和活力达到最佳水平。

» 饮食清洁： 摄入足量的蔬菜、水果，其中的抗氧化物质可以促进精子健康。

» 保持健康体重： 过重或过轻都会抑制生殖激素产生，影响精子质量。

» 戒烟和大麻： 两种物质均能影响生育能力。如果需要，可以向所在地戒除机构求助。

» 限制酒精摄入： 酗酒会影响精子质量。

» 享受咖啡： 偶尔来一杯咖啡没有危害。

» 适度运动： 频繁骑行可能压迫睾丸，但适度的骑行是没有问题的。

» 减少压力： 压力可能影响精子产生所需要的某些激素。

女性生育能力

避免激素失衡，有助于让月经周期变得更加规律：

» 服用叶酸： 每天400微克，可以只服用叶酸，也可以服用含有叶酸的备孕复合维生素。

» 饮食均衡： 确保饮食均衡，确保基本营养元素的摄入。

» 保持健康体重： 过重或过轻都会影响生育能力。可以通过均衡饮食和适度运动来保持健康体重。

» 留意饮料： 酒精和咖啡因可能影响生育能力。即便你不想告别它们，也要注意适度——只能偶尔饮酒，咖啡因摄入控制在每天200毫克以内（大约是2杯速溶咖啡，但咖啡馆里所售咖啡中的咖啡因含量会更高）。记住，软饮、能量饮料、茶也可能含有咖啡因。请选择不含咖啡因或草本的饮料品种。

» 戒烟： 烟草中含有的毒物会令卵巢衰老，损伤卵子，对受孕和受精卵着床的能力都有负面作用。如果需要，可以向戒除机构求助。

» 控制压力： 寻找放松的方法。不要把受孕作为你头脑中最重要的事。

放松能让你在一年内受孕的概率增加1倍，所以尝试要小孩的过程应尽情感受**愉悦**和**享受**！

Q 要想怀孕，我应该在生理周期中的什么时间与伴侣发生性关系？

令受孕机会最大化的方法是规律性地发生性关系——在整个月内每两三天1次。不过，如果你愿意的话，也可以跟踪排卵来确定发生性关系的时间。

最有可能受孕的日子是排卵前（含排卵日）的5~6天（当你的身体释放出卵子的时候）。这段日子是"受孕窗口"。除了用表格清晰记录你的月经周期外，还有一些方法可供了解你排卵的情况。

监测宫颈黏液

在受孕窗口到来前，宫颈黏液会变为黏稠、浑浊的白色液体。在排卵时，它会变得稀薄、清亮，具有延展性。排卵后，黏液减少，并逐渐消失。检查黏液时，你需要洗净双手，将手指插入阴道，或用卫生纸擦拭，然后伸出手指延展这些黏液并观察，最后记录颜色和黏度。

使用排卵检测工具

排卵检测工具可以测量黄体生成素（LH）用以预测受孕窗口到来的时间。这是帮助释放卵子的激素。黄体生成素在排卵前两天会升高，你可以通过尿液进行检测。如果你的月经不规律，这一方法是很有用的。

测量基础体温（BBT）

基础体温会在整个生理周期中发生变化。排卵前，基础体温通常在35℃~37℃；排卵后，身体释放的孕激素会令体温略微升高（约0.2℃），直到下个周期恢复至基础体温。因此，你可以通过基础体温的变化来预测何时排卵，而不必瞎猜。

如果你已经记录了几个月的体温，便可以从中发现规律，知道排卵时体温是怎样的。你可以从药房买到体温计。注意，记录体温时，需在每天早上同一时间（进食或饮水前）进行。

现在，有许多可以监控月经周期的APP（手机应用），也可以利用。

生理周期中的变化

本表显示了28天生理周期中发生的各种变化，如何预测受孕窗口，它在表格中位于中段，持续5~6天。如果你的生理周期不是28天（大多数人在21~35天），受孕窗口依然会位于生理周期的中段。

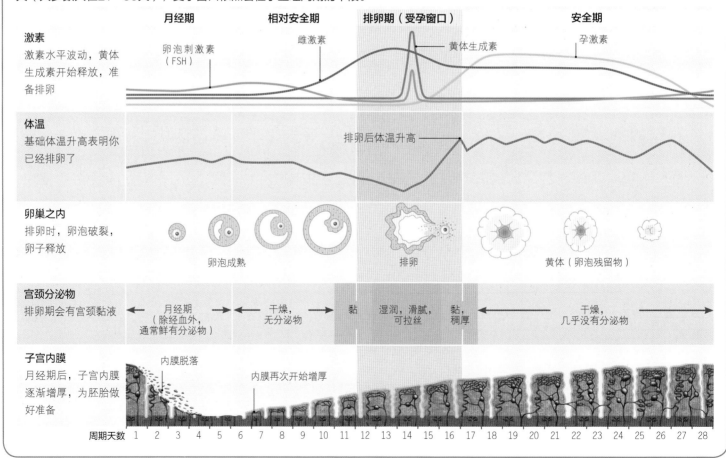

Q 做爱时是否有某种特定体位能够帮助我们怀孕?

没有任何科学研究表明做爱时采取某种特定体位能提高受孕成功率。据称,男性在上的传教士体位或某些能够帮助男性深度插入的体位在一定程度上会有效果,以及女性高潮有助于把精子吸入宫颈,但这些说法并没有证据支持。同时,你也不需要在做爱后保持上身平躺,用抬高双腿的姿势以保证精子获得"成功"!当然,尝试这些方法并不会带来任何伤害——使用你喜欢的任何体位单纯地享受性爱,这本身就能提高受孕成功率。

Q 我已经有两个女儿了,怎么才能怀上儿子?

想象你能影响宝宝的性别是件美好的事,但不幸的是,没有证据表明你拥有这个能力。宝宝是男是女,取决于令卵子受精的精子携带的是X染色体(女孩)还是Y染色体(男孩)。这纯粹是个概率问题。

然而,你不是第一个提出这个问题的,还有许多与之相关的荒诞说法!在20世纪60年代,谢尔特斯法声称携带X染色体的精子在宫颈存活的时间更长,但移动速度更慢;相比之下,携带Y染色体的精子更快、更小、却不那么健康。以此为基础,该理论提出,想要男孩的话,则性交时间应尽可能接近女性排卵的时间;想要女孩的话,则应在排卵前2~3天发生性关系。网上也有一些利用该理论制成的性别选择工具,但这一方法并没有得到科学证明。另一个关于自然性别选择的理论是惠兰法,同样没有科学证据。这一方法建议在排卵前2~3天与伴侣发生性关系来得到女孩,基础体温升高(排卵)前4~5天与伴侣发生性关系来得到男孩——这一点与谢尔特斯法相左。惠兰法倡议摄取高钙、高镁的饮食可以得到男孩,摄取富盐和高钾的饮食可以得到女孩。

Q 一般要努力多久才能怀孕?

成功受孕所需时间取决于多种因素。有一点要明白的是,即便对于生育能力良好的伴侣来说,花1年甚至2年才怀上小孩也是正常的。

数据表明,一般来说,在40岁以下的伴侣中,如果经常进行无保护性行为(无避孕措施),则超过80%的1年内可以怀孕,超过90%的2年内可以怀孕。当然,很长时间不受孕总是令人沮丧的,但按照数据带给我们的结论,继续努力仍是有意义的。

无论你的年龄多大,都可以通过改变饮食和生活方式的办法来提高受孕成功率(参见50~51页)。同时,你也可以监测排卵情况,以提高受孕成功率(参见左页)。

有些专家认为,备孕者需放松自己,不要过于关注排卵监测的事,会有助于受孕。

如果你已经进行无保护性行为1年却未成功受孕,考虑请医生检查生育能力。

如果你是一名超过35岁的女性,在经常进行无保护性行为6个月后尚未受孕,可以开始寻求医学帮助(统计学表明生育能力在35岁下降)。如果你月经周期不规律,或者因某些病史担心自己有输卵管方面的问题,也可以寻求医生的帮助。

确保你有规律的性生活。有些夫妻怀不上仅仅是因为性生活不够频繁!

有生育能力的夫妻平均受孕率

在一项美国的研究中,经过1年努力,93%的夫妻成功受孕。比例见下表。

月	1	2	3	4	5	6	7	8	9	10	11	12
受孕夫妻比例	20%	36%	49%	59%	67%	74%	79%	83%	86%	89%	91%	93%

Q 我们已经有一个孩子了,还想再要一个。我们要隔多久再怀孕比较合适?

这取决于你第一次妊娠的情况。如果你第一次怀孕时没出现过异常情况,没有并发症,只要你自己准备好了就可以再次怀孕。然而,需要考虑其他一些因素,比如你是否有精力一边怀孕一边照顾第一个孩子,是否需要一些时间享受和第一个孩子共处的时光。

如果你第一次受孕就花了比较长的时间,那么你可能想早点儿开始准备再次怀孕,但这次你有可能很快就会怀上。相反,如果你第一次很快就怀上了,而第二次成功受孕时用了相对长一些的时间,也是不足为奇的。

如果你的第一胎是剖宫产,那么应当至少等待一年才能再次怀孕。你的身体需要足够的时间恢复——两次怀孕时间间隔过短会令妊娠并发症的风险增加1倍。等待一年也是为了让你的伤口愈合。因为如果你第二次想尝试顺产,而第一次的伤口又没能很好地愈合,在剖宫产术后阴道分娩(VBAC)中发生子宫破裂的可能性会大大增加。

第一次妊娠中遇到的任何医学并发症,如严重的呕吐(妊娠剧吐)、子痫前期、妊娠期糖尿病、早产等,都可能再次发生。你需要在决定再要一个孩子之前,和医学专家讨论这些问题。

Q 当我受孕的时候，身体里发生了什么？

受孕，是一个复杂的生物过程。首先，需要卵巢释放一颗卵子。其次，这颗卵子必须在输卵管里遇到一颗精子，完成受精过程。一旦受精，卵子就会慢慢变成一个细胞团，从输卵管下降并在子宫内膜着床。到这一步，你便完成受孕，进入孕期。

创造新生命

当你的生殖系统器官健康、功能良好的时候，受孕机会是很大的。精子在男性的睾丸中生成，在附睾中成熟，经过输精管，进入一个囊样结构。当男性射精时，精液（含有精子的液体）被释放到阴茎的尿道里。女性的子宫两侧各有一个卵巢。它们含有卵子，每月释放一次，即排卵。

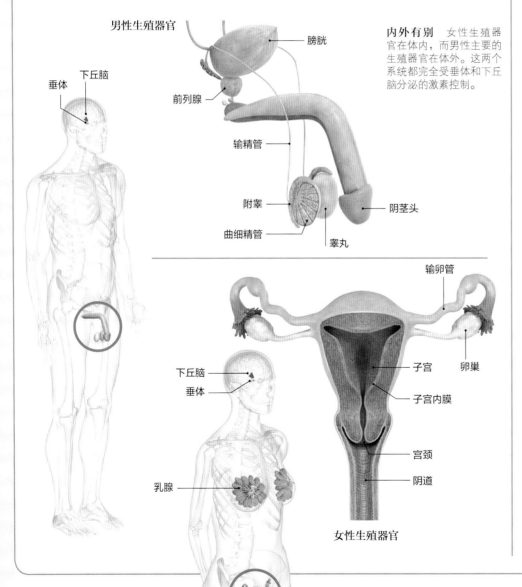

男性生殖器官

- 垂体
- 下丘脑
- 膀胱
- 前列腺
- 输精管
- 附睾
- 曲细精管
- 睾丸
- 阴茎头

内外有别 女性生殖器官在体内，而男性主要的生殖器官在体外。这两个系统都完全受垂体和下丘脑分泌的激素控制。

- 下丘脑
- 垂体
- 乳腺
- 输卵管
- 子宫
- 卵巢
- 子宫内膜
- 宫颈
- 阴道

女性生殖器官

卵子之旅

卵巢里的所有卵子在卵泡刺激素的控制下逐月成熟，每月大约只有20颗。卵子在卵泡内成熟。卵泡内充满液体，在卵泡刺激素的刺激下会增大。通常每月只有1个卵泡完全成熟并释放卵子，其他卵泡则闭锁退化，卵子也无声无息了。

如果某位准妈妈怀上的是异卵双胎，说明她在那个月同时有2个卵泡成熟，并分别释放出1颗卵子。

排卵的触发

成熟的卵子被可以分泌雌激素的细胞包围着。这会刺激乳腺组织的生长、子宫内膜的增厚，也能让卵子得到营养。随着雌激素水平的升高，大脑下丘脑触发了黄体生成素的爆发，使卵子从卵泡中得到释放——排卵发生了。

输卵管

在排卵的时刻，新生的卵子漂入附近的输卵管，被输卵管伞（输卵管游离缘的许多细长突起）捕获，被细小的毛样突起——纤毛向下送往子宫，到达子宫内膜。这个过程可能需要5天甚至更久。如果女性在这个时候发生性行为，卵子可能在输卵管里和精子相遇并完成受精。

2 受精

在输卵管，1颗精子穿透卵子外层使其受精。精子的23条染色体（含有DNA细胞发育所需要的遗传信息）与卵子的23条染色体相结合。这46条染色体一起为宝宝创建了"蓝图"，让他变得独一无二。

受精卵，也称"合子"，分裂成2个一模一样的细胞。几小时内，合子经过几次分裂，变成微小的细胞团（桑椹胚）并前往子宫。

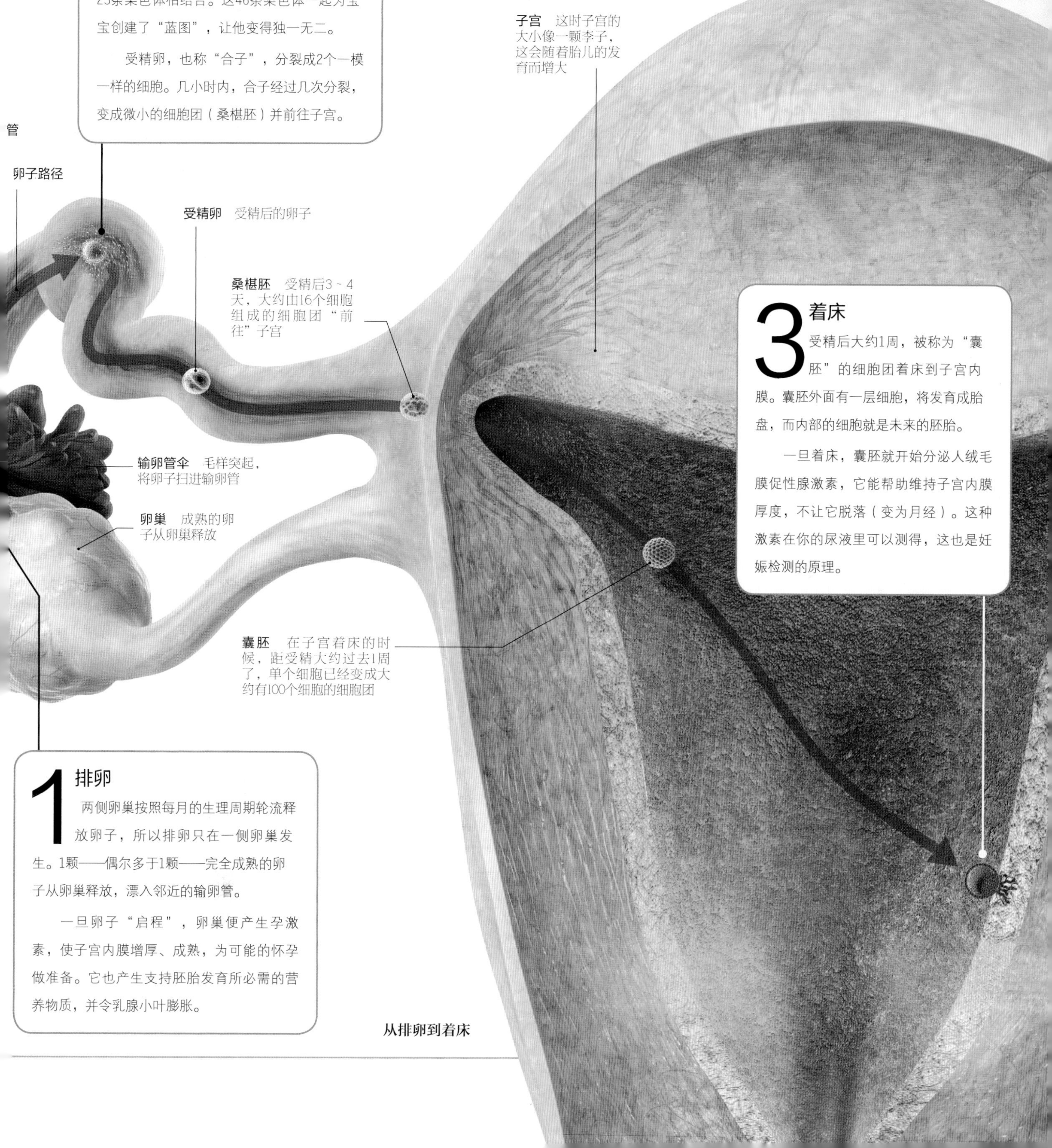

管

卵子路径

受精卵 受精后的卵子

桑椹胚 受精后3~4天，大约由16个细胞组成的细胞团"前往"子宫

输卵管伞 毛样突起，将卵子扫进输卵管

卵巢 成熟的卵子从卵菓释放

囊胚 在子宫着床的时候，距受精大约过去1周了，单个细胞已经变成大约有100个细胞的细胞团

子宫 这时子宫的大小像一颗李子，这会随着胎儿的发育而增大

3 着床

受精后大约1周，被称为"囊胚"的细胞团着床到子宫内膜。囊胚外面有一层细胞，将发育成胎盘，而内部的细胞就是未来的胚胎。

一旦着床，囊胚就开始分泌人绒毛膜促性腺激素，它能帮助维持子宫内膜厚度，不让它脱落（变为月经）。这种激素在你的尿液里可以测得，这也是妊娠检测的原理。

1 排卵

两侧卵巢按照每月的生理周期轮流释放卵子，所以排卵只在一侧卵巢发生。1颗——偶尔多于1颗——完全成熟的卵子从卵巢释放，漂入邻近的输卵管。

一旦卵子"启程"，卵巢便产生孕激素，使子宫内膜增厚、成熟，为可能的怀孕做准备。它也产生支持胚胎发育所必需的营养物质，并令乳腺小叶膨胀。

从排卵到着床

Q 我以前流过产，现在还能怀孕吗？

如果你的流产是在妊娠的前14周发生的，只要输卵管没有任何损伤，你还是可以怀孕的。如果你的流产是在孕14～24周发生的，再次怀孕的时候可能有早产的风险。如果你已经尝试受孕1年甚至更久的时间，或者你尝试了6个月但已达到35岁（却仍没有成功怀孕），可以去找全科医生进行生育能力方面的基础检查。

Q 我长期服药，这会影响我的生育能力吗？

有些病症需要长期服用药物，可能会对生育能力有负面影响。如果你的身体有健康问题，在尝试怀孕前和全科医生讨论是非常有必要的。

这类病症包括哮喘、糖尿病、心脏病、炎性肠病（IBD）、狼疮、癫痫、偏头痛、痤疮、高血压、贫血、肥胖、体重过轻以及精神方面的疾病。你服用的药物、维生素、草药或其他营养补充剂的类型或用量可能在孕前或怀孕过程中需要进行调整。除非医生建议，否则不要停用任何药物。别忘了向医生说明你的过敏情况和正在服用的非处方药。

如果你在妊娠中发生神经管缺损的概率较高，可能需要提高叶酸的服用量（参见49页）。这种情况见于服用抗癫痫药物、糖尿病患者、前次妊娠曾出现神经管缺损问题，或家庭中有神经管缺损病史问题的人群。

Q 我认为伴侣和我的生育能力有问题，我们应该做什么？

首先可以预约全科医生进行咨询，尤其当女方出现月经不调、痛经、性交痛、盆腔感染史或手术史，或者男方可能存在精子异常的情

Q 遗传筛查是什么？我们在怀孕前要做这个吗？

遗传筛查，用于检测备孕夫妻是否携带可能导致宝宝遗传某些特定疾病的特殊基因。这能帮助夫妻了解孩子是否具有罹患某些疾病的可能，并为孩子提供更为充分的医疗救助创造条件。

一些遗传问题在特定族群中更为常见。镰状细胞贫血在非洲裔中最为常见，神经节苷脂沉积病和囊性纤维化（CF）则分别影响德系犹太人和北欧白人。请向医生预约，开展遗传筛查。

筛查通常需要血液或组织样本，以便进行DNA分析。这可能需要几周，甚至几个月才能得到结果。但筛查的结果并非是万无一失的或决定性的，通常会有面对准父母的基因咨询，以提供进一步的信息和支持。

镰状细胞贫血
在这一病例中，父母双方都是携带者，都带有一个镰状细胞贫血基因。如果宝宝从父母双方各遗传到一个致病基因，就会患上镰状细胞贫血。如果只遗传到一方的基因，则宝宝会成为携带者。同时，他也可能没有遗传到致病基因。

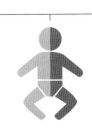
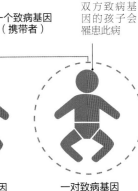

一个致病基因（携带者）　　　一个致病基因（携带者）

一对基因
遗传到父母双方致病基因的孩子会罹患此病

无致病基因　　　一个致病基因（携带者）　　　一个致病基因（携带者）　　　一对致病基因（镰状细胞贫血）

况。医生可能会问你尝试怀孕多久了，目前健康状况如何，以前有过什么健康问题。然后，医生会根据你的情况选择检查方法，找出原因。

对于女性来说，可能病因包括输卵管损伤或阻塞、排卵障碍、子宫内膜异位症、纤维瘤、卵巢囊肿和盆腔炎症。最常见的检查是抽血检查与排卵相关的激素水平，生殖器官的超声检查，子宫和输卵管的X射线检查。对于男性来说，常见原因包括精子数量不足，输精管

堵塞、感染。检查可以评估精子质量，以及激素、生殖器官和染色体情况。

根据个人情况，治疗方法不同，包括辅助生育的药物、手术及辅助生殖技术。虽然在大部分情况下检查能够发现病因，但有些生育方面的问题至今仍没有科学的解释。

检查过程可能带来压力和困扰。这时，了解你的全面健康状况是非常重要的，所以要坦然向医生陈述你的问题或疑虑，同时要多和伴侣沟通你的感受。

Q 我们已经40多岁了，还能要小孩吗？是不是已经太晚了？

越来越多40多岁的女性拥有自己的孩子，尤其是当她们借助一些辅助生殖方法的时候。尽管从统计学上来说，40多岁的人成功怀孕的可能性并没有那么高，但总体上来说这取决于个人情况和健康状况。

如果你已经进行无保护性行为6个月了，却仍没有受孕，请和医生谈一谈。他们会为你进行一些基础检查（参见左页），了解你是否存在一些会影响生育能力的问题。

你也可以在饮食和生活上进行一些改变，以此来提高生育能力（参见29页）。除了提高自然受孕的机会，这些改变也能让你的健康状况更适合怀孕和为人父母。

你可能会得到类似建议，说你的最佳受孕机会是进行生育治疗。对40多岁的女性来说，使用捐赠的卵子通常很有效。在40岁之后，如果你符合相关条例，也可以尝试一次体外受精。请关注自己所在地的有关政策。如果你去私立医院做体外受精，注意费用较高，而且要留出预算（有可能需要尝试多次）。

> **40岁以上（含40岁）女性分娩宝宝的数量在过去30年上升了4倍多。**

女性平均不育率

大多数女性在20多岁的时候生育，只有3%会发生不育；到35岁达到15%；40岁时有32%的女性可能不育；接近50岁时，69%的女性有不育的可能。

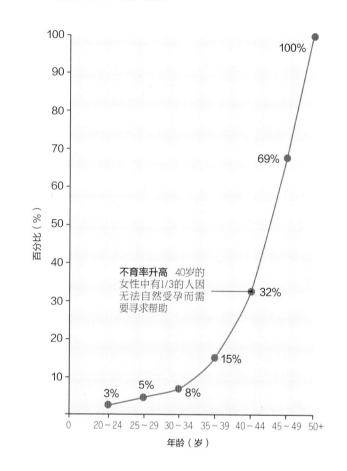

不育率升高 40岁的女性中有1/3的人因无法自然受孕而需要寻求帮助

生物钟 如本图所示，35岁女性面临生育出现问题的可能性是30岁的2倍，到了40岁这一概率又翻倍了。

关键
● 不育的可能性

Q 年纪大的夫妻更容易怀双胞胎，是真的吗？

是的，因为35岁以上女性在一次月经周期中更有可能释放2颗卵子，所以她们确实更容易出现多胎妊娠。另一个原因是年纪大的女性使用辅助生育手段的概率更高，而辅助生育通常一次使用多个胚胎，所以也提高了多胎妊娠的可能性。多胎妊娠对胎儿来说是最高的致险因素，因为多胎妊娠的准妈妈早产的概率很高。

Q 我的伴侣比我年长几岁，这会影响我们怀孕需要的时间吗？

男性的生育能力在40岁之后下降，因为精子质量下降。除了影响他的生育能力，也可能影响孩子的健康。统计学数据表明，25岁以下男性令伴侣受孕的平均时间为4个半月，而40岁男性和25岁以下女性却需要约2年时间才能受孕，时间几乎为25岁男性的5倍。

Q 我们已经尝试受孕6个月了，需要去看医生吗？

如果你在35岁以下，建议你坚持1年后再去看医生。同时，别担心，保持健康的生活方式，有规律地进行性生活就好。

如果你在35岁以上，或者有过妇科病史，那么有可能出现受孕困难。如果你努力了6个月还没怀孕，请去看医生，并进行必要的检查。

Q 我们在考虑进行体外受精，这个成功率如何？怎么做？

体外受精的成功率在不断上升。2012年，英国体外受精的成功率35岁以下女性为32.8%，35～37岁为27.3%，38～39岁为20.7%，40～42岁为13.1%，43岁以上为4.4%。

在英国，**50个**宝宝中就有1个是通过**体外受精**的方式来到这个世界的（2014年数据）。

所谓体外受精，就是把一颗卵子和一颗精子在体外培养皿中结合，待成功受精后，胚胎（通常不止一个）再被转移到子宫里。这个过程要花费相当多的时间，需要多次就诊。而且你需要注射一些药物，并进行小型手术。在体外受精开始前，你需要了解这样一个事实——这是一个极其艰苦而折磨的过程，它会给夫妻双方带来很大压力。因此，双方都要对整个过程达成一致意见，这是至关重要的。

开始治疗前，你需要和医生讨论，并亲自对医院进行探访，了解整个流程和可能出现的问题。还有一点需要知道的是，体外受精在某些医疗情况下是适用的，但并非万能，有些夫妻就可能无法借助体外受精这一技术手段来帮助自己，所以要对整体情况有充分的了解。

会发生什么

为了提高获得活胚胎的概率，通常需要多颗卵子。体外受精通过注射药物的方式促进卵巢中多颗卵子成熟。整个过程将通过超声扫描进行监控，并由专科医生选择取卵的最佳时间点。

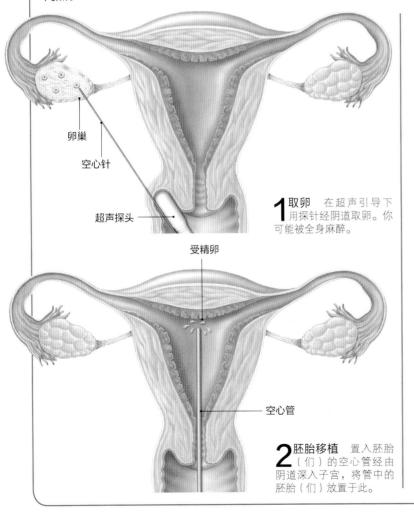

卵巢

空心针

超声探头

1取卵 在超声引导下用探针经阴道取卵。你可能被全身麻醉。

受精卵

空心管

2胚胎移植 置入胚胎（们）的空心管经由阴道深入子宫，将管中的胚胎（们）放置于此。

体外受精（IVF）的5个阶段

第1阶段：抑制

在一些治疗中，需要先抑制卵巢，然后才能刺激它产生多颗卵子。这一阶段可能在月经来的前1周或月经开始后进行。你可以通过使用鼻腔喷雾或注射药物1～2周来抑制自然周期。这能阻止垂体产生卵泡刺激素。其他治疗方法是直接刺激卵巢，抑制释放成熟卵子。

第2阶段：刺激

进行超声检查，以确定卵巢不活跃。然后每天注射卵泡刺激素，持续10～12天。这能增加卵巢产生卵子的数量。其间，进行常规激素检查，了解卵泡对卵泡刺激素有何反应。在取卵前36小时进行最后一次注射，帮助卵子成熟。

第3阶段：取卵

这一过程需通过阴道超声来获得每颗卵子的影像。然后，用探针吸取卵子，交给胚胎专家。这些卵子会被放在特殊的溶液中进行检查。

第4阶段：胚胎选择

由男性伴侣提供精液，其精子将与卵子混合，放入孵育器。48小时后检查胚胎，确保它们没有出现异常状况。最佳移植时间约为5天后，胚胎发育成囊胚时。保证按照这样操作能提高妊娠概率。

第5阶段：胚胎移植

胚胎被放入精细的塑料管里。塑料管通过宫颈，将胚胎放入子宫。

Q 医生说我们可能要考虑一种ICSI的技术来治疗，而不是常规的IVF治疗。这个ICSI是什么？

ICSI

在ICSI过程中，精子和卵子被动结合，而不是自然"受孕"。

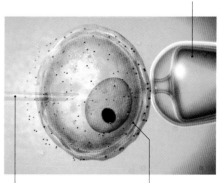

吸管　用于固定卵子

细针　将一颗精子直接注射到卵子中

卵子

这两种技术只是在受精时所采取的操作有所不同。在IVF，即我们前面说到的体外受精中，精子和卵子在培养皿中被混合在一起，令其自然"受孕"；在ICSI中，则是选择一个健康的精子直接注射到被取出的成熟卵子中。

所谓"ICSI"，即卵胞浆内单精子注射技术（第二代试管婴儿技术），适用于男性精量极少，或者因其他原因使得该男性精子很难自然受孕的情况。如果你在之前的IVF治疗中受孕概率极低甚至未受孕——所选卵子未能在最初24小时内成为胚胎，则会被建议这一治疗方法。

与IVF一样，ICSI要先刺激卵巢产生更多卵子并进行收集。在进行ICSI受精后，也和IVF的过程一样需要把胚胎放置到子宫（参见左页）。另外，需要要注意的是，在为IVF治疗付费时，ICSI将会额外收取费用。

Q 我听说有人用IUI方法怀孕。IUI是什么意思？

IUI（宫腔内人工授精），是将精子直接注入子宫的人工授精方法。在考虑IUI之前，要先检查女性的输卵管是否通畅，然后进行血液或尿液检查排卵情况。一旦卵子成熟，就要注射激素助其释放。36~40小时后，由男性伴侣提供精子。选择快速移动、不黏滞的精子，用导管注入女性的子宫。整个过程快速且无痛。

然后就等待一颗精子自然而然地使卵子受精。建议你最多可以进行6个周期的IUI。如果你有排卵问题、伴侣勃起不能、或者你使用的是捐赠精子，那么可能会收到尝试IUI的建议。在英国，IUI不在国家医疗服务体系（NHS）提供的保障范围内，但如果自己支付费用可以使用该技术。

Q 我们使用的是捐赠的卵子。我的身体能自然地接受它们吗？

如果你无法排卵（这一问题并不罕见），则需要使用捐赠的卵子。同时，你可能遇到子宫内膜厚度不够，令胚胎无法植入的问题。你需要在卵子植入前服用一个周期的激素，确保子宫内膜适合胚胎生长。这是使用捐赠卵子成功妊娠的关键。你所要承受的主要风险是多胎妊娠，因为你会植入不止一颗受精卵。

Q 我听说一些女性把卵子冻起来了。我也应该考虑做这件事吗？

冻卵储存使你有在未来使用它的可能。很多女性在晚些时候才考虑要孩子的事，冻卵也越来越常见了。除了适用于希望延续生育机会的女性外，这一技术也被建议用于40岁以下但因进行癌症治疗而可能导致不育的女性，或者一次体外受精失败后因年龄或疾病无法进行下一次体外受精的女性。取卵的过程和体外受精（IVF）治疗的第1阶段一样，用药物刺激卵巢产生含有卵子的卵泡。当卵泡足够大时，取出卵子储存在液氮里。直到最近，使用冻卵依然存风险，成功率并不高，但随着玻璃化冷冻技术的发展，情况已经有所改善。

进行IVF或ICSI的女性通常存有一些未使用的胚胎。有些人选择把它们冻起来，一旦第一次尝试失败，可以选择继续治疗，或者使用这种"兄弟姐妹"胚胎用于另一次妊娠，或者捐给他人。使用解冻胚胎的妊娠成功率不受胚胎储存和冷冻次数的影响。然而，并不是所有胚胎都能在解冻后存活。医生会对有关如何以最佳方式处理自己的冷冻胚胎提出建议。这些选择基于个人综合情况和医疗水平。

无论是冻卵还是冻胚胎，都需要你同意。同理，你、你的伴侣，或你的捐赠者，也可以在治疗开始前或胚胎使用前撤销同意书。如果有人撤回同意书，那么则有1年时间考虑如何处置胚胎。

🔍 你知道吗

吃生蚝的确有助于提升男性的生育能力。生蚝富含锌，能提高精子的数量、活力（精子移动情况）以及睾丸素水平。如果你的胃不能适应生蚝，可以摄入其他富含锌的食物，包括豆类、坚果、菠菜，以及牛、羊瘦肉，或者也可以每天服用含锌的补剂。

发现自己怀孕的那一刻，可能是你生命中**最具纪念意义、最有可能改变整个生活轨迹**的时刻。即使怀孕是计划内的，你也会经历从喜悦到战栗的一系列情感。花点儿时间调整自己，然后开始了解你**身体里发生的一切改变**吧！

怀上了

发现你怀孕了

祝贺你！现在你已踏上能够改变人生的神奇之旅。也许你的月经没来，或者发现一些诸如乳房胀痛、恶心、格外倦怠之类的症状。也许你知道自己还有很长的路要走，也许你过了好几周才意识到自己怀孕了。无论你是积极地"造人"、进行生育治疗，或者是一次计划外的妊娠，享受发现自己怀孕的这一刻吧——没有其他消息比它更激动人心、更具历史意义了！

大多数女性是通过家用妊娠测试发现自己怀孕的，因为这种方法快速又可靠。有些情况下可能需要进行血液或超声检查来再次确认。

你，或你们，对于即将做妈妈（爸爸）这件事也许会感到不知所措。即便有再多的问题和担忧也不奇怪——你的妊娠分为哪几个阶段，孩子几时出生，会不会健康，等等。也许你还会把目光投向未来，疑虑生活将发生怎样的改变。但是，请尽量不要过分焦虑——你有大把时间等待孩子到来。

如果你是单亲妈妈，无论你的怀孕是计划内还是意料之外的，总避免不了产生一些焦虑，以及一些或吃惊或喜悦的情绪夹杂其中。何时向人们公布你有孩子的消息，不存在时机上的好坏对错。也许，在孕早期你只想告诉最亲密的家人，直到孕中期流产概率已经很小了再告诉别人。或者，相信你的直觉，告诉那些你觉得能从最初几周开始就积极给予支持的亲友。

如果你有一份工作，可能会想等到第一次超声检查后再告诉老板你怀孕的消息。然而，如果你的孕早期反应比较严重，如恶心、呕吐，那么可能很难掩饰怀孕的迹象。如果你的工作需接触化学品或从事重体力劳动，那么你需要早点儿告诉上司。

会发生什么

你需要适应常见的孕早期症状，如倦怠、恶心，并找出应对方法。同样，你也可能没有任何症状，这对于一些女性来说也是正常的。

许多更严重的症状，如呕吐和疲惫，会在孕中期开始后得到减轻。你会发现，你比之前轻松了一些，也更能享受怀孕的过程了。

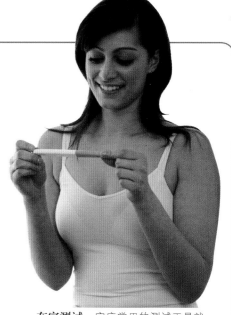

Q 我觉得自己可能怀孕了，如何进行确认呢？

尿液妊娠检测是最快捷的方式，这一检查用于测量妊娠相关激素——人绒毛膜促性腺激素——是否处于高水平，因为这种激素会在受精后数日内增加。

你可以用药房或超市买到的妊娠测试工具在家中使用，也可以请医生为你进行测试。

大多数测试工具在你错过的月经的第1天即可使用。但要记住，越提前则可靠性越差。然而，有些品牌声称比这一日期提前4天就可以测得准确结果。

如果你的生理周期不规律，不确定哪天是错过的月经的第1天，可以在无保护性行为的3周后进行测试。

如何测试

一般建议（非必须）在你早晨醒来后立刻进行测试，因为晨尿中激素含量最高。你只需要在测试棒上小便几秒钟，然后等待阴性或阳性标志出现，或等待屏幕显示"已孕"或"未孕"的字样即可。结果显示可能需要等待几分钟的时间。如果你使用的方式是正确的，如果测试棒上的结果显示为阳性，则几乎可以确定你怀孕了；如果结果是阴性的，而且月经该来而没来，也有可能检

测得太早了。虽然延误总会给人带来难以置信的沮丧，但过几天再测试一下还是值得的。

一般来说，医生对于家用验孕工具的结果是认可的。如果存疑，可以进行抽血检查人绒毛膜促性腺激素在你体内的准确浓度，即便浓度还不太高也可以给出精确的结果。如果你在进行生育治疗，可能会推荐你进行这项检查。

在家测试 家庭常用的测试工具就是验孕棒，可以检测尿液中的激素水平。

妊娠期间的人绒毛膜促性腺激素浓度

发出怀孕信号的激素叫"人绒毛膜促性腺激素"。如图所示，人绒毛膜促性腺激素水平在受精后的一周开始上升——起先是一点点，然后稳步上升，直到你的宝宝在子宫内完全"就位"。其他重要的妊娠激素，雌激素和孕激素水平会在这之后激增。

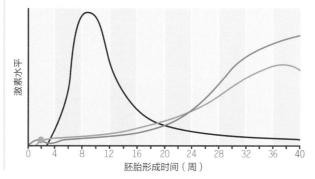

关键
— 人绒毛膜促性腺激素
— 雌激素
— 孕激素
● 受精

激素水平

胚胎形成时间（周）
0　4　8　12　16　20　24　28　32　36　40

增长的激素 请注意，图标中表示人绒毛膜促性腺激素的紫线随着怀孕而激增。

Q 我在家进行妊娠测试时显示的是阳性。这个结果准确吗？接下来要做些什么？

妊娠测试呈阳性表明你的妊娠激素——人绒毛膜促性腺激素水平升高。即使测试屏幕上的阳性标识或字较浅，你也很可能是怀孕了。很多女性会再做一次测试以便确认（很多家用测试工具是两份装的），但这毫无必要。

预约你的全科医生，尽快让他知道你怀孕了。就诊时你会知道有关产前检查的事宜，也可

以向医生提问。对于英国的孕妇来说，如果觉得预约医生需要等待的时间过长，也可以在居住地所在的助产机构那里填写自我转诊的表格。

医生会给你有关营养和生活方式的建议，确保你知道要摄入叶酸（参见49页）。同时，医生会了解你的相关病史，以防你需要进行额外的产前检查或者使用任何药物。

医生会告诉你预产期，你也可以用预产期日历自己估算预产期（参见42页）。如果你生理周期很规律，那么它们计算起来很简单：只需要找到末次月经的第1天，就可以算出你的预产期。然而，这只是一个预估日期，只有4%的

女性在预产期分娩。超声检查一般不会在孕8周之前进行，但如果你有流产史、疑似宫外孕（参见308页）或有出血的情况，则医生可能建议你提前进行超声检查。

家用妊娠测试工具的**准确性在99%以上**。因此，如果它提示你"怀孕了"，基本就能确认了！

特写
当精子遇见卵子

这真是见证奇迹的时刻：一颗精子从一次射精产出的2亿～5亿的"竞争者"中杀出重围，与仅存活24小时的成熟卵子结合。这颗小小的精子要花5～20分钟完成这段旅程，而它的大部分"兄弟"都在这场生死竞赛中败下阵来，倒在了路边。

精子有条长长的鞭状尾巴，驱动其游向卵子。

中段的螺旋线粒体是精子能量的来源。

1 这颗精子击败上亿兄弟才能在输卵管中与卵子相遇。只有200～300颗精子能走这么远。它们都依附在卵子表面，只有这颗精子能够成功穿透卵子表层。

精子头部含有男性DNA，包括X或Y性染色体，将决定宝宝是男孩还是女孩。

2 精子将依靠顶体酶的帮助，溶解卵子的放射冠和透明带，进入卵子。顶体是精子头部的帽状结构。顶体在任务完成后脱落，精子与卵子结合成功受精。

卵子被一层厚厚的双层透明膜包裹着，称为"透明带"。

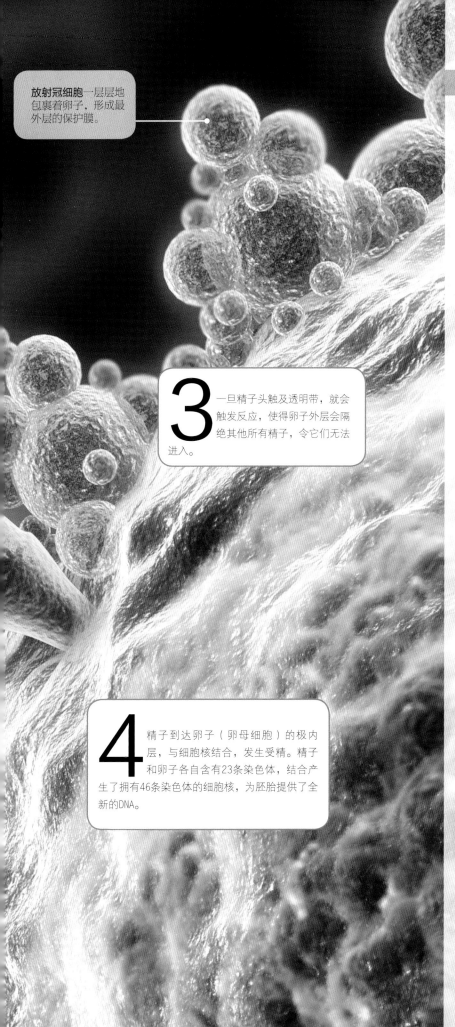

放射冠细胞一层层地包裹着卵子，形成最外层的保护膜。

3 一旦精子头触及透明带，就会触发反应，使得卵子外层会隔绝其他所有精子，令它们无法进入。

4 精子到达卵子（卵母细胞）的极内层，与细胞核结合，发生受精。精子和卵子各自含有23条染色体，结合产生了拥有46条染色体的细胞核，为胚胎提供了全新的DNA。

有趣的事实

尽管卵子的大小和沙粒差不多，但它已经是人体内最大的细胞。精子则是人体内最小的细胞之一。

5亿

一次射精会产生2亿~5亿颗精子，但只有200~300颗能接触到卵子。

700万

女婴还在妈妈子宫里的时候（大约孕20周时）就会有这么多未成熟的卵细胞了。

40万

女性进入青春期的时候，其卵巢大约有这么多的卵子。每个月经周期大约丢失1000颗卵子。

100天

男性睾丸每100天生产一轮新的精子细胞。

36小时

精子的平均寿命为1~2天。

Q 我的宝宝什么时候出生？我见全科医生之前能知道吗？

只要你知道自己末次月经的第一天，计算宝宝的预产期是很容易的。

4% 的宝宝在**预产期**当天出生。

在你的第一次超声检查之前，医生或助产士会将你的末次月经第一天视作妊娠开始的标志。因此，你可以用下面这样的预产期日历来计算预产期。有一个确切的日期作为目标的感觉很好，但不用过于牵挂，因为它毕竟只是个预估的日期。大约50%的宝宝在预产期之前出生，差不多同样多的宝宝在预产期之后出生。胎儿到孕37周的时候就已经算足月儿了；如果到孕41周还没分娩，会有一些措施来避免宝宝成为过期产儿。

你的宝宝何时出生

要了解你的预产期，在下表每一横格的上一行里找到你末次月经的第一天，那么下面一行对应的日期就是宝宝到来的日子。比如，你末次月经是8月16日，那么宝宝可能会在5月23日出生。

| 1月 | 1 | 2 | 3 | 4 | 5 | 6 | 7 | 8 | 9 | 10 | 11 | 12 | 13 | 14 | 15 | 16 | 17 | 18 | 19 | 20 | 21 | 22 | 23 | 24 | 25 | 26 | 27 | 28 | 29 | 30 | 31 |
| 10月/11月 | 8 | 9 | 10 | 11 | 12 | 13 | 14 | 15 | 16 | 17 | 18 | 19 | 20 | 21 | 22 | 23 | 24 | 25 | 26 | 27 | 28 | 29 | 30 | 31 | 1 | 2 | 3 | 4 | 5 | 6 | 7 |

| 2月 | 1 | 2 | 3 | 4 | 5 | 6 | 7 | 8 | 9 | 10 | 11 | 12 | 13 | 14 | 15 | 16 | 17 | 18 | 19 | 20 | 21 | 22 | 23 | 24 | 25 | 26 | 27 | 28 |
| 11月/12月 | 8 | 9 | 10 | 11 | 12 | 13 | 14 | 15 | 16 | 17 | 18 | 19 | 20 | 21 | 22 | 23 | 24 | 25 | 26 | 27 | 28 | 29 | 30 | 1 | 2 | 3 | 4 | 5 |

| 3月 | 1 | 2 | 3 | 4 | 5 | 6 | 7 | 8 | 9 | 10 | 11 | 12 | 13 | 14 | 15 | 16 | 17 | 18 | 19 | 20 | 21 | 22 | 23 | 24 | 25 | 26 | 27 | 28 | 29 | 30 | 31 |
| 12月/1月 | 6 | 7 | 8 | 9 | 10 | 11 | 12 | 13 | 14 | 15 | 16 | 17 | 18 | 19 | 20 | 21 | 22 | 23 | 24 | 25 | 26 | 27 | 28 | 29 | 30 | 31 | 1 | 2 | 3 | 4 | 5 |

| 4月 | 1 | 2 | 3 | 4 | 5 | 6 | 7 | 8 | 9 | 10 | 11 | 12 | 13 | 14 | 15 | 16 | 17 | 18 | 19 | 20 | 21 | 22 | 23 | 24 | 25 | 26 | 27 | 28 | 29 | 30 |
| 1月/2月 | 6 | 7 | 8 | 9 | 10 | 11 | 12 | 13 | 14 | 15 | 16 | 17 | 18 | 19 | 20 | 21 | 22 | 23 | 24 | 25 | 26 | 27 | 28 | 29 | 30 | 31 | 1 | 2 | 3 | 4 |

| 5月 | 1 | 2 | 3 | 4 | 5 | 6 | 7 | 8 | 9 | 10 | 11 | 12 | 13 | 14 | 15 | 16 | 17 | 18 | 19 | 20 | 21 | 22 | 23 | 24 | 25 | 26 | 27 | 28 | 29 | 30 | 31 |
| 2月/3月 | 5 | 6 | 7 | 8 | 9 | 10 | 11 | 12 | 13 | 14 | 15 | 16 | 17 | 18 | 19 | 20 | 21 | 22 | 23 | 24 | 25 | 26 | 27 | 28 | 1 | 2 | 3 | 4 | 5 | 6 | 7 |

| 6月 | 1 | 2 | 3 | 4 | 5 | 6 | 7 | 8 | 9 | 10 | 11 | 12 | 13 | 14 | 15 | 16 | 17 | 18 | 19 | 20 | 21 | 22 | 23 | 24 | 25 | 26 | 27 | 28 | 29 | 30 |
| 3月/4月 | 8 | 9 | 10 | 11 | 12 | 13 | 14 | 15 | 16 | 17 | 18 | 19 | 20 | 21 | 22 | 23 | 24 | 25 | 26 | 27 | 28 | 29 | 30 | 31 | 1 | 2 | 3 | 4 | 5 | 6 |

| 7月 | 1 | 2 | 3 | 4 | 5 | 6 | 7 | 8 | 9 | 10 | 11 | 12 | 13 | 14 | 15 | 16 | 17 | 18 | 19 | 20 | 21 | 22 | 23 | 24 | 25 | 26 | 27 | 28 | 29 | 30 | 31 |
| 4月/5月 | 7 | 8 | 9 | 10 | 11 | 12 | 13 | 14 | 15 | 16 | 17 | 18 | 19 | 20 | 21 | 22 | 23 | 24 | 25 | 26 | 27 | 28 | 29 | 30 | 1 | 2 | 3 | 4 | 5 | 6 | 7 |

| 8月 | 1 | 2 | 3 | 4 | 5 | 6 | 7 | 8 | 9 | 10 | 11 | 12 | 13 | 14 | 15 | (16) | 17 | 18 | 19 | 20 | 21 | 22 | 23 | 24 | 25 | 26 | 27 | 28 | 29 | 30 | 31 |
| 5月/6月 | 8 | 9 | 10 | 11 | 12 | 13 | 14 | 15 | 16 | 17 | 18 | 19 | 20 | 21 | 22 | (23) | 24 | 25 | 26 | 27 | 28 | 29 | 30 | 31 | 1 | 2 | 3 | 4 | 5 | 6 | 7 |

| 9月 | 1 | 2 | 3 | 4 | 5 | 6 | 7 | 8 | 9 | 10 | 11 | 12 | 13 | 14 | 15 | 16 | 17 | 18 | 19 | 20 | 21 | 22 | 23 | 24 | 25 | 26 | 27 | 28 | 29 | 30 |
| 6月/7月 | 8 | 9 | 10 | 11 | 12 | 13 | 14 | 15 | 16 | 17 | 18 | 19 | 20 | 21 | 22 | 23 | 24 | 25 | 26 | 27 | 28 | 29 | 30 | 1 | 2 | 3 | 4 | 5 | 6 | 7 |

| 10月 | 1 | 2 | 3 | 4 | 5 | 6 | 7 | 8 | 9 | 10 | 11 | 12 | 13 | 14 | 15 | 16 | 17 | 18 | 19 | 20 | 21 | 22 | 23 | 24 | 25 | 26 | 27 | 28 | 29 | 30 | 31 |
| 7月/8月 | 8 | 9 | 10 | 11 | 12 | 13 | 14 | 15 | 16 | 17 | 18 | 19 | 20 | 21 | 22 | 23 | 24 | 25 | 26 | 27 | 28 | 29 | 30 | 31 | 1 | 2 | 3 | 4 | 5 | 6 | 7 |

| 11月 | 1 | 2 | 3 | 4 | 5 | 6 | 7 | 8 | 9 | 10 | 11 | 12 | 13 | 14 | 15 | 16 | 17 | 18 | 19 | 20 | 21 | 22 | 23 | 24 | 25 | 26 | 27 | 28 | 29 | 30 |
| 8月/9月 | 8 | 9 | 10 | 11 | 12 | 13 | 14 | 15 | 16 | 17 | 18 | 19 | 20 | 21 | 22 | 23 | 24 | 25 | 26 | 27 | 28 | 29 | 30 | 1 | 2 | 3 | 4 | 5 | 6 |

| 12月 | 1 | 2 | 3 | 4 | 5 | 6 | 7 | 8 | 9 | 10 | 11 | 12 | 13 | 14 | 15 | 16 | 17 | 18 | 19 | 20 | 21 | 22 | 23 | 24 | 25 | 26 | 27 | 28 | 29 | 30 | 31 |
| 9月/10月 | 7 | 8 | 9 | 10 | 11 | 12 | 13 | 14 | 15 | 16 | 17 | 18 | 19 | 20 | 21 | 22 | 23 | 24 | 25 | 26 | 27 | 28 | 29 | 30 | 1 | 2 | 3 | 4 | 5 | 6 | 7 |

Q 我怎么弄清楚自己处于孕期的哪个阶段？

你的首次超声检查将在孕8～14周进行，即估预产期超声。预产期的估算建立在末次月经基础上，但不能告诉你是何时受精的。估预产期超声是关于孕期和预产期的较准确指示。

Q 知道自己处于孕期哪个阶段很重要吗？

知道自己处于孕早期、孕中期或孕晚期，对了解每个阶段即将发生些什么很有帮助。孕早期是你末次月经后的第1天到孕12周（末次月经后2周时受精），在此阶段你会出现很多症状（参见右页）。这是让人焦虑的时期，因为孕早期发生流产的概率最高。在孕中期，你的症状减轻了，孕味加重了——腹部开始隆起。孕晚期可至孕42周，可能会让你感到非常疲惫，因为宝宝的重量、不充足的睡眠、背痛等状况会令你十分困扰。这是艰苦的阶段，但当你要为宝宝到来做好准备时，也会让你感到振奋。

你知道吗

双胎妊娠所引发的恶心、呕吐可能会更严重。虽然并非每个双胞胎妈妈都会如此，但双胞胎或者多胞胎由于人绒毛膜促性腺激素水平更高（参见39页），恶心、呕吐的概率也会随之升高。双胎妊娠的孕激素水平也会升高，会引起气短。在孕晚期，多胎妊娠也会给妈妈带来更明显的疲惫、便秘、胃灼热和背痛等症状。

Q 我怀孕了，但没有什么孕期症状。我需要为此担心吗？

有些女性在孕早期几乎没什么反应，这很正常，即使体内的激素正在影响和改变着你的身体。你不需要为此担心和焦虑——你的怀孕过程和那些感到恶心、呕吐的女性一样正常，只不过你对激素的改变没那么敏感而已。

不过，即使你没在孕早期感到自己容易疲惫，也要注意休息，照顾好自己。

Q 有哪些孕期症状应该引起我的警惕吗？

在孕前期以下这些症状并不常见，如果遇到这些情况，你需要向医生咨询。

» 阴道流血：点状出血很正常，但严重的出血需要向医生或助产士报告，尤其是出现伴有胃部绞痛的情况，这可能是先兆流产。流血和下腹痛也可能是异位妊娠的信号（参见308页）。

» 严重呕吐：如果你呕吐到脱水的程度，且超过12小时无液体摄入，则需要就医。

» 发热：可能出现感染。

» 阴道流液和瘙痒：可能出现感染，如念珠菌性阴道炎。症状可通过治疗得到缓解。

Q 我已怀孕5周，目前感觉良好。但我可能会出现什么症状？

在孕早期，大多数女性会因为体内激素的变化，出现一些症状。幸运的是，这些症状中的很大一部分——尤其是恶心和呕吐——都会在孕早期结束或孕中期开始时消失。

早孕反应

每位准妈妈的早孕反应不同，下面这些是你在孕早期可能会经历的反应。

» 眩晕、头晕：在孕早期，低血压可以引发这些症状。

» 头痛：可能因为孕早期血液循环增加引起。

» 乳房胀痛、乳头刺痛：乳房会发生可见的变化（参见125页）。

» 疲惫：身体为了对怀孕进行支持，而发生调整、变化，很容易感到非常疲倦。

» 喜爱/厌恶食物：感觉变得敏感，让你对一些食物感到深爱或极度厌恶。

» 情绪波动：即使你的生活很开心，也容易情绪化，变得沮丧。

» 嗅觉：你对每天闻到的气味更敏感、更厌恶。

» 恶心、呕吐：呕吐和/或恶心可能在一天中的任何时间发生。

» 食欲缺乏：如果你频繁地恶心、呕吐，这很容易发生。

» 尿频：如果你的夜尿增加，也会影响睡眠。

怀孕最可靠的信号是"**失约**"的月经。如果月经该来而没有来，就去做一次**妊娠测试**。

» 排尿时有烧灼感：这可能是尿路感染的症状，需要用抗生素治疗。

» 大腿或小腿疼痛，一侧肿胀和/或严重头痛：这是血栓的症状，虽然罕见但相对容易在孕期出现。

» 已患疾病的病情突然加重：有必要让医生了解你在孕期经历的一切疾病及其症状。

70%的女性在孕期出现**恶心**或**呕吐**的症状，或两者皆有。

Q 我在服用避孕药——但我怀孕了。宝宝会有什么问题吗？

在这种情况下，宝宝面临的风险是很低的。如果你在服用短期避孕药，当发现妊娠测试呈阳性时停药即可——你已不再需要按照周期吃避孕药。

你没有及时发现自己怀孕了，这是可以理解的。服用此类避孕药的一些副反应，如恶心、乳房胀痛等，能够掩盖孕早期反应。妊娠测试的结果本身不受药物影响，因为妊娠测试只和人绒毛膜促性腺激素水平有关。

不用过度担心，但请立刻行动起来，不管你吃的是哪类药物都要停止服用。如右表所示，药物中的激素是短效的，试验表明它们并不会增加胎儿出生缺陷。然而，在这种情况下，发生异位妊娠的概率会增加（参见308页）。另外，因为只含孕激素的避孕药会导致输卵管蠕动异常，以达到抑制卵子通过输卵管的目的。

尽快预约你的全科医生，让他知道你怀孕了，并且受精时仍在服用避孕药。医生会为你安排超声检查排除异位妊娠。

你知道吗

有些伴侣用体外射精的方式进行避孕，即男性在射精前将阴茎从女性体内撤出。尽管对擅长这种方式的夫妻来说可能有一定避孕效果，但它不能被认定为常规避孕方式。专家研究表明，射精前的体液中可能含有从男性尿道中带出的前次射精的精子，进入女性体内同样可能导致怀孕。

避孕工具的原理和失败后的处理

没有百分百成功的避孕工具，而且它们在效果上有着不小的差异。下表为你阐明了避孕失败后应该如何应对。

避孕工具	起效原理	如何终止
复合型避孕药（combined pill）	含有雌激素和孕激素。雌激素抑制排卵；孕激素令宫颈黏液变稠，使精子难以通过，也使卵子难以植入到子宫	即刻停药。不需要按照周期吃完
孕激素避孕药（mini-pill） 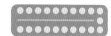	只含有孕激素，不含雌激素。孕激素令宫颈黏液变稠，使精子难以通过，也使卵子难以植入子宫	即刻停药。不需要按照周期吃完
紧急避孕药（emergency contraceptive pill）	抑制或推迟排卵	不再服用任何紧急避孕药
注射（injections） 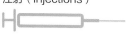	含有孕激素，令宫颈黏液变稠，使精子难以通过，也使卵子难以植入子宫	不再注射
皮下埋植（implants）	植入上臂皮肤下，弹性管会缓慢释放孕激素，阻止精子与卵子相遇，同时阻止子宫支持受精卵着床发育	由专科医生去除植入物，需要进行超声定位
宫内节育器（IUD coil） 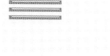	放置在子宫里，可阻止精子、卵子、受精卵植入子宫或输卵管	由于子宫内被植入异物，存在流产和异位妊娠的风险，可引发炎症，感染的风险也升高了。如果宫内节育器可见，最好由专科医生取出；如果不可见，则在怀孕过程中不予处理
杀精剂（spermicide） 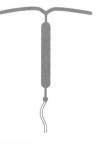	存在不同的形式（如胶状或泡沫状），杀精剂含有能够阻止精子移动的化学物质	怀孕后不再使用
绝育（sterilization） 	结扎输卵管，令卵子不能到达子宫	无

我还要知道什么

没有科学证据表明本药品中含有的雌激素、孕激素会影响胎儿和子宫

没有科学证据表明本药品中含有的孕激素会影响胎儿和子宫

与前两种避孕药所含成分一样，所以对胎儿和子宫没有风险，也不会引起流产

没有科学证据表明本品中含有的孕激素会影响胎儿和子宫

没有科学证据表明本药品中含有的孕激素会影响胎儿和子宫。如果植入物不能定位并去除，也不必担心

需要超声检查排除异位妊娠。如果宫内节育器在怀孕过程中仍存在于宫内，通常会在分娩后随胎盘娩出

没有科学证据表明本药品会影响胎儿和子宫

你需要立刻预约全科医生，因为你的输卵管可能在结扎中出现破损，有异位妊娠的风险（参见308页）

Q 知道自己怀孕后，我马上要做些什么？

这些实用的步骤是你在开启怀孕之旅后首先要做的事情。

» 预约全科医生。

» 如还没服用叶酸，开始每天服400微克。

» 限止咖啡因摄入，戒酒、戒烟、戒毒。

» 健康饮食。

» 适量运动。

» 找到放松自己的途径。

» 学习孕期知识以及宝宝生长发育知识，了解接下来几个月你需要进行的检测和筛查。

Q 我没计划怀孕，但我怀上了，该怎么办？

意外怀孕可能让你陷入深深的震惊中，但你更应该牢记一点——很多女性即使按照计划成功怀孕，在妊娠期中也会陷入复杂的情绪当中。先不要给自己和伴侣（如果你不是单亲妈妈）施加压力，给彼此一点儿时间来适应和调整。你可能想对值得信赖的家人或亲友倾诉，但如果你过于焦虑或惊慌，请求助于你的全科医生。你可能需要关于如何改变家居布置或理财配置的专业意见。怀孕对生活的改变是巨大的，但请深呼吸，行动起来，确保你拥有一次健康的妊娠之旅。

Q 在发现怀孕前，我还在抽烟、喝酒。这对宝宝有害吗？

如果你只是小酌几杯或偶尔抽一支烟，可能还未对宝宝造成伤害，但需要立刻停止这些行为，减轻你和宝宝面临的健康风险。

酒精和带有毒性的物质对宝宝尚处于发育中的器官有很大影响，器官发育开始于孕5周。一旦知道自己怀孕了，你需要立刻在整个孕期戒除酒精和香烟。如果你在孕期依然大量抽烟、饮酒，你和宝宝的健康都会受到威胁。吸烟会直接影响胎盘发育，在孕晚期减少宝宝的氧气和营养供应，造成胎儿出生时低体重，增加早产风险，令死产的风险加倍。长期饮酒或酗酒会导致胎儿酒精综合征（参见325页），损伤胎儿的神经系统，抑制其出生后的存活能力。

Q 为什么我对怀孕了这件事没有想象中那么喜悦？

无论是计划内怀孕还是计划外怀孕，都会让你与情绪问题"不期而遇"——你会面临各种情绪问题，陷入信任危机，对接下来要做的事情感到不知所措。接下来的几星期，无论自己处于何种情绪，都要接受它们，直到你成功将原来的定位调整为生命中这一重要的新角色——妈妈。不要对自己的情绪感到内疚。如果你对怀孕这件事仍持有负面情绪，请从伴侣那儿寻求支持和安慰，或与全科医生、助产士交谈。

Q 伴侣对怀孕的事并没表示出喜悦，怎么办？

如果你遇到这种情况，请接受伴侣的情绪，给他一点儿时间调整，毕竟这是能改变人生轨迹的消息。在听到这个大新闻时，他可能感到心烦意乱，甚至震惊，尤其当怀孕并不在计划之内时。不要让自己孤身去承担他的情绪，这是处理这一信息并迎接未来的关键一环。同时，设置一些你们可以一起投入的短期目标，或者在日程上一起预留一些时间，巩固你们的伴侣关系。

正确服用，复合型避孕药的有效性在99%以上。

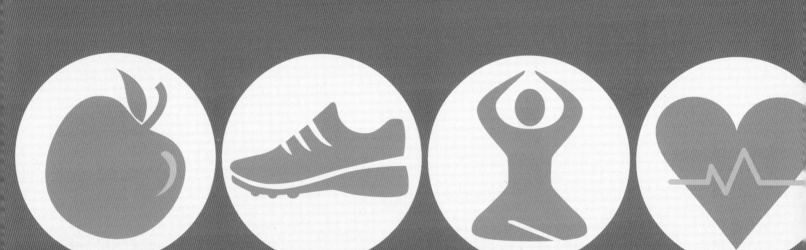

营养、
运动和健康

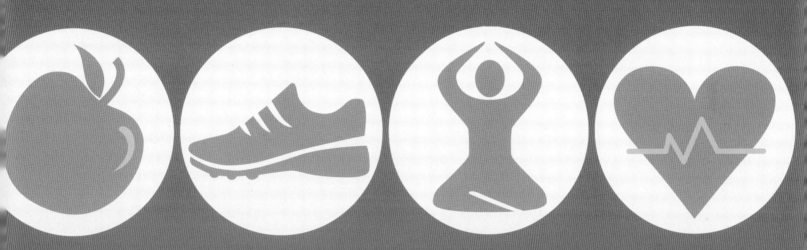

知道怎么吃和怎么运动，**对你和宝宝的健康都大有裨益。**怀孕和分娩对你的身体而言是一次前所未有的挑战。在思想和身体上都**做好充分的准备，**对保持健康至关重要。本章提供了关于**孕期如何均衡饮食，**摄入何种营养补充剂，避免哪些食物和饮料，以及**如何安全运动**的明确建议。

从受精前到分娩后，你放入嘴里的食物、饮品都会影响**你的妊娠**。怀孕需要多长时间、孕期健康状况、孕期运动和分娩情况、宝宝健康程度——不仅影响他在你子宫内的健康，还在一定程度上对他出生以后的健康有长期影响。

营 养

吃出健康

除了怀孕和分娩，在你的一生中对身体需求这么大的时候是极少的。通过饮食调养来为身体做好准备，是非常有益处的——健康的身体能够给予受精、怀孕、分娩的过程十分积极的影响。

我们的饮食在过去50年发生了翻天覆地的变化：与过去从采购开始自己烹饪食材来制作正餐和小食不同，现在的日常生活中一些半成品、加工食品和精制食品是十分普遍的。但要知道，在孕前和孕期科学摄入足量的营养是你能做的最积极的事情之一，也是你可以轻松控制的事情之一。好在这件事并不复杂，除了遵守健康均衡饮食的通用规则外，你还需要了解一件事——橱柜、冰箱、放在盘子上的一切食物，对你的生育能力、能量水平以及发育中胎儿的影响都比从前更大。你不需要遵循某一种严苛的饮食方式或吃你不喜欢的食物，只需确保你吃的每一口都能摄入双倍营养（但不是双倍的量）。

孕期每一阶段都要吃好

一旦受精，宝宝的生命就开启了——你每次吃、喝、呼吸到身体的物质都会被分解成富含宝贵营养和氧气的成分，通过你的血液和胎盘输送给胎儿。所以，从一开始就养成好习惯是很重要的。本章内容将对你如何准备并成功受孕提出建议，包括需要服用什么营养补充剂。一旦受孕，如何通过饮食摄取能量、保持健康，以及为宝宝提供那些他所需要的营养；如果你对某种食物不耐受或因个人情况、疾病原因需遵循特定的饮食习惯时，有哪些更好的办法；需要避免哪些食物，以及有关香烟和药物的建议。在分娩后，你可以学到如何通过科学摄取营养来促进身体恢复。

Q 叶酸是什么？我为什么要吃这种东西？

叶酸是B族维生素中的一种，对宝宝的脊髓、大脑、神经系统发育有着至关重要的作用。它们都是胎儿体内最早发育的那一批器官、系统，所以建议你在受孕前就服用叶酸。

胚胎中有个部分叫"神经管"，将会发育成胎儿的大脑和脊髓。你应该确保在孕前、受孕时、孕期前3个月，体内有足量的叶酸。这可以将宝宝神经管缺损的风险降低72%。对于准爸爸而言，良好的叶酸水平可以减少精子畸形的概率。

不可或缺的营养补充剂

合成叶酸，即维生素B₉的人工合成物质。天然叶酸在食物中广泛存在，常见于绿叶菜，如卷心菜中。研究表明，我们的身体对人工合成的叶酸吸收利用得更好，所以建议购买含有5-甲基四氢叶酸的营养补充剂，它是有生物活性的。夫妻双方一旦有了怀孕打算，最好在停止避孕之前就开始每天服用400微克的叶酸。一旦成功怀孕，你应继续服用叶酸直到孕12周。如果你是高危孕妇，比如有神经管缺损的病史或家族史，前次妊娠有相关问题，35周岁以上，有妊娠糖尿病或妊娠高血压综合征，可能医生会建议你把用量提高到每天5毫克。

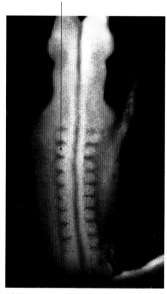

体节 在神经管两侧成对排列

神经管 在孕5周时，位于胚胎中部的神经管与体节一起组成脊椎。

无论你已经怀孕还是正在尝试受孕，请尽快开始**服用叶酸**。

神经管的形成

在怀孕最初阶段，你的宝宝由三层原始细胞组成。这几层细胞折叠起来，形成身体的基础结构，其中包括重要的神经管。

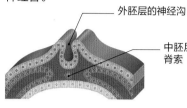

外胚层的神经沟

中胚层的脊索

1 **神经沟开始形成**于当脊索上层（外胚层）的细胞向中间层（中胚层）下沉时。

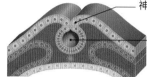

神经褶接触

脊髓（未来）的位置

2 **随着神经沟变深**，上端边缘逐渐汇合，形成管状结构。这一管状结构沿着胚胎的背部延展，最终分化形成脊髓和脑。

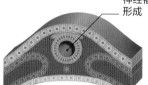

神经褶融合与神经管形成

3 **叶酸能帮助神经褶融合**，闭合成管状结构。如果神经管不能完全闭合，则会导致出生缺陷，如脊柱裂。

Q 我们在尝试要个孩子，是否需要改变饮食方式呢？

如果你现在的生活方式健康，饮食均衡，那么你已经建立了良好的模式。如果实际情况并非如此，那么你的饮食方式需做出积极改变，以确保精子和卵子健康（它们各需要3个月的时间发育），为健康的妊娠打好营养基础。同时，需要将酒精和咖啡因的影响消除或至少弱化到建议水平，因为过量摄入酒精和咖啡因均对受孕有不良影响。多吃含有植物雌激素的食物，如亚麻籽、全谷类、豆类，可以均衡夫妻双方的激素水平。同时，也要食用多样化的抗氧化食物，以提高精子的质量和活力。

Q 食物能够影响伴侣成功怀上小孩的时间吗？我们正在面临生育问题。

任何——包括饮食在内——能够影响激素水平的事物，都可能影响女性卵子、男性精子以及输卵管和子宫，也就会对多长时间才能怀孕这件事造成影响。所以，你的饮食是有可能对你体内的化学反应造成负面影响的。

如果你们正在面临生育问题，你们的体重——无论超重还是过轻，也可能是一个有重要意义的影响因素。因为它可能造成女性排卵需要的雌激素过多或过少；对男性来说，体重过轻则可能影响精子质量。从几大主要食物类别中摄取均衡、营养且非精制的饮食，避免"空热量"或垃圾食品，让一日三餐变得规律起来，都能帮助你调节激素，在接下来的几个月里提高怀孕机会。

除了叶酸之外，一些女性可能还被建议服用**孕期复合维生素**，但就一般情况而言，你可以从饮食中得到所需的**全部营养**。

Q 什么是健康、均衡的饮食？我怎么才能摄入足够多的营养？

健康饮食的意思是科学、均衡地摄取富含营养的食物。这些食物主要包含以下几大分类：水果、蔬菜以及富含蛋白质、非精制碳水化合物、健康脂肪的食物。在摄取这些食物时，你应该选择天然、未经加工的原始食材，从而最大限度地获取其中的营养物质。

无论你正在备孕，或者已经怀孕，都需要确保饮食包括几大类主要的食物群组，且保证科学而均衡地摄取它们。均衡的饮食能使身体储存健康妊娠所需的足量营养，令你感觉身体一直处于巅峰状态。以持续且可计量的方式进食，也能让体重保持在健康范围内，这是成功受孕的因素之一。一旦你怀孕了，均衡饮食还会为身体提供胎儿生长、发育所需要的最佳营养成分，也为你的身体应付整个孕期提供足够的能量。

健康膳食

每一餐都从这些食物群组里按科学比例摄入各种各样的食物，可以获得最佳的营养收益。这些健康食物配比可以分割为每天5~6份新鲜蔬菜、2份新鲜水果、3份含健康蛋白质的食物，以及3份含非精制碳水化合物的食物。

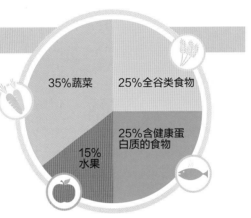

35%蔬菜　25%全谷类食物

25%含健康蛋白质的食物

15%水果

饮料和脂肪

» **保持水分充足**：经常感到饥饿也许只是因为口渴，喝水就是最好的解决办法。

» **享用健康脂肪**：适量的乳制品（也是补钙的优秀方式）和油（如橄榄油）对你有好处。

 蔬菜

摄入蔬菜的数量和品种越多就越好。如果你不想生吃，蒸是烹饪蔬菜的最佳方式。

 水果

哪种颜色的新鲜水果都应该吃。水果中的果糖是糖类的一种。每天吃些水果，可以为你提供纤维素和维生素，且不会摄入过量的糖。

 含健康蛋白质的食物

选择鱼、禽肉、豆类和坚果，限制红肉，避免腌肉和加工肉类。在做鱼或肉类时，请用蒸或烤（用烤箱或烤架）的方法进行烹饪。

 全谷类食物

吃各种全谷类食物，如全麦面包、全麦意面、糙米等。限制或避免精制粮食，如白米、白面。

新鲜的蔬菜和水果

在吃蔬菜、水果的时候，挑选颜色越丰富的越好。强烈的颜色往往是富含维生素和矿物质、含有保护作用的——能够帮助对抗体内自由基——抗氧化物的标志。最大限度地食用多种颜色的蔬菜、水果，可以获得最充分的营养。

Q 我需要补充铁剂来预防贫血吗？

从饮食中获取身体中所需要的铁更好。因为铁剂药片有引起便秘的副作用，而孕妇本来就容易便秘。吃富含铁、高纤维的食物是解决便秘和铁水平低的好办法。这些食物包括绿色蔬菜、瘦红肉、坚果（如花生）、水果干等。怀孕期间通常更容易感到疲倦，尤其是孕早期和孕晚期。如果你严重嗜睡、脸色苍白、有心悸和/或气短，那么你有可能已经贫血。一旦确诊，医生会为你选择合适的补充剂。另外，你应考虑停止咖啡因的摄入，它也会妨碍铁的吸收。

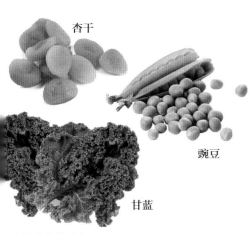

杏干

豌豆

甘蓝

含铁丰富的食物 杏干、豌豆和甘蓝等是铁的良好来源。维生素C能帮助铁的吸收，所以就餐时可以搭配喝些橙汁。

Q 我怀孕了，需要吃复合维生素补充剂吗？

你最需要补充的也是对准妈妈最重要的补充剂是叶酸。医学专家建议，每天摄取10微克维生素D能够有效帮助体内钙的代谢，维护准妈妈自己的骨骼、牙齿健康，促进宝宝的骨骼发育。如果你的饮食均衡，复合维生素中除叶酸外的元素对你来说并不是必须补充的。如果你选择复合补充剂，请确认它真的适合你的孕期需要。此外，还需注意不要随意服用含维生素A的复合补充剂，过量摄取可能对宝宝有害。

Q 我的体重对妊娠过程是否健康有影响吗？

不幸的是，无论体重过重或过轻，都对生育能力和孕期健康有负面作用。如果可以，请确保你的体重在怀孕前就保持在健康范围内。

当然，最好的情况是，在你准备怀孕前就让体重处于健康范围内。伴侣双方都需要一定量的体脂来产生健康精子和排卵所需的正确水平的激素。如果男性体重过重，身体内过多的雌激素会降低精子产量；对于女性来说，则会妨碍甚至阻止排卵。而体重过轻的人可能因为体内脂肪过少而无法受孕。如果你的体重过轻，宝宝出生体重过低或早产的风险也会随之增加。你需要每天多摄入200卡～300卡（1卡约为4.19焦耳）热量的食物，直到你获得并保持健康体重。孕期内，肥胖会影响宝宝健康，并增加疾病风险，如妊娠糖尿病和子痫前期（参见144～145页）——导致妊娠期和围产期并发症的危险因素。

体质指数（BMI）表

下表适用于18周岁以上女性。BMI可以根据你的身高、体重来计算自己是否处于健康的体重范围。BMI超过30为肥胖，低于18.5为过轻。

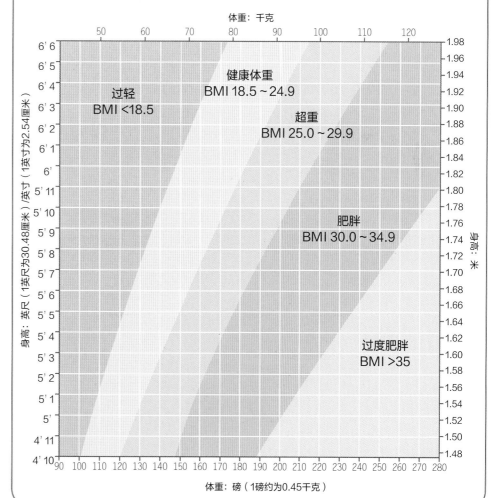

Q 我怀孕了，有什么食物或饮品是我需要限制或避免的吗？

知道饮食上有什么禁忌，将有助于帮助你保持健康，呵护宝宝的正常发育。有些食物、饮品含有细菌或其他可能令你生病或对宝宝有害的物质。虽然听上去很值得警惕，但需要记住的是，这种危险概率还是很低的。

健康和食品安全

怀孕时，你更容易受到感染，所以对自己吃喝的东西要保持警惕。遵循科学的食品安全规则是有效的预防措施之一。

一般来说，保证食品安全是一件只要你的警惕性足够高就可以做到的事：检查食品包装上的保质期；不要吃任何闻起来或看起来有问题的食物；处理食物前后都要洗手；水果和蔬菜都要充分洗净，以去除残留的泥土和农药；生肉要格外注意，用专门的案板和菜刀来处理它们，且在使用后用洗涤剂和热水彻底清洁；冰冻食物要按照包装上的说明进行解冻；如

果用微波炉加热之前做好的食物，务必确保整盘食物都已加热，而没有受热不均的状况。

请避免食用下表中的食物，它们可能含有有害细菌、寄生虫，或可能引发食物中毒；一些花草茶和代糖也要避免摄入；戒烟、戒毒、戒酒，限制咖啡因摄入。如果你在发现自己怀孕之前还在抽烟喝酒，不需要过分焦虑，但请立刻停止吧！要知道，胎儿从孕12周开始由胎盘提供养分支持，但胎盘并不能帮助胎儿抵抗所有感染和细菌。

需限制或避免食用的食物

一般说来，这些食物对宝宝造成伤害的可能性并不高，但在怀孕期间最好还是选择少吃或不吃。

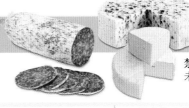

禁用食品 不吃腌肉和未经巴式杀菌的奶酪。

食物	需限制或避免食用的食物	相关问题	可以吃的食物
奶酪类	》任何未经巴式消毒的奶酪 》软质成熟奶酪（有层"白壳"），如法国卡蒙贝尔奶酪和布里奶酪 》未经烹饪的软质蓝奶酪，如洛克福奶酪和古贡佐拉奶酪	在很少见的情况下，奶酪会携带李斯特菌。李氏杆菌病（由李斯特菌感染引发）在你身上只引起轻微的类似流感的症状，但对宝宝的害处不止于此，严重时导致其出现脑损伤	》硬奶酪和硬质蓝奶酪，如帕玛森干酪、古达干酪、切达干酪、斯提尔顿奶酪 》用巴氏消毒奶制作的软奶酪，如茅屋干酪、奶油奶酪、马苏里拉奶酪、菲达奶酪、里科塔奶酪
肉类	》生肉或未煮熟的红肉 》腌肉，如萨拉米香肠、西班牙辣香肠、帕尔玛火腿 》肝脏或其他动物内脏，以及肝酱——它们含有高水平的维生素A	食用未煮熟的肉可能导致弓形虫感染，而腌肉中则可能含有李斯特菌。两者均会伤害宝宝。摄入过多维生素A可能引起出生缺陷，损伤宝宝的肝脏	》真空包装的熟食，经过冷冻、科学解冻的肉食（包括腌肉），完全煮熟的肉食（包括腌肉）
海鲜类	》未煮熟的贝类 》含有高水平的汞的鲨鱼、枪鱼、旗鱼	海鲜引起的食物中毒对你来说肯定不会是什么有趣的体验，但其实它对宝宝并没什么健康危害。高水平的汞常见于某些鱼类，可能损害宝宝的神经系统	》多脂鱼，尽管营养丰富，但每周建议只吃1~2次，因为它们可能含有多氯联苯和二噁英类物质 》煮熟的贝类
蛋类	》生蛋和生蛋制品，如蛋黄酱和慕司 》未煮熟的蛋。应吃蛋白和蛋黄均已成形的全熟蛋	生蛋中可能含有沙门氏菌。沙门氏菌感染对未出生的宝宝无害，但会引起准妈妈发生呕吐和腹泻	》选择经过认证的高品质蛋，确保它们遵守有关食品安全相关规则

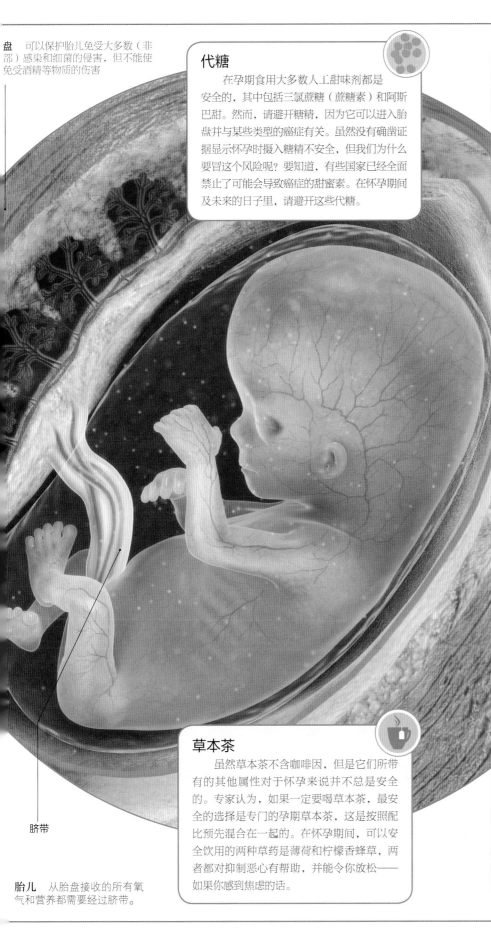

盘 可以保护胎儿免受大多数（非部）感染和细菌的侵害，但不能使免受酒精等物质的伤害

脐带

胎儿 从胎盘接收的所有氧气和营养都需要经过脐带。

代糖

在孕期食用大多数人工甜味剂都是安全的，其中包括三氯蔗糖（蔗糖素）和阿斯巴甜。然而，请避开糖精，因为它可以进入胎盘并与某些类型的癌症有关。虽然没有确凿证据显示怀孕时摄入糖精不安全，但我们为什么要冒这个风险呢？要知道，有些国家已经全面禁止了可能会导致癌症的甜蜜素。在怀孕期间及未来的日子里，请避开这些代糖。

草本茶

虽然草本茶不含咖啡因，但是它们所带有的其他属性对于怀孕来说并不总是安全的。专家认为，如果一定要喝草本茶，最安全的选择是专门的孕期草本茶，这是按照配比预先混合在一起的。在怀孕期间，可以安全饮用的两种草药是薄荷和柠檬香蜂草，两者都对抑制恶心有帮助，并能令你放松——如果你感到焦虑的话。

酒精

我们已经知道酒精能够穿过胎盘，而这就意味着你喝的酒可以进入宝宝的身体。因为肝脏是胎儿发育的后几个器官之一，所以现在的宝宝还不具备"解毒"能力。一旦酒精进入宝宝的身体，就会提高它血液中酒精的浓度，使胎儿发生缺氧。

⚠️ 酒精导致的问题——发育中的胎儿若暴露在酒精环境之下：

» 低体重。

» 早产。

» 在极为特殊的环境中，宝宝可能患上胎儿酒精综合征。这有可能导致畸形的面部特征，认知困难，以及肾脏和心脏先天缺陷。

✓ 对此，戒酒是唯一一个能够将胎儿在所承担的风险降至最低的方法。

咖啡因

含有咖啡因的不仅仅是咖啡和茶，例如热巧克力、碳酸饮料和功能性饮料中也含有一定量的咖啡因。科学的指导方针是，在怀孕期间，准妈妈每天不要喝2杯以上的速溶咖啡。

⚠️ 咖啡因导致的问题——发育中的胎儿若受到大量咖啡因的影响：

» 低体重。

» 心率上升。

» 血压升高。

» 极端情况下出现流产。

✓ 将含有咖啡因的饮品变为低（无）因咖啡和茶（至少保证食物中咖啡因的含量不高于3%），可以考虑草本茶或水果茶。值得注意的是，并非所有草本茶都是安全的（参见左图）。

抽烟、吸毒、滥用药物

⚠️ 众所周知，香烟和软性毒品（如可卡因和大麻）会对未出生的宝宝构成重大的伤害，导致：

» 低体重。

» 脑损伤或肺损伤。

» 流产或早产。

» 出生即"成瘾"。

✓ 建议很简单：不要吸烟或滥用药物。在使用电子香烟、尼古丁贴片或尼古丁口香糖之前，请征求医生的意见。如果你需要服用处方药，也请咨询你的医生。同时，不要擅自服用非处方药。

Q 我有麸质不耐受的问题，这对我的宝宝有什么影响？

无麸质饮食中的钙、铁、纤维、锌、B族维生素、维生素D和镁的含量可能比较低。如果你有麦胶性肠病，那么遵循无麸质饮食是很重要的。研究表明，患有麦胶性肠病的孕妇如果在饮食中再次加入麸质可能提高流产和胎儿出现低体重的风险。除去要求饮食健康均衡，并没有其他需要遵循的营养法则。但实际上当你的饮食中无麸质摄入时的确有可能缺乏营养，尤其是铁、维生素B_{12}、钙。你可能需要在日常饮食之外加上营养补充剂，才能满足每日所需。请和医生进行相关讨论，让他对你的饮食进行评估，给你提供个性化解决方案。同时，增加膳食中的土豆、大米、玉米、坚果、豆类、红肉、鸡肉、鱼类、蛋和乳制品的摄入量，它们都能帮助你增加摄入麸质食物中含有的营养元素。

Q 我怀孕了，应该开始食用有机食品吗？

我们生活的方方面面——空气、清洁产品、食物，都暴露在化学农药和肥料中。杀虫剂通过攻击虫子神经系统的方式发挥作用。我们担心未出生的宝宝会在神经发育时受到这些化学物质的影响，因为研究发现在羊水的表达序列标签（ESTs）或DNA中有微量异常。

虽然食物带来的风险低于空气污染物所引发的风险，但你要知道，任何降低你在污染中暴露的举措都是有益的。如果你不能完全采取有机饮食，则应当有选择性地挑选部分有机食材来食用。比如，有机肉类就值得多花钱来购买，因为普通肉类可能含有激素或抗生素，且通过烹饪也不可能去除。在吃水果和蔬菜时，你至少要保证清洗并去皮（大多数硬质水果和蔬菜中，杀虫剂主要停留在表皮和叶子）；对于软质的水果来说，最好选择有机的，它们表皮上的残留物比较少。

如果你不能完全转换到**有机饮食**，聪明的选择是在挑选**肉类和软质水果**时选择有机的。

Q 我是素食者，我需要改变饮食吗？

在怀孕期间，继续做一个素食主义者（vegetarian）或严格素食主义者（vegan），同时令宝宝发育得健康还是可能的，但要做好用营养补充剂来补足你可能缺乏的营养物质的准备。

确保你知道你所摄入的素食能给身体提供什么营养、不能提供什么营养，咨询营养师并进行讨论。如果你需要额外的营养，他们或许会建议你在怀孕期间服用营养补充剂（尤其是铁剂）。为了让自己心安，你可以检查该营养补充剂是不是动物来源的。你可能需要更仔细地制订饮食计划，以实现在整个孕期保持健康。

孕期需求

如果你是素食主义者甚至是严格素食主义者，新鲜的食物辅以营养补充剂可能是个不错的选择。

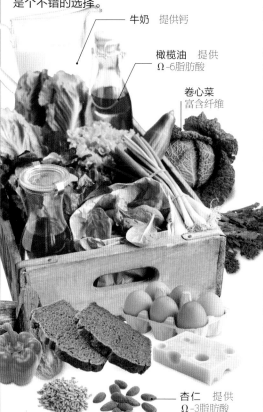

牛奶 提供钙

橄榄油 提供 Ω-6脂肪酸

卷心菜 富含纤维

杏仁 提供 Ω-3脂肪酸

均衡饮食 对素食主义者或严格素食主义者来说，你需要确保进食全部主要食物种类：谷类、水果、蔬菜、乳制品、含蛋白质的食物和含脂肪的食物。

» **碘**：你需要服用碘补充剂，它是确保你怀到足月、健康分娩、改善宝宝大脑功能的必要物质。

» **维生素B_{12}、基础脂肪酸、铁和维生素D**：均为基本营养元素。它们可以从食物或营养补充剂中获取。

» **基础氨基酸**：每日保证摄入一定量的豆类、豌豆、玉米、小麦制品、谷类、植物种子（可食用）、坚果、啤酒酵母、大豆发酵物、奶酪、牛奶及乳制品、蛋、各种颜色的蔬菜，可以为你提供身体需要的所有氨基酸。

» **铁**：如果你不需要补充额外的铁剂，则应从绿叶蔬菜（菠菜和甘蓝）、强化谷物早餐、水果干、全麦面包中摄取铁。同时，搭配橙汁来帮助铁的吸收。

» **Ω脂肪酸**：亚麻籽、胡桃油、黄豆都是Ω-3脂肪酸的优质来源；坚果、谷物、红花、芝麻、葵花油是Ω-6脂肪酸的优质来源。

» **钙**：如果你是严格素食主义者，务必确保自己有足够的钙摄入。绿色蔬菜、芝麻及其制品（如芝麻酱）、豆类罐头都是钙的优质来源。此外，还可以寻找强化了钙的素食制品，如豆腐、大豆、大米、燕麦、面包。

Q 我有乳糖不耐受，怎么摄入足够的钙？

你对乳糖的消化能力可能会在孕期有所提高，或者可以考虑补充钙剂来确保足够的钙摄入。

钙非常重要，它能帮助宝宝的骨骼和牙齿得到良好发育，同时预防你的骨骼弱化。有趣的是，研究表明乳糖不耐受在孕期会减轻30%～50%。因此，你可以在医生指导下，在饮食中加入少量牛奶观察效果。如果你仍不耐受，你可能需要含有钙、维生素B$_{12}$和维生素D的营养补充剂，因为这些物质都存在于奶及乳制品中。同时，增加含钙丰富的食物摄入。

乳糖不耐受者需要的那些含钙丰富的食物

请在每日膳食中加入这些含钙丰富的食物。

钙的每日推荐摄入量为1000毫克。

食物	重量	钙含量
沙丁鱼罐头	60克	240毫克
水芹	120克（生）	188毫克
裙带菜	100克（生）	150毫克
扁豆	200克（熟）	132毫克
豆腐	120克（生）	126毫克
西蓝花	120克（生）	112毫克
大黄	120克（生）	103毫克
鹰嘴豆	200克（熟）	99毫克

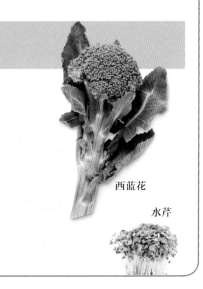

西蓝花

水芹

Q 我是穆斯林，在封斋期间的禁食会伤害我的宝宝吗？

孕期不建议任何形式的禁食。你的身体和你的宝宝需要营养和水的稳定供应才能保持健康或正常发育。研究表明，禁食可能导致胎儿早产、出生低体重或出现神经方面的问题。许多穆斯林女性选择遵守斋月禁食。首先，你可以与医生讨论你的个人情况和宝宝的健康，如果要禁食，在你体重正常、精力充沛、没有疾病、身体强健时进行。实际上，伊斯兰教允许孕妇在斋月暂时不禁食，你可以在分娩后补足或者通过慈善捐助进行弥补。所以，如果你在禁食期间感到眩晕、脱水或任何不适，或者感到宝宝不动了，请立刻停止禁食，向医生进行咨询。

Q 我平时只吃鱼和素食，孕期有什么要特别注意的吗？

半素食饮食，不吃禽类和红肉，可以吃乳制品、蛋、鱼和贝类。对于这些你可以吃的食物，你应当科学摄入里面的一切天然营养。鱼是蛋白质的理想来源，它富含B族维生素、钙、钾、铁、锌、磷和硒，多脂鱼如比目鱼、三文鱼、金枪鱼、鲭鱼和沙丁鱼等还富含对心脏和大脑健康有益的Ω-3脂肪酸。然而，现代医学建议每周最多吃2次多脂鱼，或每周食用4罐中等大小的金枪鱼。因为这些多脂鱼中含有汞，而大量的汞会影响腹中胎儿的发育。另外，你要避免旗鱼、鲨鱼、枪鱼和生的贝类。白鲑鱼和煮熟的贝类在食用时则没有什么数量限制。

Q 我遵循低碳水化合物饮食。孕期继续这么做安全吗？

如果没有合理的医学原因，如过敏、不耐受、食物诱发的自体免疫性疾病，孕期限制或拒绝任何主要营养物都是不恰当的。碳水化合物是能量、纤维、铁和B族维生素的重要来源，对你和宝宝的健康都至关重要。如果你担心体重增长的问题，那么我们就来一点点地算：碳水化合物的热量比脂肪少，1克碳水化合物提供4卡热量，1克脂肪提供9卡热量。碳水化合物还能让你饱腹感更强，所以它们有助于抑制你想吃零食的打算。

Q 我的体重超重。现在我怀孕了，减少食物的总热量有意义吗？

通常不建议孕期用节食来减重，因为这会剥夺宝宝获得的基础营养，但如果你的BMI在孕前就超过30了（参见51页），那么控制体重对你来说是一个比较好的选择。如果你的BMI已经显示为"肥胖"，那么孕期会承受特殊的风险，如妊娠期糖尿病、子痫前期、巨大儿，甚至死产。同时，剖宫产的必要性也相应增加。和医生一起制订计划，在整个孕期保持体重控制。不过，过于限制热量摄入也不明智，这容易增加胎儿出生低体重的风险，这一问题还可能关联一些发育问题，需慎重对待。

碳水化合物是必不可少的：如果你的身体不能从碳水化合物中获取足够**"燃料"**，就会开始代谢储存在体内的脂肪，释放一种毒素——多氯联苯，可能会**影响宝宝发育**。

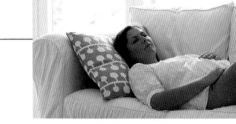

Q 我总是觉得特别疲倦，吃些什么能够改善精力？

如果你处于孕早期或孕晚期，身体工作得分外努力——让胎儿成人形或使他发育得愈发完善，甚至做好娩出准备，那么可以选择富含蛋白质或纤维的食物，让身体获得需要的能量。

你需要的主要供能营养是铁、复杂碳水化合物、蛋白质。尝试把你一天所需要的能量列出来，在你特别需要能量的时候通过适当进食来为自己"充电"。争取在早餐和午餐时摄入蛋白质和复杂碳水化合物，这能给你3~4小时的缓释能量。晚餐应是热量摄入最低的一餐，但依然要保证营养，如吃些健康沙拉。上午和下午可以各吃一次健康的小食，但不要依赖含咖啡因的饮品和甜点，它们对你的健康并无益处，而且所提供的能量供应非常短暂，你很快就会比进食前更疲惫。

为持续保持精力充沛所需要的营养

膳食和零食中应包括这些能补充能量的营养物质，才能让你应对整整一天的消耗。少食多餐，避免经常感到饥饿，用以维持能量水平。

营养物质	能量作用	食物来源
铁	提高细胞健康水平，帮助氧气有效到达身体各系统	绿叶蔬菜（菠菜、甘蓝等）；贝类；瘦肉；水果干；坚果；植物种子（可食用）；豆类；谷物
复杂碳水化合物	这些食物以稳定的节奏把能量在中短期释放到你的身体里，阻止精制碳水化合物（简单碳水化合物）或含糖食物在短时间内引起的能量波动	全谷物（包括粗制面食和糙米），燕麦；新鲜水果；蔬菜（尤其是淀粉类蔬菜，如土豆、玉米、青豆、防风草）；豆类（包括豌豆、扁豆）
蛋白质	把蛋白质分解成能量是个很漫长的过程：首先，身体把蛋白质分解成氨基酸，然后转化成糖供身体利用释能。这说明蛋白质能在数小时内给你缓慢释放能量	瘦肉；鱼类；干豆子（包括豌豆、扁豆）；坚果；植物种子（可食用）；蛋；奶，酸奶

Q 我常常觉得口渴，这正常吗？我能想喝什么就喝什么吗？

怀孕时水喝得多了，是不是？其实这很正常，因为你身体需要额外的水分来应对宝宝的成长需求。你的身体需要水分来冲刷毒素和废物，包括你自身产生的和宝宝产生的。你也需要水分来促进更多孕期所需的健康血细胞的产生。这些血细胞能够穿过胎盘，把必要的营养传输给你的宝宝。

孕期让身体保持饱水状态有助于预防潴留（水肿）、干燥、皮肤瘙痒、疲倦、便秘、尿路感染和各种由缺水引发的妊娠并发症。

除非你的身体确实需要喝更多的水，或者某一天天气炎热，抑或你居住在气候较为温暖的地区，否则一天约2.2升的水分摄入量已经足够。这也是健康成年人的每日建议饮水量。如

保证体内的水分充足 每天至少8杯，水和奶都能有效提供水分。

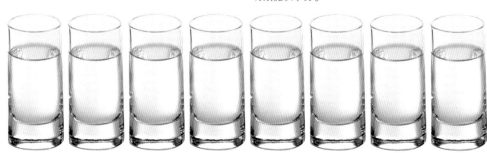

如果你想保持体重，用APP监测热量摄入是检查你一天是否**摄取了足够多的热量**的好办法。有许多免费的美食健康类APP可以帮你记录食物和饮品的摄入量。一般来说，孕早期争取一天摄入2200**卡**热量，孕中期和孕晚期一天摄入2300**卡**热量。

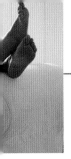

应对疲倦 有时，你可能累得一动都不想动，但仍要为保持精力而进食，并且要让自己保证充分的水分摄入。

重要提示

在吃富含铁的食物的同时，喝杯鲜榨橙汁或吃其他维生素C含量高的食物，有助于铁的吸收

清晨在麦片粥上撒一把莓果，如蓝莓或覆盆子，或者换成两片全麦吐司加一颗水煮蛋来获得一个精力充沛的早晨

早餐和午餐一定摄入富含蛋白质的食物，你才能在最需要的时候获得一天所需的重要能量

果你感到渴或饿，可能已经轻度脱水了，所以遇到这种情况应直接喝杯水。另一个观察脱水的指征是尿液颜色——颜色越浅（理想是接近透明或稻草色）说明你体内的水分状况越好。如果你的尿液色深，则要多喝水。养成维持身体保有水分的好习惯：随身带水瓶，少量多次地饮水；一旦坐下来，就在旁边放杯水；每次走进厨房都喝杯水。记住，喝奶、果汁和草本茶（参见53页）时所摄入的量也会计入每日饮水量，但咖啡和碳酸饮料是不算的。

Q 我总是觉得很饿，可以比怀孕前多吃些东西吗？

健康孕妇每天只需要增加一点点的额外热量。为确保你和宝宝达到最佳健康状态，预计

孕早期每天比普通成年人增加200卡热量，之后每天比普通成年人增加300卡热量。然而，你在让胎儿发育的时候的确消耗了许多能量，也难怪你总觉得饿。可以参照左边表格中的建议，稳定能量水平，从而控制食欲，且让你的饱腹感维持得更久。少食多餐也能更好地保持稳定的精力：一日保证三餐，每两餐中间补充一些健康小食。快速准备健康小食可以考虑在水果干中加上一点儿坚果、混合果仁、米饼、燕麦片、蔬菜（如胡萝卜、西蓝花）配鹰嘴豆泥。如果你总是觉得饿，可以尝试改为一天吃6顿（参见58页），但要注意总量不要超标。牢记在下次产检的时候检查增加的体重（如果不是每次产检都测体重，你可以跟医生说明情况，争取进行体重测量）。如果你的体重在健康范围以下，可以再适当增加热量摄入。

Q 我想在分娩后减掉怀孕时增加的体重，要怎么才能改变饮食习惯？

怀孕，是新生命的开始，还是审视不良生活方式，并做出改善的绝佳时机，尤其对于饮食方面而言。假设把你的餐盘分成三部分：最大的一部分——差不多占了半个盘子，装上蔬菜，它们含有纤维，能带来饱腹感，含有各种营养，但热量很低。剩下的盘子均分成两半，一半是含蛋白质的食物，如瘦肉、鱼类、豆类；另一半是非精制碳水化合物，如土豆、粗制面食或糙米。号召你的伴侣也一起纳入遵守健康的饮食习惯不失为一个好办法，是时候让你和伴侣一起提升感情了。

清理一下你的橱柜：把任何富含脂肪或精制糖的食物都清除了吧！将橱柜弄干净，用健康食品代替，尤其是健康的零食（参见60页）。对冰箱也做同样处理，这样你就不会放纵自己去接触这些错误的食品了。如果你发现自己摸到含糖零食，请停下并喝一杯——果汁、无糖压

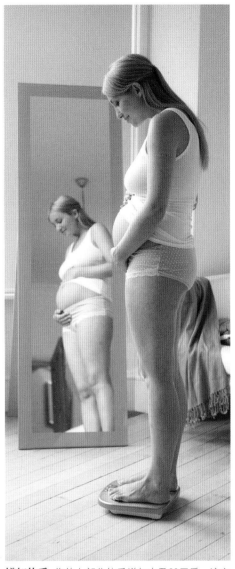

增加体重 你的大部分体重增加在孕20周后。这主要源于宝宝的成长发育，并且你也会储存脂肪用于进行母乳喂养。

榨果汁、白水、草本茶或水果茶（但要确保这种茶对孕妇是安全的，参见53页）。你也可以做果汁棒棒糖，时间保存得长一些，与喝果汁相比更有满足感。

你知道吗

除非你自己对花生过敏，否则没有证据说明怀孕时吃花生会增加宝宝花生过敏的风险（或对哮喘或湿疹风险有任何影响）。虽然花生热量较高，但花生比其他零食的饱腹感更好，可以适量食用。

Q 我的妊娠反应很重，只有吃饼干的时候不反胃。可是，我的宝宝会有足够的营养吗？

如果你的孕吐非常严重，什么都吃不下去，可以先尝试调整你的食物，观察是否有改善。宝宝不会因此而有危险。

在激素的影响下，你的消化系统在怀孕过程中被"放缓"了，这样身体才能从食物中尽可能多地吸取营养。另外，身体也会以宝宝为先，在有需要的时候从你身体里汲取重要营养（如钙和蛋白质）输送给宝宝。只要你还能吃进去一些东西，宝宝的状态应该不会有太大问题。如果你感到非常焦虑或者呕吐得极为严重，则需要找医生进行咨询。

一日饮食

如果你妊娠反应严重，试试这些办法，改变你吃、喝的东西以及进食时间。

》 **少食多餐：** 一天6顿轻食（参见右图），而非3顿正餐加2次零食。

》 **食物中淀粉含量高：** 淀粉没什么味道，也许能让你吃得下去。土豆、大米、意面、北非小米，都含有大量营养，如B族维生素、铁、蛋白质、纤维。

》 **吃未烹饪的食物：** 引发你呕吐的往往并不是食物的味道，而是气味。生的或冷的食物的气味较轻，也许你更能接受。

》 **一点点地吃零食：** 未烤制的去皮巴旦木是理想的零食，富含营养而且没什么味道。

》 **小口喝水：** 在水中加一两片柠檬，或者喝加了薄荷叶的热水（薄荷含有钾、铁、叶酸以及其他一些营养物质），姜茶也能让恶心得到缓解。

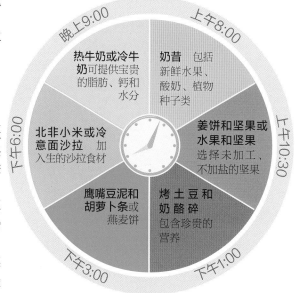

6顿轻食 把你需要摄取的食物分解为更可口、更好操作的小食，像上面这些就可以帮助你摄入每日需要的营养。

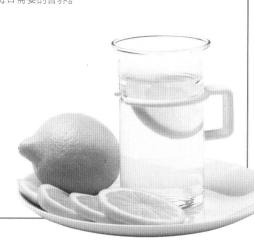

小口喝加了柠檬的水 柠檬能提供抗氧化物质和维生素C。

Q 我爱吃巧克力，没有办法抵挡它的"诱惑"。我的宝宝也会是个"甜食控"吗？

如果你喜欢巧克力，宝宝也许会偏爱巧克力的气味和味道。然而，只要你的整体饮食是健康的，偶尔少量食用巧克力（建议选择富含黄烷醇的有机黑巧克力），不会影响整体的良好状态。2012年，一个法国研究团队在欧洲味学科学中心进行的一项调查显示，妈妈吃的东西，尤其是在孕晚期吃的东西，会对新生儿的食物偏好有显著影响。研究人员认为食物的味道会通过羊水传递给宝宝新形成的嗅觉神经，在宝宝出生后，便会偏好他认为熟悉的味道，远离不熟悉的味道。最重要的一点是，你要记住脂肪和糖含量高的食物营养价值都很低。研究表明，孕期高糖、高饱和脂肪饮食可能导致高体重胎儿的出生，并对宝宝自身的饮食习惯有长远影响。

Q 我的体形娇小消瘦，我的宝宝会是低出生体重儿吗？

不一定。 科学证据显示，只要你孕期的饮食健康，且宝宝足月出生，他的状况是由他自己的基因来决定的。低出生体重儿是一个医学名词，说明宝宝在出生时不到2.5千克。如果孕期平顺、健康，没有并发症，那么宝宝的出生体重由两个因素决定：第一个因素是宝宝成长过程中你吃了什么。此外，你怀孕前吃的东西对此亦有影响，因为它们会影响你的孕前体重。2014年，英国牛津大学的一项研究比较了全球60000个宝宝的出生体重，认为营养对宝宝出生时的体重的影响大于母亲的体重或种族所带来的影响。第二个因素是基因。如果你身材娇小，且自己出生时体重较小，

Q "吃两人份"究竟是什么意思？如果我怀了双胞胎，还得吃三人份吗？

俗话说的"吃两人份"并不是说你应该吃到孕前的2倍。你只需要额外多补充一点儿热量就可以了，如果是双胞胎或者多胞胎则适当再多一点儿。

如果你怀的是单胎，理想状态是在孕早期比怀孕前每日增加200卡的能量摄入，孕中期和孕晚期每日增加300卡。右表是建议的零食列表，告诉你200卡热量在日常的食物中大概有多大的量。如果你怀了多胞胎，则每个宝宝都需要增加相应热量。比如，双胞胎在孕前期每日需要增加400卡热量，孕中期和孕后期每日需要增加600卡热量。另一件重要的事情是，你需要和成长中的宝宝尽可能多地"分享"更有营养的食物，所以确保这些额外摄入的食物都是营养价值较高的食物。毕竟，除了量之外，质也是很重要的。

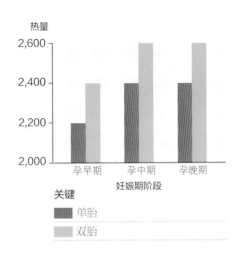

关键
■ 单胎
■ 双胎

最理想的热量摄入 该图表中的推荐指导能够确保你和宝宝获得足够的营养和热量。

确保你在孕期通过饮食增加的额外热量都是**营养密集型**的，才能保质保量地为自己和宝宝补充营养。

热量当量

怎么才能多摄入200卡~600卡的热量？从这些选项里选择，或者寻找其他健康替代品。

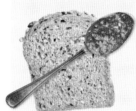

200卡=1片吐司和1.5匙花生酱

200卡大致相当于：
» 4大匙什锦干果
» 4大匙鹰嘴豆泥和4根小胡萝卜
» 1枚水煮蛋和1片吐司（不含黄油）

400卡大致相当于：
» 200克低脂酸奶和1个苹果
» 200克牛油果和1片吐司
» 1份奶酪三明治

那么宝宝有可能遗传你的娇小体形，这是正常的。不过，宝宝父亲的基因也会影响宝宝。如果宝宝父亲高大强壮，宝宝在出生时可能身长较长、体重较重，又或者他的身长、体重差不多是你们两个人的平均值。如果你或你的伴侣出生时都特别小，可以和你的医生讨论你的家族史是否会影响宝宝的体重。

 Q 我算食欲过度旺盛吗？我好像想吃一些以前从不想吃的东西。

如果你突然对以前看都不看的东西有了食欲，你只是进入了典型的怀孕状态。尤其在孕早期，你的激素水平升高导致某些感觉被"点亮"：你对新食物极度渴望，伴随着对其他一些食物的极度抗拒，如茶、咖啡、快餐。这是因为你的嗅觉比从前敏锐，或者嘴里多出一股金属味儿。专家认为你的味蕾能够在解释身体需求方面发挥一定的作用。没有人能确切说出是什么影响着孕期的食欲，因为科学研究也不能进行精准的测量或量化。一些研究认为，某些渴望与母体饮食在相关方面的缺乏有潜在关联，如想吃咸橄榄、酸柠檬，或素食者想吃肉等。研究人员尚不能确定是因为异常的饮食习惯引起的缺乏，还是因为缺乏引起了食欲。大多数渴求不足以对你或宝宝的健康造成威胁，除非你出现异食癖，即爱吃不是食物的东西，如陶土。

如果你的**孕期反应**一直在持续，特别**渴望某种食物**，如牛奶，或者在孕晚期**失去食欲**，不要因为担心宝宝是否**有足够的营养**而过度焦虑。因为对你和宝宝来说，由这种焦虑引发的**压力所带来的负面影响**比你少吃一点儿食物要大得多。

Q 产后应该怎么吃才能恢复得更好？

新妈妈需要大量的能量，而且你还没有完全从分娩中恢复过来，很容易感到睡眠被剥夺以及时间不够用。你没什么时间做饭，但应该保证自己能够吃得好。

重要的是确保你获得充足而适合的营养。毫无疑问，现在的你精疲力竭，身体正从分娩所引发的生理剧变中慢慢恢复。如果你在分娩过程中失血过多，或者你生了2个甚至多个孩子，还有发生贫血的可能性。

虽然饮食无法弥补你缺乏睡眠的事实，但食用营养充足的正餐和零食可以加快你生理愈合的过程，帮助对抗营养问题如便秘，为身体提供能量，让你有体力照顾宝宝，并让身体疲劳得到一定的缓解。

健康习惯

如果你在孕期就建立了良好的购买和饮食习惯，你应该已经拥有正确的行为模式，现在只要继续均衡饮食就好啦！但如果不是这样，现在是一个避免"空热量"如垃圾食品和甜食的关键期。这些食物提供的营养价值很低，只会为你的身体提供极短暂时间内的能量，而且过不了多久你就会觉得比之前更疲倦。你的饮食中应当加入大量的、种类丰富的新鲜蔬菜和水果、全谷物、含精益蛋白质的食物和乳制品

（参见50页）。如果你缺铁，营养师或医生会建议你通过饮食和营养补充剂共同增加体内的铁储备，所以在饮食方面可以偏重于选择富含铁的瘦红肉、菠菜和鹰嘴豆等。如果你有便秘症状，应当多吃蔬菜、水果，多喝水，多选择含高纤维的燕麦、全麦面包、糙米、麸皮等食物。如果你属于剖宫产或者分娩后做了其他手术，可以增加维生素C的摄入，它能够帮助伤口愈合，并增加蛋白质摄入以帮助你的身体得到更快恢复。

这些理论上听起来都很好，但实际上你可能没时间自己做饭，而需要很多零食来填饱肚子。其实，吃零食没什么不好，但你要吃得健康（参见右栏）。比如，吃顿丰盛的早饭：带浆果的麦片粥或者吐司加水煮蛋；全天都能吃到有营养的零食，然后加上一顿简单的正餐，试试一盘意面（可以尝试白酱意面配柠檬汁和烟熏三文鱼切块）配清蒸蔬菜，你的营养摄入仍然很均衡、健康。只要逐渐找到你自己的生活节奏，总会有时间和精力来做饭的。

你的饮食中应当加入大量的、种类丰富的新鲜蔬菜和水果、全谷物、含精益蛋白质的食物和乳制品。

零食和超级食物

想让你的零食也变得健康，请加入足够的超级食物——蓝莓、西蓝花、番茄、多脂鱼、燕麦。它们能给你提供大量的维生素、矿物质和抗氧化物。家里备一些新鲜水果，尤其是能够缓释能量的香蕉，还有各种莓果。此外，水果干；可以生吃的蔬菜，如胡萝卜、西蓝花、芹菜、圣女果；无盐米饼、面包条、燕麦饼；鹰嘴豆泥及牛油果酱同样是不错的选择。你可以把各种煮熟的蚕豆和白豆搅在一起，加上橄榄油和大蒜，做成很不错的蘸料储存在冰箱里，和蔬菜条或燕麦饼一起吃。

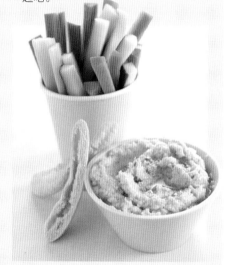

手指食物 这些切好的蔬菜条用一只手就可以方便地拿起来吃，又含有丰富的营养，在照顾婴幼儿的时候是一种非常理想的零食。

好好**坐下来**吃顿饭吧，匆匆忙忙地进食会增加疲倦感，还会导致暴饮暴食。如果**你的宝宝一直要大人抱**，可以把他放入婴儿背带中，这样就能**解放你的双手**，开始吃饭了。

Q 我想减去怀孕时增长的脂肪，现在能开始节食吗？

分娩后没多久就开始节食，会令身体恢复变慢，精力不足。但如果你吃得很聪明，同时又很健康，便可以慢慢把怀孕时"积攒"的那些脂肪减掉。你会发现自己的体重在分娩后立刻有所降低，因为羊水和水潴留消失了。现在的你正在照顾宝宝，会发现这一阶段的活动量比孕晚期时大了不少，这能够让你消耗更多的能

量。我们建议你耐心等待，假如你没有进行母乳喂养，最早也要到产后6周复查结束再开始考虑控制热量摄入。即便如此，也不建议你立即大量节食。如果你吃的是健康、营养且适量的食物，每天还会进行适当的运动，保证自己是在减脂而非减肌肉，你的体重会逐渐减少并保持健康状态。不过，对于母乳喂养的妈妈来说，你需要更多的能量，所以最好在断奶后再考虑限制热量摄入的问题。

Q 我用母乳喂养的方式养育宝宝，需要对饮食安排做些改变吗？

母乳喂养的妈妈没有进食任何特殊食物的需要，但是你吃的任何东西都可能传递给你的宝宝，所以还是要避开一些食物。

母乳的美妙之处在于你不需要吃任何特殊的东西来确保哺乳的成功——只要宝宝掌握了吮吸的诀窍，乳汁自然而然会为他提供最好的营养。那么，既然你是宝宝营养的主要来源，你自己吃得健康，并保证足够的水分摄入是十分重要的。

直接传递给宝宝

无论是吃下去，还是喝下去的东西，都会有极少的部分通过乳汁传递给宝宝。因此，专家建议妈妈对某些饮料和食物要保持警惕。对孕期摄入多脂鱼的建议也适用于哺乳期：每周不超过2次，以限制汞的摄入。喝了含酒精、咖啡因的饮品后，可能让他过于兴奋。偶尔一两次可能不至于对宝宝造成伤害，但一般来说最好避免含有咖啡因、酒精、尼古丁的一切以及药物（除非是医生要你服用的）。

哺乳需要你有足够的精力支撑，你不仅需要大量能量来应付母乳的产出，同时还要很好地照顾宝宝。在哺乳期间，你需要每日增加500卡的热量摄入。你可能需要每天多吃一份零食，确保自己有足够的热量可以消耗，或者多吃一点儿正餐。

留心观察

你可能会发现宝宝对乳汁有激烈的反应。这可能是因为不喜欢你那天吃的某种东西的味道的一过性反应，或者是食物不耐受的征兆。食物不耐受的症状可能包括喂养后表现得很烦躁、皮疹、荨麻疹、皮肤发痒或湿疹、肠绞痛（参见285页），以及出现感冒症状和鼻塞、消化问题（如便秘或腹泻）、腹部不适、眼唇肿胀等。但是，这些症状也并非一定是食物所引发的。如果你认为宝宝对你吃的某种食物敏感或感到不适，请向医生咨询，尤其当你有过敏家族史时。

你需要知道最常见的食物诱发因素，这样可以更加注意饮食，及时发现宝宝的症状，从而知道你刚刚吃的食物是不是适合他。大蒜、辣椒或辣味食物、牛奶、橙汁、豆制品、燕麦、玉米、鸡蛋、花生、番茄、贝类都是常见的"捣蛋鬼"。如果你还不能确认某种特定食物引起宝宝不适，先把它剔除出你的饮食清单观察几天，看看它是不是罪魁祸首，但要知道某些食物（饮品）如牛奶后所产生的作用可能在宝宝体内"潜伏"长达2周。相比较其他原则，更重要的一件事是你应当均衡摄入饮食，所以在做出重大饮食调整之前还是要向医生咨询一下。

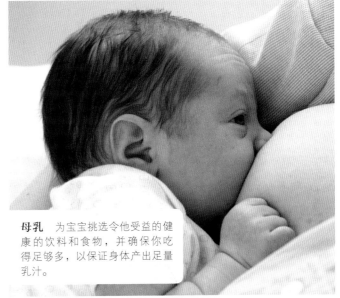

母乳 为宝宝挑选令他受益的健康的饮料和食物，并确保你吃得足够多，以保证身体产出足量乳汁。

应当避开些什么

只有避开一些食物，对于有食物不耐受的宝宝才不容易受任何影响。草本茶、无因咖啡、无因茶、矿泉水和偶尔来杯果汁都是可以的。

需避开成分	举例
酒精	不建议你饮酒，虽然极少量（有时只有1~2个单位）酒精不至于伤害宝宝。如果你今晚想好好喝一杯，请提前预备好宝宝的奶
尼古丁	不要在宝宝身边吸烟：呼吸二手烟对宝宝的长期健康有害，同时，增加婴儿猝死综合征（SIDS）的风险。如果你既吸烟又哺乳，可能会减缓宝宝的体重增长，尼古丁也会减少泌乳量
药物	所有的药物，如处方药、非处方药、口服避孕药、维生素、营养补充剂等，都会有极少量通过乳汁传递给宝宝。虽然有些成分可能影响不了宝宝，你还是需要在服用药物之前与医生进行确认
咖啡因	咖啡因可见于咖啡、巧克力、茶，以及某些软饮、运动饮料，还有一些感冒和流感药物。宝宝的身体还不能很好地代谢咖啡因，如果你的饮食中有太多咖啡因，宝宝可能就无法承受了

如果**身体和心灵**两方面都能感受到**愉悦**的话，对孕期这一极具意义的生命阶段将有很大帮助。厘清**生活改变**所带来的焦虑，安全地度过正向、积极的孕期，对你和肚子里的宝宝都大有裨益。

运动和健康

积极心态

对于即将开启的"父母"一职，大部分人都怀有一种较为复杂的心情——兴奋伴着忧虑，这些情绪来自分娩、经济计划、家庭关系等方面的改变。你需要做的第一步就是接受自己的忧虑，这能帮助你前行，开始享受你的孕期，并找到解决方法（参见69～73页）。坚持活动也能给你带来健康的感觉，帮助你提升情绪、睡眠状态和外形。

孕期身体

在孕期，你的肌肉骨骼系统发生了改变，会影响你运动的方式和总量。为了给分娩做准备，激素中的松弛素和孕激素几乎立刻开始松弛整个骨盆（和其他部位）的韧带。这会让你的关节变得更灵活，以便让宝宝在分娩时能通过，但这也导致你走路的时候会感到不稳当。当你的肚子越来越大，你腹部的"核心"肌肉拉伸变薄，以适应宝宝的生长。它的作用之一是稳定背部，由此也会对你造成

影响。你可能还会因为胎儿的发育、体重的增加，经常失去平衡感，从而需要不断调整自己的重心。另外，成长中的胎儿也会给你的膀胱和骨盆底肌带来压力，令某些运动项目做起来十分困难；肺部也会受到压迫，让原本十分健康的你感到气短。

适合孕期身体状态的运动量

运动能减轻许多妊娠期常见的问题，如恶心、疼痛、精力差。同时，也能降低患上一些疾病的风险，如痔疮、静脉曲张、妊娠期糖尿病。你自己最能判断什么样的运动水平适合自己，但首要规则是低于孕前运动量。如果你从前没有运动的习惯，可以在孕早期或孕中期开始进行一些轻柔的活动。孕早期很容易感到疲倦，所以要让身体得到充分休息。运动前请就相关问题咨询医生，尤其是当你有高血压或低血压、贫血、嗜烟、BMI高于40或低于12、怀了多胎等情况时。

Q 孕期最好的运动是什么？

无冲击力或低冲击力运动是孕期较为理想的运动，这一类型的运动不易损伤关节。别忘了，任何运动最好都不需要你在湿滑或不平整的表面上保持平衡。

孕期运动的主要目标是强壮肌肉、改善循环、减轻背痛，让你保持良好的状态。避免任何需要跳跃或急冲的运动和活动，不要迅速扭转方向，不要让体温剧烈升高，不要给心血管系统或关节带来巨大的压力。此外，不建议进行有冲击力的运动或者有可能跌倒的运动，如壁球、骑马、高山滑雪，或者对抗性运动。下面列出了一些较好的选择。

韧带 松弛素让这些结缔组织变得松弛

耻骨联合 在宝宝分娩时被拉伸

让身体更柔软 松弛素作用于骨盆连接底骨的软组织，有助于让身体为分娩做好准备，但也会引起疼痛。运动的时候要善待关节。

那些适合的运动

保持补给，监测心率，不要在运动时给身体带来太大压力。运动前给身体来一次轻柔的热身，运动后还要进行拉伸。

» 跑步、快走、散步： 如果你原本就保持规律性的跑步，那么继续跑步是安全的。但不要进行任何比赛训练了。孕期的你在跑步时，一定要比孕前的强度低才行。听从你的身体感觉，它会告诉你运动量是否足够。如果你以前不跑步，散步或快走也是很棒的选择。

» 骑行： 这是一种低冲击力运动，对你的呼吸系统和循环系统都有好处。孕早期结束后，因为重心可能变得不稳，所以保持平衡感对你来说会成为一个问题。只有你对自己骑自行车的技术非常有信心时，才能在孕中期继续骑行，否则应考虑动感单车（固定自行车），这跟骑普通自行车是差不多的。还有一种靠背式自行车也可以考虑，是用靠背斜躺的方式骑行，而不是直直地坐在自行车上骑行。这对会阴部的压力更小，可在宝宝再长大一些（压力下移）的时候使用，会让你觉得更舒服。

» 游泳： 只要泳池温度合适（不高于32℃），游泳是一项很好的运动，因为水的浮力能帮助你支撑身体。只要你自己感觉舒适，游泳可以进行到你分娩的前一刻。孕妇游泳班对你来说是非常合适的。

» 拉伸和强壮技巧： 普拉提和瑜伽等运动也有单独为孕妇设置的课程，不容易令肌肉和韧带受伤，能够增加肌肉的力量和灵活度，改善呼吸（对你的分娩过程十分有益）。它们也有助于缓解背部和髋部疼痛，这是韧带松弛带来的常见副反应，而且还能帮助身体做好分娩准备。寻找有专业资质的教练，因为有些普拉提和瑜伽的动作是不适合孕妇做的。

韧带松弛 在松弛素的作用下，你身体的所有韧带都会变松，让你更容易出现背痛和受伤

子宫 松弛素会松弛子宫壁的肌肉，抑制宫缩，令子宫膨大。在一定程度上，它可以帮助决定分娩时间

骨盆 为了给分娩做准备，骨盆前侧的韧带会格外松弛。你的髋部可能会感到疼痛，因为骨盆没有从前稳定

宫颈和阴道 在妊娠末期，松弛素促使宫颈和阴道变宽、变软，以利于分娩

血压 在松弛素的作用下，血管得到松弛，从而增加了血流，令更多氧气和营养物质输送到子宫。同时，它还会影响血压

你的身体如何变化 松弛素由卵巢、胎盘和其他组织产生，用以帮助你应对妊娠、分娩过程。一旦释放入血液，便在不同时期通过不同方式影响你的身体。

Q 运动为什么能让孕期变得轻松?

如果你是孕妇中有孕期背痛或其他身体不适的那70%的一员,可能会认为多休息对身体更好。然而,安全、无冲击力的运动恰恰是有效减少肌肉痉挛的好办法。

给你背部和身体其他部分增加压力的并不仅是胎儿所带来的额外重量。导致你所经受的疼痛加剧的原因之一是松弛素让你的韧带变松了,尤其对于骨盆区域的韧带而言。这是为了给宝宝腾出成长空间,为分娩做好准备。事实上,你的所有韧带都会因为骨盆关节松解需要的高浓度松弛素而变松。宝宝越来越大的身体也会拉开腹横肌(TVA),它本来像塑身衣一样从侧面和前面支持和固定下背部。当你因为宝宝体重而使得重心发生改变,你的体态也会做出相应调整来适应这种变化,这便给下背部的肌肉增加了压力。尽管躺下来能够暂时性缓解背痛,但你应该知道任何能够训练腹横肌的运动都可以缓解疼痛或不适。你可以考虑参加孕妇普拉提课程,专注于练习如何让自己保持核心稳定性,即让相关核心肌肉更加强健,使得背部可以尽可能稳定地支撑身体。或者试试右页的这些运动吧!这些温和的拉伸和强健动作可以减少肌肉痉挛,缓解背部压力,增加脊柱稳定性。

任何能够训练腹横肌的运动都可以缓解疼痛或不适。

腹横肌

腹部深层肌肉的"核心"位于外侧肌肉(如腹直肌也就是"六块腹")的下方。它们包裹着脊柱,帮助稳定躯体和下背部。腹横肌越强壮,它们的支持就越可靠。

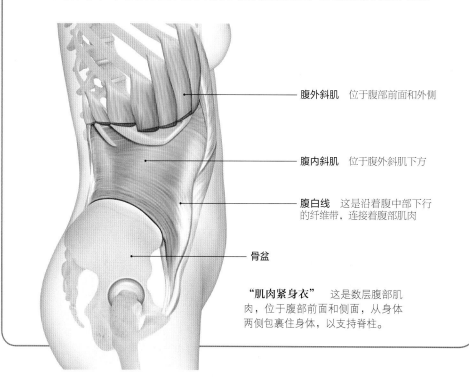

腹外斜肌 位于腹部前面和外侧

腹内斜肌 位于腹外斜肌下方

腹白线 这是沿着腹中部下行的纤维带,连接着腹部肌肉

骨盆

"肌肉紧身衣" 这是数层腹部肌肉,位于腹部前面和侧面,从身体两侧包裹住身体,以支持脊柱。

Q 我怎么才能缓解水潴留的症状?

如果水潴留或水肿常见于脚踝、足部、双手,或者你的关节僵硬,有很多方法可以尝试。最好的选择之一是时常走动一下,这能促进循环,避免长时间站立或坐着,可以选择每天在户外多散步;游泳,这一运动还有额外的好处——在炎热的天气里帮身体降温,因为天气太热也会引起水潴留。此外,把脚抬高也会对症状有所缓解。如果你需要伏案工作,可以用个脚凳,或者正确地抬高双脚:靠坐在椅子上,直接抬起双脚,往各个方向转动脚踝数次,让血流循环起来。

辅助治疗

按摩可以帮助排水,减轻张力。在家做按摩的时候,可以搭配使用乳液或冷凝胶,轻柔按摩足部、脚踝、小腿,直到膝盖。如果你因为怀孕身体不便,可以请丈夫帮你按摩。按摩双手的时候,从指尖重按到指根。足底按摩和针灸也有帮助,治疗师也许会告诉你可以用指压哪些什么位置。

水潴留常见于孕期最后3个月,部分与你产生的额外血容量有关——比平常增加了50%。也许你发生过脱水的状况,一定要喝足够多的水,你的身体会努力留住尽可能多的液体。

运动的时候,确保自己穿着**专业**运动服装,这样才不会限制你的活动。同时,给自己选择舒适的**运动鞋**,以求能够更好地**支持**你的脚踝和足部。喝足够多的**水**,定期休息。

Q 我能在家里尝试什么简单的运动吗?

助产士推荐下面这些练习,它们在家里也很容易完成。然而,请先和你的助产士确认这些练习对你个人来说是否安全。如果在练习过程中你感到任何不适或眩晕,应立刻停止运动。

手部拉伸

如果你的手感到疼痛、刺痛、麻木,可以尝试这些简单的拉伸。

» 摇动双手一分钟,就像洗手之后把它们弄干一样。

» 深度拉伸,向前伸出一侧手臂,肘部保持平直,手腕下垂,手指垂向地面。用另一只手轻轻按压这只手的手背,轻柔拉伸手腕和手指20秒。另一侧重复此动作。

» 双手呈祈祷式,张开五指,保持手指触碰的同时尽力把手掌拉开。重复数次。

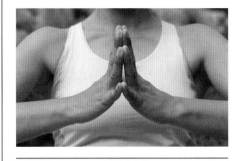

足部拉伸

这个练习可以缓解足部痉挛,缓解足弓和足底筋膜的压力。

» 足部翻滚:在一个不滑的地面上赤足站立。在一只脚的脚底放一个网球或高尔夫球,在保持身体平衡的状态下,借助球轻柔按摩脚底全部肌肉,约2分钟。另一脚重复。

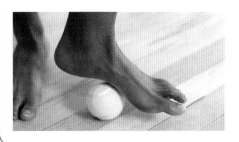

背部拉伸

活跃和强壮脊柱周围的肌肉,令脊柱更灵活。四肢着地的动作也能帮助你缓解脊柱压力。

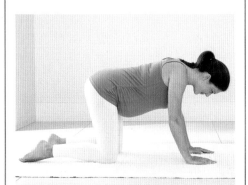

1 跪在地上,重心向前,手臂伸直撑住身体(不要弯曲你的肘关节),用四肢支撑身体。两侧的手、膝盖、足部各保持在一条直线上。保持背部呈水平状态。放松颈部,吸气。

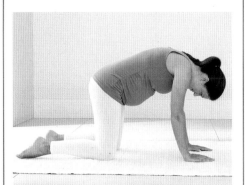

2 缓慢收紧你的腹部肌肉,同时吐气,向下挤压骨盆,轻柔延长脊柱,令背部弓起像猫一样。肘部轻柔伸直,不要弯曲。吸气,放松,接着让背部再次伸直。注意,背部不要往下塌。

3 重复弓起动作10次。完成后,向后坐到脚后跟上,深呼吸几次放松。慢慢起身,避免眩晕。

脊柱拉伸

当你的宝宝越来越重,每天让你的脊柱保持竖直状态并拉伸它是很有益处的。尝试这两个简单动作,让你放松并感到焕然一新。

1 双脚分开与骨盆同宽,站立在一堵墙前。膝盖微弯,把整个脊柱靠在墙上。开始深呼吸。

2 做好准备后,呼气并收腹。骨盆倾斜,略离开墙壁,但下背部仍要紧贴墙壁。短暂憋气,然后吸气,放松。重复10次。

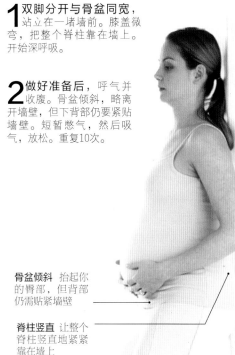

骨盆倾斜 抬起你的臀部,但背部仍需贴紧墙壁

脊柱竖直 让整个脊柱竖直地紧紧靠在墙上

双脚平放 在地上

这些**拉伸、训练**技巧可以缓解不适,强健背部。

Q 我听说要锻炼骨盆底肌。骨盆底肌在哪儿？为什么它对孕期这么重要？

骨盆底肌是一组强壮的分层肌肉，像双层吊索或吊床一样从耻骨延伸至尾骨。这个吊索支撑着你的腹部，半怀抱你的生殖系统和盆腔器官。在怀孕期间，肌肉支撑着生长中的子宫和宝宝；在分娩时，它们指引宝宝娩出体外。

身体的有些肌肉，如心脏，属于不随意肌；但大多数肌肉属于随意肌，即你可以有意识地收紧和放松它们。你憋尿的时候就会收紧骨盆底肌（这个双层吊索肌肉上有穿孔，让尿道、直肠和阴道通过）。

骨盆底肌的工作

在孕期，骨盆底肌在松弛素的作用下变得松弛了，又因为承受着体重不断增长的宝宝而逐渐拉伸，变得薄弱。骨盆底肌的强壮是非常重要的：薄弱的骨盆底肌在孕期和分娩后可能导致你在咳嗽、打喷嚏、大笑、跳或跑的时候尿漏——这种情况称为"压力性尿失禁"。同样，分娩时骨盆底肌强迫宝宝进入盆腔，然后进入产道，你才能在第二产程把他生出来。薄弱的骨盆底肌会让这个过程变得费时费力。松弛素会有一阵冲动性触发，能帮助放松骨盆底肌，让宝宝通过产道：身体前方附近的骨盆底肌被迫下降，后方的则上移，为宝宝打开出口。

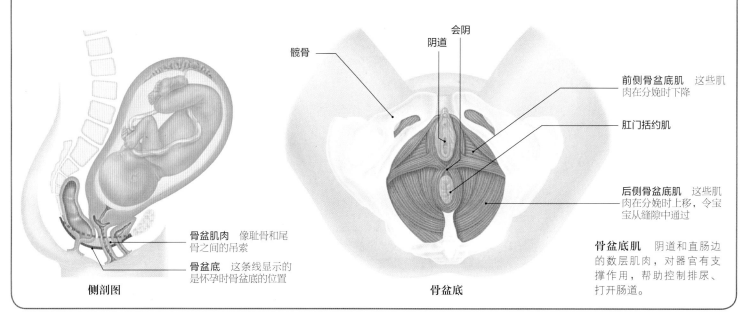

髋骨

阴道　会阴

骨盆肌肉　像耻骨和尾骨之间的吊索

骨盆底　这条线显示的是怀孕时骨盆底的位置

侧剖图

前侧骨盆底肌　这些肌肉在分娩时下降

肛门括约肌

后侧骨盆底肌　这些肌肉在分娩时上移，令宝宝从缝隙中通过

骨盆底肌　阴道和直肠边的数层肌肉，对器官有支撑作用，帮助控制排尿、打开肠道。

骨盆底

Q 骨盆底肌在分娩后会永久性拉伸吗？脱垂是什么意思？

分娩后，骨盆底肌会相对较快地"弹"回原处，让器官回到原先的位置。如果肌肉在分娩过程中受到损伤，你可能会出现"脱垂"，即腹部器官往阴道下陷。通常，损伤不是到了分娩之后的某一天才愈发明显，并出现脱垂症状的。因此，在孕期以及分娩后锻炼骨盆底肌是非常重要的，目标是逆转损伤，尽可能恢复肌肉力量。

Q 我刚学会走路的大孩子特别爱黏着我，总想让我抱。如果我抱他，会伤害我或肚子里的宝宝吗？

助产士应当告诉你孕妇是可以提重物的，这对你肚子里的宝宝没有威胁，但需要比较小心。你的后背和骨盆底有了变化，重要的是保护后背，无论是在抱着幼儿还是提起购物袋或其他重物的时候，都要这样做。

要安全抱起孩子，首先双脚打开与肩同宽，平放在地面。弯曲膝盖而不是腰，臀部向下，保持背部平直。用双臂环绕幼儿，让他用双腿夹住你；或紧紧抱住购物袋或其他重物。接下来，大腿发力，如果需要的话可以一手扶着其他东西帮助你站起，而不要给背部增加压力。站起来之后，调整幼儿的位置让自己感觉舒适——比如他的双腿跨坐在肚子上，或者两腿前后夹住髋部。如果你把幼儿抱在一侧，注意转换左右侧以平衡压力。如果你要抱好几个购物袋，确保把重量平均分配到每一只手。提拎重物也会给骨盆底带来压力，所以拎任何东西前要收紧骨盆底肌，可定期练习凯格尔运动。

Q 怎么做骨盆底肌练习? 我怎么知道自己做得对不对?

骨盆底肌练习, 又称"凯格尔运动", 是以美国妇科专家阿诺德·凯格尔的名字命名的。这项练习旨在保持骨盆底肌的强健, 因为只有它们足够强健才能帮助第二产程的分娩(参见左页)。

怀孕期间每天都应该做凯格尔练习, 这很重要, 因为骨盆底肌和腹横肌、背部肌肉一起稳定你的脊柱、支持你的宝宝、帮助预防压力性尿失禁。然而, 做骨盆底肌练习的时候也不要过量——每天超过100次收缩训练可能导致肌肉在分娩时不易放松, 则宝宝娩出就困难了。

第一个找到骨盆底肌位置的方法是想象你正把液体推向阴道。另一个找到这些肌肉的方法是在排尿快结束时憋住, 不要在中段憋住, 因为这样做有可能导致尿路感染。在这两种情况下, 正在"工作"的肌肉就是骨盆底肌。练习完全是内在的, 不会被其他人发现。

骨盆底肌练习的益处

无论你处于任何时间、任何地点、任何姿势, 都可以练习。比如, 你在等水烧开、排队, 或进行乐曲节奏练习时, 都可以无障碍地进行练习。即便你一次做得不多, 每一次效果积累也是会有回报的, 甚至可能改善你的性生活。如果你已经有压力性尿失禁, 应该会在6周左右看到变化。

一次简单的骨盆底肌练习

下面是你要遵循的简单步骤。以下练习从头到尾做一次为1套, 你可以把目标定为每日2~3套。你会发现坚持一段时间后, 可以从后侧肌肉开始向上收紧再放松, 逐步能够控制前侧肌肉。

如果你很难找到肌肉的正确位置, 用不同姿势来做这个练习可能会有所帮助。下面这些练习可以帮助你把注意力都集中在正确区域, 放松身体的其他部分。

1 收紧肌肉
舒适地坐在椅子里, 双脚平放在地面上, 保持背部平直。放松身体和面部。尽可能地上拉、收紧骨盆底肌, 保持10秒钟, 放松。

2 慢慢收紧再放松
重复上一步骤9~20次, 每次保持10秒钟。不要用腹部或臀部肌肉。确保你在每次收缩间放松肌肉10秒钟。

3 快速收紧再放松
快速重复上一步骤的动作。保持你正常的呼吸节律, 吸气时提升肌肉, 呼气时释放, 短暂放松肌肉, 重复10次。

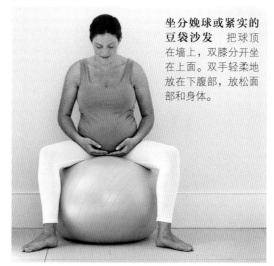

坐分娩球或紧实的豆袋沙发 把球顶在墙上, 双膝分开坐在上面。双手轻柔地放在下腹部, 放松面部和身体。

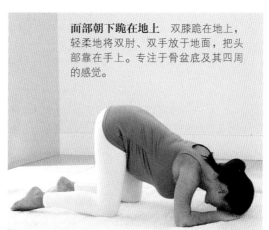

面部朝下跪在地上 双膝跪在地上, 轻柔地将双肘、双手放于地面, 把头部靠在手上。专注于骨盆底及其四周的感觉。

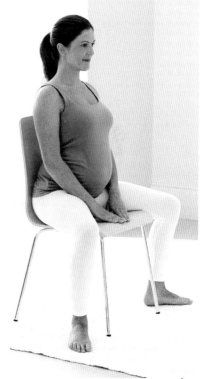

跨坐在椅子上 坐在椅子上, 双膝尽量打开, 双脚呈一定角度, 最大限度地确保自己能够坐稳。双手放在椅子前侧。放松面部和身体, 专注于盆腔区域。

Q 我需要放弃跑步吗？我想保持体形，让整个孕期感觉更好。

你可以继续某些运动，如跑步，只要你觉得舒服就好，医学上对此并没有什么禁忌。记住，坚持无冲击力或低冲击力的运动方式。

 低冲击力运动 这种运动方式对承重关节所带来的压力最小。

如果你是一个老练的跑者，在孕前期和刚进入孕中期时继续跑步都是可以的，只要你自己感觉舒适。你可能会发现随着宝宝体重不断增加和你自己的重心改变，你跑得不像原来那么快、那么远了，也更容易感到疲倦。请避免在崎岖或冰冻的路面上跑步，以防摔倒。在孕12周后，和你的医生或助产士讨论继续跑步是否安全。

关于任何高冲击力的运动，你在孕期需要遵循几条原则：轻柔地进行热身和降温，不要过度拉伸；肌肉会在分娩后恢复形状，但韧带不一样，如果剧烈拉伸就无法得到恢复了。锻炼强度应低于你孕前锻炼的强度，保证自己在运动时还能轻松交谈，不可以把自己搞得太累。如果你体温过高，胎儿也可能受影响，尤其是在孕早期，胎儿还不能调节自己的体温时。如果你喘不过气了，可能会减少胎儿获得的氧气量。适当补水是特别重要的，脱水可以导致各种并发症，如先兆早产。

如果你孕前只是偶尔运动或者是个运动新手，千万不要尝试任何高冲击力、高风险或对抗性运动。

 你知道吗

运动能让大脑神经递质发射器向大脑和神经系统传送内啡肽，让你感到快乐。这些激素会产生一系列生理反应，包括激发积极感受、减轻压力、帮助改善情绪。

如何享受这些运动

运动是让自己精力充沛和状态良好的绝佳途径，但你在孕期的不同阶段可能会受到不同方面的限制。

运动项目	优点与缺点	孕早期和孕中期
游泳	强健心肺功能，让肌肉得到锻炼。水能帮你承受部分体重，减少身体的耗损。保持体温稳定	在保证安全的情况下，所有水平都可以进行尝试。如果可能，报名水中孕妇训练课程
羽毛球	低冲击力有氧运动，有效促进心血管健康	对于没有运动习惯的人，球类运动不建议在怀孕时进行。尝试其他低冲击力运动
骑行	可以强化心肺的运动，给身体有效的支撑，身体负荷较小	慢慢开始，循序渐进，不要过量。运动后用轻柔拉伸来给身体降温
高尔夫	低冲击力高尔夫能运动核心肌群，帮助提高肌肉的稳定性。如果你在球道上选择步行，还能改善心血管健康	如果你以前有定期打高尔夫的习惯，那么可以继续，但首先要做好热身，轻松而缓慢地进行运动，注意别失去平衡
健身器械	各种器械和健身课程，可以强化心肺，并强化力量（仅用小重量）	在固定器械上进行中等强度运动。如果可能，报名产前运动课程
徒步和登山	徒步能增强体力和心血管健康。登山则不建议	首先向医生或助产士咨询你是否可以徒步，如果可以，请选择平坦的步道进行，搭配支撑性能好的徒步鞋和徒步手杖
普拉提	专注锻炼核心肌群以及骨盆底，可以改善体态、稳定性和力量，又不给关节加压	适合所有水平的练习者，但如果你是普拉提新手则需要告诉教练你已经怀孕的事情。可以选择针对孕妇的课程
散步和快走	强健心肺功能，锻炼肌肉，对身体较为安全	如果你是新手，一周步行3次，每次30分钟。如果你是运动达人，可以用稍快的速度快走来提升心率
瑜伽	教你学习孕期呼吸、活动、拉伸和放松的技巧。能够强健肌肉。避免练习高温瑜伽	适合所有水平的练习者，如果你是瑜伽新手则需要告诉教练你已经怀孕的事情
舞蹈	有效的强心运动，但可能给关节带来压力。保持至少一只脚在地面，避免旋转、大跳、小跳等	如果你在孕前就是一位接受经常性训练的舞者，则可以继续，但需要降低强度
跑步	提高心率，运动肌肉，但可能给关节带来压力	如果你孕前就在规律性地跑步，则可以继续，但需要关注身体状态，尤其是孕中期
网球	有效的强心运动，但快速变换方向的动作会给关节带来压力，可能导致摔倒	除非你是非常强壮和有经验的选手，否则怀孕期间不要打网球，应换一项低冲击力运动

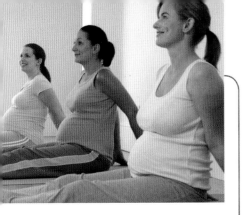

	关键
	无冲击力
	低冲击力
	高冲击力

孕晚期	停止时间
听从身体的感受，需要时可放慢速度	可以游到分娩前
如果感到不适，换背靠式自行车	如果感到太疲倦或头晕，马上停止
如果你的医生或助产士说它不安全，就需要换为其他运动	感到疲倦、身子沉时停止
找到安全的器械。继续产前运动课程	如果感到过于疲倦、眩晕，请立即停止
与医生或助产士确认继续徒步是否安全	如果感到过于疲倦、眩晕，请立即停止
专注于放松和呼吸技巧	轻柔的普拉提可以进行至分娩前
听从身体感受，如果感到疲倦就放慢速度	持续步行直到分娩前
孕16周后不要做基于仰卧的瑜伽动作，否则可能出现眩晕	轻柔的瑜伽可以进行至分娩前
除非医生或助产士说可以继续，否则应当换为低冲击力的运动	如果感到过于疲倦、眩晕，请立即停止
除非医生说可以继续，否则应换为低冲击力运动	如果感到疲倦、眩晕，请立即停止

Q 性生活会影响宝宝吗？

没有医学证据表明孕期性生活对宝宝有任何直接伤害。在孕期，任何让你感到享受的性爱，都是安全的。插入性性行为也不会有任何导致流产或早产的风险。你怀孕之后，宝宝是受到保护的：宫颈被黏稠的黏液封住，羊水保护胎儿受到的冲撞。然而，如果你有妊娠期合并症，如严重的阴道出血或羊水破了，则不建议进行性生活，需要立刻寻求医学帮助。

性欲逐步增强

孕早期进行性生活时不会在生理上感到任何改变，但如果你早孕反应严重或非常疲倦，可能导致性欲低下。如果你有过流产史或进行过辅助生殖，你和你的伴侣可能对性生活感到紧张。彼此安慰、放松，互相拥抱来保持你们的亲密，直到你想做爱的时候再开始。

在孕中期，你的体形发生了可见的改变，有些女性觉得自己的性吸引力降低了。然而，你的精力比孕早期增加了一些，对宝宝的安全感到更放心了，性欲也逐渐得到了恢复——身体血容量的增加能提高器官的敏感度，帮助你更容易达到高潮。如果你在性爱后感到胎动，可能是因为你在高潮时释放了肾上腺素。

孕晚期，你可能在高潮时感到假性宫缩，可以持续几分钟甚至半小时，这是正常的。然而，如果宫缩持续得更久，让你十分担忧，可以联系你的助产士。

Q 我无法避免想到生小孩这件事。我该如何面对生小孩和为人父母呢？

不想未来的事是很难的，但当你的身体发生巨大的变化、胎儿不断成长，你的情绪感受也会发生变化。激素随着你体内新生命的发育不断变化，让你逐渐做好身体上的准备，但你

参加**产前运动课程**不仅能提升你的体力，还能让你和一些**志同道合**的准妈妈分享经验，享受结交新朋友的乐趣。

的思想跟大自然带给你的生理本能不总是相符合的。你需要在身、心两个方面尽可能使自己达到最佳状态，以便准备分娩和照顾宝宝，所以你的状态是至关重要的。现在，关注当下，看看怎样才能最好地照顾自己和胎儿。保持健康的身体，科学饮食，避免压力、焦虑、恐惧，放松身心，把你的任何忧虑告诉医生或助产士，尽可能多想想怀孕的奇妙之处，以及宝宝是如何生长发育的。

Q 我仍在知道怀孕这个消息的震惊当中，还能兴奋起来享受孕期吗？

如果你感到不能摆脱震惊的状态，尽管放心，这是正常的。因为最初几周是那么不同寻常，你要努力应付孕早期反应，对即将到来的生活感到惊讶，而且这个时候你看不到宝宝存在的切实证据。有时消极情绪的产生也有一部分来自需要暂时保守秘密。等你公开喜讯，身体也感觉好一些了，这种震惊的情绪也会被驱散。做些积极的事情，尽可能地享受你的孕期吧！比如，用令人放松的沐浴和按摩"娇惯"自己；想睡就睡；安排那些值得期待的事情；享受亲朋好友的亲密关系，以及来自他们的兴奋之情和衷心祝福。如果震惊或恐惧的感觉依然不能减弱，与医生或助产士讨论你是否有婴儿出生恐惧症——恐惧怀孕和分娩。

如果你在孕期需要**额外的支持**，可以在**社交媒体**找到一些很有经验的妈妈。通过与她们的咨询与沟通，你会获得有力的**支持网络**，增加信心，获得信赖。在宝宝出生后也可以继续这样做。

Q 单亲妈妈该怎样正确地应付和准备？

所有的新手妈妈都会担心自己无法应付眼前的局面，如果你感到没人可以分享，那么忧虑就更加明显了。但是，你并不孤单。请和信赖的家人朋友或助产士讨论你的感受，你是可以从他们那儿寻求安心的。着手在宝宝出生之前，建立你的支持网络。确定一位分娩时能够陪伴你的伙伴，与对方分享你的分娩计划。问问身边亲近的人，谁能在宝宝出生后前几周来帮帮忙——做些基本工作，如购物或清洁，偶尔也能暂时照顾和陪伴宝宝。这样你能有一些时间留给自己，毕竟你的健康对宝宝也很重要。你可以列张清单，写出你平时做的那些琐碎繁杂的事情，因此你的"后备队"要知道自己该做些什么，哪些工作是自己的。问问助产士能否介绍其他单亲妈妈给你，或者在网上找到你所在地区的单亲妈妈团体；看看政府部门能给你些什么帮助。别怕提出请求，也别拒绝别人的帮助。

最后，在预产期到来前做好准备：把宝宝的衣服和床褥准备好，并清洗干净；给自己做些营养餐冻在冰箱里，比如你用一只叉子就能吃的炖品、派以及烘焙食品是最好的。给自己留到分娩之后做的事情越少越好，这样你才能把时间全心全意地投入到宝宝身上去。

Q 养个小孩要花多少钱呢？我不确定是不是养得起。

在养小孩这件事上，你总会觉得经济上不富裕，但如果你切实规划好，宝宝并非吸金黑洞。

虽然每位父母都想给宝宝最好的，但别对宝宝的需要发生不切实际的构想，或坚持所给的一切都必须是最好的。你可能已经对要给宝宝提供什么样的生活有了一个清晰的愿景，也可能焦虑自己无法达成这个目标，但新生宝宝真正需要的是在你身边，有温度适宜的环境、干燥的衣物以及不饿肚子。宝宝的东西不需要样样都买新的。因为他长得很快，衣服和其他用品很快就不能用了，所以在当地卖闲置的店或网络都很容易找到质量很好的二手货。你也会惊喜地发现原来能收到那么多礼物，而且这些礼物能让你省那么多钱。

然而，是的，有了孩子的确会影响你的支出。如果你想继续工作，还得考虑保姆的花销；等宝宝长大再进入青春期，他需要的花费也会越来越多。如果这的确是你需要深思熟虑的事情，最好现在就预先做个清晰的理财方案，然后和你的伴侣一起与家庭理财顾问（如果有的话）进行讨论。由此，你们双方都能知道未来的问题和职责，不会因此而发生误解。

你可能需要讨论**为宝宝建立"成长基金"**的问题，开始为宝宝的将来攒钱。

财务清单

尽快厘清你的财务状况，这样你可以做好收支计划，等宝宝到来的时候你不至于对自己手中的钱财毫无头绪。

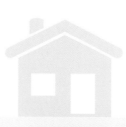 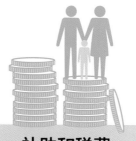 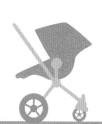

家庭预算　　　　**补助和税费**　　　　**宝宝用品**

审视每月支出　找出你能省钱的地方：说不定是你很少使用的健身房会员年费，或者不必要的购物。如果你和你的伴侣各自有银行账户，讨论怎么分担账单，找到性价比最高的支付方式。你可能想讨论怎么建立宝宝成长基金。

核算补助和税费　你可能知道一些补助津贴，比如英国孕妇的口腔治疗是免费的（请关注所在地区的相关政策）。但为人父母后，你也要知道其他应得的利益，比如英国父母重新开始工作后，可以获得免税的幼儿保育计划。

列出宝宝用品清单　只包括最基本的物品，买之前想清楚：体积大又不能折叠的婴儿推车太不切实际了；尿布垃圾桶可能永远也用不上……问问亲朋好友处是否有可以借用的东西，或者买二手货。你可能只需要买很少的新物品，如棉巾、尿布垫、床垫。购买时注意综合比价。

Q 我和伴侣的关系在有宝宝之后会发生永久性的改变吗？我们怎么适应新的关系？

家里有了宝宝，肯定会改变你们之间的交互关系，但这也可能带来回报。

担忧未知的改变、怕失去目前享受的宝贵的亲密关系，这很正常。无论这个宝宝是按照你们的人生规划降生抑或意外之喜——即便你对新建立的家庭感到满足，你和伴侣的关系依然不可避免地在为人父母之后有所改变。

应该明晰你对关系改变和成为父母的感受。如果你们的关系已经非常紧密，在你已经领会的如何增进对对方的了解、对彼此人格和品质的深刻把握的基础上，在彼此的生命中拉近与对方的距离、互相支持和互相滋养。这些都能带来勇气和信心。

沟通

腾出时间，与伴侣谈谈脑子里想的问题是很重要的。这可能包括：宝宝出生后花在伴侣身上的时间会减少；与公公婆婆或岳父岳母相处的时间增加；家庭角色和家务项目、分工的转变；两人挣钱变成一个人挣钱（哪怕只是暂时的），需要依赖他人或由此带来的压力；在如何养育宝宝方面的个人期待等。

如果你对成为父母一事有忧虑，请相信这其实没有你想得那么难。你将会适应自己的角色，但这需要你给自己一些时间。研究者估计，新手父母至少需要4个月的时间来建立新的生活节奏和对宝宝的自豪感。

在准备成为父母和真正成为父母时，持续敞开心扉，保持沟通，彼此尊重。

讨论要点

全家一起谈谈未来，你可以了解每个家庭成员的期待和感受，同时了解怎么在成为父母之后还能把亲密关系放在首位。

教养方式 你们对于什么是"正常"家庭模式可能有不同理解，现在就谈谈吧

工作压力 利用头脑风暴商讨出一些想法，谈谈你们如何建立工作与生活平衡状态

疲惫之余 讨论你们拥有轮流"放风"时间的可能性，这样可以给自己一些放松或休息的时间

单独相处 性、亲密关系和有效沟通是讨论重点

责任 把家务重新进行分工，因此你们能明确知道谁在什么时间该做些什么

互相支持 在宝宝出生之后，谈谈你能承受和希望伴侣给予的家庭额外支持

Q 我感到压力很大。宝宝会受到影响吗？

为如何应付生活和这个新生命感到焦虑，是最自然不过的事情。可能没有一个女人在第一次（或以后）怀孕时不会为此感到担心、焦虑、信心不足，甚至害怕。把新生命带到这个世界是个神奇的时刻，充满了不可预测性。如果你的工作或生活已十分忙碌，那么再去想想要在产前处理完所有你需要考虑、安排的事，自然就会导致出现意外的压力。

如果你感到压力，身体会产生高浓度的皮质醇。持续释放的皮质醇如何影响胎儿的相关研究还在进行当中：有些研究显示这种慢性

应激对胎儿来说影响可能很小，另一些研究则表明持续的压力可给宝宝带来风险。我们都在不同时期经历压力，但重要的是别让它压倒你。活在当下，学会把事情分配给其他人，别事事亲力亲为，能休息就休息，适度运动——这些都是释放压力的好办法。

如果你的压力转化成焦虑，你感到自己应付不来，缺乏食欲，对未来感到担忧，经常哭泣，感到困倦、没精打采，对生活失去兴趣，你可能患上了产前抑郁。虽然它不如产后抑郁那么出名（参见263页），但相较于我们所知道的，它影响了更多的女性，因为准妈妈们常常羞于或害怕提起她们的负面情绪。如果你已十分焦虑了，请和专业人士或家人、朋友好好聊一聊。

Q 我对宝宝的到来很兴奋，但伴侣不是这样的。怎么能让他热情些？

很明显，你需要用多种方法努力让伴侣变得投入。可以鼓励伴侣经常摸摸你的肚子，和宝宝说话（孕24周左右，胎儿能听到子宫外的声音）。另外也考虑一下，你所认为的缺乏热情可能是伴侣对于责任的焦虑，所以询问并倾听他的感受。最后一个原因，当胎儿在你的肚子里时，他已经是生活中重要的组成部分，但你的伴侣可能还没觉得那么真实。坚持下去，很多男性要到最后把宝宝抱在怀里的那一刻，才会百分百地积极投入。

{Q 我该怎么为分娩做好准备？

近几十年，分娩方式已经发生了翻天覆地的变化：尝试各种技术和体位帮助你应对疼痛，专注且放松地进行积极、不慌乱的分娩已经被广泛接受。在怀孕的时候就练习不同的技巧能帮助你在那一刻真正到来时有掌控感。

身体准备

感谢产科专家的创造性尝试（参见对页），躺在产床上不再是分娩的标准流程。四处走走、保持站立的姿势，可能帮助分娩时缩短产程。举个例子，安全的孕期深蹲十分值得练习，它能加强你大、小腿的力量，让你在分娩时站起来。分娩呼吸法是一个帮助你处理阵痛的有效方法，也有助于保持积极、放松的情绪。孕期定期练习分娩呼吸法，会让你在生产过程中对这些技巧感到熟悉。

心理准备

分娩时，你的大脑能激发释放催产素，它能增强宫缩，让分娩变得轻松一些；同时分泌的还有内啡肽，它能使你变得镇静，还能缓解疼痛。分娩时尽可能放松，有助于让体内的这些化学物质更好地工作；如果你感到恐惧或害怕，肾上腺素——一种应激激素，会大量进入体内，限制前面说到的这些物质的效用。对于一些女性而言，一些技术如催眠分娩、听音镇痛、分娩可视化（参见228~229页）、冥想、放松都能让分娩更轻松，也能带来情绪上的健康。

节律呼吸

在分娩过程中谨慎地改变呼吸节律，帮助更多氧气进入血流，有助于让你足够镇定和放松地处理疼痛。记住，呼气也同样重要。

1 **第一产程末期** 在这一阶段，呼吸整体深长、缓慢、均匀，在宫缩高峰变得轻快。

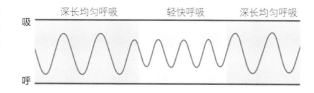

吸　深长均匀呼吸　轻快呼吸　深长均匀呼吸
呼

2 **过渡期** 随着宫缩变密，为了避免过早推动，将呼吸分隔成两三次短促呼吸，每次吹出（见右）。宫缩结束时轻柔呼气。

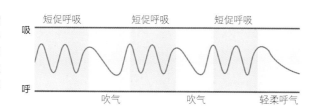

吸　短促呼吸　短促呼吸　短促呼吸
呼
吹气　吹气　轻柔呼气

3 **第二产程** 持续往下推时深吸气后憋住。每次推动后，继续深长均匀呼吸。

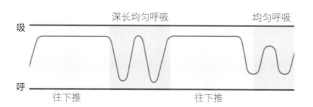

吸　深长均匀呼吸　均匀呼吸
呼
往下推　往下推

呼吸技巧

» 孕期尽可能早地开始练习，当你真正开始分娩时，对这三阶段的呼吸节律都已经熟悉了。

» 平静地用鼻子吸气，感受肌肉的放松；专注地呼气：用嘴慢慢呼气，想象你正把宫缩的疼痛呼出去。每个人的疼痛阈值不一样，如果你感到需要，可以要求医学镇痛，不必害怕。

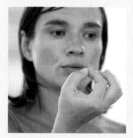

正确呼气 把一只手放在离嘴部约30厘米的地方，把拇指和食指环成圈。如果你能感到呼气吹凉了手指，说明呼气的方式正确。正确呼气对剧烈宫缩尤其有帮助。

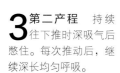

准备的类型

如果你对这些方法有兴趣，可在所在地找专门的分娩预备班。

 ### 头脑

» 催眠分娩术借助的是一种自我催眠方式，让你通过呼吸和放松技巧有意识地对分娩过程进行镇定控制。你在整个过程中清醒而专注，而非因催眠而处于睡眠中。

» 听音镇痛结合音乐和白噪声，帮你控制和钝化疼痛感。

 ### 心灵

» 放松、冥想、注意可以清除杂念，不理会周围的事情，保持镇定、清醒、专注。找一个温暖、安静的地方，躺下，轻柔拉伸手臂、腿、肩、手腕和颈部。让自己保持舒适的姿势，闭上双眼，规律呼吸，专注在你爱的事物或景观上。

 ### 身体

» 深蹲可以打开骨盆，放松宝宝要通过的产道。将一把稳定的餐椅背对你放在面前，保持直立。双脚打开与臀同宽，脚趾略向外，双手放在椅背上，膝盖弯曲直到你变成坐姿。把重心放在脚后跟，大腿发力站起。重复5次。

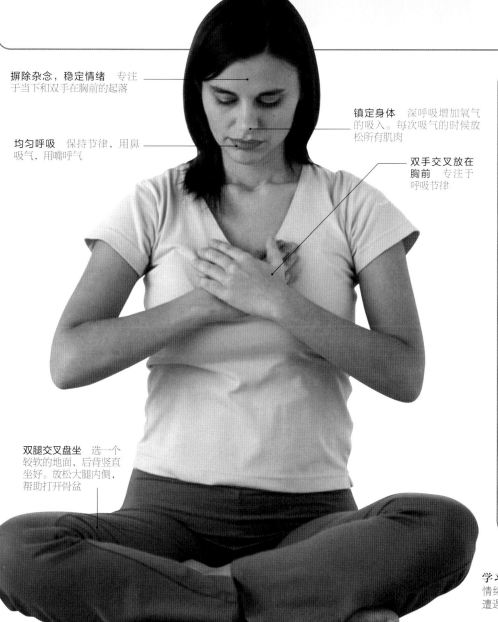

摒除杂念，稳定情绪　专注于当下和双手在胸前的起落

均匀呼吸　保持节律，用鼻吸气，用嘴呼气

镇定身体　深呼吸增加氧气的吸入。每次吸气的时候放松所有肌肉

双手交叉放在胸前　专注于呼吸节律

双腿交叉盘坐　选一个较软的地面，后背竖直坐好。放松大腿内侧，帮助打开骨盆

学习放松　把注意力放在你的自然呼吸节律上，把情绪和想法与身体感受联系起来。身体越放松，你遭遇的压力和疼痛越少。

分娩界的先驱

你在考虑分娩方式的时候，可能读到这些不同分娩体系和其实践者，都很令人感到鼓舞。

» 费迪南德·拉玛泽博士（Dr.Ferdinand Lamaze）研究出有效的放松和呼吸的技巧，就是现在的拉玛泽呼吸法。

» 费德里克·拉伯叶（Frederick Leboyer）尝试寻找减少分娩创伤的方式，认为宝宝的出生环境应该是安静、光线柔和的，当他的身体还没有接触母亲的皮肤之前是不能切断脐带的。他也是水中分娩的倡导者。

» 希拉·基辛格（Sheila Kitzinger）让女性可以在分娩时主张一些控制权。她主张在适当的情况下应避免不必要的产科干预，因此分娩本身就是有力、积极的经历。

» 米歇尔·奥登（Michel Odent）支持积极的分娩技巧，提倡减少对镇痛、分娩辅助和剖宫产术的依赖。

Q 有什么锻炼是我生完宝宝后立刻可以做的?

宝宝出生后,你可能会发现孕期增长的体重几乎没减去多少,这会让你很绝望。但还是得慢慢来,最起码等到6周产检后,医生确认你一切都好的时候再考虑减重的事情。

生孩子对你的身体有深远的影响,恢复至孕前的力量和弹性需要时间。虽然在产后尽快恢复活力是好事,但一般建议在最初6周你不应该把锻炼强度恢复甚至超过孕前水平。你的腹横肌(参见右页)依然是被拉开的,体内松弛素水平依然很高,所以你的关节仍会"松动"一阵子。如果你进行高冲击力运动,可能会给韧带带来严重的长期损伤。如果你在分娩后过早进行强度过高的运动,恶露(阴道流血)也会加重或变成鲜红色,这是在警告你需要降低活动强度。如果你想游泳,为避免感染,等恶露干净7天后再进行。如果你有缝合伤口或剖宫产术后则应避免游泳。绝大部分运动都要等到6周复查后再进行,但动作轻柔的练习和骨盆底练习不受限制。为了促进血液循环,每天可以稍微走一走,活动活动身体,逐步恢复你的体力。还有一个小提示:推婴儿车时务必保持后背竖直。

骨盆底和拉伸运动

分娩后尽快开始进行骨盆底肌练习以恢复肌肉,这是非常关键的。整天都可以练习——坐、立、跪或躺的时候都可以,只要你能想得起来,就可以练习(参见66~67页)。如果你感觉不到这部分肌肉,可以在分娩球上先练习。你现在不必限制练习的次数,因为你不需要在分娩时放松肌肉了,所以只要在你可以的时候就多多训练,次数越多越好。你也可以开始轻柔的锻炼和拉伸(参见下图)来恢复肌肉的性能,促进产后恢复,帮助摆脱疼痛和僵硬。

产后最初6周进行的轻柔运动

你可以做这些轻柔的运动,锻炼下腹部肌肉,拉伸产后身体,即使是剖宫产后也可以做。产后最初几天,可以少做几次,随着力量的恢复逐渐增加次数。

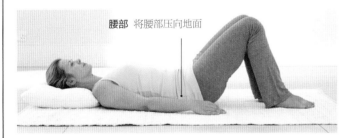

腰部 将腰部压向地面

骨盆倾斜 躺在地面上,用垫子支撑头部和肩部。双手在身体两侧放松,把整个背部压向地面。膝盖弯曲,双脚平放在地面上。呼气的时候把腰部压向地面10秒钟,然后放松恢复。一开始将整个流程重复3~4次,逐渐增加到12次,最终达到24次。

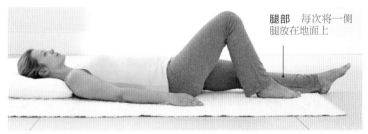

腿部 每次将一侧腿放在地面上

腿部滑动 仰卧,用垫子支撑头部和肩部,双膝弯曲,脚平放在地面上,双臂放在身体两侧。呼气,把一条腿向下滑动,直到它平放在地面上。另一条腿重复此动作。吸气,慢慢把一条腿拉回。另一条腿重复此动作。整个流程重复3~4次。慢慢增加次数,直到每侧腿轻松地重复动作12次以上。

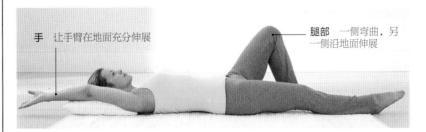

手 让手臂在地面充分伸展

腿部 一侧弯曲,另一侧沿地面伸展

脊柱调整 仰卧,用垫子支撑头部和肩部,膝盖弯曲,脚平放在地面,腰部紧贴地面。呼气时向下伸展右腿,令它平放在地面上。吸气再呼气,平行于地面向头后伸展右臂。下次呼气时,从脚后跟到手指尖伸展你的整个身体。另一侧重复此动作。

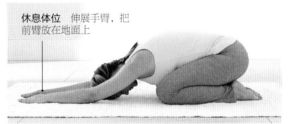

休息体位 伸展手臂,把前臂放在地面上

婴儿式 四肢放低,跪坐在脚后跟上,双膝打开,向前伸展双臂,把前额和前臂放在地面上,腹部靠在两大腿中间。这个姿势维持2次呼吸的时间,如果感到舒适的话延长些时间更好。这一体位可以让你完全伸展背部,舒缓臀部压力。

Q 我以为腹部很快就会恢复，怎么还是大腹便便的样子？还能恢复吗？

被拉伸的腹横肌和子宫令腹部不能立刻恢复到产前的状态。但别怕，因为肌肉在产后会逐渐得到恢复和收缩。每个妈妈需要的时间不同，没有统一的标准。母乳喂养能帮助加速子宫收缩，因为宝宝吸吮乳头时会释放催产素，不仅诱发乳房中乳囊的平滑肌的收缩，还诱发子宫壁的平滑肌的收缩。

你可以用一些简单的运动来恢复腰线，但必须先简单检查一下腹部肌肉（参见右图）。当你感到腹横肌处有一指宽的缝隙之后，可以从简单的头、肩抬举开始。在6周复查后，可以再推进到卷腹和仰卧起坐训练。

Q 分娩后多久进行性生活比较安全？

传统建议在6周复查前不进行性生活，但其实开始得稍早一点儿也没有危险。你何时能恢复性生活是一件非常个性化的事情，你们双方要用非常轻柔的方式开始产后第一次的尝试。如果你认为在产后2~3周就已经为性生活做好准备了，那也没有任何问题。男性的阴茎插入后，你可能会因为阴道有些干燥而有点儿疼，这时可以使用润滑剂。别对恢复性生活操之过急，直到你确实准备好了。力竭、疼痛、身体尚未恢复都是性生活的"拦路虎"，产后数日、数周，甚至数月都会如此。和伴侣一起慢慢尝试，讨论双方需要什么，在准备好性生活前享受亲吻和拥抱。如果在不久的未来你还没有和伴侣做爱，也请不要焦虑：《英国妇产科杂志》2013年进行的一项研究表明，只有41%的初胎妈妈在产后6周之内进行阴道性交。还有一件重要的事就是知道你依然具有生育能力，即使你在哺乳，仍需要采取预防和避孕措施。

Q 我在6周产检之后怎么恢复体形？

如果你的目标是恢复以前的锻炼强度，或者改变从前的久坐生活方式开始健身，都应该慢慢来，不能太快进入高冲击力运动。让你的身体来"说话"，告诉你如何锻炼。

如果你在产后6周复查时一切正常，那么你可以给自己确定运动强度了。但是与其慌慌张张地投身健身房，不如先做个简单的检测。仰卧，双手放在颈部支撑，慢慢抬起头。保持这个姿势，把手指放在肚脐下方轻轻下压，感受肌肉中间的沟。如果沟为一指宽，你可以开始正常锻炼了。每天适度运动30分钟以上，持续3~6个月，然后逐渐进入高冲击力运动。如果这条沟在两指宽以上，则代表你现在还不能正常运动。

腹横肌的变化

孕期肌肉发生的自然变化需要时间恢复至正常，然后你才能开始运动。

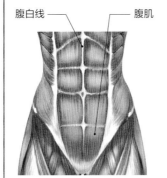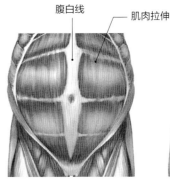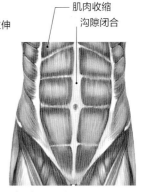

腹白线 — 腹肌

腹白线 — 肌肉拉伸

肌肉收缩 沟隙闭合

孕前 肌肉在腹白线两侧排列。

孕期 肌肉拉伸，通常会向两侧裂开，给子宫生长空间。

产后 拉伸的肌肉需要时间再次闭合。你需要等到沟隙基本闭合才能开始正常运动。

Q 我还是背痛。为什么我孩子都生完了还没好？

你需要继续保护背部，避免不良体态和提拎重物导致损伤所引发的背痛。若松弛的韧带还没恢复，也会造成一定的疼痛。不断弯腰抱孩子会给背部肌肉带来压力。如果你抱孩子或者其他东西时，可以弯曲膝盖，保持背部竖直、把孩子或物品抱紧，再站起来。检查你的姿势，确保背部挺直，肩膀向后拉。理想状态是最起码在产后6周内不要抱起比宝宝更重的东西。

在产后数周，尽可能多地休息和将动作放缓是你能做的**两件最积极的事情**。你不需要为此感到内疚。专注自己的恢复和你的宝宝，轻柔运动，健康饮食，你的精力会逐渐恢复的。

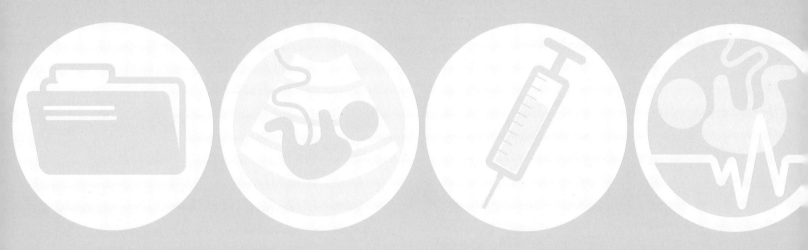

产前检查

产前检查将陪伴你度过怀孕旅程。本章阐述了你在哪里产检，哪些人会成为你的医疗专家，产检时会发生什么……涵盖从预约产检到分娩前的**全部检查**。了解需要的所有筛查和检测，考虑你的分娩选择，以及谁是你的陪产者。

你在怀孕期间需要的产检包括**常规检查**和**个性化护理**，用以维护你和宝宝的健康。你在做产前检查时也是提问的好机会，能帮助你更好地为宝宝降生那一刻做规划和准备。

产检阐述

产前检查包括什么

一旦你"消化"了自己怀孕的消息，可能开始专注于当下发生的更实际的事情。该去看医生吗？如何开始进行产检？谁能照看你和未出生宝宝的健康？

在整个孕期中，大多数女性都要进行规定次数的常规产检。还有一些人会进行多一些的预约检查，因为医生需要更密切地观察她们和宝宝在孕期的发育过程。你会进行常规的血液和尿液检查，以及血压检测。助产士也会根据你的生活方式和健康状态提出建议。你需要就可能影响你和孩子的感染和并发症进行检查，还要进行评估宝宝健康的筛查和检测（参见99～103页）。

产前检查是个提问的好机会，你可以对自己的很多改变寻求建议——无论是和妊娠相关，还是和宝宝相关（你会知道他长大了多少，还可能会听到他的心跳）。你甚至可以参加产前课程，学习、了解更多有关分娩和生产的事，以及产后如何护理新生儿。

你的分娩，你来选择

医疗团队会对你的整个产检过程进行指导，令妊娠期尽量健康、安全，但他们最好将你的需要和喜好纳入考虑范围之内。有时需要决定一些检查是做还是不做，你希望哪种分娩方式，在哪里分娩，分娩时想和谁在一起。

规划分娩时，你需要考虑：你觉得在家分娩更适合你，还是在医院分娩更适合你？你会怎么形容你的疼痛阈值？水中分娩听起来可怕吗？是站立分娩、坐在分娩椅上分娩，还是躺下来分娩？你对这些问题的回答可能会随着孕期而改变，这是正常的。列出你的愿望清单可以从各方面考虑你的妊娠，但如果没能按计划行事也别气馁。大自然有时候有不同的想法，这都是你生命之旅的一部分。

Q 我发现怀孕之后要立刻做些什么？

在英国，你需要找医生预约，或者自己去助产士部门和助产士直接预约。在孕8~12周的时候，你的健康顾问会帮你和本社区的助产士进行第一次预约，即初次预约产检。

你会被问到末次月经的第一天是什么时候，以便计算预产期。如果你不确定具体日期，也请给医疗专家一个大致的日期。你在孕12周左右会进行超声检查，以便更准确地评估预产期（参见94页）。

你需要告诉全科医生之前的全部孕产史，包括终止妊娠的；你的任何健康问题；你和宝宝爸爸的任何相关家族史。如果你正在服药，把它们随身带上，医生能告诉你继续服用是否安全。可能还要回答你花了多长时间受孕（如果你是自己尝试怀孕的），是否经过生育治疗。近年来，还会进行一次早期超声检查，确认是否怀孕并检查有无异常（参见93页）。

你还会被问到饮食、饮酒情况，以及是否吸烟或滥用药物。诚实地进行回答十分重要，因为这次产检是绝好的让你和宝宝得到最佳呵护的机会。你告诉医疗团队的一切都是安全、保密的，即使你未满16岁。

最后，你会得到有关营养补充剂（包括叶酸和维生素D）、食品安全与营养，以及孕期要做的各种筛查检测的信息。

> 你在怀孕最初几周没见到助产士之前的**任何忧虑**都可以向医生咨询，无论是关于你的健康，还是关于宝宝的健康。

Q 怀孕期间谁将负责我和宝宝的健康？

在英国，如果你孕期平顺，常规检查会在医生诊所由助产士（或医生，视地域不同而有所区别）进行，而不是大型综合医院。大多数情况下你会有一位主要联系人。

你的社区助产士（为你预约产检的人）通常是那个主要负责为你进行产检的人。他会为你抽血、留尿、测血压，以及检查宝宝的成长和健康。他也会为你预约超声检查，同时作为常规联系人提供支持和建议。

如果你的孕期不平顺（如多胎妊娠，出现合并症，有其他风险，或在孕期发生其他临床问题），你可能会被转到专科医生处获得额外护理。

宝宝即将到来的时候，如果你决定在家分娩，你的社区助产士会在生产过程中提供支持，即连续护理。如果你去医院分娩，你会由医院的助产士来照顾。

你可能会在孕期遇到下列医疗专家：

》**医生：**发现自己怀孕之后的见证者。你可以在孕期向他咨询其他健康问题和用药情况。

》**社区助产士：**在整个孕期为你进行产前检查和胎儿监护的人，在你产后第一次回家时还会来探视你。你的所有关切、担忧都可以联系他。

》**超声医生：**经过训练的助产士或技师，提供专业的超声报告，以监测宝宝的宫内健康。

》**产科医生：**专业负责怀孕和生产的医生。如果你的全科医生或助产士对你的孕期有顾虑，或者你属于多胎妊娠，则需要见产科医生，由他来为你进行产科常规检查。

》**妇科医生：**专业负责女性健康的医生。如果助产士担忧你有器质性病变或生殖系统健康问题，如宫颈机能不全（参见147页）或纤维瘤（参见146页），会让你在早孕部门（参见94页）见妇科医生。如果在孕晚期有任何问题，也需要见妇科医生。

》**麻醉医师：**专业负责镇痛和麻醉的医生。如果你分娩时要求进行无痛分娩，或需要做剖宫产术，则会需要麻醉医师的帮助。

》**医院助产士：**在医院内或分娩中心工作的助产士，负责协助分娩生产。他们照顾收入院的所有孕妇。

> Q 我可以重复一遍好检查自己是不是都懂了吗？
>
> Q 你能再解释一次吗？
>
> Q 我能带这本手册回家吗？

你永远可以提问 向任何一位医疗保健专家提问。通常会得到许多新知识，需要慢慢消化，问问上面列出的3个问题能有助于让思路更清晰。

Q 和助产士初次预约产检，要做些什么呢？

初次预约产检是个很好的机会，让你确认自己的需求（如关于现有疾病的额外检查、风险因子的附加监控、个人情况的特殊支持），与你进行筛查项目的讨论，以及进行健康检查。你和助产士有许多要讨论的事情，所以你要留出几小时的时间。他将会做以下工作：

» **讨论你的病史**：把自己所有有关疾病和手术的细节告诉助产士，还有你正在服用的所有药物。

» **通过询问问题更好地了解你**：包括你的个人情况，你和宝宝爸爸的家族史。

» **记录你的妇科相关情况**：包括月经周期，避孕手段，之前孕产史的细节（包括分娩情况、宝宝健康和出生体重）。

» **问及你的孕期症状**：如疲惫、恶心等，以及是否有出血。

» **询问你的情绪状态**：焦虑是很平常的，恐惧和困惑也是一样，所以不需要过分担心，说出来就好了。

» **进行基本健康检查**：了解你的整体健康状况，包括记录BMI（参见51页）和血压，验尿排除感染。如果你需要做筛查，可能会抽血。

» **就一些宝宝的筛查做出建议**：如有关脊柱裂和唐氏综合征的筛查（参见95~99页）。

» **帮助你获取信息**：关于营养和饮食、运动（包括骨盆底肌练习）、宝宝发育情况、产前课程，以及规划你的分娩方式和地点、孕妇福利（产假政策、津贴等）。

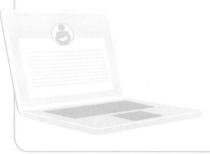

你会得到属于你的孕期**档案（母子健康档案）**，每次产检的时候都要带上。

我多久随访产检一次？

对于孕期平顺的初胎产妇，你的产检时间应该在孕16、25、28、31、34、36、38、40和41周。如果你是这种情况，还有2次超声检查：孕8~14周的估预产期超声，孕18~22周的排畸筛查。

如果这不是你的第一次妊娠，随访会较少一些，分别在孕16、28、34、36、38和41周进行。如果孕期没有其他并发症，你仍会被建议做2次超声。

每次产前检查包括验尿和测量血压。助产士会从孕24周开始测量你的腹围，确认宝宝的生长情况；孕36周起进行腹部触诊，以了解胎位。

所有筛查和检测的结果都要求对你说明，必要时还应当解释其含义。在产检期间，助产士会和你谈谈诸如分娩期望、产后宝宝的维生素K使用、产后抑郁和哺乳等事项。

Q 我和全科医生说了怀孕的事，但他什么检查也没做，这正常吗？

这太正常了。如果你在家做的妊娠测试结果呈阳性，全科医生没进行检查就表示他确认你怀孕了，因为现在的产品很可靠。一旦确认你已经受孕，无论是宝宝在计划之内抑或意外之喜，是长期努力的结果还是快速怀上的，都会迅速改变你的生活。除非医生怀疑你的妊娠出现异常，否则要到初次产检时才会开始产前检查。目前不需要检查是值得庆幸的。如果你有

任何疑问，记得告诉全科医生，并记录信息。

Q 我有一个9个月大的孩子，现在又怀孕了。有什么风险吗？

知道怀孕要立刻去见医生，这非常重要，因为你的身体至少需要1年时间来恢复，才能再次安全地怀孕。当然，出现问题的情况是相对罕见的，但从一开始就进行密切的监测非常重要。而且医生还能给你关于如何在疲惫的孕早期既要应付身体需要又要照顾宝宝的最佳建议。过早再

次怀孕会增加胎盘早剥（参见147页）、胎儿出生低体重和母体营养不良的风险。

Q 助产士说我们的关系是保密的，能信任他吗？

你和你的助产士构建互相信任的关系是十分重要的，这样他才能向你提供最恰当的建议和护理。然而，助产士的责任是呵护你和宝宝的健康，所以他有时可能不得不把病史分享给医生或其他医疗专家，比如通知产科医生你有性传染性疾病、依赖症（药物或酒精）或抑郁等。

Q 我可以用独立助产士的同时又获得英国国家医疗服务体系的福利吗？

可以。用独立助产士并不影响你在英国国家医疗服务体系的产前检查、检测和筛查，独立助产士也能和英国国家医疗服务体系的社区助产士配合工作。独立助产士可以很好地确保你产检的连续性，操作程序也不需要受到国家医疗服务体系的执业规定限制。然而，如果你选择在医院分娩，可能会由医院助产士来主导，你的独立助产士从旁协助。

Q 在我的产前检查中，抽血是为了做什么检查？

血液检查可以得到很多信息，比如血型以及是否感染、是否患有基因遗传病、是否贫血等。助产士会为下列检查取样：

》**Y血型和Rh血型**：孕早期检测1次。你的血型（A、B、AB或O型）会被记录在档案里，供分娩过程中万一出现需要输血的情况时使用。如果你是Rh阴性血（参见82页），你需要比普通孕妇多接受1~2次注射。

》**乙肝**：孕早期检测1次。乙肝病毒会引起宝宝肝损伤，所以在出生后就要得到妥善治疗。

》**贫血**：初次预约产检时和28周时各检查1次。全血细胞计数时血红蛋白水平低，即贫血。同时会测试血液中的叶酸、维生素B$_{12}$、血小板和白细胞计数（了解身体是否正在对抗感染）。

》**风疹**：孕早期检测1次。风疹病毒会引起宝宝严重的先天畸形（参见139页）。如果你未能获得免疫，在孕期不能接种疫苗，助产士会告诉你如何尽量减小孕期接触风疹病毒的风险。

》**人类免疫缺陷病毒（HIV）和梅毒**：孕早期检测1次。你在不知情时被感染，这些疾病会带给宝宝很大风险；但在知道自己被感染后可以采取措施，让宝宝得到有效保护。你有权拒绝人类免疫缺陷病毒/艾滋病（AIDS）检测。

》**镰形细胞贫血症和地中海贫血**：孕早期检测1次。此检测旨在查出可遗传给宝宝的基因型血液障碍，通常只有高危携带人群需要做。

》**其他检测**：如果你有高危风险，自己又不清楚病史，还可能进行丙型肝炎、维生素D缺乏、弓形虫病和水痘的检测。

Q 我需要做B族链球菌（GBS）筛查吗？

英国没有B族链球菌筛查，因为它影响到的宝宝在新生儿中占比非常小。如果你有顾虑，可以向助产士要求进行筛查检测，或者在私营医疗机构做。进行这项测试，要求在你孕35~37周时进行2个拭子取样，阴道和直肠各一。如果你已被感染，可能会在分娩时进行静脉抗生素滴注，或者宝宝在出生后立即予以抗生素治疗。

Q 为什么每次产检都验尿？

助产士要检查尿液中是否含有蛋白质（蛋白质水平高提示高血压、子痫前期、尿路感染或肾脏疾病）。你可以用一个消毒容器随身带至产检处，或者在产检处提供。如果你在25周岁以下，还会进行尿的衣原体检查。

Q 我是否需要接种百日咳疫苗？为什么？

你会在孕29~38周接种百日咳疫苗。百日咳病例在近些年有逐渐上升趋势，宝宝会在2月龄时按照常规接种疫苗，但在那之前他们处于易感染期。如果你在孕期接种疫苗，免疫力会通过胎盘给予宝宝出生最初几周的保护。

Q 为什么我每次产检都要测血压？它们有什么用意？

妊娠期高血压（参见144页）会限制宝宝获得的血流、干扰他的生长。助产士会在整个孕期监测你的血压，以便随时保持警惕。

如果你的血压升得太高，也会给你带来风险（和未孕人群的高血压患者有一样的风险）。如果同时伴有尿蛋白，这可能是子痫前期的先兆症状（参见144页）。大多数情况下，孕期平均血压实际上应该略低于未孕时的血压，因为激素扩张了你的动脉，以应对母体在孕期为胎儿生长所提供的额外增加的血容量。在妊娠末期，你的宝宝会有额外的1升血液。

血压计数 数值高的是收缩压，是心脏泵出血液时动脉的压力；数值低的是舒张压，是心脏在每次泵出之间休息时的血压。

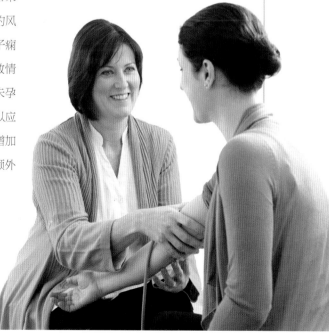

Q 为什么我要检测Rh血型？那是什么？

血型有A、B、AB和O型，同时也分为Rh阳性和Rh阴性。

妊娠早期会抽血进行Rh血型的检查。大约15%的人是Rh阴性血。如果你是Rh阴性，但宝宝是Rh阳性，若宝宝的血泄漏到你血液中时，你可能会产生抗体（防御细胞）。这种接触会在流产或终止妊娠时、分娩时、你摔倒压到肚子时发生。它通常对头胎没什么影响，但一旦你产生了抗体，就会攻击之后的Rh阳性宝宝，造成宝宝贫血。在初次妊娠时，如果你是Rh阴性血，你会接受抗D免疫球蛋白注射以防止抗体产生。如果你的血液中已经有了抗体，要进行额外的检测，监控宝宝情况，必要时进行治疗。

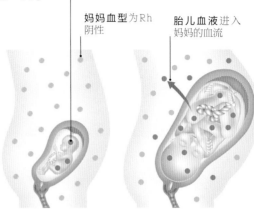

妈妈血型为Rh阴性　胎儿血型为Rh阳性　胎儿血液进入妈妈的血流　抗体通过胎盘　抗体

1 初次怀孕时，Rh阳性宝宝的血液只要不泄漏到Rh阴性妈妈体内，就不会引起问题。

2 分娩过程中，妈妈的Rh阴性血液跟"外来"的血液发生反应，产生了抗体。

3 再次怀孕时，抗体会摧毁Rh阴性宝宝的血细胞，造成宫内贫血和产后黄疸。

Q 助产士是如何知道我的宝宝长得好的？

宝宝的成长通常通过测量子宫来进行监测，即测量从耻骨（耻骨联合）到子宫最高点（宫底）的耻骨联合宫底高度（SFH，以下简称"宫高"）。有趣的是，用厘米表示的测量数据，往往对应着宝宝的孕周数。助产士从孕24周产检时开始测量宫高，到分娩时为止。测量时，在你仰卧时用皮尺测量腹部。宫高会记录在百分位图上，横坐标是宝宝的孕周。当你下次产检的时候，通过观测新的宫高可以提示宝宝的成长是否符合预期。孕24周之前，估预产期超声检查和排畸超声检查（参见95页和100～101页）能提示宝宝的成长情况，助产士也会在产检时听一下宝宝的胎心。在妊娠末期，助产士会进行腹部触诊（参见右页）了解胎儿体位和生长情况。

Q 我需要报名产前课程吗？想去的话如何选择呢？

要不要去上课完全由你做主。然而，上课有不少好处：学习有关妊娠、分娩的知识，以及如何照顾新生儿。你也会认识所在地其他预产期和你差不多的准妈妈与准爸爸。当你成为新手妈妈的时候，这些新朋友会给予你极大的帮助和支持。

助产士会给你当地产前课程班详细信息，有些是社区助产士办的，有些是英国国家生育信托基金会（NCT）这样的组织办的。你任选一种也可以，两边的课程都去也可以。大多数产前课程在宝宝预产期前8～10周开始，即孕30～32周。如果你怀的是双胞胎，则需要在孕24周左右预约，因为宝宝可能会早产。课程通常持续3～6周，每周1节课，每节课约2小时。

产前课程非常受欢迎，所以你在孕13～15周时就去登记报名也是个不错的主意。

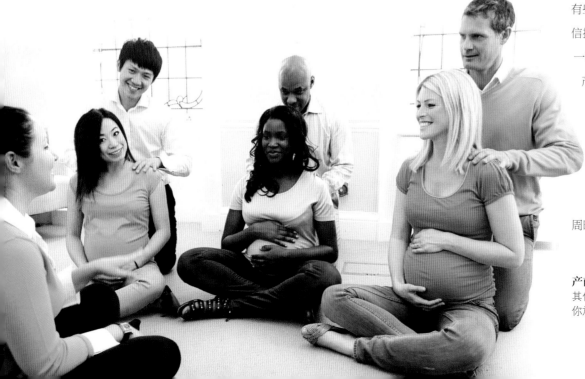

产前课程 你会被鼓励带上陪你生产的伴侣或其他陪产者，所以他能够学习一些在生产时帮你放松的特殊技巧。

Q 在分娩时采用辅助疗法安全吗？

分娩时，有些辅助疗法或这些疗法中的一部分，对你和宝宝不是很安全。助产士受过相关专业培训，在给你的护理决定给予支持的同时，也会根据医学建议指引你哪些决定是适合的，哪些是不适合的。不要进行非正规治疗，使用任何油或草药前要咨询服务于产前护理的执业人员。

» 脊椎按摩疗法：对背部和关节疼痛有一定帮助，请寻找服务于产前护理的执业人员。

» 针压、针灸、指压：对孕早期的恶心、呕吐症状有一定帮助，请寻找服务于产前护理的执业人员。

» 巴赫花精治疗：对压力和焦虑有一定帮助。临床研究认为，巴赫花精治疗有精神方面的作用，即因感觉自己对某件事可控而使治疗变得有效（非治疗中用到的活性物质对被治疗者发生实际作用）。

» 整骨疗法：对背部和关节疼痛有一定帮助，请选择专门治疗孕妇的整骨疗法专家。

» 顺势疗法：对恶心、呕吐和头晕有一定帮助。对于顺势疗法如何产生作用和为何有效，医学上始终存在争议，但它似乎是有用的。不过，对于孕妇而言，只能在严密、正规的监护下使用。

» 催眠：可以处理分娩疼痛。向具备资质的专业人士求教，学习自我帮助的技巧，使你能在分娩和生产时保持放松与专注。

» 艾灸：有报道称胎儿臀位的情况可借此转胎位。艾灸是一种中医疗法，请选择服务于产前护理的执业人员。

» 按摩：对压力、焦虑或背部、关节疼痛有一定帮助，请选择服务于产前护理的按摩师。你不能在孕晚期仰卧，只能侧卧；可进行足部、面部或手部的按摩；避免使用精油。

Q 助产士按我腹部的时候是在感受什么？

助产士对腹部进行轻按、抚触，或者有些向上、向下的动作，都是在进行触诊。他通过这种方式，从孕36周开始可以判断胎儿的体位。

对腹部进行触诊时，助产士能知道宝宝是否头部向下便于分娩，什么时候"入盆"（胎儿向下进入骨盆区域），是蜷曲、头低向胸（理想的分娩体位）或身体较舒展，以及宝宝脊柱和你脊柱的相对位置。当你躺下时，助产士会用双手的指尖轻柔却真切地感受你整个腹部。在这个过程中请保持放松，这样才能让触诊更准确。如果感到任何不适，请告诉助产士。

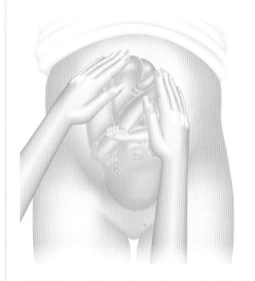

底部触诊 检查位于子宫上方的是宝宝身体的哪个部位，孕36周时最好是臀部。

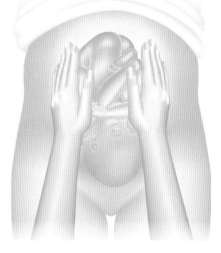

外侧触诊 助产士的双手移动到腹部两侧，便于检查宝宝脊柱的位置。

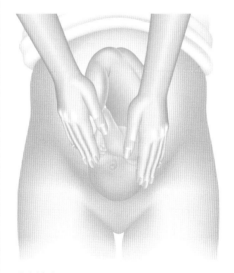

骨盆触诊 助产士了解宝宝的哪个部位在骨盆里。这是触诊环节最重要的技巧。

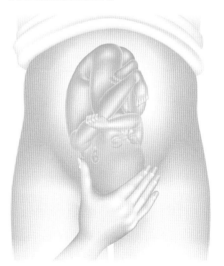

帕弗利克抓握法 骨盆触诊的一种，助产士可以知道宝宝的头是否向下，以及是否入盆。

Q 我妈妈是双胞胎。这件事要告诉护理团队吗？

如果你妈妈属于异卵双生的双胞胎，要把这一家族史说出来。在某些情况下，你需在孕5周时就做筛查，了解你怀的是单胎还是多胎。有20%~30%的双胎在下一次筛查时变成单胎，即双胎消失综合征。专家对其发生的原因并不确定，但存活下来的胚胎不会致病。

Q 如果我怀的是双胞胎，症状会严重一倍吗？

有些双胎妊娠孕妇的反应可能会比单胎妊娠的更严重（但不会严重一倍），但好在并非人人如此。恶心反应会更重，因为你的人绒毛膜促性腺激素水平比单胎的孕妇更高。你的体重增长速度相对也更快，孕晚期时会给背部增加更多压力。因双胎生长致使横膈受到压迫，会让你更容易感到气短。你也更容易发生水肿、胃灼热、便秘和消化不良。

分娩时，双胎或多胎并不会比同等条件下的单胎花费更长的时间。极少数情况下，第二个宝宝会出现延迟分娩：第一个宝宝出生后，分娩过程暂停，在第二个宝宝到来前出现很长的间隔（一天甚至以上）。医院会给你足够的医疗支持和监护，直到第二个宝宝出生。

Q 我怀的双胞胎是会一模一样，还是会有一些差别？

你不是唯一一个对答案好奇的人——你的医疗团队也想知道你的双胞胎是不是同卵双胞胎，更重要的是，他们是否共享一个胎盘甚至一个羊膜囊。

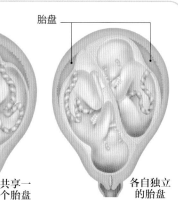

胎盘 / 双胞胎中偏小的宝宝 / 胎盘

共享一个胎盘　　各自独立的胎盘

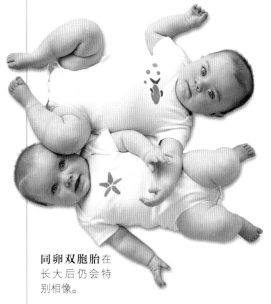

同卵双胞胎 在长大后仍会特别相像。

通常在估预产期超声检查时已经知道你是否怀了多胞胎，即孕8~14周时。在这次检查中，医生会评估宝宝的胎盘状态（绒毛膜）和羊膜囊（羊膜）状态，这是他们的一项重要工作。

绒毛膜和羊膜

异卵双胞胎的胎盘是分开的（双绒毛膜），羊膜囊也是分隔的，因为他们来自两颗不同的卵子，分别黏附到子宫上（参见33页）。有时两个胎盘会融合，但依然被视作双绒毛膜。同卵双胞胎可能有不同的胎盘和羊膜囊，也可能是同一个，这取决于原始的受精卵（合子）在什么时候分裂。如果在受精后3~4天分裂，每个宝宝都会有自己的胎盘和羊膜囊（1/3的情况如此）；如果在受精后4~8天分裂，会形成共

同卵双胞胎和异卵双胞胎 共享一个胎盘可能导致不均衡的血液循环，从而限制双胞胎中某一个的发育。如果双胞胎具备各自独立的胎盘和血液循环，则更有可能成长为相同大小。

同的胎盘（单绒毛膜双胞胎，大多数双胞胎都是这种情况）和分隔的羊膜囊（双羊膜腔）；在受精8天以后，宝宝们会共享胎盘和羊膜囊（单绒毛膜和单羊膜囊双胞胎）。

双胎输血综合征（TTTS）

共享一个胎盘可能导致双胎输血综合征，一个宝宝"输血"给另一个宝宝，以致自己无法健康成长。受血宝宝的心脏也会因为过多的血容量而承担额外压力。这一情况在同卵双生的双胞胎中约有15%的概率发生。如果你怀的是单绒毛膜双胞胎，从孕16周起每隔2~3周就要进行一次筛查，密切观察宝宝的成长情况。近期产科研究所带来的进展已经大大提高了患有双胎输血综合征双胞胎的存活率，即用激光手术确保两个宝宝之间有较为理想的血流。

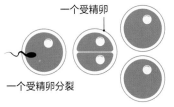

一个受精卵 / 一个受精卵分裂 / 两个宝宝

同卵双胞胎（单合子） 一颗卵子同一颗精子结合，然后再一分为二，形成的双胞胎有一样的DNA，是完全一致的同卵双胞胎。他们的性别一定是相同的。

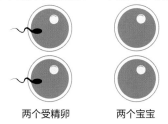

两个受精卵 / 两个宝宝

异卵双胞胎（双合子） 如果两颗卵子分别与一颗精子结合，这样的两个宝宝拥有不同DNA，是不完全一致的异卵双胞胎。他们的性别可能一样，也可能不一样。

Q 我怀的是双胞胎，我的产前检查和怀单胎的准妈妈有什么不一样吗？

你会得到比单胎妊娠孕妇更严密的监测。 你未必会出现并发症，但由于多胎妊娠的风险更高，你的产前检查会更密集，检查项目也会更多。你可能要在医院由产科医生和助产士一起进行产检，而非由助产士单独检查。你也可能被指定一位擅长多胎分娩的助产士给你孕期支持和建议。

Q 我想在家里分娩。如果我怀的是双胞胎，这还可能实现吗？

多胎分娩一般在医院完成， 因为在分娩过程中发生并发症的风险较单胎分娩更高，所以需要更大的医疗团队为你服务。比如，宝宝更可能胎位不正，或者出现脐带脱垂（脐带比宝宝更早从子宫中伸出）。宝宝中的一个或两个可能出现出生低体重，一旦出现就需要出生后立刻在医院获得特殊护理。

Q 我对怀双胞胎这件事有点儿恐惧，能和谁聊聊吗？

在英国， 助产士会帮你联系当地的双（多）胞胎支持小组，以及其他近期怀上双胞胎的准妈妈。尽量多搜集些信息，令自己恢复信心。同时，还可以了解一些如何在孕期及产后把自己和宝宝照顾到最好的实用小窍门。你也需要比怀上单胎孕妇提早开始产前课程——她们一般在孕30~32周，而你则在孕24周。鼓励伴侣也参加课程——对所有妈妈和宝宝来说，伴侣的作用都是不可低估的，特别在多胎妊娠时，伴侣在生活和情感方面的支持会格外重要。

Q 如果我怀的是多胎，还能顺产吗？

如果你怀了3个以上的宝宝， 从安全角度出发会建议你接受剖宫产。如果是双胞胎，阴道顺产是完全可能的，只要你孕期没什么并发症且宝宝在分娩时胎位也好。

在妊娠末期，多胞胎在子宫里的空间更少了，胎盘的功能也会逐渐减退。出于这些理由，除非宝宝早产，否则三胞胎及以上的孕妇建议进行择期剖宫产；双胞胎则建议多在孕37周为单绒毛膜双胞胎催产，多在孕38周为双绒毛膜双胞胎催产（参见右页和224~225页）。如果已知存在以下情况或症状，如两个宝宝共用同一胎盘或羊膜囊、一个或两个宝宝特别小、胎盘低置、妈妈有剖宫产史或有其他并发症（子痫前期等），你也可以选择为双胞胎接受剖宫产。如果你孕期平顺，则可以进行顺产。你的选择还应把更接近产道的那个宝宝在子宫里是什么胎位考虑在内。

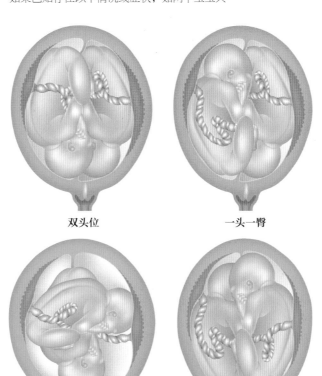

双头位

一头一臀

一横位

双臀位

双头位（头部向下） 两个宝宝都呈头位时，两个经阴道顺产的成功率都较高。大约45%的双胞胎呈现这样的胎位。

一头一臀（臀位先出） 大约25%的双胞胎第一个娩出的呈头位，第二个呈臀位。这种情况下，第一个宝宝用阴道顺产是可能的。如果先出的宝宝是臀位，则建议进行剖宫产。

一横位（横向） 横向的宝宝可以转胎位，所以先出的宝宝如果是头位，可以进行阴道顺产。如果先出的宝宝是臀位，则更有可能接受剖宫产。

双臀位 两个宝宝都是臀位的，大多数情况下会建议你进行剖宫产，因为这种情况下宝宝的胎位很难扭转。

多胎妊娠发生子痫前期、**贫血**、胎盘低置、**孕中期出血**的风险都略有增高。因此，为你进行**产前检查**的医疗专家在你整个孕期都会格外警惕。

Q 我能选择在什么地方生孩子吗?

在英国,孕妇是可以自己选择的,只要负责给你进行产检的专业人士认为可以且当地有所需设备。常见选择是在医院、在家、在分娩中心或诊所(专门的大楼,通常属于医院的一部分),或者在独立助产士的诊所。研究表明,低风险孕妇家庭分娩的安全性和医院一样。

检查场地

为了能够在了解情况后再做决定,建议你去所有能够分娩的地方实地考察一下。检查场地的时候带上笔记本,记下你所有问题的答案。同时,请相信自己的直觉!如果你考虑在家分娩,和你的医疗专家讨论这个选择。助产士会给你列出清单,告诉你关于你在家分娩需要的一切。

在每个场地要问什么

■ 谁来管理我的分娩计划?

■ 停车是否方便?从停车场走过来要多远?

■ 如果我进入产程无法移动,你们的助产士是否能到家来帮我?或者我需要自行去医院或诊所?

■ 是否在每个分娩室都有分娩球、分娩垫、分娩椅?

■ 我能在水中分娩吗?

■ 我能有几个陪伴分娩的伙伴?

■ 我能带我其他的孩子来吗?

■ 孩子出生之后,我的陪产者能在这儿过夜吗?

■ 我多久之后才能回家?

■ 宫缩之后有什么缓解疼痛的措施?

■ 除了我的陪产者,还有谁可以在房间里陪着我?

■ 我的宝宝会一直和我在一起吗?

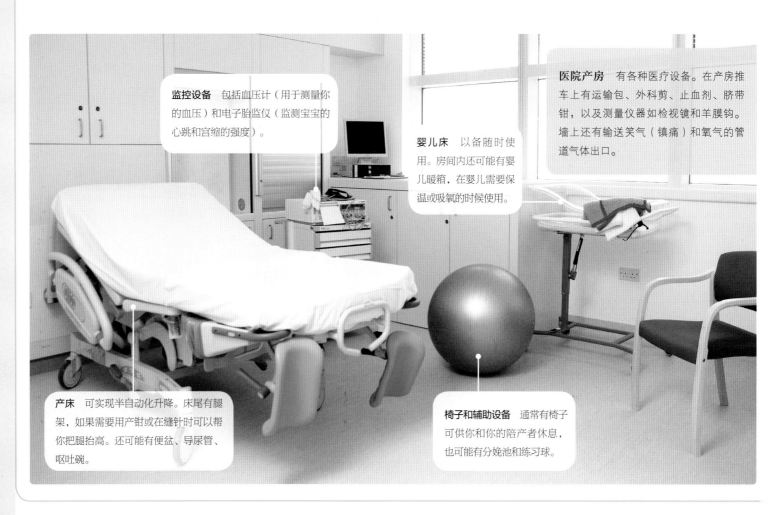

监控设备 包括血压计(用于测量你的血压)和电子胎监仪(监测宝宝的心跳和宫缩的强度)。

婴儿床 以备随时使用。房间内还可能有婴儿暖箱,在婴儿需要保温或吸氧的时候使用。

医院产房 有各种医疗设备。在产房推车上有运输包、外科剪、止血剂、脐带钳,以及测量仪器如检视镜和羊膜钩。墙上还有输送笑气(镇痛)和氧气的管道气体出口。

产床 可实现半自动化升降。床尾有腿架,如果需要用产钳或在缝针时可以帮你把腿抬高。还可能有便盆、导尿管、呕吐碗。

椅子和辅助设备 通常有椅子可供你和你的陪产者休息,也可能有分娩池和练习球。

各生产场所的优缺点列举

记住，任何时候改变主意都不晚！一旦你的自身情况发生改变，就需要重新考虑你的决定。这个表格列出了一些你选择在哪儿生产时需考虑的要点。

 医院

 必要时能立刻得到专业医疗护理
» 可使用所有的镇痛方法。
» 所有新设备、新应用在分娩情况改变时可迅速做出反应。
» 新生儿重症监护病房（NICU）的设置保证一旦宝宝在出生后出现状况，可立刻得到医疗护理。

 缺乏持续性照顾
» 孕期为你提供医疗支持的助产士和分娩时护理你的不是同一人。
» 分娩时可能在换班，所以你在孩子娩出前会看到许多医院助产士。
» 宝宝出生后在产后病房住一晚的可能性更大。

 分娩中心

✔ **助产士作为主导、医院作为辅助的低科技性环境**
» 虽然诊所独立运营，但附近配套有完善的医疗措施。
» 分娩环境更令人放松。
» 更有可能让你的产程随自然进展而不进行干涉。
» 辅助分娩（使用产钳或吸引器）的概率更低。
» 产程可能更短。
» 较少采取剖宫产。
» 陪产者可以陪你过夜。

 虽然可以获得更全面的医疗护理，但仍有40%初次分娩的女性不得不去医院（二次或多次分娩时也有10%）。

 家

✔ **持续照顾**
» 社区助产士也是在分娩时支持你的人。
» 你不需要在阵痛时还忍受奔波之苦。
» 显著降低辅助分娩的概率。
» 你从宝宝一出生就能和他在一起。

✗ **40%初次分娩的女性不得不去医院**（二次或多次分娩时也有10%）
» 没有镇痛方法，可租用脉冲波止痛设备（TENS）设备，或者助产士可能有便携的瓶装镇痛气体。
» 如果你不得不去医院，陪产者可能不被允许在急救车上陪你。

■ 我开始哺乳的时候能得到哪些帮助？

■ 有没有人能从头到尾教我怎么换尿布、给宝宝洗澡？

■ 如果我决定用奶瓶喂配方奶，要怎么做？我得随身带着奶瓶和配方奶粉吗？

■ 我能在这儿买到生小孩住院期间所需的零食和饮料吗？还是得自己带来？

■ 产房放音乐时用的是什么设备？

在医院额外要问什么

■ 我在生完宝宝后要搬到病房吗？

■ 如果我想采用硬膜外麻醉，随时能找到麻醉医师吗？

■ 探视时间是怎么规定的？我的陪产者也要遵守吗？亲属探视时间是什么时候？

■ 有没有单人房间，是怎么分配的？我要额外付费吗？

在分娩中心额外要问什么

■ 如果我需要转院，多快能去医院？需要自己叫救护车吗？

■ 一般什么情况下需要转院？转去哪家医院？

■ 紧急情况下会有医生来诊所吗？

 你知道吗

在20世纪30年代的英国，大约80%的宝宝是在家里出生的。到20世纪60年代，这个数字就下降到了30%，现在已经不到3%了。如果孕期平顺，在家分娩也是没有问题的。有些地方有独立助产士诊所，可以提供与在家分娩相似的体验，以及轻松的分娩环境。如果你选择在家分娩，一旦在产程中出现并发症，需立即转去医院。

Q 什么是分娩计划？我需要制订计划吗？如果需要的话，我该什么时候写？

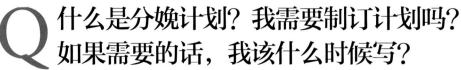

分娩计划让你有机会把你对于分娩的喜好、考虑写到纸上。不是一定要有，但至少想想自己喜欢什么也是个好主意。你可以在任何时间制订这个计划。

分娩计划代表着一个思考的过程，让你考虑在生宝宝的过程中什么最重要，以及对医疗团队可能提出哪些问题。它可以包括任何内容，从你想播放什么音乐到想要什么镇痛方法。你可以立刻开始写分娩计划，然后在孕期不断修正和补充，从助产士、医护人员、家人、朋友、其他准妈妈那里收集知识和想法。需要记住的是分娩过程未必总能按计划进行，你在这件事上需要注重灵活性，如果在某一时刻你或宝宝急需医疗支持，那就需要抛开你的分娩计划了。

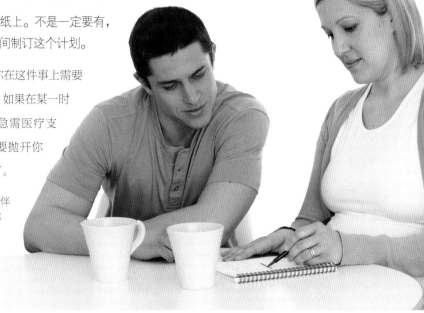

你的偏好 和伴侣一起提出你们的想法和愿望。

制订你的分娩计划

以下面的项目和想法作为参考，写下你的分娩计划。记住，细节方面可以进行灵活调整，增加或减少都可以。

» 我的分娩环境： 你想在哪儿生；想听什么音乐，如果有的话；其他任何能够帮助你进入状态的东西。

» 呵护分娩过程中的宝宝： 助产士检查宝宝心跳时，你要不要坐起来活动一下；对于宝宝持续进行胎心监护有没有反对意见。

» 照顾新生儿： 你期望的哺喂和皮肤接触；当你在娩出胎盘或接受缝合的时候，谁来抱着宝宝。

» 心理支持和个人护理： 你想和谁在一起，以及他们要如何支持你；你的陪产者应该在你的头侧还是宝宝出生的那一端陪伴你；你想要什么零食和饮料。

» 辅助分娩： 如果要你选择，你对产钳或吸引器有没有偏好；你是否愿意接受借助药物来提高宫缩强度。

» 发布喜讯： 你首先要把宝宝出生的喜讯告诉谁，按什么顺序；有没有一些人你要亲自通知，还是让陪产者把消息告诉大家。

» 体位和支撑： 分娩时想要什么体位；宫缩时要不要四处走走；要不要分娩球/椅等。

» 出生一刻： 你愿意把宝宝放在肚子上吗；谁先来抱宝宝；你或陪产者谁来公布性别；谁来剪脐带，是否要推迟剪脐带的时间。

» 急救： 如果你在家分娩，遇到紧急情况该转去哪家医院（如果可以选择）；如果你在独立助产士诊所分娩，遇到紧急情况该转去哪家医院。

» 镇痛和身体护理： 要不要镇痛，要哪种方式；有什么镇痛方法是你不想要的；如果助产士认为侧切能让你生得更容易，要不要接受侧切。

» 胎盘： 你希望胎盘自然娩出，还是用药物加速这个过程；你是否要看一下胎盘，甚至自己保管。

» 特殊要求： 哪种语言是你的首选语言；你是否需要一个手语翻译；你或你的伴侣是否有特殊需求；你是否需要遵守某些特定的宗教习俗。

按照几大必备项目展开你的**分娩计划**，下面的表格能给你一些**灵感**。计划或**详尽**或**模糊**，随你所愿。了解整个分娩过程和你能够选择的所有选项，可以帮助你考虑清楚自己需要什么。重要的是确认你对所有选项有足够的**信心**且充分**知情**。

》剖宫产：谁陪你进入手术室；想听什么音乐，如果有的话；你是否希望通过屏幕看到产科医生把宝宝拎出的那一刻；你是否希望宝宝出生时医护人员保持沉默，以确保你听到他第一次哭；如果你被全麻，谁为你抱着宝宝，你是否乐于让陪产者在你麻醉苏醒之前就把宝宝出生的喜讯告诉别人，以及宝宝在你苏醒之前如果需要喂奶，是从母乳库里取奶瓶喂还是喝配方奶；宝宝从子宫里取出的时候，你是否想录像或拍照；你的子宫和腹部缝合的过程中，你是否想和宝宝有皮肤接触并开始哺喂，或者你更乐于让陪产者抱着宝宝，直到你回到产后病房。

Q 我的伴侣对于分娩计划的一些想法，我不完全同意。我要试图把它们纳入计划吗？

分娩计划是关于你在分娩过程中的护理，所以最好能反映你的想法。然而，孕育新生命是你们两个人共同的事情，所以如果有些事情他非常看重，为了这个全新的、令人激动的"冒险"，确保你能从他的角度考虑问题。你的身体出现任何问题的时候，都要以医疗专家的期待和建议为先。

Q 我去生孩子的时候要带着分娩计划吗？如果我无法集中精神记住里面写了些什么怎么办？

在英国，助产士会在你的孕期档案中放置一份你的分娩计划做备份，让在你分娩过程中照顾你的人都能看到。给陪产者一份备份也是个好办法，你无法自己掌控的时候还有一个人可以替你表达愿望。可以事先简述你的分娩计划，不过假如你已经说了要避免辅助分娩，但情况表明这是宝宝出生最安全的方法，你应该给予充分的理解和配合，毕竟助产士的专业建议是非常重要的。

Q VBAC是什么意思？我要考虑吗？

VBAC的意思是剖宫产后阴道分娩。如果你上次分娩时采用的是剖宫产，这次你仍有进行阴道顺产的可能。是否选择剖宫产后阴道分

娩，完全根据你个人的选择和实际情况。阴道顺产比剖宫产恢复得更快，让你可以更轻松地照顾新生儿和其他宝宝。需要知道的是，尽管理论上剖宫产后阴道分娩所引发的并发症少于二次剖宫产，但并不总是这样。

Q 会不会有什么原因我不能进行剖宫产后阴道分娩？

如果你上次剖宫产是出于孕期时的某种原因而非解剖学原因，且手术及恢复顺利，那么你可以进行剖宫产后阴道分娩。也就是说，如果你曾因为分娩过程中的某些问题，出于对宝宝安全的考虑而采取过剖宫产，这次分娩时没有理由妨碍你进行剖宫产后阴道分娩。然而，如果你不能进行阴道顺产是因为如骨盆过小导致胎儿不能通过等，那你可能需要二次剖宫产术。如果你子宫上的切口是一个标准横切口，剖宫产后阴道分娩是可以的；但如果是其他切口，则需要根据个人情况进行评估。

Q 即使我抱着剖宫产后阴道分娩的期望开始分娩，会不会最后仍需要去做另一次剖宫产？

如果你前次剖宫产平顺且非解剖学原因（见上），则剖宫产后阴道分娩有70%～85%的成功率。与前次剖宫产史有关的是，有大约0.5%的情况是你在宫缩时瘢痕会发生撕裂。如果你有过2次剖宫产史，瘢痕撕裂的风险上升到1%；3次以上剖宫产史所带来的风险则缺乏数据，通常需要等待来观察情况如何进展。

70%～85% 大多数医院记录的剖宫产后阴道分娩成功率是70%～85%。

Q 我寻找陪产者的时候要注意什么？

在你分娩的时候，身边理想的陪伴者应该有过人的耐心，可在压力下保持冷静，同时格外关心你。下面是完美的陪产者应该拥有的素质列表：

» 镇定：帮助你排解忧虑或压力。

» 自信：帮助你实现愿望，支持你的医疗团队从你和宝宝的健康出发所提出的加速生产的建议，即使它们与你的分娩计划不完全符合。

» 回应：从你的角度出发给予评论或许诺，且不加批评或冒犯。

» 适应性强：尤其是看到血或呕吐时。

» 同理心：未经要求就能以让你舒服的方式回应你的情绪，能给你正向引导。

» 尊重医护：知道什么时候应该站到一边让医疗团队工作而不被妨碍或质疑。

» 没有时间限制：无私而明确地可以在你的整个产程把自己的全部注意力放在你身上，无论多长时间。

» 可以进行任何决定：在你的分娩过程中，他可以从你和宝宝的利益出发，给你明智、合理的建议。

背部按摩 陪产者应有意愿和能力在宫缩早期为你进行轻柔的背部按摩。你们可以在宫缩开始前一起练习。

Q 什么是产妇陪护？在分娩过程中，他们怎么帮助我？

一般来说，产妇陪护就是在生产时给予陪护，他还可以帮助进行分娩前的准备，或在宝宝出生后进行照料。这能满足生活中的实际需要（如应付种种琐事），而且你还可以得到宝宝护理和母乳喂养的相关建议。有些产妇陪护只提供产前和出生支持，有些则专长于产后护理，还有一些可以全程帮助你。英国相关研究表明，有了产妇陪护之后，女性的剖宫产率下降50%，分娩时间缩短2小时。产妇陪护还可按照你的要求对你的伴侣给予支持：告诉他发生了什么，给他打气，指导他怎么做才对你最好。

Q 如果我有产妇陪护，还需要助产士吗？

需要。因为产妇陪护只能和助产士一起工作，不能取代助产士的角色，但确实能提供额外的支持和持续的照顾。产妇陪护无须经过医学培训，但需完成相关课程，这样他提供的孕期支持才是安全、受医学认可的。注意，产妇陪护服务需要自己联系经政府部门认证的机构（译者注：我国目前尚未有相关组织及职业资格认证）。

今日，更多的**父亲**参与到**宝宝的降生过程中**。不过，亲近的家人或朋友、**独立助产士或产妇陪护**也都是在**分娩**过程中能够给予你或你的伴侣支持的人选。

Q 我的陪产者人选不止一个。我能有两个吗？

大多数医院允许两位陪产者在产房陪着你（甚至可以更多，只要他们不会干扰医护人员）。和你的陪产者候选人都谈谈，并确保他们了解另一位会同时在场。特别是确认你的伴侣对这个组合感到满意——这是个亲密的过程，他可能坚持认为有些什么只能在你们两人之间发生。为每个人分配角色是个好主意：也许你可以请一位陪产者在精神上支持你；另一位则处理一些更实际的事情，如确保你有足够的食物和饮品，把房间氛围弄成你想要的。明确你想让谁位于宝宝出生的一端，如果那里会安排一个人的话。你最不想看到的就是他们为第一时间看到宝宝出生而推搡起来。

Q 我在家分娩的时候能让大孩子在场吗？

分娩前，请和社区助产士讨论如何为其他的孩子建立规则。如果大孩子和你在一起，有个好办法是派一个人用零食和一些有意思的娱乐活动转移他的注意力（分娩是一个很漫长的过程）。那个人可以是你的伴侣，或者是其他来帮忙的人。你的孩子不应让你分心或成为你担心的事情，从而使他变成分娩的障碍或干扰。同样，考虑孩子的年龄和个性，考虑他能不能亲眼看见妈妈的分娩过程。即使是轻松的生产对小孩子来说也可能是一场"惨剧"。和他好好谈谈将会发生什么，告诉他分娩会给妈妈带来痛苦，但那是"安全的"痛苦，在宝宝出生后就会消失。用孩子能理解的语言进行沟通，鼓励他们多提问题。如果你从反馈中发现这些对他而言可能是无法承受的，请亲近的朋友或长辈来带走并照顾他（可以在其他房间或在天气晴好时带他去花园玩儿），在宝宝出生后——可以是降生那一刻邀请他们进来。这对

Q 如果宝宝出生时父亲不在场，会长期影响父亲和宝宝之间的关系吗？

研究表明，宝宝出生时父亲没有在场对父子（女）之间的关系不会产生负面影响。

只要宝宝的父亲在新生儿来到世界之后，全心全意地投入对他的照顾当中，便可以建立与孩子的长期关系。这种纽带是专属于父母和宝宝之间的紧密联系。与宝宝建立纽带需要时间，是在母亲或父亲渐渐了解和照顾新生儿的过程中逐渐建立起来的。这令父母产生照顾和喂养宝宝的欲望。唯一可测得的差异是，出生时在场的父亲对处理宝宝更有信心，见证生产过程并有积极感受的父亲更愿意不依赖母亲而独力照顾宝宝（这令你有机会时不时地休息一下）。

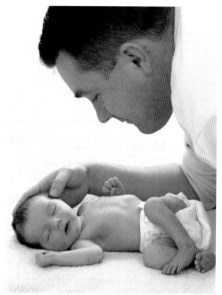

宠爱之父 确保宝宝的父亲和你一样从宝宝一出生就能为他换尿布和换衣服。鼓励伴侣与宝宝进行皮肤接触，确保他习惯抱着这个令你们喜悦的新生儿。

每个参与的人都会是一次难忘的经历。

Q 我的伴侣认为他看到我分娩的痛苦时会应付不来，我需要做些什么才能有所帮助？

很多男性承认在陪伴分娩时最难熬的时刻就是看到伴侣经历痛苦，自己却无能为力。你分娩时需要的那个伙伴应该镇定、沉着、权威（对你甚至对医护人员）——这个人有时需要根据你的分娩计划做出决定。如果你的伴侣认为他可能会出现恐慌甚至晕厥，也许他还是在产房外等着宝宝出生为好。你有多种选择：

» **独立的陪产者：** 选你完全信任的人做陪产者，能够在产房从开始到结束一直给你全力支持，然后在宝宝出生后再让你的伴侣进来。

» **产前陪护：** 让你的伴侣在产房陪伴你，但需要有人在他觉得不舒服的时候进来代替他。

» **缩短时间：** 让你的伴侣在他能承受的状态下陪伴你尽可能长的时间，然后再让他出去，换成医院助产士支持你，直到宝宝出生。

» **全程陪伴：** 让你的伴侣全程陪伴，但告诉他待在你的头侧就好（这样不会看到太血腥的场面），如果他感到压力可以离远一些。一起练习呼吸技巧——你们都可以在分娩时用这些技巧放松，你可以缓解疼痛，他可以应付见到你疼痛时所承受的压力。

在整个孕期，你会进行一系列的**筛查和检测**来监测宝宝的生长发育情况，同时确保你的身体也能自如地应付孕期。**超声筛查**是你"见到"宝宝的好时候，其他那些**检测**则用于排除异常。

筛查和检测

你可能会遇到哪些情况

血液、尿液、血压的检测在整个孕期属于常规检测，能够密切关注你和宝宝的情况。这些检测的目的是在问题出现之前就察觉警示信息。比如，如果血液检测发现血红蛋白水平低，可能说明铁的水平低，这是贫血的征兆。而高血压和/或伴有蛋白尿则是子痫前期的症状。

你也会进行超声筛查，使用超声技术看看宝宝在子宫里的情况。这是无痛的，对你和宝宝也没有任何已知的风险。除了能让你看到宝宝，它们还可以对宝宝的生长发育情况进行很全面的评估，甚至能够检查心脏结构。同时，它们能提示母体可能存在的问题，如纤维瘤或宫颈功能不良。你至少要进行2次超声检查，一次在孕8～14周，即估预产期超声；第二次在孕18～22周之间，即排畸超声。

在孕期，你也有机会进行各种遗传或染色体异常的产前检查，如唐氏综合征筛查。评估你的宝宝是否异常，需要进行综合血液检测和颈项透明带超声扫描。如果考虑宝宝可能患有任何先天异常，还可能进一步对你进行具有侵入性的检查，如绒毛膜绒毛活检或羊膜腔穿刺。这些筛查和检测使医疗专家能够在宝宝出生前就对他有一个尽可能清晰的了解。

你对存疑的筛查或检测永有选择权，它们都不是强制性的。但是，所有的检测都用于确保你和宝宝得到恰当的护理。你可以在检查前和助产士讨论任何你关心的事情。按照要求，他会向你进行详情解释以及提示所有步骤的风险，让你能在知情之后做出决定。

你的筛查、检测时间表

右页是你在孕期要进行的所有筛查、检测。除非有特殊原因（如家庭史或双胞胎）需要提前检查，否则所有筛查、检测在初次预约产检之后才会开始（参见80页）。某些筛查、检测是所有孕妇都要进行的，有些是可选的，取决于你的个人情况。所有检查都是为了监测你和宝宝的状态是否良好。

Q 我在什么时间要进行哪些不同的筛查和检测？

下表列出了孕期预计要做的筛查和检测项目及一些相关信息。有些检查是针对所有孕妇的，有些是针对具备特殊情况的孕妇的。

筛查、检测时间表

孕周	筛查/检测	目的
4~5	双胞胎家族史	了解生长情况和胎心
8~14 *	估预产期超声	监测生长情况，估预产期
11~14 *	颈项透明带扫描	评估畸形风险
10~20	血液检查	评估畸形风险
11~15	绒毛膜绒毛活检	畸形诊断检测
18~22	排畸筛查	畸形诊断检测
自14周起	羊膜腔穿刺	畸形诊断检测
22~23	重复排畸筛查	进行详细的胎儿测量
18~24	脐带穿刺	畸形诊断检测
28~40	超声筛查	检查生长发育情况

* 如果估预产期超声在孕11~14周进行，则同时进行颈项透明带扫描。

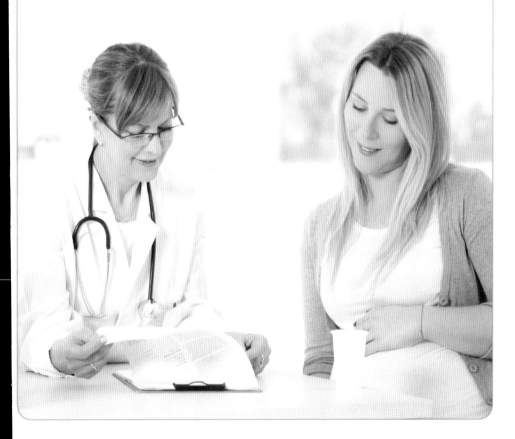

Q 我从来没做过超声筛查，那是什么？

进行腹部超声筛查的时候，你会被要求躺在一张高床上。房间里比较暗，这样屏幕上的图像才能比较清晰，就像电影院放映电影时光线必须比较暗道理一样。超声医生会在你的腹部涂上胶，然后把超声手柄放在你腹部移动。如果他时不时地重按一下，不必担心，那是为了获得正确的位置。超声医生是专业的医生，同时也可能是放射科医生（译者注：中国的超声科已从放射科分离出来），经过骨骼解剖的训练；或是经过产前超声培训的助产士。他会根据特定的数据（如宝宝脊柱和股骨的长度、头围、腹围等）和屏幕上观察到的图像来评估宝宝的健康。如果超声提示存在问题，超声医生通常会立刻请别人再进行复查。如果他们达成统一的观点，便会向你解释他们担心的问题，并告诉你接下来会怎样。他们很有可能把信息提交给产科医生，而产科医生会在几日内预约你就诊，解释可能的诊断，讨论下一步的检查选项。尽量别担心，大多数筛查最终都指向不需要担心的圆满结局（参见101页）。

Q 超声筛查对宝宝安全吗？有什么风险吗？

就目前所知，超声筛查对你和宝宝非常安全。超声筛查使用手持的设备，通过超声波得到宝宝的影像。与X射线不同，超声波不会增加童年肿瘤或先天畸形的发病风险。超声的"束"穿透羊水，被宝宝的身体反射，得到动态影像。一些人担心超声会增加核心体温，但其实超声引起的体温升高不到1℃，不需要任何担心。

Q 我因为出血，已经预约了早期超声筛查，我需要一直休息到检查的时候吗？

估计有10%的女性在孕早期会出现点状或少量出血，她们中的大多数都会继续全程平顺地孕育健康的宝宝。

你在等待进行超声筛查的时候，应避免提拎重物，避免性交，尽可能多休息，但也无须焦虑——只要你平日里没有活动得特别剧烈，是不会加重出血的，你不需要打乱这种生活。每天多喝水、正常吃饭（即使你并不想吃）就可以了。如果你出血加重，可以给医生打电话寻求建议。他可能会要你去附近的急诊马上进行检查。如果你的超声筛查显示一切正常，就可以回家。一般出血会在

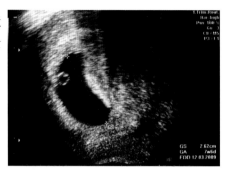

孕6周超声　胚胎在孕期的这个阶段只有5毫米～9毫米长。

10天之内停止，但如果持续，给医院打电话咨询。如果超声筛查显示有问题，超声医生会告诉你接下来该怎么办。

Q 我能叫人陪我去做超声筛查吗？我们能要张照片吗？

大多数产前检查中心和医院都建议你找一个人和你一起享受见到宝宝的奇妙体验，同时在你出现状况时也能给予支持。有另外一个人跟你一起提问，也是十分有帮助的。你的伴侣或亲密的家人显然是最适合的人选。超声医生通常会很高兴给你一张扫描的照片，但可能会收取一小笔费用——可以在前台提前咨询。

孕6～7周进行的**早期超声筛查**通常是**经阴道超声**。经阴道超声在这一阶段显示得比经腹超声更清晰，但借助的都是超声波。

Q 什么是EPU？我的全科医生在说到我是否需要早期超声筛查的时候说到了这个。

EPU为早孕部门，也称"早孕评估部门"（EPAU）或"早孕评估中心"（EPAC），是医院里的一个特殊部门，专门监测和治疗孕早期问题。如果所在地的医院有这个部门，若需要，你可以前往进行早期超声筛查。但并不是所有医院都有早孕部门，那么早期超声筛查则在常规产前中心进行。早孕部门有严格的转诊标准（需要你的医生介入），包括你怀孕多久（"早期"表明处于孕早期，但一般不早于7周），近期妊娠检测是否呈阳性，你遇到的问题的性质。早孕部门还可以拒绝检查孕妇的胎儿存活情况，除非有紧急的怀疑理由。直接转诊的情况则包括双胞胎家族史、月经样出血、持续超过1周的点状出血。

Q 我接受生育治疗后怀的小孩，该在什么时候做第一次超声？

不同诊所的标准不同。你可能早至孕3周时接受筛查，以确认囊胚是否落在子宫内。其他一些诊所可能要等到你妊娠检测阳性，在孕6周左右进行超声筛查（收集卵子的4周后），因为这时超声可以监测到胎心了。如果生育治疗确认有效，你在大概2周后会再进行一次超声筛查（孕8周左右），检查胚胎的生长是否达到预期。你可能会从治疗辅助生殖诊所转出，预约产科医生，进入正常的产前检查流程。

Q 我等不及到12周再看到宝宝了，能不能自己付费在私营医院进行超声筛查？

当然可以。私营医院最早在孕7周时可以进行超声筛查（再早的话超声可能看不到什么）。大多数超声医生会为你进行经腹超声检查（在宝宝上方的腹部用手柄检查），但在这么早的时候，也可能转用经阴道超声，以得到宝宝更清晰的影像。在这种情况下，一个细长的超声设备会被塞进你的阴道，以便更接近子宫。

Q 为什么建议我进行早期超声筛查？

如果你很辛苦才成功怀孕，有反复流产史或多胎妊娠史，有异位妊娠的风险，有宫颈机能不全、阴道出血或与末次月经无关的子宫疼痛，医生会建议你在孕7周左右进行超声筛查。同样，如果你知道自己患有子宫肌瘤或者怀疑为双胞胎或多胞胎，医生也会检查是否一切如常。

Q 估预产期超声筛查要做什么?

孕8～14周进行的超声,即估预产期超声,旨在确认你的预产期,确保你在正确的时候进行正确的产前检查。

你在超声前要多喝水,充盈的膀胱能让超声图像更清晰。在超声筛查过程中,超声医生会判断宝宝的准确孕周,估算预产期。在这个阶段,所有宝宝的成长速度是一样

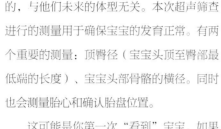

白色区域 硬质组织如骨骼在影像中显示为白色

黑色区域 表示液体,如宝宝周围的羊水

灰色区域 软组织显示为灰色,在影像上呈现斑点状

的,与他们未来的体型无关。本次超声筛查进行的测量用于确保宝宝的发育正常。有两个重要的测量:顶臀径(宝宝头顶至臀部最低端的长度)、宝宝头部骨骼的横径。同时也会测量胎心和确认胎盘位置。

这可能是你第一次"看到"宝宝,如果他正好在动,那么一定是令人愈加兴奋的时刻。你可以要一张扫描照片带回家以便与他人分享,但可能需要为此付费。

估预产期超声 你的第一次常规超声检查。这会提示宝宝生长发育的情况。

超声筛查 超声医生会用一个手持式传感器或探头在你皮肤上移动,以获得宝宝的影像(参见下图)。

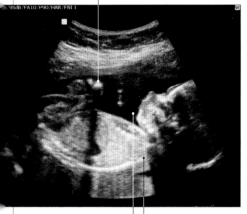

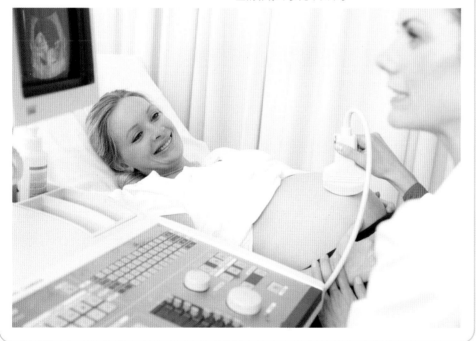

Q 哪些检查是用于检查畸形的?

在你孕期的不同阶段有各种检查用于排除畸形。有一些提示的是宝宝受畸形影响的风险。这需要借助超声筛查和抽血检查,来确认某些特殊情况。确认、了解结果能够帮助父母决定如何应对。但这些检查是侵入性的,有1%导致流产的概率。

Q 什么是综合检测?什么时候做?

为了准确地为你计算包括唐氏综合征在内的不同畸形的风险,你需要进行综合检测。其中包括抽血检测和颈项透明带超声筛查。抽血检测的是 β 人绒毛膜促性腺激素(β -hCG)和妊娠相关蛋白(PAPP-A)。怀有唐氏综合征宝宝的准妈妈血液中, β 人绒毛膜促性腺激素浓度较高,而妊娠相关蛋白则较低。抽取的血样会被送走检测,所以需要2周左右得到结果。需要在孕10～14周进行抽血1。

Q 什么是四联和三联检测?它们什么时候做?

你可能会在孕14～20周时进行四联检测,这时用综合检测已经无法得到可靠结果。四联检测旨在测量血液中的 β 人绒毛膜促性腺激素、甲胎蛋白(AFP,胎儿产生的一种蛋白质)、血清游离雌三醇(uE3,雌激素的一种形式,怀有唐氏综合征宝宝的准妈妈血液中浓度较低)和抑制素A。血样需结合你的年龄和胎儿孕龄才能计算风险。三联检测和四联一样,但不查抑制素A浓度。

Q 什么是颈项透明带（NT）检查？

这是用于检测唐氏综合征风险的超声筛查。虽然它不能准确地告诉你宝宝是否患有唐氏综合征，但可以提示他是否处于高风险。所有孕妇都要进行颈项透明带筛查。

宝宝的颈项透明带是宝宝颈部后侧皮肤下方脂肪酸的储积地。超声医生可以在孕11~14周时用超声测量颈项透明带的厚度。除了超声筛查，测量值还得结合准妈妈本人的年龄、宝宝的顶臀径以及综合血液检测的结果来考虑（参见95页）。全面考虑这些结果，可以告诉你宝宝出生患有唐氏综合征的风险。比照颈项透明带、准妈妈年龄、综合血液检测的结果，得出的结论准确率超过90%。如果你进行产检的医院不能进行综合检测也别担心，颈项透明带筛查结合你的年龄和宝宝的测量值也足够提示风险。即便提示你为高风险，请记住这个检测并非最终的诊断。你还需要进行诊断性检测（绒毛膜绒毛活检或羊膜腔穿刺，参见右页），才能得到准确结果。

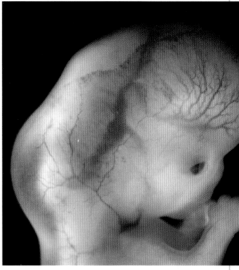

颈部液体 宝宝的颈部后方有一些液体，患有唐氏综合征或其他遗传障碍的宝宝此处的液体更多。这可以在孕12周的估预产期超声时进行检查。

如何理解颈项透明带检查结果

宝宝的颈项透明带越厚，患唐氏综合征的风险就越高。需要注意的是，测量只是检测的一部分，还要根据综合血液检测结果和你的年龄进行全面评估。

结果显示为比例。比如，你得到的结果可能为1:1500，说明宝宝出生患有唐氏综合征的风险是1/1500（转化为百分比即约0.07%）。高于1:150的比例被视为高风险，但这也并不说明你的宝宝一定会患上唐氏综合征（1/150的比例转化为百分比仅约0.67%）。更值得记住的是，如果你属于低风险同样有可能（当然可能性非常小）生出一个患有唐氏综合征的宝宝。如果你属于宝宝患唐氏综合征风险低的人群，会在2周内得到筛查结果。如果你属于高风险，可能在1周内得到结果，通常2~3天就拿到了。之后，你就会有尽可能多的时间来考虑是否进行进一步的诊断检查，如羊膜腔穿刺。做不做这些检查完全在于你自己的选择。

在你做决定的时候，请记住一些唐氏综合征的生理指标可能在孕期晚些时候的超声筛查中变得明显起来。在这种情况下，超声医生会告诉你他发现了什么，以及它们对你宝宝的健康说明什么。

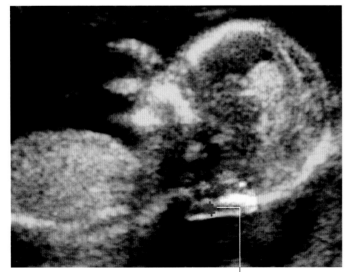

低风险 如果测量值在孕11周时为2毫米以下，孕14周时为3毫米以下，宝宝患有唐氏综合征的风险低。

正常的颈项透明带

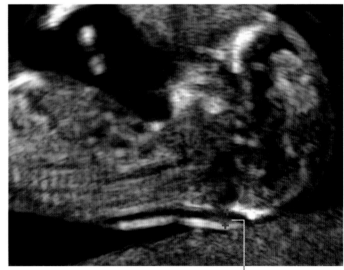

高风险 如果测量值超过3毫米，宝宝受唐氏综合征影响的风险增大。

颈项透明带增厚

Q 我可能要进行绒毛膜绒毛活检。绒毛膜绒毛是什么？

绒毛膜，即胎盘表面覆盖着许多绒毛样叶状突起。这些叶状突起增加了胎盘的表面积，促进营养向宝宝体内的传输和废物从宝宝体内的排出。绒毛包含和宝宝完全一致的基因物质，所以绒毛膜绒毛活检可以收集绒毛，分析宝宝的基因组成。

Q 与侵入性检测相关的风险是什么？

任何侵入性检测都会带来感染的风险，所以要注意腹部穿刺口是否出现肿胀、发热或发红，以及你是否出现体温升高。绒毛膜绒毛活检和羊膜腔穿刺都会提高孕期流产的风险——大约分别提高1%。如果绒毛膜绒毛活检在孕10周以前进行，羊膜腔穿刺在孕15周以前进行，则会将风险再略微提高一点点。一些数据表明，绒毛膜绒毛活检的流产风险略高于羊膜腔穿刺，尤其是宝宝胎龄较小时。这些操作导致的流产中大多会在检查后72小时内发生，但也可能推迟到2周以后。有些人担心做过绒毛膜绒毛活检的准妈妈生下的宝宝会缺少手指或脚趾，但如果绒毛膜绒毛活检不是在孕9周以前进行的，这种风险就可以排除。医生会在你同意检测之前告诉你所有的风险，让你自己选择做或不做。

Q 有哪些诊断性检测？它们能测出所有的胎儿畸形吗？

绒毛膜绒毛活检、羊膜腔穿刺、脐带穿刺，都是能确认宝宝是否有特定畸形的诊断性检测。因为这些检测手段是侵入性的，所以如何正确选择以及各自涉及哪些问题就显得非常重要。

绒毛膜绒毛活检在孕11～15周进行，可以检测染色体异常、遗传异常（如囊性纤维化）、肌肉骨骼障碍（如肌肉萎缩）、血液障碍（如镰状细胞贫血、血友病或地中海贫血）和神经系统紊乱（如泰-萨二氏病）。但它不能告诉你宝宝是否有神经管缺陷，如脊柱裂。而这可以在排畸超声中进行诊断（参见100页），并通过羊膜腔穿刺检测。

绒毛膜绒毛活检、羊膜腔穿刺、脐带穿刺或无创产前基因检测

下表列出了诊断步骤，孕期进行的时间表，它们能检测到的一般问题。在了解步骤之前，和你的医疗服务提供者讨论适应证和禁忌证。

操作	孕周	用于检测
绒毛膜绒毛活检（侵入性）	11～15周	染色体异常和遗传缺陷、血液障碍、神经系统和骨骼肌肉障碍
羊膜腔穿刺（侵入性）	自14周起	染色体异常和遗传缺陷、血液障碍、神经管缺陷和骨骼肌肉障碍
脐带穿刺（侵入性）	18～24周	染色体异常和遗传缺陷、血液障碍、神经管缺陷和骨骼肌肉障碍
无创产前基因检测（非侵入性）	自10周起	染色体异常和遗传缺陷。做过这项检查后可能不再进行绒毛膜绒毛活检和羊膜腔穿刺

给自己一点儿时间，好好**考虑**做哪项检查。这是一个**重要的决定**，你需要对结果做好最**充分的准备**。

Q 有没有更安全的非侵入性检测能替代绒毛膜绒毛活检或羊膜腔穿刺？

无创产前基因检测（NIPT）是利用母体血液中的少量胎儿DNA进行分析的一种血液检查。这是一种简单的检查，血液样本会被送走检测。研究表明，无创产前基因检测在确认染色体异常的宝宝时准确性约为99%。英国的许多私营诊所从孕10周开始提供这一检测，国家医疗服务体系也对高危孕妇提供这一检测。检测结果需要等待2周时间。然而，你要知道的是，目前的数据表明，5%的血液样本所含有的宝宝DNA不足以进行正确检测。

你知道吗

助产士和医生用下面的统计数据来评估年龄是如何影响宝宝患有唐氏综合征的风险的。风险如下：

20岁，风险为1：1500

30岁，风险为1：800

35岁，风险为1：270

40岁，风险为1：100

45岁，风险高于1：50

Q 绒毛膜绒毛活检的步骤怎样？需要多久？

绒毛膜绒毛活检在孕11~15周时进行，检查宝宝是否有特定障碍和异常。该检测适用于某种疾病的高风险孕妇。

医生会用注射器穿过腹部直达胎盘，或者从阴道置管通过宫颈进入子宫，进行绒毛取样。在后一种情况下，是从管道中用吸力获取胎盘上的绒毛。医生采取哪种方式取决于宝宝和胎盘的位置。

你就诊的时候需要保证膀胱充盈，因为你首先需要进行超声筛查，确定胎盘在子宫里的位置，然后指引医生进行绒毛取样（但在某些情况下你也需要在检测前排空膀胱，才能进行胎盘定位）。包括准备时间，整个过程需要不到30分钟，其中绒毛取样仅占5~10分钟。然后绒毛会被送去检测。医生会在活检后检查宝宝的活动情况和胎心，确保一切正常。

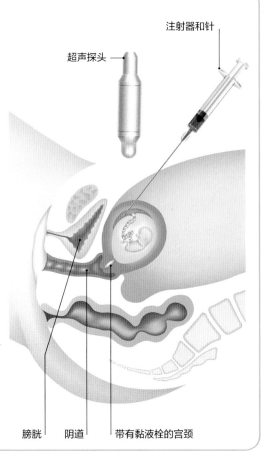

超声探头

注射器和针

进行检测　用长针头注射器从胎盘上取出少量样本。

膀胱　　阴道　　带有黏液栓的宫颈

在你决定进行检查之前，医生会与你和你的伴侣一起讨论可能出现的风险。

Q 羊膜腔穿刺的步骤是怎样的？需要多久？

适用于14周以上孕妇，是另一种侵入性诊断检测。和任何诊断检测一样，需要对实施的必要性进行谨慎考虑，并告知可能的结果。

在开始前，医生会进行超声扫描，判断宝宝、胎盘和脐带的位置。然后，他会把带有注射器的针头插入腹部，穿透子宫壁，直达羊膜囊。需要用注射器抽取大约20毫升的液体。羊水中含有来自宝宝皮肤的细胞，这些细胞含有DNA，能显示宝宝的基因组成。然后，这些羊水将送去检测。

和绒毛膜绒毛活检一样，你需要充盈自己的膀胱，让医生得到更好的超声影像。如果你超过孕20周，则可能要求排空膀胱。操作完成后，医生会检查宝宝的活动情况。

整个过程持续20~30分钟。如果医生没能一次抽出足够的液体（大约8%的概率会出现这种情况），他会重新插入针头，再多抽一些液体。

注射器和针头　　超声探头

羊膜囊

进行测试　依靠超声波探头的引导，插入针头以抽取少量羊水。

膀胱　　阴道　　带有黏液栓的宫颈

Q 我听说过脐带穿刺检测，我应该做这个吗？

像绒毛膜绒毛活检和羊膜腔穿刺一样，这一检测用于发现染色体异常。它被用于孕龄超过18周的孕妇，常用于其他检测手段未能提供可靠诊断的情况下。它和羊膜腔穿刺的步骤一样，但在这一检测中，取样的对象是脐带。通常得出结果需要等待3天左右。任何诊断检测之前都要谨慎考虑其实施的必要性。

Q 我在进行侵入性检测后能开车吗？能直接回去工作吗？

无论你做的是绒毛膜绒毛活检还是羊膜腔穿刺，检测结束之后最好请别人开车送你回家。虽然驾驶本身没什么危害，但你可能会在接下来的几小时里感觉有点儿打晃，还有点儿胃绞痛，这会让你在开车时感到很不舒服。医生会要求你休息24小时，所以接下来这一天你无法工作，而且接下来几天也要尽量放松。要不要多请几天假取决于你的工作性质，但需要避免剧烈运动或提拎任何重物。

Q 最快多久能得到检测结果？怎么给我？

各个医院流程不太一样，但大多数情况下你会在2～3个工作日里得到三大主要染色体异常的检测结果（唐氏综合征、18-三体综合征、13-三体综合征，参见右栏）。这属于快速检测，可能需要另外付费。全面的染色体检测（全染色体组型）和遗传状况，以及血液分析通常需要2～3周。你可以选择通过电话或面谈来知晓结果，无论哪种情况，产科医生都会在稍后出具书面文件确认他和你说过的一切。记住你要做这些检测是基于被认为宝宝具有先

天畸形的高风险，所以你得到的可能是关于他健康的负面消息。当你接收结果的时候，如果有必要，请确保有人在你身旁支持你。

Q 如果检测确认我的宝宝有先天畸形或染色体异常，会怎样呢？

当你了解了对初步诊断的结果后，医生会安排另一次诊断，详谈你需要了解的信息和选择。确保你听懂了这些用专业术语表达的结果——你可以不停提问直到真正知晓。你需要考虑的核心事项：宝宝还在子宫里或者刚出生的时候是否能进行治疗；宝宝可能有什么特殊需要及其程度；病情是否危及生命；如果有影响，宝宝的预期寿命有多久。

毫无疑问，任何满怀希望的父母都很难问出这些问题。列个表格，并在他人的陪伴下一起去见医生，这能在一定程度上给予你支持。弄明白医生对你说的一切。

根据诊断结果，你可能被建议终止妊娠，这会是一个给你带来巨大负面影响的决定。因此，请花点儿时间，而你不要仓促做决定。医院会提供专家咨询，帮助你了解当下的情况，之后再做决定。

如果你觉得咨询独立的第三方医疗机构能对你有所帮助，那就进行咨询。最终，只有你自己能做出对家庭最合适的决定。让那些爱你并能给予有效支持的人在身边陪你做决定。

Q 我知道21-三体综合征是唐氏综合征的另一个名字，但什么是13-三体综合征和18-三体综合征？

染色体异常是说特殊染色体缺失或多余。有数百种的染色体异常都会危及生命，使妊娠因此结束或使宝宝在出生后不久夭折。

这三种疾病都因为染色体异常。健康人携带23对染色体，编号为1～23。极少数情况下，宝宝出生时会在某一对染色体上携带多余的染色体，即一组3条（三体）。21-三体综合征说明21号染色体多了1条。18-三体综合征说明18号染色体多了1条，即爱德华综合征。13-三体综合征为帕陶综合征。爱德华综合征和帕陶综合征都非常罕见，且危及生命，宝宝出生时会伴有严重的神经和生理畸形。在这两种情况下，宝宝通常都只能存活到出生后几天。绒毛膜绒毛活检和羊膜腔穿刺都能检测出宝宝是否携带任何多余的染色体。

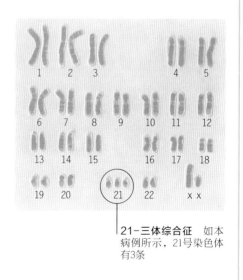

21-三体综合征 如本病例所示，21号染色体有3条

染色体异常 一旦出现异常，可能是染色体的数量、结构方面发生错误或遗传问题……诱因是多种多样的。

Q 排畸超声筛查是什么?

在孕18~22周时,你会进行孕中期排畸超声筛查,也称"大排畸"。这是你孕期中超声医生对胎儿健康进行的第一次详细评估。这一系列的筛查和生理特性检查用于确保是否存在出生缺陷。

见到你的宝宝

这对充满期待的父母来说是个既兴奋,或许还潜藏着焦虑的时刻:这可能是你第一次在超声屏幕上看到宝宝——这时的胎儿看起来真的像个"小人"了。即使没有经过专业培训,你也能辨认出他的眼睛、耳朵、鼻子、手部、脊柱,甚至部分手指和脚趾。同时,你会知道宝宝的发育是否健康。如果你仍然有些担心,记住这样一个事实——绝大部分的异常超声最后都有一个好的结局,而极少被确认病情。只有非常少的父母会得到宝宝出生后需要一些特殊护理,或者做是否终止妊娠的艰难抉择。

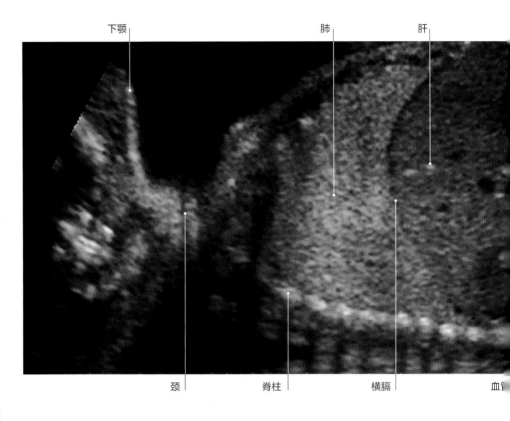

下颚　肺　肝

颈　脊柱　横膈　血管

你知道吗

健康成年人的静息心率为60~90次/分(bpm)。下面是超声医生或助产士在孕期不同阶段对你宝宝每分钟心率的预估(可±20次):

》孕20周时155次/分

》孕30周时144次/分

》足月(孕40周左右)时140次/分

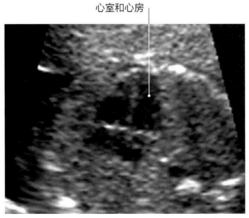

心室和心房

宝宝的心脏 检查四腔心的尺寸是否大致相同,确定各个瓣膜工作正常。如发现任何问题,将被转诊给心脏专科医生进行进一步检查。

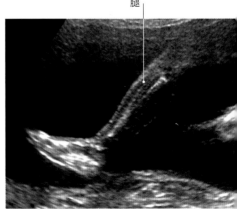

腿

宝宝的腿 测量股骨(大腿骨)长度,这是检查生长情况的有效指标。检查宝宝的脚、脚趾、手和指数各有多少个,但可能数不清楚。

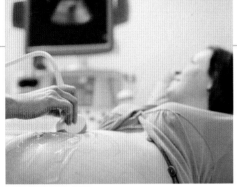

看一看 超声筛查时，超声医生需要不断改变超声探头的位置，才能从各个角度仔细观察宝宝。

肠

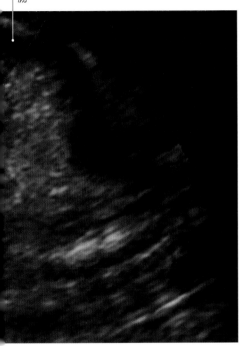

观察宝宝的超声 在孕20周左右，超声医生会仔细观察宝宝的器官结构，以及外部特征（面部特征等）。

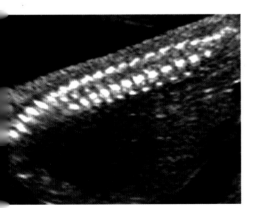

宝宝的脊柱和脊髓 检查脊柱上的所有骨骼，确认排列正确，脊柱完全包在皮肤里，消除神经管缺损的可能性，如脊柱裂。

可能出现的畸形

　　下表详细列出宝宝可能出现的畸形类型。需要记住的是，畸形的发生是非常罕见的。问题被发现的概率——测得率，受到一些因素的影响，如肥胖、前次剖宫产或其他手术的瘢痕、宝宝的体位等。

病情	详情	预后	测得率
神经管缺损（出生10000例中有6例）	先天无脑畸形和脊柱裂属神经管疾病，颅骨、脊柱和/或脑未充分发育	无脑无法治疗，宝宝在出生前或者出生不久后即死亡。脊柱裂可能导致功能受限，但予以一定支持后，有可能实现正常生活	无脑测得率为98%，脊柱裂测得率为90%
腹部穿孔（出生10000例中有4~5例）	导致腹裂或脐突出，部分小肠甚至肝脏在宝宝体外发育	两种情况都可以在出生后立刻进行手术治愈。一些脐突出的宝宝也可能伴有心脏缺损	腹裂的测得率为98%，脐突出的测得率为80%
膈疝（出生10000例中有4例）	膈上有孔，说明肺发育不完全	50%的宝宝会在出生后立刻死亡，因为他们的肺未能发育，甚至无法进行急诊手术	60%
唇裂或腭裂（出生1000例中有1例）	宝宝的嘴唇分成两部分，有时也包括口腔内的腭。如果两部分未正确融合或完全融合，就发生唇裂或腭裂	唇裂或腭裂都没有生命威胁。宝宝通常可以在出生后6个月内接受手术，把两部分缝合到一起，几乎不会留疤	75%
严重心脏缺损（出生1000例中有3~4例）	心室增大、瓣膜异常导致血流双向、心脏缺损，是部分归类为严重心脏缺损的先天性心脏疾病	只能由专科医生确诊宝宝心脏问题的性质，然后才能对预后进行判断	50%
双侧肾缺如（出生10000例中有1例）	医学上称为"双侧肾发育不全"，说明宝宝两边的肾都没有，甚至没有膀胱	因为我们需要肾脏才能存活，罹患该病的宝宝会在出生前或出生时死亡	84%
致命的骨骼发育不良（出生10000例中有1例）	宝宝的骨骼未完全发育，使躯干非常短小，四肢也很短	躯干短小说明肺没有发育完全，宝宝在出生后很难存活	90%

Q 我怀孕26周，助产士对宝宝的大小很担心。这意味着什么？

宝宝在子宫内的生长如果放缓或停止，称为"宫内发育受限"（IUGR），这可能是多种因素导致的。如果助产士担心宝宝的成长，他会安排额外的超声检查，看看问题出在哪里，以及如何治疗。

处于发育中的宝宝的尺寸是根据百分位图进行计算的（你也会在宝宝出生后得到这个表格，用来跟踪宝宝的身长体重）。孕24周以后，结合这些图表以及妈妈的宫底高度可得到宝宝的平均生长速率。宫底高度是助产士在产检时用卷尺测量得到的，是你胸骨以下腹部的最高点到耻骨联合的距离。

如果在你孕26～28周的时候，测量掉到第10百分位以下，助产士可能会请你多做超声筛查，直接测量宝宝给定时间内的头骨径和腹围（这些测量值也会记录在你孕期档案中的相关百分位图上）。宫底高度不仅受宝宝尺寸的影响，也受羊水量的影响——虽然少见，但羊水过多或过少都会影响测量结

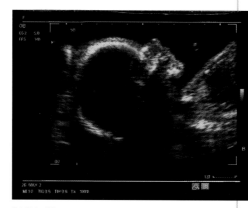

超声扫描 如果宝宝的生长发育似乎放缓了，你可能需要多次检查来更准确地评估生长情况。

果。通过这些生长数据的超声筛查，可能提示你和你的医疗团队一切都好。

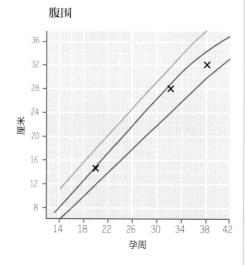

生长曲线图 左图显示宝宝的头部正在稳步发育。右图显示腹围的成长放缓，可能是因为心脏、大脑得到的血液和营养不够。

关键

—— 第90百分位　　× 检测结果

------ 第50百分位　　⋯⋯ 第10百分位

Q 什么情况下我需要额外的超声检查确认？

有些孕妇需要额外的监控来确认宝宝的生长正常。

有时是因为孕期开始时出现的病情，可能需要额外的超声检查确认。其他问题在怀孕过程中还可能会逐渐凸显。如果具备下面这些问题，说明在你初次预约产检时需要额外检查。

》前次的孕期并发症，如宝宝过小或死产。

》已存在疾病，如糖尿病或心脏病。

孕期发生以下情况需要额外监控，包括：

》多胎妊娠，你会在估预产期超声时发现。

》不断严重的妊娠糖尿病。

》母体血型为Rh阴性血液，且已发展出抗D免疫球蛋白。

在孕晚期出现下列情况时，你需要额外的超声筛查，以确认宝宝健康：

》羊水早破。

》羊水过多或过少。

》过预产期2周宝宝还未出生。

》宝宝正常活动停止。

Q 助产士提到多普勒超声，我为什么需要做这项检查？

如果你在孕期出现并发症，或者超声确认宝宝的生长出现问题，可能会要求你进行多普勒超声筛查。这一特殊超声测量脐动脉和子宫血流，以确认胎盘健康。你可能会在孕期进行不止一次多普勒超声，监控宝宝在给定时间内的成长情况。如果对于宝宝的活动有担心，一种称为"胎心监护仪"的多普勒超声会跟踪宝宝的心跳，可能根据其结果建议提前引产。胎心监护仪通常在孕晚期进行，但也可能提前做。

Q 我什么时候能给宝宝做3D 扫描？

3D扫描可以在孕期任何时候进行。它们能对宝宝的3D影像给出静态图像。4D扫描可能给出宝宝的动态3D影像，时间是第4维。这些扫描中你可以看到宝宝的皮肤而不是身体内部结构。

英国国民健康体系提供的产前检查通常只提供宝宝的2D影像。然而，私营诊所可以提供3D，甚至4D（有些还可同时提供声音）扫描，只要你愿意付钱就可以。问问医生或助产士的建议，看附近有什么声誉良好的私营诊所。有些女性担心3D扫描会用到伤害宝宝的射线，但3D扫描的安全性和2D的一样，只是整合不同角度的超声波来建立3D影像。如果你怀的不止一个宝宝，这一扫描非常有用，因为能看出宝宝们是否共享胎盘或羊膜囊，为孕期提供有价值的信息。

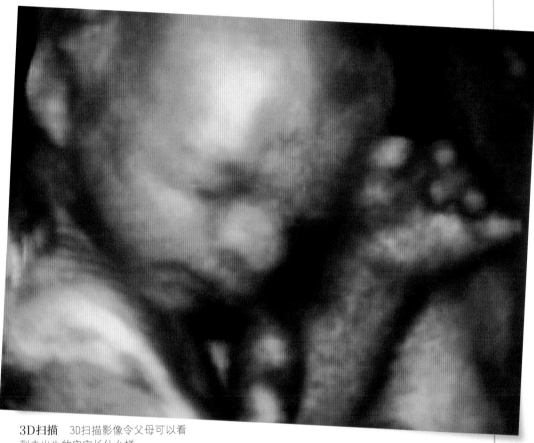

3D扫描 3D扫描影像令父母可以看到未出生的宝宝长什么样。

头部　　腿部

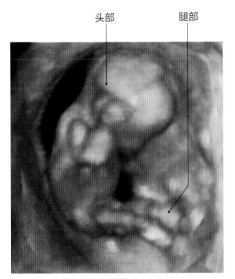

14周 孕12周时胎儿已经完全成形，14周时可能看出性别。如果你想在3D扫描影像上看到宝宝的全貌，则需要在怀孕的早些时候进行检查。孕期越晚、空间越少。

手部　　头部

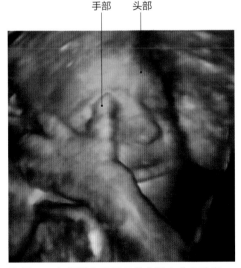

特写 3D扫描影像能显示胎儿脸上的各种表情，如皱眉和微笑，有时还可以看到胎儿张开嘴。这个孕38周大的宝宝正在揉眼睛。

羊膜囊

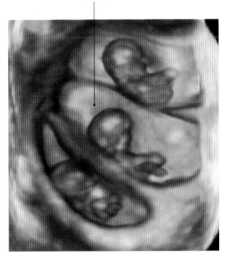

三胞胎 在这个三胞胎的奇妙3D扫描影像中，每个胎儿各有一个羊膜囊。囊与囊之间有一小部分呈V字的胎盘。这说明每个胎儿不仅有各自的囊，还有各自的胎盘。

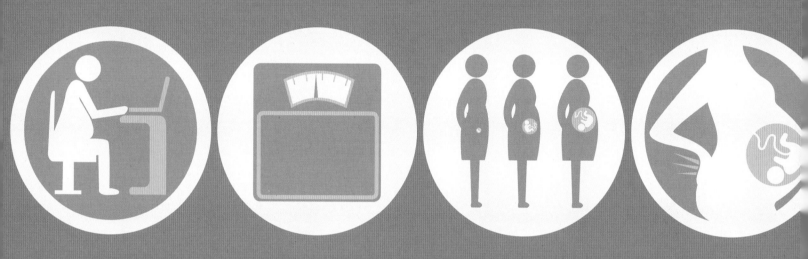

关于你个人的一切

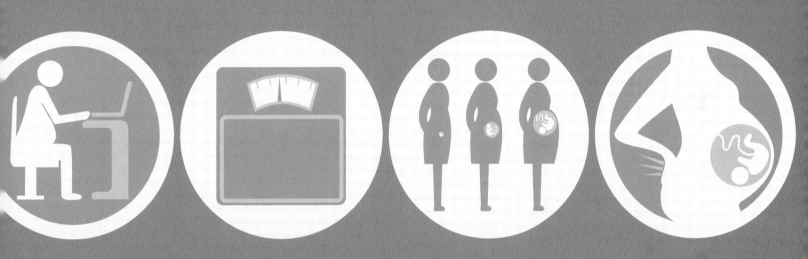

你的身体在接下来的9个月里会经历**不可思议的变化**。有些会影响你目前的生活方式，看着腹部日渐隆起会让你感到既困惑又兴奋。了解你需要调整的**生活方式**及你可能会经历的**身体和情绪变化**。弄清如何处理那些可能发生的常见问题和并发症。

总有人告诉你，当你怀孕了，生活会萌发**新的意义**——但你也会疑惑**生活**在一天天的期待中会发生怎样的变化。其实，你有许多事情可做，请**尽可能**地让你和宝宝享受一个健康、安全、可控的孕期吧！

生活方式的转变

周围的世界

怀孕之后，你变得愈发警惕了。我们关注生活和工作的环境会对自身的健康和状态有怎样的直接影响，又会对宝宝的健康和状态有怎样的间接影响。在本章，我们会将焦点聚集在居住环境问题；直接接触的化学物质以及如何尽量减小它们给你自身和未出生宝宝带来的潜在安全风险；如果你住在城市，且可能暴露于重金属污染之下，我们还考虑了空气污染的影响，以及如何处理家中的含铅水管。

工作的世界

怀孕对工作有怎样的影响，这个问题显然与你的工作性质相关。在英国，准妈妈们有特定权利保护自己和未出生的宝宝。在这一部分，我们会考虑工作的方方面面，是否对未出生的宝宝有害，是否令你格外虚弱导致你需要雇主对你采取保护措施。我们列出了

你需要知会雇主有关怀孕情况的相关条例。同时，我们梳理了你在孕期的权利，如产检的假期和之后照顾新生儿的产假——你和你伴侣都有。

生活方式事项

这部分涉及的内容包括宠物、美容产品、休闲活动（如园艺）等。我们会解答一些最常见的问题，指导你知晓在生活的哪些方面需要做出改变。我们会让你在可能担心、焦虑的事情上放轻松。尽管每个人都需要放松，但可以说没有人比准妈妈更需要放松自己了。也许你想在宝宝出生前去国外度个假——最晚什么时候还能搭飞机？如果需要疫苗接种怎么办？自驾游怎么才能更舒适？应该买什么样的旅游保险？最后，我们来看看睡眠问题——这时的睡眠比以往任何时间的都更宝贵。怀孕的时候怎么才能确认得到了充分的休息？我们会给出有关最佳睡眠时间和限制打乱身体自然睡眠周期的小憩的建议。

Q 怀孕的时候性生活还安全吗？会对宝宝有害，甚至造成破水吗？

在平顺的孕期中，性生活是安全的。这一行为不会危害宝宝，因为他被羊膜囊包裹着，研究表明插入式性生活不太可能弄破胎膜造成破水。

孕期性生活最大的挑战是如何"处理"你日渐膨隆的腹部，但没有需要停止性生活的生理理由。事实上，在孕晚期，性高潮造成的子宫收缩能帮助你为分娩做好准备。许多情侣享受没有任何避孕措施也不考虑后果的自由性生活。然而，记住你有被性交传染疾病感染的可能，基于这一点请使用避孕套。

虽然性交对宝宝是安全的，但你可能觉得不太舒服，因为乳房胀痛、宫缩、恶心或身体处于易疲惫状态。你可能发现轻柔的性爱更舒适，你在孕期不同阶段需要适应或尝试不同体位。很多情侣认为侧入式是最好的，无论是面对面，还是让你伴侣从背后抱住你。

与以往的性生活相比，很多女性在孕期的性生活中感到了差别。你可能因为乳房和阴道血流增加而更加敏感，体内雌孕激素的水平升高也增强了性欲。你身体的改变对伴侣来说是种意外的兴奋，但也可能使他因为怕伤害宝宝而无法放松。如果你不想做爱，寻找其他与伴侣保持亲密的方式。沟通和触摸是让你们保持亲近情侣关系的根本。对于很多情侣来说，能共同创造一个新生命已经足以巩固他们之间的爱了。

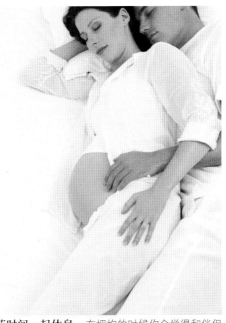

花时间一起休息 在拥抱的时候你会觉得和伴侣联结在一起。你们可以一起午睡或者在懒洋洋的下午放松自己。

什么情况下要避免性生活

少数情况下，需要避免插入式性生活。全科医生或助产士会基于医学理由提出相关建议。如果你有任何感染的迹象，如非正常流液、瘙痒、性交痛，请向全科医生或助产士咨询。

» **出血：** 如果你在孕期有任何严重出血，可能增加进一步出血的概率。

» **前次流产史或早产史。**

» **破水：** 一旦发生，性生活会引发感染。

» **宫颈机能不全**（参见147页）。

» **胎盘前置**（参见147页）。

你知道吗

在孕晚期，高潮会引起假性宫缩（参见201页）。别担心，相对来说这比较常见，但如果你觉得不舒服，试着慢慢深呼吸或利用其他放松技巧，等宫缩过去。

Q 我担心辐射会伤害宝宝，还能用手机或微波炉吗？

没有证据表明你应该在孕期停用手机或微波炉。对长期使用手机影响健康（无论是否怀孕）的研究仍处于初期阶段，就目前已掌握的情况而言，还不能断言可能造成伤害。手机释放无线电波，类似电脑或电视释放的无线电波，而且危害并不会比它们更大。相对更加担心手机的辐射，是因为我们使用的时候会把它靠近头部。如果你在不用手机的时候会把它放在接近腹部的口袋里，目前的证据尚不能表明对宝宝能够危害。但如果你感到担心，打电话的时候把它放在手提袋或胸前口袋里，使用免提功能，把手机拿远点儿就好了。

现代微波炉制造的时候有严格的指导标准，用以确保任何"泄露"的微波远远低于可对人体造成伤害的水平。如果你怀孕了，在购买微波炉时，要确保产品符合质量安全标准。使用微波炉时，往后站以保持安全距离。

Q 我怀孕的时候能做牙齿的X射线检查吗？

现代牙科的X射线检查时间很短，离腹部很远，辐射量很低，对孕妇来说是安全的。然而，确保你告诉门腔科医生你怀孕了，从而得到他的专业建议。同样，大多数胸部和四肢X射线检查在孕期也是安全的。大多数情况下，如果你的医疗专家认为你虽然怀孕了却还要进行X射线检查，那就是因为这么做对你和宝宝来说利远大于弊。

Q 我住在城市里，空气污染会对宝宝有害吗？

如果你在污染高峰期能够尽量减少户外活动，就能降低污染对宝宝造成的负面影响。你需要接触大量污染，才会对你和宝宝有严重的影响。

2014年，美国佛罗里达大学的一项研究表明，居住在严重污染城市的女性更容易患高血压，引发孕期的子痫前期。另一项波兰研究人员的调研从儿童出生后随访到5岁，显示胎儿期和出生后第1年的高污染水平可令儿童智商略下降。美国哈佛大学公共卫生学院也推测，孕晚期受到细小颗粒污染（由火车、汽车和工业废气导致）影响，与自闭症可能存在联系。

这些发现看起来非常吓人。我们已经知道空气污染有害健康，所以既需要更多地进行关于孕妇和胎儿的研究，也应该在任何时候都提高警惕。比如，选择车少的时候上街，避开上下班高峰期，在家的时候也要于这些时候关上窗户。如果可以的话，买台家用空气净化器。选择安静的道路或者在公园散步以保持活动量，而不要走在堵得水泄不通的大街上。喝足够的水来"冲刷"身体。

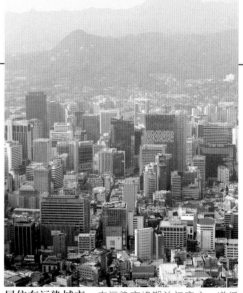

居住在污染城市 在污染高峰期关闭窗户，遵循政府或权威部门发布的针对居民的健康建议。

空气污染表

空气质量指数为全球许多政府机构所使用，每天向民众进行污染物预测。虽然每个国家的标准略有不同，但通常包括地表臭氧、悬浮颗粒物、一氧化碳、二氧化硫、二氧化氮。留意所在地新闻中的空气质量预报，在悬浮颗粒物和臭氧水平低的时候进行户外活动。孕妇应始终遵循有关高危个体的健康建议。

空气污染程度	高危个体的健康建议
低	正常户外活动
中	考虑减少长期或剧烈的户外活动
高	减少或重新规划户外活动
极高	避免任何户外活动

Q 我养猫。清理猫砂对我来说安全吗？

最好不要。猫的粪便可能带有寄生虫——刚地弓形虫，会传染人类患上弓形虫病。如果你怀孕后被感染了，可能导致宝宝流产或死产、脑损伤、视力或听力丧失、肝脾增大。孕期感染得越早越不容易把寄生虫感染传递给宝宝，但一旦患病，风险也更大；孕晚期发生的感染更容易传递给宝宝，但并发症的风险却低得多。

宝宝弓形虫感染的症状只能随着时间显现，可能只是低出生体重、黄疸或贫血。大多数养猫的女性已经感染过了，如果她们是在受孕前3个月感染的，对宝宝是没有危害的。孕期最好保持小心谨慎，请其他人来清理猫砂。如果没有别人的帮助，那么请戴上橡胶手套，并在清理后立刻洗手。寄生虫也会存在于土壤和生肉中，所以做完园艺工作或处理生肉后也要洗手，并且在吃蔬菜水果之前都要清洗干净。如果你认为自己是弓形虫高危，请全科医生进行检测。

Q 我住在老房子里，水管是铅制的。喝这样的水对宝宝有害吗？

为了健康，即使你没怀孕，也应该尽可能避免接触有害重金属。水中含的铅可以从你的血液和骨骼中进入胎儿的身体，已知能在出生前后减缓部分儿童的大脑发育。部分国家或当地有相关政策，可对更换家用含铅水管给予补贴，甚至免费。问问所在地的政策，如果可以的话请更换水管。

同时，喝过滤水（普通的过滤壶就可以很大限度地去除重金属污染，包括自来水中的汞、铝、铅），烹饪时也用过滤水。如果你愿意，还可以饮用瓶装矿泉水，但确保它的钠含量低。

减少自己的重金属暴露，使用玻璃、不锈钢或陶瓷材质的餐具，而不要用含铝或铅的餐具。

Q 我经常染发，有什么染发剂是我要避开的？

如果你想确保格外安全，可以使用天然植物成分的染发剂。然而，如果染发剂里只含有非常低浓度的有害化学物质，在孕期每3个月左右染一次头发对宝宝也是基本安全的。倒是要考虑你自己的皮肤，因为孕期更容易过敏，可能对染料产生不良反应。头发也可能出现意外状况，比如颜色不能正确显现或头发变卷、变脆。如果你使用化学染发剂，即使是以前用过的品牌，也需要先在一小撮头发上做测试。你还可以考虑挑染而不是全染。因为挑染能有效减少皮肤接触化学物质的机会，降低由此带来的发生不良反应的风险，也减少进入血流的化学物质的含量。

Q 我在孕期还能使用美黑喷雾吗？

虽然对美黑喷雾的利弊分析都缺乏可靠的证据支持，但一般来说在怀孕的时候要避免吸入任何化学物质，其中就包括从这些喷雾罐里喷出的。可以用美黑慕斯或乳霜代替，它们含有一样的美黑物质，但直接用于身体，让你避

6000万

美国人携带弓形虫，但很少有人出现症状，因为**免疫系统**会阻止寄生虫引发疾病。

免吸入任何化学物质。同样，乳霜或慕斯只会渗透皮肤上层，对宝宝的风险很有限。

Q 我热爱园艺，但这可能会影响、伤害成长中的宝宝吗？

园艺有多种危害，如需要接触化学物质，接触土壤和未清洗蔬菜水果中的弓形虫，提拎重物，以及以跪姿站立。

尽管轻度的园艺工作对怀孕的你来说是很好的户外活动和自然享受，但花园里潜伏着一些危险。你需要保护自己不接触有毒物质，如化肥和杀虫剂；遵循工作流程以避免受伤。下面这些建议可以确保你和宝宝的安全。

 » 跪下和站起的过程都要确保安全，蹲下和起立的时候都用膝盖和大腿发力，而不要借助后背或腹部的力量。

 » 戴好园艺手套，不要手部直接接触土壤。猫和其他动物完全有可能在你花园里"方便"。

 » 举起花园垃圾和重的花盆时务必注意，用膝盖下降重心而不是弯腰。如果有些东西太重了，请其他人帮忙提拎。

 » 天热时请戴帽子，喝足够多的水，因为园艺可是件叫人口渴的活儿。在一天中较为凉爽的时候做园艺。

 » 不要往植物上喷杀虫剂，把这个工作留给别人来做吧。如果只有你能做，那么请戴上口罩，保护好鼻子和嘴。

 » 远离真正的重活儿，如为大片草地割草或砍伐树木，让别人来做好了。即便对于你力所能及的事情，一旦感觉眩晕或疲劳，也请立即停止。

 » 总是用抗菌皂洗手，每次在你的花园或菜地干完活儿后请立刻清洗，即使你一直戴着手套。

 » 清洗蔬菜水果，在入口之前彻底清洗，即使它们是你从自家园子里摘的，因为土壤可能遭到动物粪便的污染。

Q 我怎么才能知道产假政策和宝宝父亲的权利？

在英国，想得到有关产假政策、雇主责任和宝宝父亲权利的及时信息，最好的地方就是政府网站。找出你何时可以开始带薪假期，产假有多少天，以及保留多少薪水无疑是烦人的，但英国政府的网站上有手动操作的计算器可供使用。现在，你在距预产期15周前需要已经被连续雇用26周，才能得到法定带薪产假和薪水。如果你对所提供的信息有什么不明白的地方，可以咨询公司人事部门。他们也能告诉你公司是否提供额外福利，如更多的带薪产假等。你也可以问自己的直属上司。如果你不想和同事讨论，所在地的相关责任部门也可以帮你计算你应得的权利。

Q 我应在什么时候告诉上司自己怀孕了？

许多女性在孕12周前除了直系家属之外不会告诉任何人有关怀孕的消息。然而，如果你的工作环境可能对怀孕有伤害，比如你是经常接触X射线的牙科医生或其他医生，或者你是接触许多化学物质的美发师，又或者你妊娠反应严重到无法正常完成工作，早点儿告诉雇主是一个比较好的选择。在任何情况下，你告诉雇主的时间都不能晚于距预产期15周前，而且除

你知道吗

你通知雇主你怀孕的事情时，可以要一份公司关于产假规定的复印件，再花些时间上网了解自己的相关权益。记住，通知雇主你要何时休假以及何时重返职场在规定上都是有确切的截止时间的。

Q 我怀孕时，我的雇主应承担什么责任？

尽管各国的规定不同，但下面这些要点是每位雇主都应该考虑的，以确保一位怀孕的员工的孕期安全。

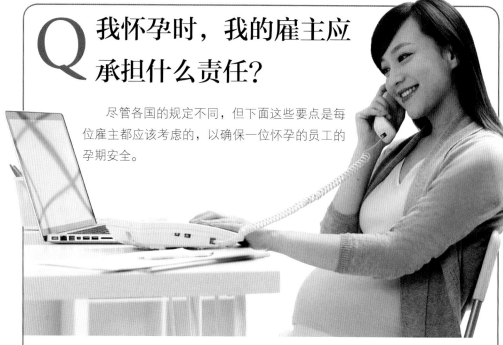

» 提供休息场所。

» 让你拥有做产检的带薪假期。

» 如果你的工作有下列情况，则提供同等薪水的不同工作岗位：

› 需要提拎重物或其他重体力劳动。

› 需要取得平衡的活动。

› 经常采用非常规姿势，如弯腰、够物、转身、扭曲。

› 暴露于极端温度（极高温或极低温）或经受极大压力。

› 长期振动、急停或摇摆。

› 工作环境噪声很大（超过85分贝）。

› 长期接触化学物质、辐射或其他可能造成伤害的污染物。

› 轮班工作（如果医生认为对你孕期健康有不良影响）。

非雇主知道，否则你无法得到产检假期。为了确保你得到全部的员工福利，包括产假薪水，你得向雇主提交怀孕证据（由医疗专家签署的信件或证明，在英国是MATB1）。

Q 我伴侣能有带薪假期陪我去产检吗？

目前，英国法律规定，准爸爸可以有2个6.5小时的休假用于陪你产检，但没有薪水。同性伴侣也可以参加2次产检（无薪），在新生儿生后的产假标准和异性伴侣一样。当然，你伴侣的雇主可能有自己的规定，但他们的规定只可能比法律规定得更慷慨。有些公司，比如，允许准爸爸参加所有的产检，并且带全薪。只要你们的情况合乎法定要求，你的伴侣

可以按照公司规定去休年假，就可以使用自己的休假权益（假设他有相关权益）了。

Q 我的工作压力很大。压力会影响宝宝吗？

采取措施来处理压力和焦虑总是一个好主意。应激激素皮质醇和肾上腺素会从你体内传递给宝宝（相关研究已经在压力大的妈妈的羊水中发现了这两种激素）。一些研究表明，压力会增加早产、新生儿出生缺陷或低出生体重的风险。另有一项研究表明，孕期承受巨大压力的妈妈与孩子将来变得过度内向或过度活跃有一定关系。为了减轻压力水平，请保证享受你的午休，而不要连续工作。比如，在街区散步来放松头脑，给自己放松休息的时间——至

52周

是英国**职场女性**最多可以申请的产假时间。

少1周内的某几天可以这样去做。你也可以寻找额外帮助或把工作转给其他同事，从而有效处理和简化你的工作。

Q 我想在孩子出生后重返职场，能直接那样做吗？

英国的妈妈们可以在孩子出生后的2周开始工作，如果在工厂工作则要求4周。这段空档是一个恢复期，目的是确保你的身体有时间从分娩生产中恢复、调整。

Q 我告诉雇主我想休6个月产假，但我现在想休1年。这会有问题吗？

根本不会，只要你提前告知雇主并给予他足够的时间来安排工作。英国法律规定，如果你想改变回来工作的日期，要提前8周告知雇主。你也会有一些"保持联系"（KIT）的日子，可以时不时地去工作一两天，从而让自己能跟得上公司目前的节奏。这是可选且带薪的，不会影响你已经申请的产假。

Q 我在办公室经历漫长而疲惫的一天，怎么保持健康？

当你怀孕时，经典的8小时工作可能让你有与以往不一样的感受，尤其是在最易疲惫的孕早期和孕晚期。幸运的是，对工作做些小的调整即可有所帮助。

 » 善用午休来进餐、休息，而不要忙于工作。花时间坐在公园里或咖啡馆里，缓解工作所带来的压力。

 » 重新布置你的工位，以便让自己采取正确的姿势。你可能需要随着孕程的进展重新调整椅子和电脑的位置。

 » 少量多次地休息，离开你的办公桌。每隔45分钟"闲逛"一次，可以帮你避免因过多胃酸产生不适或胃灼热。拉伸对已出现的疼痛有所帮助。

 » 喝水，吃少量健康零食，如水果和坚果，全天如此。这可以把能量保持在高水平，能够有精力"抗击"恶心的出现。

 » 选择舒适的服装和鞋履。穿多层天然可呼吸的面料，能帮你调整波动的体温。

 » 调整通勤时间，问问你的雇主能不能略微调整工作时间以避开人流高峰，无论你开车还是使用公共交通工具，上下班都是一个很大的挑战。

 » 限制家务和烹饪时间，尤其是夜间，这对放松很重要，请你的伴侣或家人帮忙。

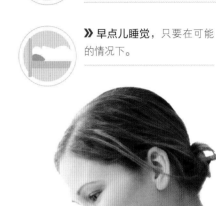 **» 早点儿睡觉**，只要在可能的情况下。

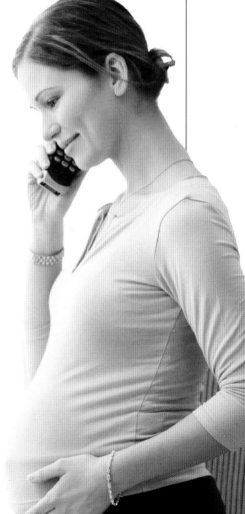

Q 我想度假，什么时候去最好？

大多数准妈妈的最佳度假时间是孕中期。这是你最享受孕期的时候，精力提升，孕吐也停止了。这时，你更有可能觉得旅行的主意是让你感到舒适而非不顾你身体状况的糟糕想法。在孕早期，你可能感到恶心和疲惫，而且流产的风险也比较大。在孕晚期，你会觉得旅行较不舒服，也是最疲倦的时候。最重要的是，一旦有人认为你要进入分娩了，你就很难规划目的地往返的旅程，因为航空公司可能拒绝你的搭乘。

Q 我孕期乘坐飞机的最晚时间是什么？

孕期飞行没有任何危险，只要你搭乘的是加压的飞行（所有的大飞机都是加压的，但小型水上飞机可能不会）。如果你有高血压、严重贫血或有前次流产史，可能会建议你避免飞行。最好问问助产士的建议。

另一个问题是航空公司规定方面的，因为不同公司可能有不同规定。一般来说，他们不接受超过孕32周的孕妇（有些公司能接受更晚一些的），如果是双胎或多胎妊娠则提前到孕28周（记住，这里还包括你返程的日期），有些航线有例外。如果你在孕晚期飞行，几乎都

需要助产士开具的证明你适宜飞行的信件。确认你随身带着这封信，因为航空公司有权拒绝你登机，如果你不能确认预产期或健康状况。毕竟，他们不希望在飞行过程中出现进入产程的孕妇。

Q 有哪些度假方式是我在孕期要避免的吗？

避免任何对身体产生大量活动压力的度假方式。比如，会让你置身高冲击力危险的活动，限制你氧气摄入的活动，或者提高你核心体温的活动。也就是说，水肺潜水就从日程表上划掉吧；滑雪也取消吧，不仅是因为海拔（你

Q 我在长途飞行时发生血栓的风险会增加吗？

任何超过5小时的飞行即可定义为长途飞行，旅行者（包括孕妇）便有发生血栓（血液栓塞）的风险。

在长途飞行中，血液聚集在静脉（通常是腿部），造成栓子。在你订购机票前，与助产士确认你在飞行时形成血栓的风险会不会特别高，比如有无糖尿病、高血压或高血脂。在任何飞行中，无论是否为长途飞行，在你感到眩晕的时候叫机舱乘务员来帮

助你——也许是机舱里的氧气循环有点儿稀薄，你需要使用氧气面罩来进行缓解。为了减少你在飞行时发生血栓的风险，可以遵循右边这些窍门。

血栓的形成 首先是脂肪聚集，称为"粥样斑块"。粥样斑块逐渐增大，减少组织中的血流和氧气，随后破裂，形成栓子。

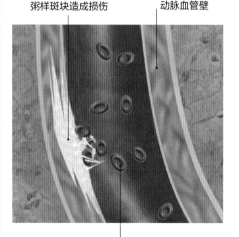

粥样斑块造成损伤　动脉血管壁

血小板（具有凝血功能）

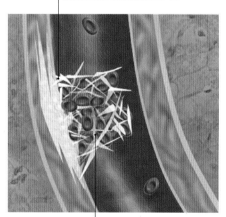

破裂的粥样斑块吸引血小板

血栓阻塞动脉

» **穿支撑袜或者压力袜**，有助于你在高空机舱时的血液循环。大多数药房有售。

» **不时走动**，待安全带指示灯熄灭后，每30分钟在过道上走一下。做一些轻柔的拉伸，如果过道尽头有空间的话。

» **在飞行期间喝足够多的水**，保证体内充满水分，强迫自己常去厕所（保证自己能够时常站起来活动）。

» **预约靠过道的座位**，让自己可以不时伸直腿部（更理想的情况是，如果飞机上可以提供，付额外费用升舱以取得更大的腿部空间）。

» **伸直弯曲的脚踝**，在你坐着的时候可以经常做一下。保证每只脚都做绕圈动作，促进血液循环。

» **穿宽松的衣服**，鞋子也要选择较宽松的以适应略微肿胀的脚。入座的时候换上拖鞋，让你的脚更不受约束。

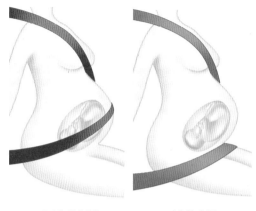

Q 我想用驾车而不是搭乘飞机的方式去往旅行目的地。在长时间的车程中有什么建议吗？

首要的是系好安全带：让安全带如右图所示位于腹部下方，跨过大腿，同时保证安全带的另一部分位于腹部上方。如果安全带勒脖子，可以调整座椅。

如果你自己驾驶汽车时，觉得驾驶座有点儿狭小，把方向盘往后靠一点儿，或者倾斜座椅以得到更多空间。不要把椅子向后调得太多，因为这样的话你不能以正确方式踩到刹车和油门，而且也影响开车时的视野。如果你调整了座椅，别忘了同时调整后视镜。自驾过程中，注意经常休息和上厕所，因为在孕期中长时间保持同一个姿势坐着是很不舒服的。当你走出车外的时候，先把腿伸出去，不要急着转身。从坐到站时，借助大腿的力量而不是背部。

在车内找一个舒适的姿势 三点式安全带分别在宝宝的上方和下方绕过，会让你感到舒适，同时也很安全。

不正确的位置　　　　　正确的位置

不能去海拔高度超过2000米的地方），也是因为碰撞的风险。在低海拔、轻柔起伏的山麓、森林或海边漫步对你来说就很不错，尤其是在孕中期，但每天的活动量都要根据你孕期的身体状况量力而行。同时，注意停下来多休息。如果你去的是一个艳阳高照的地方或需要频繁外出，使用高防晒系数（SPF）的、不含氧苯酮（与低出生体重有关）的广谱防晒霜。

Q 怀孕的时候接种度假需要的疫苗安全吗？

大多数疫苗使用小剂量的病原体制成，所以一般来说最好避免去那些要求你接种疫苗的国家。同时，应避免去有疟疾风险的国家。虽然抗疟疾药在孕期服用是安全的，但疟疾本身对你和宝宝有致死风险。如果你不能避免进入高危国家，和医生好好谈谈你需要进行的预先

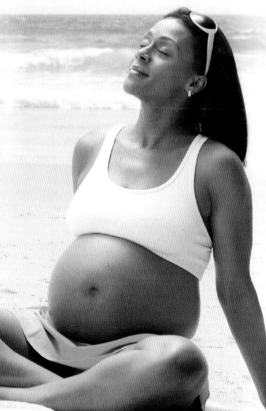

接种，以及相关的抗疟疾片。总的来说，疫苗接种比冒着疾病感染的风险要强，但你需要寻求个性化的医疗建议。

Q 我需要购买特殊的旅游保险来支持孕期治疗的费用吗？

你不需要孕期特殊的旅游保险，但需要看看你的保险条款是否覆盖妊娠相关事宜——如果你因分娩或妊娠相关事宜而需要取消假期，或是需要遣返回国的时候会怎么样。确保你的保险公司在你旅行前就知道你怀孕了，并符合各项合同约定以确保生效，比如携带助产士开具的信件或证明说明你适宜飞行。注意，一些保险公司不负责孕周超过某一标准的旅行，这可能与航空公司关于孕周的条例不同；通常保险公司也不负责新生儿部分的费用，比如宝宝提前到来而需要的医学护理费用。

度假的时候，带上你的**孕期档案**，以防出现紧急状况时治疗你的医生可以知道你的**孕史**，妥善地照顾你。

{Q 我总是觉得非常累。怎么才能有足够的休息来恢复呢？

疲倦在孕期总是挥之不去。在孕早期，疲倦主要是因为身体在努力为发育的胚胎提供营养，以及突然涌来的黄体酮的影响。在孕晚期，疲倦是因为身体时时负担着越长越大的宝宝。然而，有一些技巧可以帮助减少疲倦。

缩减活动安排

忙碌的社交生活在你没怀孕的时候当然是非常美妙的，但在孕期要更加有选择性地参与这些活动。如果有些活动令你很晚还不能睡觉或需要长时间站立，取消它们会比较好。如果感到参加活动太累，鼓起勇气放弃参加吧，朋友们会理解的。找出你参加社交活动的上限，并保持这个限度。相应地，减少你的家务活儿，比如可在网上选购，然后等待快递送货上门。

不要辗转反侧

如果你在夜间醒来，难以再次入睡，那么去做些安静而积极的事情，而不要躺在那儿翻来覆去。在床边放上纸笔，记录接下来一天要做的事情；读几页书，去趟洗手间再走回来；静静地戴着耳机听些舒缓的安睡音乐……总之，让你的大脑去关注点儿什么。

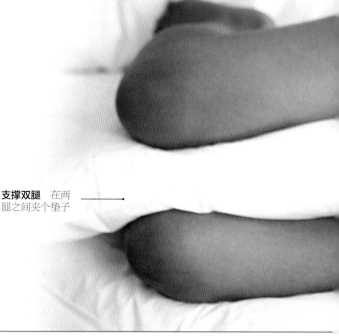

支撑双腿 在两腿之间夹个垫子

帮助睡眠的方法

 小憩

让身体（包括大脑）得到恢复的机会。如果你在上班，午休时可以"厚着脸皮"睡一会儿（别忘了你的雇主被要求为你提供休息场所）。周末，设一个50分钟午睡的闹钟。这会为你提供5分钟内入睡及在浅睡阶段醒来（参见上文关于睡眠周期的介绍文字），让你不会感到虚弱无力。

 休息

即使你在白天不能睡个完整的午觉，也可以留出一些休息的时间，让自己舒适地坐在椅子里闭上双眼休息一会儿。研究表明，闭上双眼充分休息的效果几乎和睡觉一样好。如果你在工作，戴上耳机，听些让你可以彻底放松的音乐，或者用耳塞阻隔周围的白噪声。

 补水

缺水是促使人感到疲倦的因素之一，让你自己觉得被耗尽，从而变得无精打采。每天摄入足够水分是非常重要的。你不需要比没怀孕的人喝得多，但要确保足量摄入，也就是一天约2.2升的液体。

 食物

身体在放松的时候，才能睡得好。晚餐吃得少一些，且不晚于8点，这样你几小时后上床睡觉时，繁重的消化工作已经结束了，身体可以专注于睡觉而非消化。参见57页关于如何在一天里分配正餐和零食的建议。

睡眠周期

你入睡的时候，身体会经历睡眠周期。每个睡眠周期经历5个阶段，从浅睡、梦境、深度睡眠，再回到浅睡。每个完整的睡眠周期约90分钟，但每个阶段的时间会根据你身体的疲倦程度的不同而有所差异。一次有效的睡眠最少得保证50分钟的时间。如果你很疲惫，会在具有恢复性的深度睡眠中持续比其他阶段更长的时间。在此状态后进入浅睡眠，标志着整个睡眠周期的完成，会让你醒来的时候感觉精神振作。

睡眠阶段（纵轴）：觉醒、REM状态、第1阶段、第2阶段、第3阶段、第4阶段

8小时睡眠周期（横轴）：0 1 2 3 4 5 6 7 8 9

你知道吗

在每个睡眠周期里，我们都会经过一个叫"REM"（快速眼动睡眠）或"梦境睡眠"的状态。大约孕25周以后，这一状态持续的时间增加，33～36周达到顶峰。你的梦境未必特别鲜活，但能让人较为清晰地记住它们。

舒适睡眠 随着宝宝的成长，这越来越难了。借助枕头和垫子，在你休息时给身体一些支撑会让你更舒适。

实用方法

睡眠专家把睡眠的仪式和实践称为"睡眠卫生"。睡眠卫生对优质睡眠至关重要。让卧室变得黑暗、凉爽十分关键。创造睡前"仪式"，这样大脑就知道睡眠的预兆，准备好"关闭"自己。睡前几小时放低声音和活动量，关掉电视机、笔记本、手机和平板电脑。

改善睡眠姿势

如果入睡时陪伴着你的是疼痛的髋关节、扰人的背痛、鼻塞、胃灼热以及越长越大的宝宝（更不用说还有其他孕期小事），本身就是个挑战。试试这些姿势，尽量让自己获得一个高质量的睡眠：

» 如果感到胃灼热或鼻塞，向左侧卧并用垫子垫高，令胸部和头部略微抬起。

» 避免翻身呈仰卧，在孕中期以后这一睡姿会限制供应宝宝的血流。必要时可以把一个枕头放在背后，避免翻滚。

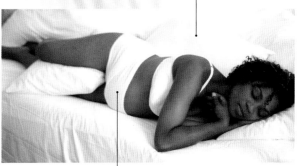

背后放一个枕头 保证你不会翻身呈仰卧

左侧卧 这能避免胃灼热或鼻塞

随着腹部日渐隆起，身体会发生一些有趣的变化，有些是那么的不可思议。

23%

怀孕时，有这么多血液会额外泵入子宫。

30%～50%

孕28周时，你的心排血量（CO）增加了30%～50%。

50厘米

脐带在孕期生长的平均长度。

45%

孕16周时，身体比没怀孕时多出45%的血液。

37.5℃

包围宝宝的羊水温度。

50%

怀孕时呼吸加深了50%。

特写
你日渐隆起的腹部

怀孕是奇妙的。身体会发生改变来满足体内胎儿的成长需要，而且更加令人惊叹的是这些改变都发生在短短40周内。当你怀孕时，身体创造了一个新的器官——胎盘；心脏和肝脏也增大了，以满足孕期的需要；子宫同样会增大，以容纳不停长大的胎儿。

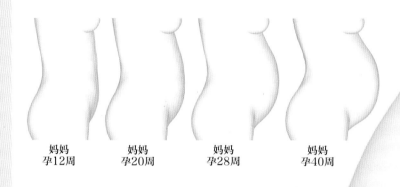

| 妈妈 孕12周 | 妈妈 孕20周 | 妈妈 孕28周 | 妈妈 孕40周 |

日渐隆起的腹部 随着子宫增大，腹部也在逐渐隆起。从孕中期开始，就要定期测量从耻骨联合到子宫最高点的距离，即宫高——胎儿成长的标记。测量以厘米为单位，通常与你的孕周相匹配。

1～4
孕周 最初几周的胎儿不会比一粒米更大，而子宫只有在胎儿超过自身体积的时候才会增大。因此，到孕4周的时候，子宫的体积几乎和孕前一样大（大约李子大小），长6厘米～10厘米（它是横平的所以不是"高度"）。

米粒

9～12
孕周 这一阶段宝宝和青柠一样大。你会注意到排尿更频繁了，因为增大的子宫给膀胱施加了压力。尿频也可能是尿路感染的征兆，所以伴有尿痛的时候就要告诉全科医生。你的手脚会觉得发热，因为皮肤血液增加了。

青柠

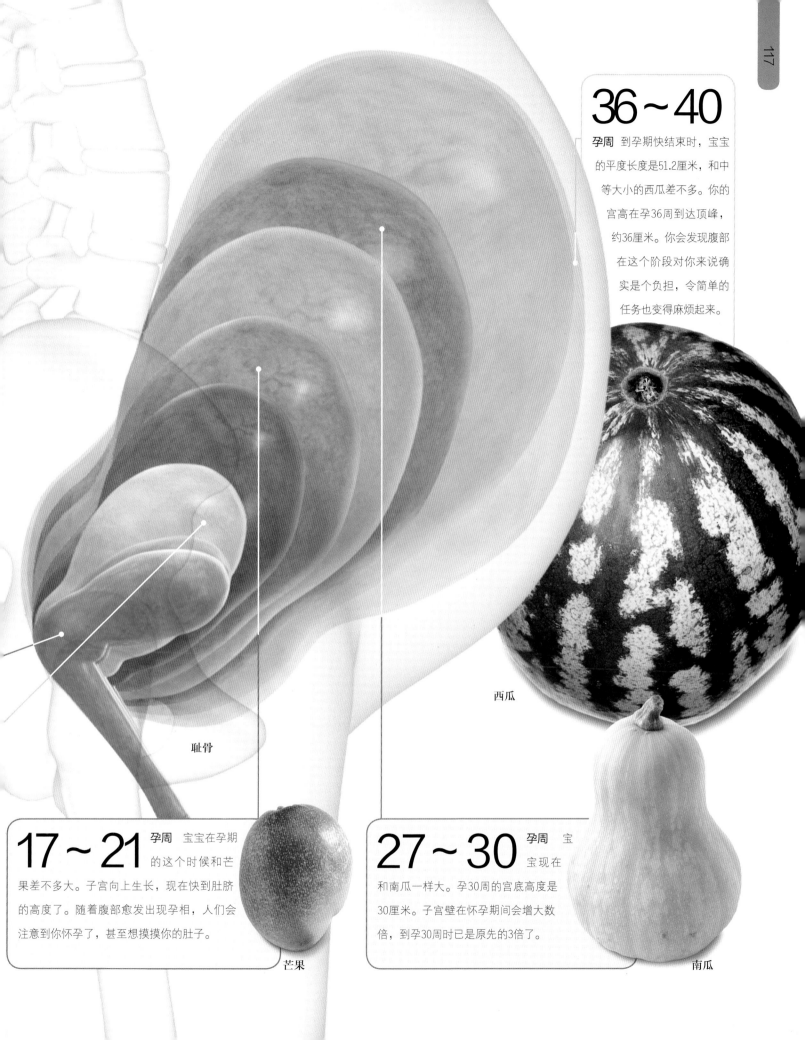

36~40

孕周 到孕期快结束时，宝宝的平度长度是51.2厘米，和中等大小的西瓜差不多。你的宫高在孕36周到达顶峰，约36厘米。你会发现腹部在这个阶段对你来说确实是个负担，令简单的任务也变得麻烦起来。

西瓜

耻骨

17~21

孕周 宝宝在孕期的这个时候和芒果差不多大。子宫向上生长，现在快到肚脐的高度了。随着腹部愈发出现孕相，人们会注意到你怀孕了，甚至想摸摸你的肚子。

芒果

27~30

孕周 宝宝现在和南瓜一样大。孕30周的宫底高度是30厘米。子宫壁在怀孕期间会增大数倍，到孕30周时已是原先的3倍了。

南瓜

怀孕期间，身体经历着无数**变化**，能够影响情绪和身体**状态**。子宫的增大会**拉伸**你的肚皮。与此同时，你可能会注意到皮肤、头发、指甲和牙齿的改变，更别说那些你**看不到的地方**了。

身体和情绪的变化

身体会怎样变化

孕期发生在身体上的一些生理变化可能会令你高兴，如胸部饱满，臀部圆润，头发浓密、滋润，皮肤呈现光泽。然而，另一些改变，如妊娠纹，可能就不那么受欢迎，甚至让你感到厌恶。比如，你会发现足弓塌陷、鞋码增大，而且这种改变可能是永久性的。不是所有女性都会经历这些改变，但无论你受到什么影响，记住它们是表明你孕期正在稳步"前进"的良好征兆。几乎毫无例外，你的皮肤、头发、指甲的变化会在宝宝出生后得到恢复。

了解激素

身体在孕期发生的所有改变都是激素向大脑传递信息的结果。孕期激素影响生理，改变身体并帮助宝宝成长。同时，它还会影响情绪。已知怀孕会引发情绪波动，提高激素水平，带来严重的疲惫甚至引发焦虑。如果你有伴侣，这些情绪也可能对他造成不良影响。确保你们两人保持有效沟通，找到一些一起享受孕期的方法。孕期激素相关知识以及它们如何影响情绪，是十分值得学习的。用一些策略来帮助避免争论，让你们可以有建设性地表达感受，帮助你们度过这一奇妙时期的情绪雷区。

隐藏的改变

如果怀孕的外部特征和激素变化还不足以令你认真对待，那还有一些你可能没注意到的内在变化，但对维持你的妊娠和提供宝宝营养都很重要。正如你所见，怀孕影响了你所有器官的功能：心脏和肝脏工作得更努力了；肺需要在更狭小的空间里提高效率；乳房早在宝宝出生之前很久就开始变化，为了提供我们所知的可能是最有效的食物。

Q 我听说过孕期激素，但它们是什么呢？又有哪些作用？

孕期开始的时候，两种激素喷涌而出，它们是雌激素和孕激素，对维持妊娠起到基本作用。这些激素的升高是人绒毛膜促性腺激素向黄体（破裂的卵泡）释放信号的结果，说明妊娠已经发生了。

孕6~9周时，胎盘开始接管在余下的孕期生产雌激素和孕激素的重任。孕期的其他重要激素包括松弛素、催产素、泌乳素和内啡肽。它们和睾丸素（雄激素）一起，被统称为"性类固醇激素"。激素的正确、平衡对孕期平顺至关重要。

身体里调控所有激素的系统是内分泌系统。它包括全身各种腺体和器官，包括甲状腺、肾上腺、垂体，以及下丘脑、胰腺和卵巢。所有的身体系统都受内分泌系统作用的影响。

人绒毛膜促性腺激素水平在孕期开始时几乎每**48小时**就会增长1倍。

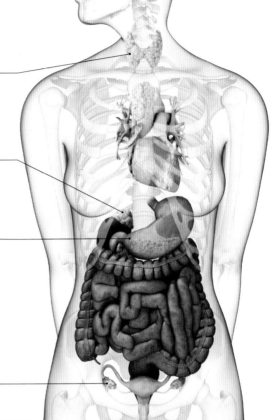

垂体 被称为"主宰腺体"，它控制了其他激素腺体的活动

下丘脑 脑的一部分，负责保持身体处于恒稳状态

甲状腺 分泌的激素会调节身体的代谢率

肾上腺 分泌的激素作用于身体组织令它们发挥功能

胰腺 分泌消化液和消化激素，如控制血糖的胰岛素

卵巢 产生卵子和生殖激素——雌激素和孕激素

孕期激素 这些激素含有强大且极具特异性的功能，用于调控体内发生的各种变化，令宝宝得到发育，安全出生。

雌激素

主要由卵巢分泌，雌激素令子宫内膜改变，为可能的怀孕做准备。它在孕期还有这些重要功能：

» 确保发育的胚胎植入子宫。

» 扩张血管，使增量的血液更容易通过。

» 刺激乳腺，准备哺乳。

» 改善骨骼健康，令身体能承受更大压力。

孕激素

该激素在孕早期非常重要，可令身体做好受孕准备，并建造胎盘。此外，还有以下作用：

» 令子宫内膜增厚，便于植入。

» 帮助调节代谢的改变。

» 帮助宫颈黏液栓增厚，避免细菌进入子宫，引起感染。

» 强壮骨盆区域的肌肉，准备分娩。

其他激素

孕期也会受到下列激素的影响：

» 催产素，"爱"激素，激发宫缩，帮助你与宝宝产生联系。

» 内啡肽，"感觉良好"激素，减轻分娩过程中的疼痛感。

» 泌乳素，刺激身体为宝宝产生乳汁的激素。

» 松弛素，帮助松弛肌肉和韧带的激素，为宝宝的生长提供空间。

Q 我妈妈怀孕的时候静脉曲张非常严重，我也会这样吗？

静脉曲张是怀孕最常见的不良反应之一，通常在孕晚期出现。如果你有这个问题，助产士会告诉你可以在宝宝出生后进行治疗。

几乎近一半的孕妇有静脉曲张或痔疮（肛门静脉曲张）的问题（参见132页）。如果你有近亲遇到过这个问题，那你也很有可能患上。孕期孕激素水平升高的时候，血管壁变得松弛，失去肌紧张，发生静脉曲张。同时，你体内的泵血量增加了，循环系统受到更大的压力。静脉绷得没那么紧，以便完成更大的任务量。腿部的疼痛是出现静脉曲张的第一个征兆，受到影响的静脉周围还会出现瘙痒。

如果你被认为有发生静脉曲张的风险，助产士会给你提供压力袜，帮助静脉"收紧"。要求定期运动，避免增加额外体重，否则会加重病情。

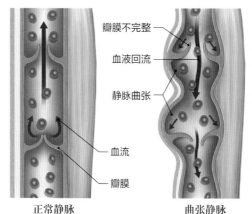

瓣膜不完整
血液回流
静脉曲张
血流
瓣膜

正常静脉　　　　曲张静脉

静脉曲张是如何形成的　静脉中的瓣膜能在血液泵出的间歇阻止血液回流。在孕期，瓣膜只有变弱的静脉壁的支持，可能无法良好工作。血液开始聚集，便造成静脉膨胀和水肿。

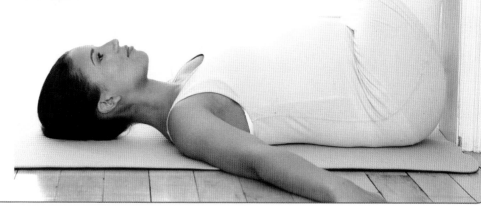

缓解症状　平躺，抬高双腿，让它们高过髋部。避免站立太长时间。

Q 我十几岁的时候长了很多痤疮，现在它们又回来了。为什么怀孕会导致痤疮呢？

当你十几岁的时候，青春期喷涌的激素使身体分泌了过多皮脂，这是皮肤的天然润滑剂。现在你怀孕了，同样的事情又发生了。你可以每天早晚都按照严格的清洁程序来清洗面部皮肤，注意使用低致敏性的清洁产品。不要使用香味太浓的香皂，可能会令皮肤过干并受到刺激。可以使用含有收敛剂的东西，如果它曾有所帮助的话。不过，请先和助产士聊聊，因为有些医用收敛剂不适合孕期使用。

Q 我的皮肤和指甲可能会发生什么变化？

从孕中期开始，你的皮肤和指甲会焕发出光泽。这是因为血容量增加，营养物质可以更有效地输送到器官，包括皮肤。丰满的细胞——血液中液体增加的结果——能抚平细纹和瑕疵，而孕激素的增加能让你变得红润。激素变化能让你的身体分泌更多皮脂，给皮肤增加光泽。除了让你看起来容光焕发，激素也会让皮肤非常干燥，甚至引发瘙痒。有些女性汗出得更多了，从而引起皮疹。保证摄入足够的水分，远离缺水状态。选择无香的护肤产品。同时，你的指甲变得更硬、更脆、更软都是有可能的。

25%

孕期多达25%的女性会出现**皮肤瘙痒或敏感**。手边准备炉甘石制剂，可以安抚常见皮疹。

Q 妊娠纹是必然的吗？为何会出现？如何改善？

妊娠纹可以出现在腹部、大腿、臀部、手臂、乳房和屁股。它们通常有家族史，所以如果你母亲、外婆或姐妹们有，你也很可能有。你几乎无法预防它们，但你并不孤单，而是与90%的女性共同面临这一问题——长妊娠纹。它们的出现是因为胶原蛋白——皮肤中的结缔组织随着腹部的隆起而变弱、伸展、撕裂。同时，激素的变化令问题恶化。

最好选择富含有益皮肤的营养物质，如坚果、种子、新鲜水果和蔬菜等含有大量抗氧化物的食物。同时，不要吃双份食物（参见59页），可以减小影响。在孕期要稳定地增加体重（参见126页表格），这样皮肤可逐渐进行"拉伸"。如果你能保持体形，可以限制妊娠纹的出现。用滋润产品令皮肤保持柔软，在一定程度上有助于皮肤在你生完宝宝后恢复到原来的样子，但研究表明它们对妊娠纹的作用有限。因为胶原蛋白在数层皮肤之下工作，抹在表面的产品无法渗入。

宝宝出生后，妊娠纹会随着时间淡化。大多数女性能在宝宝6个月左右完全消退，或者减为银白色的细线。

Q 皮肤色素沉着有多常见？蝴蝶斑是什么？

黄褐斑，也称"蝴蝶斑"或"黑斑病"，令你的双颊、鼻子、眼部和前额出现暗沉或发红的斑块。因其有时形状像蝴蝶，因此得名"蝴蝶斑"。

蝴蝶斑效应 深色皮肤的女性比浅色皮肤的女性更容易发生。

孕妇更容易出现黄褐斑，因为她们体内雌激素水平升高，产生了更多的黑色素——给你的皮肤、头发、眼睛着色，保护皮肤免受阳光中有害UV射线的伤害。黄褐斑影响大约50%的孕妇，对皮肤颜色深或黑皮肤的人来说影响更大，这些人的黑色素水平已经很高了。这一症状对你或宝宝的身体健康是完全无害的，但有些女性会因此感到担心。

日晒会令情况变得更糟，所以尽量待在阴凉处，使用高防晒系数的广谱防晒霜（不能含有氧苯酮）。你可能已经在服用叶酸了（参见49页），但如果还没服上，或者你已经过了孕12周而停止服用了，可以和助产士再讨论一下每天的剂量。部分研究表明，矿物叶酸水平低会令你更容易长黄褐斑。最后，记住它几乎总是暂时的，皮肤会在分娩后不久就恢复正常。

挡起来 暴露在阳光下更易形成斑块。戴一顶帽子来保护面部吧！

逐渐变深的皮肤

孕期皮肤黑色素水平的增加会引起皮肤的很多改变。包括：

》面部雀斑增加。

》痣、胎记、伤疤颜色加深。

》从肚脐到耻骨出现一条线，即"妊娠线"。

》你更容易美黑了。

》乳晕变深。

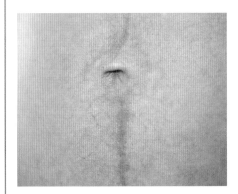

妊娠线 位于左右腹直肌连接的地方。随着腹部增大会引起它们分离、变深。

Q 我的手掌会发红、发热。这是常见的孕期反应吗？

大约30%的孕妇会在手掌部、拇指和小指下方的大小鱼际处出现红斑，有时也会在足底出现。这是雌激素水平升高的结果——增加循环系统的血容量，提升你的体温，使手掌、脚掌感到发热、发红。这种情况不需要担心，在你分娩后便会消失。如果这种发红困扰着你，只需要让手部保持凉爽即可。

Q 我的头发比没怀孕的时候浓密了，它会一直保持这样吗？

不，不会的。浓密有光泽的头发不仅仅是因为头皮上的皮脂（身体分泌的油脂）增加，黄体酮在孕中期和孕晚期的增加也使你的头发不像在没怀孕的时候那么容易脱落。然而，当你的激素水平在产后急剧下降的时候，你会在较短的时间里脱落多余的头发，所以你每天都觉得有大把头发往下掉。这种情况不是永久的，但也别担心——产后，头发不过是回到了它正常的厚度。

Q 我脸上和颈部有细小的红蓝纹路，它们以后会消失吗？

你可能有暂时性的蜘蛛状毛细血管扩张，其会出现在面部、颈部、肩部和胸部。它们只是非常细的毛细血管壁，接近皮肤表面，在循环系统血量增加的情况下因为压力增大而破裂。通常会在你分娩后自行消失。蓝色的静脉是因为乳房组织的血流增加，令它更明显了。

Q 我听说孕妇更容易发生蛀牙。为什么呢？我要怎么预防呢？

怀孕会腐蚀牙齿真是一个"老掉牙"的传说。然而，你确实更容易发生牙龈出血和牙龈方面的疾病，尤其当你在怀孕前牙龈就有问题的话。

结缔组织变弱会造成妊娠纹，同样也会使牙龈变弱从而更容易撕裂。同时，你的唾液变"酸"，则加速了这一过程。这会导致感染，损坏牙齿。

减少糖的摄入可以保护牙齿和牙龈，好的清洁习惯也很重要。在英国，孕期（以及产后12个月）的口腔治疗是免费的，所以利用好这项政策，别错过你的随诊。如果你需要牙科治疗，建议在孕中期进行，请一位当地的麻醉医师陪同。这对宝宝没有危害。有些口腔科大夫相信牙龈病变与早产相关，但准妈妈必要时还是应该进行牙齿治疗，而不要等到孩子出生再治疗。

孕期口腔护理

下表可以帮助你明确自己需要做的事情，要告诉牙医什么信息，以及需要避开的操作。

》保持好的清洁习惯，用软毛牙刷，定期使用牙线。餐后刷牙，动作轻柔，用无酒精漱口水帮助去除残留细菌。

》告知牙医你已怀孕，一旦你预约了助产士，你应该把所有服药的情况通知牙医，因为有些药物可能影响孩子牙齿的生长。

》如果孕期出现口腔疼痛、出血、肿胀，请告诉你的牙医。

》在孕早期、孕晚期的后程（孕期最后的6～8周）避免牙齿治疗，因为这些时间对宝宝的生长发育很重要。

》避开牙齿X射线检查，在孕期尽量不要做此检查。如果这项X射线检查对你非常重要，牙医也会格外谨慎以确保宝宝的安全。大多数牙科X射线检查不影响腹部。

》推迟所有可选择、非必要的口腔治疗，直到分娩后。

》避免汞合金（银）填充物在孕期进行填充或去除，在仅作为防范措施的情况下。

Q 怀孕令我这一分钟兴奋下一刻又消沉。这是正常的吗？

在孕早期，体内的激素变化迅速而猛烈。这是确保你继续妊娠的原始反应。这些"喷涌"的激素，主要是雌激素和孕激素。它们扰乱了大脑中化学物质的平衡，造成神经递质——大脑的化学信使——随机开关，从而使你的情绪发生波动。

在很多情况下，你的情绪会在孕12周时达到稳定。然而，有些女性会继续经历极其飘忽的情绪起伏，可能诊断为产前抑郁。这和产后抑郁一样常见，甚至一样严重。除了波动的激素，其他因素如孕期焦虑、感觉不适和疲惫、状态糟糕、前次抑郁、担忧出现问题、疏离感，都是产前抑郁的诱因。如果你的情绪波动得非常剧烈，或者你怀疑自己受抑郁困扰（大约10%的女性在怀孕期间有这种经历），和医疗专家谈谈，他能给你必要的治疗。

Q 我该如何处理自己的情绪呢？

这里有一些你可以自我帮助的技巧。当你觉得出现负面情绪，如悲伤或生气的时候，试试这些快速修复法，让情绪得到稳定下来。

» 在街区或公园走走，哪怕只有10分钟。有些时候，你需要的只是新鲜的空气和景色的变换，就可以让大脑"焕然一新"。

» 吃点儿健康零食，因为低血糖会加剧负面感受，甚至导致愤怒。摄入些健康的食物可以让能量水平稳定。

» 写封信表达你现在的感受，即使你永不寄出，它也能帮助你整理头绪。

» 揉面团，做蛋糕，以及做其他一些需要费体力的工作。身体的消耗能帮你摆脱烦恼，为你被"压抑"着的肾上腺素提供出口。

Q 我太健忘了。这真的是"孕傻"吗？

传闻表明，健忘和注意力不集中是怀孕的自然副反应。科学家一直在试图找出相关的生理学证据。最近的一项研究提出，大脑的情绪部分在孕期会变得"丰满"，而更有逻辑性、条理性的部分则被相对弱化，以便发挥母亲直觉的最大作用，使妈妈在宝宝出生后立刻与之建立情感联系。

然而，就此问题仍然存疑，即为什么大脑发生这样的生理改变？有些研究认为，激素是罪魁祸首。专家倾向于认为，在你孕期感到疲惫、压力大、分心的时候，用于冷静思考的能力减弱了，而将关注点放在更重要的事（比如你和发育中宝宝的健康），而不会耗神考虑车钥匙放哪儿了。你只需要尽量多休息就好，毕竟"孕傻"——无论确实存在或只是传闻——只保持在孕期，产后情况就好转了。

Q 情绪的波动致使我和伴侣吵了架。我们怎么能更好地处理它？

重中之重就是让你的伴侣多参与——学习孕期的激素改变，让他认识到你的愤怒是有原因的。

你的伴侣如果知道你的身体发生了什么，就不会把你朝他扔东西看作针对他个人的敌意行为。伴侣的重要角色是学习支持你的情绪波动，而不是反击或火上浇油，更不能忽视。同样记住，激素虽然只影响你的身体，但将为人父母的焦虑、紧张、激动是你们两个人都会感受到的。事实上，你的伴侣也会因为感到未来加在自己身上的责任而不知所措。

数到10 当你们两人有任何一个要发怒时，请先从1数到10。这未必总能让你消气，但如果开口前有足够的时间让你反复思考，最起码你的语言会组织得更好，更有说服力，更具抚慰性。

花时间进行身体接触 比如，走在路上时可以手牵手。即便是在疲惫的一天之后互相拥抱也能令你分泌内啡肽和催产素——令人感觉良好的激素，有助于稳定你的情绪。

找时间"逃离" 拥有你的个人空间，如果这一做法适合你的话。也许，这会在你投入工作的时候自然发生，或者你也可以利用对方洗澡的时候翻阅书本。

花时间一起活动 这与宝宝无关——你们两人始终要提醒对方那些与感情有关的美好事物，当你情绪波动的时候就能想起最近一起二人世界的美好回忆。

Q 我奇妙的身体在怀孕时发生了什么？

在你怀孕的9个多月里，体重的变化要适应宝宝的发育，为他提供足够的成长空间，确保他受到保护，并做好分娩的准备。有些改变是很明显的，比如腹部隆起、乳房增大，但有些细微改变无法被察觉，或者只有它们产生连锁反应的时候才会让你惊觉。下面是身体为了适应妊娠，并为宝宝提供营养而做出的所有事情。

鼻子

从孕早期开始，你可能会注意到嗅觉更灵敏了。这是更多的血液在体内运行的缘故。然而，有些人相信这是一种保护机制，用以让你远离那些潜在的有害物质。

肺

你的肺随着孕程进展向上、向后移动。它们被压缩到最小的状态，可能让你觉得气短。你吸入的空气更多了，以此为你和宝宝提供足够的氧气。

横膈

子宫体积的增大促使横膈——位于肺下方控制呼吸的平薄肌肉壁——被推向上，进而不断挤压你的肺，同时令呼吸的能力得到增强。

胃

胃向大脑释放信号，让你"必须"吃饭（饥饿），避免让你产生不适的食物（厌恶）。一些科学家认为，饥饿会鼓励你填充营养缺口，厌恶可以阻止你摄入可能对怀孕产生危害的食物。

肠

孕激素的增加抑制食物通过消化道，从而引起便秘和胃灼热。从另一方面来说，这种抑制（减慢）说明你能在食物通过的时候尽可能地获取更多的营养。

你知道吗

你怀孕前，子宫大约像李子那么大。到孕6周时，虽然你不会感觉到自己怀孕了，但子宫已经长到苹果那么大了。在你的整个孕期，子宫增大到原体积的500~1000倍。

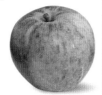

孕前　　　　　孕6周

宫颈

孕期宫颈仍保持着强健。分娩时，在宝宝头部压力激发下，随着激素水平的改变，宫颈变薄、展平，当它完全扩张的时候，宝宝就准备出生了。

子宫

子宫内膜增厚以接受胚胎，肌肉壁增长以容纳宝宝，并在宝宝要出生的时候提供外推的力量。当你进入孕晚期时，子宫开始产生练习性质的宫缩，即假性宫缩。没人确切地了解为什么会这样，但可以假设这是在帮助子宫为真正的生产做好准备。

大脑

研究表明，大脑在孕期由感性占主导，这是为了让你与宝宝产生联系——让你与宝宝的需求有更加情绪化的关联。

肝

宝宝产生的废物通过你体内的系统排泄，你的肝要愈发卖力工作来排除毒素。为了满足额外的工作量，肝的体积通常会增大。

乳房

乳房早在孕7周的时候就做好了泌乳准备，在接下来的日子里你会见证它们变大的过程。你也会注意到乳晕变深了，乳头周围出现小的突起，它们被称为"蒙哥马利结节"，会分泌吸引宝宝吮吸乳头的物质。在孕期快结束时，身体会构建起复杂而精妙的乳汁生产和传输系统。乳房中的小叶增大，在宝宝出生之前就开始"制造"初乳——宝宝最早能喝到的那些极富营养的乳汁。同样，乳房的传输机制增强，以确保有足够多的管道向乳头供应乳汁。

心脏

心脏在孕期的泵力逐渐增强，从孕期开始时的每分钟65次增加到宝宝足月时的每分钟75次。这样，身体才能在宝宝的成长过程中满足日益增长的营养和氧气需要。

脊柱

随着孕程的发展，你的重心发生改变。腹部膨隆向前的同时重心会逐步抬高，你不得不靠后仰来实现平衡，保持直立。脊柱能帮你做到这一点，但这种不自然的姿势会带来背痛。

骨盆

骨盆在孕期和分娩时对宝宝的安全至关重要——孕期时，骨盆为增大的子宫提供保护；分娩时，骨盆的扩张和收缩，推动宝宝通过产道，甚至在宝宝下降时迫使其转动。

静脉和动脉

孕期血容量会增加45%，形成血栓的能力增强了，以便在宝宝出生和胎盘娩出后迅速"栓"住血流，减少血液流失。孕期分泌的激素使血管扩张，促进更多血液通过。

髋部

身体产生更多松弛素，以松弛你的韧带。这会在孕期引发少许的疼痛，但也为宝宝腾出了出生时通过骨盆的空间。你的臀部会更加圆润，因为身体为怀孕储存了更多的脂肪。

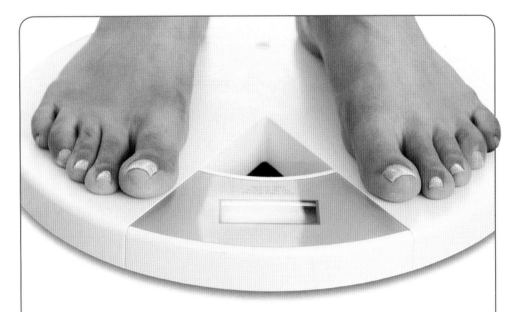

Q 几年前我有过贪食症，会对我现在的妊娠有影响吗？

在孕期，宝宝的全部营养都来自你。如果你的储存耗尽了，可能出现营养不良，导致宝宝出现异常，如出生低体重或其他可能的问题。如果你曾患有饮食障碍，如食欲过盛、厌食，或者你担心以前的病情会反复，你需要告知医生。他会为你在整个孕期提供帮助和支持，制订方案以备不时之需，帮助你拥有健康的孕期。

Q 我生完孩子多久以后能回到孕前体重？

这件事完全取决于你在孕期增加了多少体重，如何喂养，产后又为减重做了多少努力。你会在产后最初几个月因为照顾新生儿而感到

Q 我在怀孕前就超重了，在孕期需要控制让体重不再增加吗？

不要在孕期限制你的热量摄入，因为宝宝和你需要一定水平的营养供给来保持健康。

这是真的，不论你在发现怀孕的时候体重如何。然而，营养的基本水平可能根据你怀孕初期体重的不同而有少许的差异。为了了解你的孕前体重是否在正常范围内，你可以计算身体的BMI。你在孕8周前都可以进行计算，因为这时你还没有增加太多重量。用你的体重（千克）除以身高（米）的平方来计算BMI。你不需要在孕早期和孕中期摄入额外的热量，每天2000卡已经足够。在孕晚期你需要每天多摄入200卡~300卡的热量。在和助产士讨论热量摄入和体重之前，不要去计较那些热量，最重要的是你能为宝宝的成长提供足够的热量和营养。如果你吃得不够，可能会导致出生缺陷或其他问题。

试着爱你的"妈妈肚"。即使已经把孕期体重减下去了，有些女性的体形还是**和没生孩子的时候有所区别**。虽然这可能使你衣柜里的很多衣服都穿不了了，但你需要知道体形、体态的改变并**不能说明身体吸引力的下降**。事实上，这也许是新画卷的开始，你可能更爱它。

孕期的体重增长

下表根据BMI的4种情况（过轻、健康、超重、肥胖）显示孕期理想的体重增长情况。

体重	BMI	体重增加	每周理想的体重增长
过轻	小于18.5	14千克~17千克	孕中期和孕晚期每两周1千克~1.2千克
健康	18.5~24.9	11千克~16千克	孕中期和孕晚期每两周0.8千克~1千克
超重	25~29.9	7千克~11.5千克	孕中期和孕晚期每两周0.5千克~0.8千克
肥胖	30以上	4.5千克~9千克	孕中期和孕晚期每两周0.3千克~0.6千克

异常疲惫，不想做太多运动，顶多是推着推车带孩子走动一下。其实这样就很好，因为散步是绝佳的运动，而没有必要让自己进行高强度的运动。重要的是不能操之过急。另外，如果你采取母乳喂养，也会消耗很多能量，你需要多摄入些热量。一般来说，如果你非常在意让

自己降回孕前体重这件事，你可以想想自己增长的这些重量是用了多久才长出来的，所以想要减掉它们也不是一朝一夕的事情。多给自己一点儿时间，即便你花了比9个月更长的时间，也别泄气，很多女性花了好几年才回到孕前体重。而且很多女性可能必须要在完成家庭

事务之后才能考虑减重的事。当然，也有一些女性在分娩后立刻穿回了热裤。如果你属于这种情况，你很幸运——这很不寻常，也很不可思议。

Q 我的体重增加有多少是因为宝宝，多少是我的？

孕期体重增加的约1/3部分是胎儿和胎盘，但这并非说明剩下2/3的增长都是你的——至少不都是坏的一面。

这2/3的部分是由多余的血液和细胞液组成的。你子宫周围的肌肉量也增加了（帮助你把宝宝"推"出去）；孕激素和雌激素的增加说明乳房增大也更重了，即使你还没开始泌乳；增加了脂肪储备（通常在臀部），这与乳汁有

一定联系，可为分泌母乳做准备。这些体重增加因素都是积极的、自然的，不需要担心。开始"欢迎"你的臀部曲线、丰满的胸部和极具光泽的肌肤吧，它们是你身体正尽职尽责地向宝宝输送营养的标志！

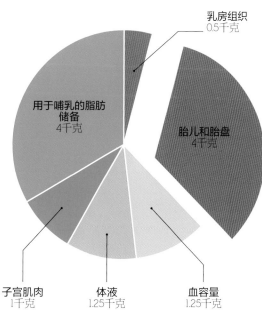

"孕期体重"去哪儿了

如果女性在孕期增长的体重有12千克，那么主要构成如下：

乳房组织
0.5千克

用于哺乳的脂肪
储备
4千克

胎儿和胎盘
4千克

子宫肌肉
1千克

体液
1.25千克

血容量
1.25千克

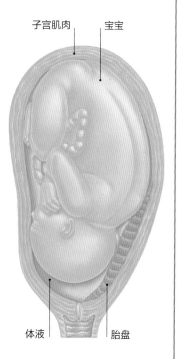

子宫肌肉　　宝宝

体液　　胎盘

腹部膨隆　随着腹部的增长你会发现身体其他部位也出现了变化。请享受这一刻！

关键要点　体形和体重的增大说明正在支持发育中的宝宝，为他提供营养。

孕期变化　胎儿和胎盘会增长，然而胎儿周围的羊水到了孕晚期会减少。

怀孕是**生命绽放**的璀璨时刻，身体在做着的可能是最美妙的事情——**创造**一个人。然而，这同时说明**你的身体**会经历一系列变化以促进**宝宝的生长**，有时这可能不是你想要的。

常见问题

孕期常见问题

下面几页列出的问题强调了部分女性在怀孕过程中会经历的副反应。这些孕期常见问题可以归类为7大主要类型：

» 一般症状，如单纯性的疲倦、睡眠障碍、肚脐突出、鼻部问题、视力模糊、足部问题、水潴留（水肿）、头痛和痔疮。

» 皮肤改变，如热疹、皮肤瘙痒。

» 乳房问题，包括流液和乳导管阻塞。

» 消化问题，如恶心、呕吐、妊娠剧吐、胃灼热、消化不良、便秘和胃胀气。

» 心脏和循环问题，如眩晕、气短、静脉曲张。

» 疼痛，如手部麻木、下腹压、腹痛、腕管综合征、背痛、坐骨神经痛和不宁腿综合征。

» 泌尿和阴道问题，包括念珠菌性阴道炎、阴道流液和出血、尿路感染和不能排尿。

常见问题的处理

这一部分为应对你在孕期可能出现的常见问题提供了解释和建议。有些问题会更严重一些，有些问题可能随着你腹部的增大和宝宝的生长而被接受（如肚脐突出）。尝试用积极的态度去看待这些问题，毕竟这些可以是你的妊娠在不断发展的信号。

孕期疾病和用药

怀孕的时候，你的免疫系统会被轻微抑制，以便身体不会排斥宝宝。这说明你可能会更容易生病。如果你在孕期感觉不适，了解如何处理疾病、该吃些什么药就非常重要。在孕早期，只有对乙酰氨基酚是安全的。到了孕中期，一些非处方药也可以使用，但你必须遵循医生的建议。

Q 我会经历哪些孕期疾病？

你可能非常幸运，在孕期没有任何疾病或者症状非常轻微。疾病范围从普通的皮疹这种小问题，到例如妊娠剧吐这种折磨人的问题。无论你经历了些什么，记住它们是会过去的。当抱着新生的宝宝时，你很快就会忘了怀孕给你带来的胃灼热或消化不良。然而，如果你遇到的问题太棘手，请向医生求助。

头痛

» 这是什么？何时出现？有多常见？

头发沉，像被打过一样——在孕期很常见，尤其当你在月经时就容易头痛时。头痛是孕早期最常见的症状，通常没有任何规律，也不一定是头的哪一部分。稍后它们会变成对出生和为人父母的焦虑。

» 是什么引起的？

体内激素的变化可能与之相关，而对于怀孕的压力和由此带来的疲惫也会加重问题。

» 这对怀孕有什么影响？

轻微的孕期头痛对你的长期健康或宝宝的健康没有影响，它们只是你身体变化过程中的副反应。然而，如果头痛严重、持续时间长和/或在孕中晚期时出现，可能是子痫前期的征兆。有时，孕期头痛也可预示中风，所以可以把问题反映给医生。

» 我能做什么？

如果你的头痛严重，可以服用对乙酰氨基酚。多喝水，多休息，限制咖啡因摄入。如果对乙酰氨基酚不能缓解头痛，请咨询医生。

缺铁/贫血

» 这是什么？何时出现？有多常见？

铁是一种矿物质，在血液中负责"运输"氧气。它也能帮助构建和保持肌肉。怀孕时的负担会令早孕期的铁水平下降。当下降到缺铁的程度时（每升血液少于11克铁），你便会出现贫血。英国有25%的孕妇会发生这种情况。低铁水平让你感到无精打采，有时还会眩晕。

» 是什么引起的？

严格素食主义者或素食主义者可能缺铁，因为肉类和乳制品是体内铁的主要来源。如果你最近生过宝宝，在二胎一开始时铁的储存已经被削减了。如果你怀着不止一个宝宝，更容易发生这种情况。

» 这对怀孕有什么影响？

你的身体将宝宝对铁的需求（氧气）视作比你自身需求更重要的需求，所以母体出现低铁症状的时候宝宝还没什么危险。不过，你怀有低出生体重宝宝或略为提前生产的概率会稍增加。

» 我能做什么？

助产士可能会建议你补充铁剂。然而，不要在缺乏医学监管的情况下服用补充剂，因为血液中的铁太多也可能造成中毒。充分休息，多吃富含铁和维生素C（帮助身体吸收铁）的食物。

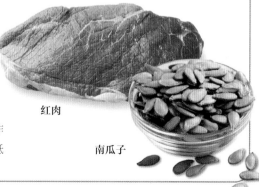

红肉

南瓜子

眩晕和气短

» 这是什么？何时出现？有多常见？

眩晕、气短容易在孕妈妈身上频繁出现。如果你经常感到眩晕，或曾昏倒、晕厥过，或伴有下肢水肿，应尽快通知医疗专家。

» 是什么引起的？

在孕早期，眩晕是循环系统迅速扩张而缺乏足够的血液供应造成的。在孕中期，是增大的子宫对血管造成压力而造成的。眩晕也可能是低血糖、缺水或过热引起的。当你起立过快时，血液迅速离开大脑，也可能出现眩晕。气短是因为增大的子宫挤压肺部，令肺部空间变小，在你需要深呼吸的时候无法扩张。高水平孕激素会增加你的呼吸频率。

» 这对怀孕有什么影响？

如果你出现昏倒或者有规律地感到眩晕，则可能是贫血的征兆。时不时地感到眩晕不需要特别担心，也不会影响宝宝。气短特别正常，不会伤害你或宝宝。

» 我能做什么？

确保你喝了足够的水，从坐姿或卧姿起身时要慢慢地进行，避免过热。如果你感到要昏倒，尝试增加大脑供血的办法。

过热

» 这是什么？何时出现？有多常见？

孕妇常常感到手脚过热，面部潮红。

» 是什么引起的？

皮肤和四肢的血流增加，激素水平改变，携带额外重量（胎儿）的影响。

» 这对怀孕有什么影响？

身体发热可视为怀孕的一部分，不代表任何会伤害你和宝宝的事情。

» 我能做什么？

穿宽松的棉质衣物，把手或脚放进一盆凉水里，保持房间凉爽。

☽ 孕吐和恶心

》这是什么？何时出现？有多常见？

恶心大约在孕5周时出现，在孕12周时反应最严重，在孕20周左右消失。恶心影响大约80%的孕妇，可以在一天中的任何时间出现，甚至引发呕吐。轻微的恶心感随时都有可能存在。妊娠剧吐是一种严重的情况，但不常见。

》是什么引起的？

孕期突然增加的激素刺激了肠道，放缓了食物通过和废物排泄的速度。

》这对怀孕有什么影响？

恶心通常是个好的征兆，说明身体正在努力工作以维持妊娠。罕见的情况下，妊娠剧吐会导致宝宝低出生体重，这是母体缺乏足够营养所导致的。但根据统计数据来说，出现孕吐的准妈妈更不容易发生流产和早产。

》我能做什么？

少食多餐（参见58页），即使你只吃得下饼干。尽量别吃含大量精制糖的零食。避免使用味道刺激或气味刺鼻的食物，以及含有大量脂肪的食物。摄入足够水分，充分休息。如果一天呕吐超过3次，或者什么也吃不下，请向医生求助。

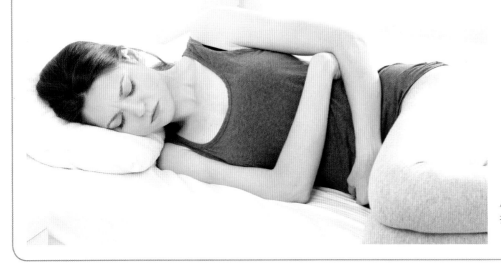

 小憩　尝试短暂睡眠或间断休息，以对抗恶心呕吐带来的耗竭感。

妊娠剧吐

妊娠剧吐见于不到2%的孕妇。这是一种严重的妊娠反应，特征是频繁呕吐。如果你遇到了这个问题，且超过24小时无法进食、饮水，则需要向医生求助。你可能会接受尿检，确认是否存在感染。你也可能进行超声检查，排除任何妊娠相关问题。通过称重确认体重下降是否超过10%，如果超过就可能属于妊娠并发症。如果你脱水严重，医生可能会让你住院，直到康复才能回家。在医院，你会进行静脉输液治疗，使用抗呕吐药物，可能还需要使用维生素补充剂。好消息是妊娠剧吐通常在孕13周时开始消失。

☽ 胃灼热和消化不良

》这是什么？何时出现？有多常见？

消化不良会让你总觉得气管里卡着什么东西，感到恶心或者想打嗝。胃灼热是在喉咙处有烧灼感，这通常是消化不良的副反应，常常在你进食后出现。医学上称作"胃酸反流"。大约80%的孕妇在孕期有消化不良的问题，如果是二次或多次怀孕则更容易出现。

》是什么引起的？

腹腔内的一切都被不断长大的宝宝挤压了，你的肠道被往上顶，食物很难顺畅地通过系统。伴随着肠道活动的减缓（孕激素增加引起的），胃酸和胃黏膜接触的时间过久，引起刺激和消化不良的症状。肌肉在孕期得到放松的同时也松弛了食道（咽喉）底部的瓣膜，它原本是用于阻止胃酸上升到喉咙的。

》这对怀孕有什么影响？

孕期消化不良没有任何危险，对你和宝宝没有危害。

》我能做什么？

避免辣的或高度调味的食物，少食多餐，让胃每次工作的时间可以尽量缩短。如果消化不良已经开始影响生活（如你总是觉得恶心或者总在打嗝），你可以服用抑酸剂，但首先需要咨询你的医生。

晚上睡觉或白天打盹的时候背靠着垫子，这能预防胃酸上升到喉咙。

☽ 肠气

》这是什么？何时出现？有多常见？

不幸的是，怀孕会增加肛门排气的可能性。几乎所有孕妇在孕期的某段时间都会受到这个问题的困扰。

》是什么引起的？

某些食物，如含有身体不易分解的高脂肪或高碳水化合物，便会促进肠气发生。孕期中，食物在肠道待的时间比非孕期时更久，于是更容易产生气体。你需要将这些气体排出体外。

》这对怀孕有什么影响？

肠气对你或未出生宝宝的健康没有危害，但它会让你尴尬，甚至引起痉挛。如果情况严重，请联系助产士。

» 我能做什么？

避免进食太多含有饱和脂肪酸或碳水化合物的食物（孢子甘蓝、西梅、菜花、芦笋、卷心菜、洋蓟、豆类等），它们容易引起绞痛。平衡的膳食能尽可能地减少肠气。少食多餐能帮助肠道蠕动起来。进食的时候坐直身体，慢慢咀嚼每一口食物。

阴道流液

» 这是什么？何时出现？有多常见？

医学上称为"白带"。阴道流液是身体自洁的一部分，在孕期有所增加是再正常不过的事情了。

» 是什么引起的？

孕期因为雌激素的增加，阴道的肌肉层增厚，细胞增加，这能够令阴道做好分娩准备。细胞的增加说明阴道流液量的增加。

» 这对怀孕有什么影响？

健康的阴道流液不说明妊娠相关的任何问题，这完全是正常的。

» 我能做什么？

如果流液过多，漏到衣物上，可使用卫生巾和卫生纸进行处理。如果流液有异味或者带有血丝，请咨询医生。他会进行拭子检查，查看是否存在感染。如果流液持续，也要去医院咨询，可能是胎膜早破。抑制时刻将其清洗干净的冲动，因为这反而会影响身体自然的清洁和抗菌平衡，引起阴道炎。

阴道炎

» 这是什么？何时出现？有多常见？

医学上常见的念珠菌性阴道炎，即白色念珠菌（一种天然酵母菌）在阴道增殖引发的真菌感染。它引起阴道流液过多（带有酵母的气味），有时会伴有性交痛，以及阴道的疼痛和瘙痒。

» 是什么引起的？

妊娠激素的升高使身体天然的糖分在阴道增加，滋养念珠菌。有时，感染是通过性交传播的，但大多数时候是你上完洗手间后没有进行正确擦拭所致（应该从前往后擦）。

» 这对怀孕有什么影响？

在孕期，念珠菌性阴道炎对宝宝无害，但感染可能在顺产过程中传递给宝宝。

» 我能做什么？

避免使用香皂或泡泡浴，这会妨碍阴道天然菌群对抗念珠菌感染。咨询你的医生，通过阴道拭子检查确认是否感染，可能会给你局部使用的药膏或栓剂来杀死念珠菌（别使用非处方药，也别吃口服药），通常1粒栓剂就可以解决问题。如果你处于孕早期，可能要等到孕中期才能进行治疗。伴侣也需要治疗，因为念珠菌性阴道炎可能会在你们之间反复传染。

80% 的准妈妈会在早期妊娠时经历恶心和呕吐。

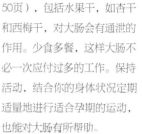

便秘

» 这是什么？何时出现？有多常见？

感觉有便意，却无法成功排便，或者感觉排便过程痛苦不适，这就是便秘。粪便如果不能及时排出，就会变干、变硬，可能在排出的过程中撕裂娇嫩的肠道黏膜，进而引起出血。便秘可以在孕期任何时间发生，但在孕早期最常见。

» 是什么引起的？

由于孕期中体内孕激素升高，小肠和大肠活动变缓。这说明粪便会在结肠里停留更长的时间，其中的水分被身体重新吸收了，令粪便变硬。到孕晚期，问题就更复杂了，因为大肠像腹腔内的其他器官一样被挤压了，更缺乏空间来工作了。铁补充剂（如果你在服用）会加重便秘，所以问问助产士能不能停服。

» 这对怀孕有什么影响？

便秘会给你造成不适，还会引起尴尬的排气，但对未出生的宝宝没有什么危害。

» 我能做什么？

多喝水，一天至少8杯水，这能帮助保持粪便松软。确定饮食中含有足够的纤维（参见50页），包括水果干，如杏干和西梅干，对大肠会有通泄的作用。少食多餐，这样大肠不必一次应付过多的工作。保持活动，结合你的身体状况定期适量地进行适合孕期的运动，也能对大肠有所帮助。

喝足够多的水

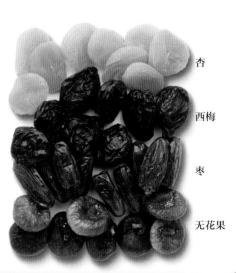

杏

西梅

枣

无花果

尿路感染

» 这是什么？何时出现？有多常见？

排尿时出现刺痛，通常是膀胱细菌感染（膀胱炎）的第一个征象。你可能还会有下背痛（肾脏区域）和腹痛。

» 是什么引起的？

雌激素水平升高会导致肠道中大肠杆菌的水平升高，让你更容易患上尿路感染。在妊娠激素的作用下，尿液通过的速度有所减缓，子宫对输尿管（把尿液从肾脏排出）的压迫也增高了。

» 这对怀孕有什么影响？

尿路感染需要用抗生素治疗。如果置之不理，尿路感染会导致复杂的肾脏感染，增加循环系统中的液体量，给心脏增加压力。在英

蔓越莓 有研究表明，蔓越莓果汁能够帮助预防和缓解尿路感染的症状，尽管尚无定论，但值得一试。

国，大约2%的孕妇出现肾脏感染，这也需要抗生素治疗。在此情况下，早产的风险略升高，宝宝在出生过程中也可能被感染。

» 我能做什么？

在整个孕期都要多喝水，保持身体系统得到"冲刷"。如果你怀疑自己有尿路感染，直接让全科医生来帮助你。

排尿困难

» 这是什么？何时出现？有多常见？

这听起来和大多数孕妇的问题正好相反，但事情正是如此——你觉得想去厕所，但什么也没尿出来。

» 是什么引起的？

随着宝宝成长，腹腔内的膀胱被向上挤，一旦它不"挡路"了，宝宝就能舒舒服服"躺"在尿道（让尿液从膀胱排出的管道）上了。一旦尿道被挤压或阻拦，你就无法排尿了。

» 这对怀孕有什么影响？

你需要把尿液排出，否则毒素会重新被身体吸收，肾脏感染的风险也会随之增加。

» 我能做什么？

立刻就诊。通常，你的宝宝会变换位置，令尿道得到放松，但如果情况并非如此，你可能需要置导尿管，把尿液从膀胱排出。

下腹压和PPGP

» 这是什么？何时出现？有多常见？

盆腔区域的钝痛或刺痛可能引起孕期下腹压，尤其在孕晚期。PPGP是妊娠相关盆腔紧缩痛

的缩写，以前认为它是耻骨联合功能不全，影响约20%的孕妇。它可能会非常疼。

» 是什么引起的？

随着子宫在孕期增大，压迫盆腔的各种骨骼和韧带。胎儿进一步占据空间后，影响会更加复杂。PPGP是因为激素变化而影响盆腔关节连接所引起的。

» 这对怀孕有什么影响？

这种下腹压对你或宝宝没有危险，只是孕期的副反应。如果疼痛无法忍耐，说明体内可能哪

痔疮

» 这是什么？何时出现？有多常见？

痔疮也称为"痔"，由肛门内侧或边缘的血管扩张所致。

» 是什么引起的？

孕期的准妈妈容易患上痔疮，因为激素令肛门周围组织软化。同时，宝宝头部对血管施加的压力也是一个诱因。另外，便秘也会引发痔疮。

» 这对怀孕有什么影响？

痔疮让人非常不舒服，严重的还会疼痛，但对你或宝宝没有风险。

里出了问题。PPGP可能会持续到产后3~6个月。

» 我能做什么？

两种情况都可以通过热水盆浴来放松。PPGP还可以在上下床或进出轿车的时候并拢双腿；睡觉时朝左侧卧，把枕头放在双腿间（参见114页）。可向医生要求使用弹性腹带或支持腰带。

腹痛

» 这是什么？何时出现？有多常见？

在孕早期，腹部绞痛是很常见的，因为子宫在为你成长中的宝宝准备一个安全屋。到孕中期，腹痛可能会转移到侧腹。到孕后期，疼痛更像由消化不良所带来的一样，没有什么危险。

» 是什么引起的？

受精卵的植入和子宫的扩展是孕早期腹部绞痛的最常见原因。其后，随着孕激素和松弛素水平的升高，身体开始松展，你会感到侧腹开始疼——说明你的韧带在变软，让盆腔腾出空间来容纳成长中的宝宝。偶尔，你可能会有子宫内出血，这也会引起下腹痛。

» 这对怀孕有什么影响？

早期腹痛很正常，但要告诉你的医生，让他进行全面检查以确保一切顺利。如果你在孕期任何时候觉得疼痛，且伴随出血，请立刻就诊。孕晚期的绞痛不伴出血就没什么要担心的，但还是要告诉助产士。

» 我能做什么？

大多数绞痛完全是良性的，但因为存在罕见

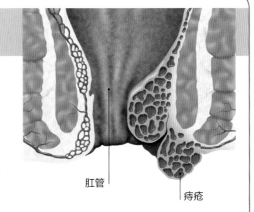

肛管　　　　　　　　　　　痔疮

» 我能做什么？

排便时尽量放松自己，同时尽可能地避免便秘。冰袋和冷霜可以缓解不适。医疗专家可能通过物理复位的方法让痔疮略为减轻。

的情况，而且可能是严重问题的症状，所以告诉医生是非常重要的。尽量多休息。热水澡可以帮助缓解疼痛，拉伸肌肉和韧带，并有助于它们的复原。

不宁腿

》这是什么？何时出现？有多常见？

腿部有刺痛、虫爬感，尤其是当你躺下或者准备睡觉时，不宁腿影响英国多达25%的孕妇，在孕晚期最为常见。这很折磨人，因为它会让你感到总得四处走动才能有所缓解，即便是你想睡觉的时候。

》是什么引起的？

没人知道为什么孕妇更容易出现不宁腿综合征，但可能是因为静脉循环血容量增加，孕期体重增加，低铁，或者只是激素升高所带来的孕期副反应。研究表明不宁腿可能有家族史。

》这对怀孕有什么影响？

如果这一问题不是由缺铁引起的（见上），那么它对你或宝宝是没有危害的，只会因为妨碍睡眠而让你感到疲惫。

》我能做什么？

请助产士测量你的铁水平。避免晚餐吃得太晚，适量运动（适合你的孕期状况），睡前泡个催眠的热水浴，以此来让自己得到更好的休息。散步可以有暂时的缓解，这就像给双腿进行快速按摩一样。

腿部静脉曲张和外阴静脉曲张

》这是什么？何时出现？有多常见？

静脉曲张是静脉在腿部和外阴等区域发生了增大、扩张，可能很不美观。

》是什么引起的？

孕期增大的子宫对盆腔静脉产生压力，造成腿部和外阴区域的压力增强，更容易导致腿部静脉曲张和外阴静脉曲张（参见120页）。

》这对怀孕有什么影响？

静脉曲张可能会让你很不舒服，并造成瘙痒，但它们并无危险。阴道或外阴的静脉曲张在分娩时不会破裂，也不会引发其他问题。

背痛和坐骨神经痛

》这是什么？何时出现？有多常见？

大多数准妈妈在孕期会出现下背钝痛。如果这种疼痛变为刺痛或者剧痛，可能是坐骨神经痛，尤其是当它向下辐射到臀部和大腿后侧时，更常见的是辐射到单侧腿。你更有可能在孕晚期遇到这种情况，其时胎儿的生长致使子宫在腹腔内快速扩大。

》是什么引起的？

下背痛通常是因为随着宝宝成长、子宫扩大的过程中你的重心发生了改变，你只能以别扭的姿势站或走才能取得平衡。孕期韧带的松弛也会给后背增加压力，这要归因于激素的改变。坐骨神经痛是压迫到坐骨神经的特殊状况，即从下背部延伸至双腿的神经。压迫可能来自重心的改变，下背部的其他肌肉不得不收缩来保持直立状态，这时就挤压了神经；可能因为孕晚期宝宝的位置——宝宝头部向盆腔下降的时候可能会压迫神经。此外，体重的增加和子宫的增大也会加剧这一状况。

》这对怀孕有什么影响？

无论是下背痛还是坐骨神经痛都对宝宝没有特别的危险，这些问题只影响你的状态和情绪，毕竟总是带着疼痛生活会让人感觉虚弱。

》我能做什么？

凯格尔运动（参见67页）和游泳有助于强壮和支撑下背部，缓解神经疼痛。最好不要让

》我能做什么？

如果你发现自己出现静脉曲张，请告诉医生。可以穿着孕期专属有支撑作用的紧身裤或内衣，请让你的理疗师对此进行指导。

足部问题

》这是什么？何时出现？有多常见？

很多孕妇会出现足弓疼痛和足部绞痛。足部和脚踝的水肿是另一个孕期常见问题。

》是什么引起的？

体重增加会增大对足弓的压力，运用足部肌肉重新调整平衡也是引起疼痛的原因。你的四肢，包括足部，容易出现因为体液增加而造成的

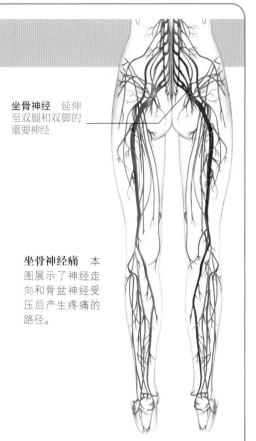

坐骨神经 延伸至双腿和双脚的重要神经

坐骨神经痛 本图展示了神经走向和骨盆神经受压后产生疼痛的路径。

背部变得僵直。间歇休息不仅能让足部避免受力，也能缓解压迫疼痛。你可以尝试在背部最痛的地方热敷，还可以请伴侣帮你轻柔地按摩背部。告诉医疗专家你的问题，让他关注这一问题。如果你的情况很严重，可能会转诊给产科理疗师。采取任何手段缓解不适之前，都要问问医护人员。

水潴留，即水肿（参见134页）。

》这对怀孕有什么影响？

它对宝宝的健康没有任何影响，但足部疼痛和脚踝肿胀会让步行变得困难。如果你的脚和脚踝水肿得太厉害或水肿发展得太迅猛，请告诉你的医生。

》我能做什么？

尽量不让足部受力，把脚抬得高过臀部可以帮助足部分散多余的体液。保持双脚移动，即便是坐着的时候。依靠脚踝旋转足部，先往一边转再往相反方向转，可以缓解疼痛和水肿。虽然这可能与直觉相左，但多喝水可以帮助"冲刷"身体的体液。孕期争取慢慢增加体重，穿能给予足部良好支撑的舒服鞋子。

☾ 水肿

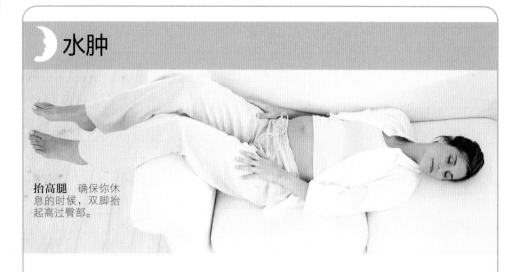

抬高腿 确保你休息的时候，双脚抬起高过臀部。

» 这是什么？何时出现？有多常见？

水肿就是水或体液发生潴留，从而引起细胞的肿胀和充盈。水肿会让你的脸更饱满有弹性，但也会引发脚踝、脚、手腕、手指的肿胀。大约50%的孕妇会在孕期的某个阶段发生水肿，尤其在孕晚期。

» 是什么引起的？

为了有效地把营养输送给宝宝，孕期血容量增加了约1/3。然而，这些增加的大部分都是体液，而非红细胞。当体液进入细胞，便会使其肿胀。当你保持一个姿势较长时间后，或者一天快结束时，或者天气特别热的时候，体液在细胞聚集，从而引起水肿。

» 这对怀孕有什么影响？

大多数女性会在孕期出现水肿，通常是四肢部位（手指、手、脚趾、脚、脚踝）。如果水肿得太厉害，请咨询你的医生。

» 我能做什么？

喝足够多的水能够有助于"冲刷"体内的多余的体液（虽然这看起来与直觉有些不符）。在整个孕期健康饮食，稳定增重。根据自己的怀孕阶段，定期适量锻炼。如果你注意到四肢水肿，那么应当保持活动，如转动手腕和脚踝，拉伸手指和脚趾；每隔30分钟起来走走，这可以防止体液聚集在腿部和足部；休息的时候，确保足部高过臀部。

☾ 双手麻木

» 这是什么？何时出现？有多常见？

如果手部出现麻木，伴有拇指和前两个手指（食指、中指）疼痛，可能是腕管综合征的表现。这一问题通常出现在孕中期或孕晚期，影响大约50%的孕妇。腕管综合征似乎有家族史，如果你前次妊娠有这个问题，那么很容易再次出现。它常出现在优势手（如果你是右利手，就是右手）。

» 是什么引起的？

孕期激素使体液增加了。当体液聚集到手腕时（通常在你夜间保持静止的时候），便会引起水肿，从而对从手臂延伸至手部的正中神经造成压迫，导致手指的麻木和针刺感。如果你超重或者怀了不止一个孩子，更容易出现这种情况。

» 这对怀孕有什么影响？

如果你的麻木是因为腕管综合征，对宝宝或妊娠没有危害，但你可能发现很难用手做什么事情，尤其握力会变得很差。

» 我能做什么？

除了健康膳食和进行手腕体操（和脚踝水肿时做的脚踝运动差不多），你就只能等待了。大多数腕管综合征会在宝宝出生几个月后消失。如果你发现麻木仍然存在，可能需要手术来解除对正中神经的压迫。医护人员可能会给你腕带来帮助支撑你的手。

☾ 鼻部问题

» 这是什么？何时出现？有多常见？

大约1/3的孕妇在孕期会发生鼻部问题，通常在孕中期中段开始，会一直延续到分娩时。典型的问题是频繁出现流鼻血、鼻塞、打鼾。

» 是什么引起的？

鼻塞和打鼾是因为雌激素的增加，使鼻腔黏液增加，你可能还会伴有耳塞的感觉。流鼻血则因为鼻子里的毛细血管壁变薄，更容易破裂。

» 这对怀孕有什么影响？

鼻血不止的话，就需要进行医疗护理，因为这可能是循环系统出现问题的征兆。持续时间长、声音非常大的打鼾可能是妊娠期糖尿病的表现。除了这些问题，鼻部问题是无害的孕期副反应。

» 我能做什么？

和医疗专家交谈，确保你遇到的问题是正常的。如果有值得担心的问题，可以转诊去产科医生处进一步检查。

☾ 视力模糊

» 这是什么？何时出现？有多常见？

眼部问题在孕期特别常见，最明显的是许多女性会有视力模糊，也会出现眼睛干涩或丧失部分视野。

» 是什么引起的？

皮肤细胞因为孕期体液增加而开始肿胀，眼球也是如此。这会导致眼球的晶状体增厚变形，造成视力模糊。孕激素水平增高会加重这一问题，因为肌肉更松弛了，对角膜有软化的作用。

» 这对怀孕有什么影响？

视力模糊可能是子痫前期的征兆（眼部有闪光感也是），所以如果你的视力发生了变化，一定要让医生知道，尽管大多数时候这只是孕期的一个副反应。

» 我能做什么？

多喝水，减少细胞中的体液潴留。绝大部分情况下，你的视力会在分娩后恢复正常，但可能需要几周时间。还有一些女性的视力发生了永久性的变化，所以如果产后6周还有视力问题，请去眼科医生处检查。

☾ 皮肤红疹 （PUPPP/PEP）

» 这是什么？何时出现？有多常见？

妊娠瘙痒性荨麻疹性丘疹及斑块（PUPPP）

和妊娠多形疹（PEP）是伴有瘙痒的皮肤红疹，通常在腹部出现（非肚脐），然后扩散到身体的其他部分。这有点儿像湿疹，只不过出现的是小水泡。这是孕晚期症状，通常在孕35周左右出现，但出现的概率连0.5%都不到。

》是什么引起的？

没人能确定PUPPP的诱因，但常在怀男孩（有意思的是，研究显示在皮肤PUPPP疹子活检中发现了男性DNA）、多胞胎或初次妊娠的女性身上发现。它很少在二次或多次妊娠中出现。有些人认为它可能是遗传性的。

》这对怀孕有什么影响？

最明显的问题是瘙痒，通常在最初几天特别严重。一般对未出生的宝宝没什么影响，但为了预防很多医院建议在孕39周催产。

》我能做什么？

穿宽松的棉质衣物，保持凉爽。你可以和助产士咨询外用药物。红疹会在1周左右自行消失，在少数情况下会略持续一段时间。

热疹

》这是什么？何时出现？有多常见？

就是痱子，通常是突起的红色瘙痒皮疹，发生在热量聚集的皮肤位置，如颈部和腹部的皱褶处。

》是什么引起的？

孕期的你比平时更容易觉得热，也更容易出汗，在汗水不易被吹干的位置就会出现热疹。

》这对怀孕有什么影响？

除了在长痱子的地方感觉不适，其他倒没有什么。皮疹完全是良性的，也没有副作用。

》我能做什么？

尽量保持凉爽，穿宽松的棉质服装。可以用浸过冷水的毛巾令皮肤保持凉爽、舒适。避免使用香味重的香皂。

乳导管阻塞

》这是什么？何时出现？有多常见？

很多女性没有意识到，乳汁在怀孕过程中就开始生产了。其过程是乳导管拉伸、增大以容纳液体的增加。在孕程的后半段，导管可能开始阻塞，乳房感觉结块有触痛。与乳房其他部位相比，结块处可能看上去会红一些。

》是什么引起的？

乳房忙于生产乳汁，但在宝宝出生之前，这些乳汁都缺乏"出口"。这些储存的乳汁会引起导管的阻塞。

》这对怀孕有什么影响？

阻塞的导管可以证明身体正在生产乳汁，所以你不需要担心什么，除了它会引起部分不适和触痛。注意如果结块处出现红痛，就需要告诉你的医生，以防这一结块并不是泌乳造成的。

》我能做什么？

在乳房出现异常区域盖上凉毛巾，可以帮助缓解触痛。用手指轻柔地在阻塞的导管周围按摩，可以疏通阻塞。你在这样操作的时候可能会出现一些乳头流液，这是好现象。

漏乳

》这是什么？何时出现？有多常见？

这可能从孕中期的任何时间发生，但最可能出现在妊娠快结束——你的乳房饱满的时候。通常漏出的是初乳而不是真正的乳汁。初乳颜色发黄，质地较醇厚。它比乳汁更容易消化，营养成分更高。

》是什么引起的？

你的乳房充满乳汁，但在宝宝出生之前都没有消耗，导致其中的一部分会被无意中挤出。

》这对怀孕有什么影响？

你的身体需要做好充分准备，好在宝宝出生后喂养他。注意，漏乳和是否产生足够喂养宝宝的乳汁之间没有关联。

》我能做什么？

防溢乳垫可用来吸收乳头溢出的多余液体，需要定期更换。

出血

》这是什么？何时出现？有多常见？

1/3的孕妇会在孕早期出现点状或少量出血。它一般是棕红、粉红或鲜红色的。有时，孕妇会排出大血块。少量或点状出血也可以在孕期晚些时候出现。

》是什么引起的？

孕早期增加的激素使宫颈表面变脆，更容易发生斑块或出血。晚些时候，宫颈变软，血流也增加了，可能会出血或瘀肿。

》这对怀孕有什么影响？

虽然会引发担心，但出血在孕早期很常见。这不能说明你会流产，但通常需要进一步检查。孕期晚些时候的出血也需要进一步检查，因为它可能是胎盘低置、早剥或早产的征兆。

》我能做什么？

立刻告诉你的医疗专家。你可能需要进行超声检查排除异常，才会安下心来。有大量出血要立刻就诊，尤其是伴有疼痛时。

突出性脐

》这是什么？何时出现？有多常见？

在孕晚期，腹部向前完全拉伸，会导致肚脐突出。这通常在孕24周后出现，几乎所有孕妇都有这问题。

》是什么引起的？

肚脐突出的原因就是腹部生长（宝宝和子宫的生长）。

》这对怀孕有什么影响？

突出的肚脐不代表任何危险，就是当你穿紧身衣服时看起来好像在偏低的位置长了第三个乳头。

》我能做什么？

什么也不用做。肚脐在你生完宝宝后立刻就会停止突起，几乎完全回到原位。

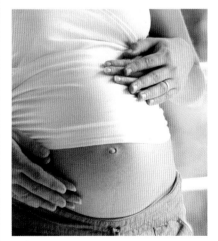

自豪站起 如果你满意自己身体的变化，完全可以展示你的孕肚。

Q 如果我不舒服，什么药物在孕期使用是安全的呢?

在孕期时不时得点儿小病是很正常的，毕竟在此阶段你的免疫系统被抑制了。但你未怀孕时购买的非处方药在怀孕期间使用未必安全，你要格外小心，采用任何疗法之前应与医疗专家进行确认。

许多小恙，如普通感冒和腹泻，会不药而愈。如果你认为自己需要治疗，应从医疗专家那里获得建议，并且一定要让他知道你怀孕了。在采用非处方治疗之前，与药师确认这一疗法适用于孕期。在用药时，一般采取最低剂量，且尽可能地缩短用药时间。很多天然药物，尤其是草药，可能对生长中的宝宝不安全。

预防优于治疗

你在孕期可能非常容易患上各种传染病，因为身体为维持妊娠而抑制了免疫系统。你可以通

如果可以，最好避免使用多种非处方药，尤其是在孕早期，因为宝宝的抗风险能力非常弱。

过良好饮食、适量运动和保持清洁来增加免疫力，保护自己。

》**清洗双手**：做饭或吃饭前都要洗手，养成卫生的如厕习惯。

》**多喝水**：稀释的果汁也可以，液体能帮助冲刷身体系统中的感染。

》**多吃富含抗氧化物质的食物。**

》**充分休息**：如果你感到疲惫、耗竭，那么就更容易生病了。

》**常和医疗专家沟通**：尤其在使用任何天然疗法之前，即使是看起来无害的花草茶。

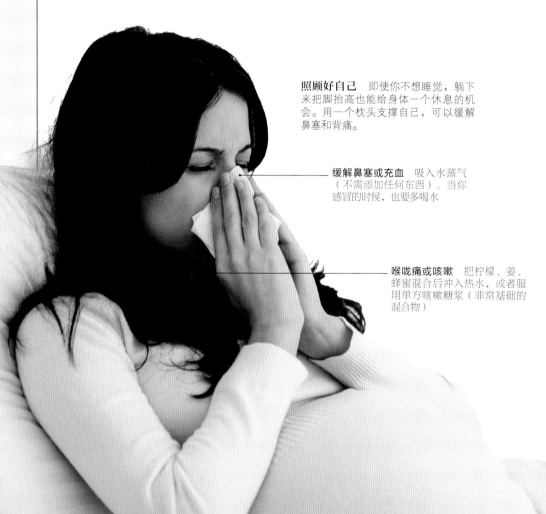

照顾好自己 即使你不想睡觉，躺下来把脚抬高也能给身体一个休息的机会。用一个枕头支撑自己，可以缓解鼻塞和背痛。

缓解鼻塞或充血 吸入水蒸气（不需添加任何东西）。当你感冒的时候，也要多喝水

喉咙痛或咳嗽 把柠檬、姜、蜂蜜混合后冲入热水，或者服用单方咳嗽糖浆（非常基础的混合物）

常见疾病

没有药物在孕期使用时是100%安全的。对乙酰氨基酚是相对安全，且服用前不需要咨询医生、助产士或药师的唯一非处方药，但也只能适量使用。

疾病	这对怀孕有什么影响	我能做什么
流感和普通感冒	普通感冒病毒不会影响宝宝，但严重的流感可能会增加低出生体重的风险。流感也会并发更严重的支气管炎，甚至肺炎。感冒会脱水，所以需要多喝水	多喝水或热的、具有舒缓功能的饮品（参见左页）及做雾化吸入都能缓解症状。如果你体温升高，可以服用低剂量的对乙酰氨基酚，但不要服用任何含有布洛芬或可待因成分的药物。如果你有流感的症状，则应就医。医生会开药帮你缩短病程
发热	高温会影响血液循环，所以你要降体温。发热通常提示存在病毒或细菌感染	用蘸冷水的海绵（毛巾）或冰袋来降温。需要时可以服用对乙酰氨基酚，但不能超过包装上标注的每日最大剂量。如果体温高于40℃，给医生打电话求助
耳、喉、胸和尿路出现感染	严重的细菌感染可以穿透胎盘屏障影响宝宝，所以任何感染都需要医生进行治疗	多喝水，向医生寻求帮助。很多抗生素在孕期是安全的，但需要医生开处方。他可能会做检测（利用唾液或尿液）来确认哪种抗生素最合适。用对乙酰氨基酚降温
腹泻	腹泻对宝宝无害，但你要避免脱水。如果腹泻伴随呕吐或发热，请就医	腹泻通常会在你身体感染消除后自行停止。不要吃止泻药，除非是医生开的。补液剂是安全的，但也要先问过药师
食物中毒	引起食物中毒的细菌可能对宝宝有潜在危险。最危险的是李斯特菌，会引起毒血症、脑膜炎、肺炎	如果你怀疑自己食物中毒，告诉医生，医生会告诉你吃什么来缓解症状。不断小口地饮水，以避免脱水。如果你被怀疑是李斯特菌感染，请直接就医
疼痛	背痛在孕期较为常见，尤其在孕晚期。头痛、肌肉痛、背痛通常不会影响宝宝	冷敷和热敷能帮助肌肉痛、扭伤和背痛，但持续性的头痛需要就医。你可以服用对乙酰氨基酚，但别超过每日剂量上限。不要服用任何含有布洛芬或可待因成分的药物
失眠	失眠在孕期较常见，但原因多样。它不会影响宝宝，但会让你感觉疲惫	咨询医生确认原因，讨论你要采取的措施。在得到医生建议之前，不要使用任何草药、香薰疗法或药物来诱导睡眠
花粉症	花粉症不会影响宝宝，但它的治疗会影响。咨询药师或医生之后再服用抗组胺药	请医生帮助你。有些抗组胺药可以在孕期使用，但更可能建议你用鼻喷雾或滴眼药
真菌感染（如足癣）	真菌感染（如足癣、皮疹）对未出生的宝宝没有影响，但治疗可能有影响	保持感染部位清洁、干燥、透气。并不是所有的抗真菌非处方药都是安全的，你可能需要处方才能在药房买到适合你的处方药，请咨询药师或医生
皮肤瘙痒	干燥、瘙痒的主诉可能来自许多原因，包括湿疹和孕期皮肤瘙痒。情况可能很严重	你可以使用润肤剂和保护剂，它们是非处方的，但你不能使用甾体激素软膏。向药师或医生咨询哪些是最安全的选项
皮疹	皮疹可以集中在某一区域（局部），或者全身。一些皮疹是无害的，但仍要检查了解原因	请助产士检查你的皮疹。如果任何皮疹（局部或全身）持续超过48小时，请就医。你可以使用炉甘石乳液来缓解局部红疹的症状，但不能用于全身。冷水和冰也会有所帮助
切口或擦伤	小的切口和擦伤不会伤害宝宝，但有必要采取措施令伤口保持清洁，免受感染	用抗菌剂清洁伤口，保持干燥。虽然抗菌剂被认为对孕期无害，但最好是和药师讨论一个安全的选项
头虱	头虱对你很困扰，但幸运的是它对未出生的宝宝没有威胁	用头虱梳来解决问题。在湿发上使用，每隔3天重复1次，确保你已清理所有刚孵化的小头虱。你可以买到4%的二甲聚硅氧烷乳液，但首先要让药师知道你怀孕了
蛲虫	虽然蛲虫感染对未出生宝宝的影响未知，但其治疗会有影响	孕期不建议使用非处方治疗，但严格的清洁措施可以清除蛲虫（它们的生命周期约6周）。咨询医生，听听他的建议

并不是每个妈妈都能如愿获得平顺的怀孕之旅。尽管大多数女性都不会出现并发症（它们并不常见），但如果你遇到问题，也可以从医疗团队获得**大量支持**。只要谨慎处理，很多并发症都有**好的转归**。

并发症

并发症类型

并发症可能损害你或未出生宝宝的健康。你在产检中的许多检查（甚至在备孕时的检查）都是为了尽早确认并发症的存在。在很多情况下，医疗团队可以对问题进行处理，尽力保障你和宝宝的健康。

并发症有一些分类：有些女性患有长期疾病，如哮喘或先天性心脏病，需要特殊护理；有时一些孕前的妇科问题对你现在的妊娠有连锁反应；其他并发症可能是随妊娠产生的，如妊娠期糖尿病和子痫前期；更少见的情况是一些短期的感染所引起的问题。

尽可能地为妊娠做规划

如果可以的话，在计划要小孩之前检查疫苗接种。你可以在受孕前进行接种，因为一旦怀孕，有些疫苗可能对胎儿有害。

如果你原本就存在疾病，在没怀孕的时候需要药物治疗，则更建议好好进行孕前规划。因为一些药物在孕期不适用，而一些疾病需要病情稳定后才能怀孕。给自己3～6个月时间进行规划，让病情在受孕前得到控制，这可能是平顺孕期和波折孕期的分水岭。

当并发症出现

如果你遇到并发症，那么产前检查也会升级，你需要更多的检测、超声筛查和治疗。在整个过程中，你的医疗团队会向你解释身体发生了什么，对孕期、分娩和宝宝有什么潜在影响。

做超声筛查和专家会诊的时候找个人陪你，他们可以在你不方便沟通的时候帮你了解情况。有时你需要做出两难抉择，比如所服药物对你有帮助，但对宝宝有潜在影响。有时并发症可能影响你分娩的地点、时间和方式，逼迫你做出与预期不符的决定。感到害怕或紧张是自然的。会有一些组织支持像你这样的孕妇，向助产士咨询相关信息即可。

Q 如果我在孕期患上传染病会怎么样？

对孕妇的治疗选择很有限，所以有些传染病确实对孕妇有风险。如果你注意到严重传染病的症状，需要联系你的全科医生。

水痘

» 这是什么？

水痘是一种病毒感染，会引起发热和皮肤上的红色发痒斑点，并使其转化为水疱。

» 这对怀孕有什么影响？

水痘很少见，一旦感染便很危险，因为它对胎儿的眼、脑、皮肤、四肢、膀胱、肠都有损害，同时还可能导致你的肺、大脑和肝脏出现炎症。

» 我能做什么？

如果你没得过水痘却接触了它，或已经出现症状，请立刻就医。抗病毒治疗可以帮助预防并发症，但不能治愈感染。

麻疹

» 这是什么？

麻疹症状有些像流感。同时，口腔内有斑点，皮肤上有红棕色皮疹，症状持续约1周。

» 这对怀孕有什么影响？

麻疹感染增加流产、死产和早产风险，尤其在孕早期感染时。感染也可能在分娩时传染给宝宝。

» 我能做什么？

如果你没接种过疫苗，又接触过该病毒，立刻去见全科医生（可能有3周的潜伏期）。你可以用正常人体免疫球蛋白（HNIG）进行治疗，以缓解症状，降低（但不能消除）对宝宝的风险。

腮腺炎

» 这是什么？

病毒感染会引起发热、头痛、面颊和颈部唾液腺肿胀。

» 这对怀孕有什么影响？

腮腺炎不会引发宝宝的出生缺陷，但会因为母体发热和发病增加流产风险，尤其在孕早期时。它也可能发展为脑膜炎。

» 我能做什么？

如果你未接种疫苗，在接触腮腺炎患者后要立刻咨询医生（有2~3周潜伏期）。腮腺炎无法治疗，但可以缓解症状。

风疹

» 这是什么？

也称"德国麻疹"。风疹病毒引起的症状包括头痛、发热、关节痛、喉咙痛、腺体肿大、突起的淡红色皮疹。

» 这对怀孕有什么影响？

如果你在孕18周以前感染风疹病毒，则会引起严重的出生缺陷和流产。接触疾病的孕周越晚，风险越低。孕18周以后，对宝宝的风险就非常小了。

» 我能做什么？

如果你未接种疫苗，务必避免接触风疹。如果你认为自己可能被感染，立刻就医进行确诊。风疹没有治疗方法，但医生能在宝宝患上先天性风疹综合征（CRS）的时候给予支持和选择建议。

巨细胞病毒

» 这是什么？

作为一种疱疹，巨细胞病毒可以通过唾液、尿液、体液或粪便传染。它可以一直潜伏（没有症状），很多人不知道自己携带这种病毒。

» 这对怀孕有什么影响？

如果你感染巨细胞病毒，且在孕期才第一次活跃起来（初次感染），可以引起宝宝出现先天性畸形和神经系统疾病。然而，英国只有1/2000的宝宝因感染巨细胞病毒而发生并发症。

» 我能做什么？

巨细胞病毒感染无法治疗，但可以预防初次感染。6岁以下儿童常为携带者，所以不要接触他们的粪便、尿液或唾液（亲吻他们的额头而不要亲嘴或脸）。很多成年人不知道自己携带病毒，所以性生活时请使用避孕套。

莱姆病

» 这是什么？

一种蜱虫传播的感染性疾病，可以潜伏数年。症状包括发热、寒战、关节或肌肉痛、面部麻痹和靶心样红斑。

» 这对怀孕有什么影响？

莱姆病如果不治疗，对你是很危险的，同时也增加早产和流产的风险。

» 我能做什么？

医生会给你一个疗程的抗生素，经过治疗，你和孩子的转归都会很好。你在治疗后如果再次被咬仍有可能被感染，所以要采取措施预防蜱虫叮咬。

肝炎

» 这是什么？

肝炎主要经由血液传播，是一种感染于肝脏的病毒。症状各异，从呕吐、胃绞痛，到轻微的感冒样发病。一些人没有症状。

» 这对怀孕有什么影响？

肝炎可以引起胎儿的肝衰竭。产前检查中所有女性都要进行乙肝筛查。如果你有高危因素，则要进行丙肝的筛查。

» 我能做什么？

如果你感染了乙肝，宝宝在出生后需进行疫苗接种，这种接种有95%的成功率。丙肝传染给宝宝的情况很罕见，但如果宝宝受到感染，需要医生进行评估。

如果你不确定自己是否对水痘**免疫**，或者你是否**接种**过麻疹、腮腺炎、风疹**疫苗**，医生可以为你进行**血液检查**。

{Q 我本身就有基础病，这会影响我的妊娠过程吗？

本书的这一部分专门为一些长期（或慢性）疾病对妊娠的影响做出指导。理想情况下，应在怀孕前对基础病进行最佳控制。一旦怀孕，你的护理将由产科医生、助产士和专科医生一起完成。大多数患病女性能够获得健康的孕期和宝宝，但不建议在家庭或分娩中心进行生产。

☽ 哮喘

》这是什么？

哮喘属于呼吸道疾病，肺的气道发炎变窄，造成哮鸣、咳嗽、憋闷和气短。

》对怀孕、分娩和宝宝有什么风险？

哮喘会导致胎盘异常，包括胎盘低置和胎盘功能不良（氧气和营养供应减少），发生宝宝低出生体重和流产的风险略增加。

》有哪些药物和检测？

治疗哮喘的药物对未出生的宝宝没有副作用，所以在整个孕期可以继续服药。如果你口服类固醇，也许需要定期抽血检查血糖水平。你在分娩期间的止痛选择会受到限制，因为二醋吗啡及其他阿片镇痛药会加重哮喘。

》病情对妊娠有什么影响？

如果你在怀孕一开始的时候哮喘就很严重，孕期可能会进一步加重。在其他情况下，哮喘会在孕期保持平稳，甚至有所改善，因为天然类固醇的产生能减少哮喘发作。从统计学上来说，怀女孩的准妈妈哮喘症状会重于怀男孩的。

☽ 炎症性肠病

》这是什么？

炎症性肠病可理解为消化系统的炎性疾病，如溃疡性结肠炎和克罗恩病。它会引起胃部疼痛、膨胀、抽筋，以及复发性血性腹泻、极度无力、体重减轻。炎症性肠病不包括肠易激综合征。

》对怀孕、分娩和宝宝有什么风险？

无论是活跃性的还是非活跃性的，炎症性肠病会增加宝宝出现小于孕周和早产的风险。如果你未来需要肠道手术，医生会建议进行剖宫产，以保留盆底肌（它们对肠道功能非常重要）。宝宝遗传到克罗恩病的概率很小（5%），除非你和你的父母都患有该病（概率可上升至36%）。

》有哪些药物和检测？

如果你服用的是甲氨蝶呤，怀孕后要停药（更理想的是孕前检查的时候就开始停药），因为它会引发出生缺陷。你可以继续服用其他药物，但应尽快去消化科医生那里就诊，因为孕期控制好你的炎症性肠病依然是当务之急。医生可能会建议加大叶酸的量，因为有些治疗炎症性肠病的药物会干扰叶酸的吸收。你在孕期需要额外去消化科医生那里就诊几次，以确保病情平稳。如果你在孕期必须进行的结肠镜或乙状结肠镜检查（检查肠道健康状况），目前没有这两项检查会造成不良反应的报告。

》病情对妊娠有什么影响？

如果炎症性肠病在你怀孕的时候不活跃，且你继续服药，则病情大爆发的概率和非妊娠状态时是一样的，但你可能会在分娩后遭遇病情爆发。活跃的炎症性肠病可能在怀孕期间更难控制。如果你有造瘘或粪袋，可能会因为腹部的膨隆而被挤压，从而增加排便频率。

☽ 高血压

》这是什么？

高血压意味着动脉压力较正常值偏高。这一疾病会增加心脏病和脑卒中发作的风险。

》对怀孕、分娩和宝宝有什么风险？

你很容易发生子痫前期、胎盘早剥、脑卒中和血栓；你的宝宝容易早产、低出生体重，且死产的风险也会相对增加。如果你愿意顺产，这一想法通常会被鼓励，但如果有特殊理由的话也可选择剖宫产。

》有哪些药物和检测？

继续服药，但请医生对药物进行评估，因为有些降压药可能对宝宝的发育有不良影响。如果你的血压有升高趋势，则需要在每次产检之间也进行血压监控。医生可能会建议你每日服用低剂量的阿司匹林来稀释血液，如果你没这么做的话。你也可能要进行额外的超声检查，以了解宝宝的生长情况。如果血压持续升高需要干预，也可能对你进行催产。

》病情对妊娠有什么影响？

妊娠激素会扩张血管，所以你可能会发现

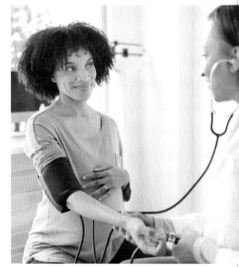

定期监控 这非常重要，无论你选择以改变生活方式控制血压，还是用药物控制。

自己的血压在几乎长达9个月的时间里自然下降（但末期又会再次轻度升高）。在一些情况下，医生甚至会认为你在孕期不需要吃降压药了。

甲状腺疾病

这是什么？

甲状腺调节身体的新陈代谢，如果它产生过多或者不足量的甲状腺激素，就会出现功能障碍。

对怀孕、分娩和宝宝有什么风险？

未经治疗的甲状腺功能亢进（过度活跃的甲状腺）或者甲状腺功能减退（不活跃的甲状腺）都会在孕期引起严重的问题，因为甲状腺激素在宝宝的发育中起到重要作用。医生会努力控制病情，避免了痫前期、心力衰竭、肾衰竭、昏迷、早产、死产或流产的发生。孕前规划对于病情的最佳控制十分重要。有些研究提示，孕早期非常不活跃的甲状腺会影响宝宝的智商，增加学习障碍的风险。

有哪些药物和检测？

医生可能会综合评估你的药物，需要时可能建议你提高剂量。甲状腺功能减退在孕期有时需用合成甲状腺素进行治疗。你的甲状腺功能需要在整个孕期定期进行抽血检查，同时进行额外的超声检查确保宝宝在孕晚期的健康。

病情对妊娠有什么影响？

甲状腺功能亢进病情平稳的女性可能在孕期复发，因为孕期激素会增加血液中循环的甲状腺素水平。怀孕也能导致甲状腺肿大，即甲状腺肿。

类风湿性关节炎

这是什么？

这种长期炎症会引起关节的疼痛、肿胀、僵硬或活动受限。

对怀孕、分娩和宝宝有什么风险？

除了早产的风险，类风湿性关节炎并不会直接影响你或宝宝。如果它影响了你的髋关节或骨盆，你可能需要进行剖宫产。

有哪些药物和检测？

有些治疗类风湿性关节炎的药物对宝宝是不安全的。其他倒没有安全问题，但可能引起血糖或血压的升高。发现怀孕（或计划怀孕）后立刻和医生谈谈，讨论你的药物方案。

病情对妊娠有什么影响？

怀孕会增加疲惫的症状，尤其在孕早期。研究表明，在孕中期70%的女性类风湿性关节炎的症状得到了缓解，这种缓解会持续到产后几周。然而，一些女性在这一阶段之后出现了复发。

糖尿病

这是什么？

糖尿病意味着身体无法很好控制血糖水平，可能是因为胰岛素产生不足，或不能正确利用胰岛素（参见右栏）。怀孕时的糖尿病可以是原发性的，或是在孕期发生的（妊娠期糖尿病，参见145页）。下面讨论的是原发性糖尿病。

对怀孕、分娩和宝宝有什么风险？

糖尿病增加了高血压和子痫前期的风险（参见144页），以及宝宝伴有出生缺陷的风险。它也增加流产、死产和早产的风险。血液中的高血糖意味着宝宝体内的血糖水平高，宝宝出生时会比较大。不过，糖尿病母亲的宝宝也可能出生时较小。

有哪些药物和检测？

孕前就把糖尿病控制好是非常重要的，可以尽可能减少出生缺陷的发生率。在怀孕后继续控制血糖也是非常基础的工作。得知自己怀孕后立刻和医生谈谈，转诊给产科医生或内分泌科医生，他会确定你孕期需要保持的血糖目标。如果你在使用合成药物，可能需要转为胰岛素注射，或者继续服药。你需要遵循糖尿病饮食，营养师会为你制订饮食方案。医生会鼓励你一天至少测4次血糖，确保血糖受到控制。随着孕程发展，你可能需要增加胰岛素的注射量，以保持血糖水平稳定。确保你的朋友和家人知道如何使用检测盒，以便你出现低血糖或高血糖（两者都会导致昏迷）自己无法测试时他们可以操作。在你的整个孕期，你需要额外进行胎儿成长超声检查，确保宝宝按照孕程不断成长。记住，宝宝过大可能提示你的血糖水平过高了。

病情对妊娠有什么影响？

孕期激素增加了胰岛素抵抗，也就是说，它们加重了你身体不能利用胰岛素来调节血糖的问题。由此，你发生糖尿病并发症的概率更高了——低血糖或高血糖、眼疾、心脏病、肾病，你需要配合进行这些问题的严密监控。如果你出现呕吐，血液中一种称为"酮"的物质浓度便会升高。酮是分解脂肪用于产能（而不是糖）时的副产物。酮浓度过高会造成严重的孕期并发症，甚至可能危及生命。这种情况非常少见，大多数患糖尿病的女性都有健康妊娠的可能，但通过饮食和胰岛素注射来控制血糖水平极为重要。

关于糖尿病的事实

下面这些是关于原发性糖尿病的重要事实，以及还未确诊时一些可能的征兆。

身体摄取糖的来源是食物，尤其是饮食中的碳水化合物、脂肪和蛋白质。

糖尿病的症状包括口干、尿频、疲倦、视力模糊、皮疹——几乎都是健康妊娠的症状！

Ⅰ型糖尿病是身体产生胰岛素不足时发生的。胰岛素利用血液中的葡萄糖转化成能量。

Ⅱ型糖尿病是身体能够产生足量胰岛素，但细胞会对胰岛素发生抵抗，致使利用葡萄糖的效率降低。这通常是由于肥胖引起的。

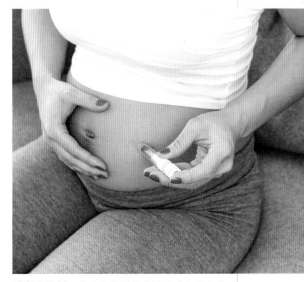

胰岛素注射 你在孕期的胰岛素需求会发生变化。控制血糖是至关重要的。

精神健康问题

这是什么？

病情可分为双相障碍、抑郁、精神错乱、自残、强迫性神经失调、成瘾、饮食障碍等多种疾病。

对怀孕、分娩和宝宝有什么风险？

治疗精神疾病的药物会影响未出生宝宝的健康。你发展为产前抑郁和产后抑郁的风险也较高。你可能感到无法照顾好自己，不愿或无法养育未出生的宝宝。如果你有饮食障碍，你可能会使宝宝在子宫内获得的重要营养受到限制。研究表明，患有精神疾病的女性的宝宝在将来发展为抑郁等相关疾病的风险相对较高。

有哪些药物和检测？

不要在就医前改变或停止你正在服用的药物。医生需要对你的病情进行全面评估，并为继续服药设计新的方案，以减少孕期用药对宝宝的风险，同时维持你的健康。

病情对妊娠有什么影响？

科学研究表明，怀孕带来的焦虑以及减少服药的需要，会令有精神疾病史的女性在孕期发生精神错乱或抑郁的风险大大增高。然而有证据表明，如果你的病情在怀孕前便得到了控制，在有适当的医疗支持和药物时，你的复发风险并不是特别高。

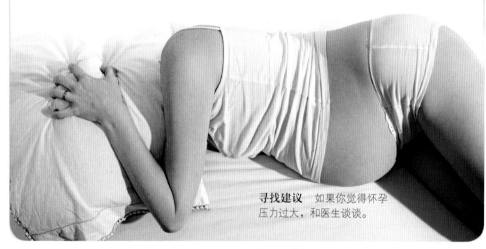

寻找建议 如果你觉得怀孕压力过大，和医生谈谈。

癫痫

这是什么？

大脑电信号错乱，会引发癫痫反复发作。

对怀孕、分娩和宝宝有什么风险？

你可能出现恶心、呕吐、贫血、妊娠期高血压、子痫前期。癫痫发作不会直接伤害宝宝，除非是强直性肌痉挛、丛集性发作或发作时间超过30分钟——这些都会剥夺胎儿的供氧。在癫痫发作的情况下，你受到伤害的同时可能宝宝也会受到伤害。孕期不要在家里没人的时候洗澡或在宝宝出生后锁着门给他洗澡。同时，你的早产、延迟生产或需要剖宫产的概率增高。产后，宝宝可能会出现抗癫痫药（AEDs）的戒断，也许需要额外的一针维生素K来帮助促进凝血。

有哪些药物和检测？

如果神经科医生没有让你停药，那么需要继续服药。一些抗癫痫药会增加新生儿先天畸形的概率，但90%的女性癫痫患者都拥有健康宝宝。如果你的癫痫发作，宝宝承受的风险更大。血液检查可以评估体内的药物浓度，因为孕期增加的血容量说明你的日常剂量可能会被稀释。只有在医疗监控的情况下才能改变用药量。和医生谈谈增加叶酸的量，因为有些药物抑制叶酸的吸收（叶酸也会抑制药效）。你从孕36周起可能需要维生素K，因为癫痫药物会影响凝血功能。你也需要避免分娩时使用阿片类镇痛药。

病情对妊娠有什么影响？

大多数女性癫痫患者在孕期没什么变化。有些症状改善了；有些病人癫痫发作得更频繁了，可能在产后持续。如果癫痫发作增多，请神经科

医生评估你的用药状况。

先天性/获得性心脏病

这是什么？

先天性心脏病（CHD）是你出生时就有的心脏病；获得性心脏病（AHD）通常是由风湿热、川崎病或肥胖引起的。

对怀孕、分娩和宝宝有什么风险？

宝宝患有先天性心脏缺损的风险略升高（即使你自己的心脏病是获得性的）。宝宝的供氧可能受限，这会引起低出生体重、早产或死产。你产生胸腔积水的风险也更高，如果发生胸痛或异常加重的咳嗽，请去看医生。第三产程可能损害心脏功能，所以你可能需要辅助措施令产程缩短。你会被鼓励用左侧卧位进行分娩，这能减轻大血管受到的压力。分娩最后阶段的呼吸需要得到细心引导，保证不会气短。宝宝会在整个分娩过程中进行胎心监护，你自己也需要不间断的心电监护。你分娩时需要抗生素，以降低心脏感染的风险。

有哪些药物和检测？

助产士会建议增加你的血压测量，这是一个了解你循环系统功能的无创方法。抗凝药可以通过胎盘，从而引起宝宝血液稀薄的危险。医生会建议你同时保持你和宝宝的健康。

病情对妊娠有什么影响？

你孕期的体重、饮食、运动情况都要得到监控，确保营养良好，体重增加稳定——孕期体重增加过多会对心脏造成压力。血管扩张是孕激素增加的自然副反应。这能帮助血液流回心脏，但血容量的增加和气短会给心脏带来压力。

系统性红斑狼疮

这是什么？

简称"狼疮"或"红斑狼疮"，属自体免疫性疾病，可导致免疫系统错误地攻击体内的健康组织。

对怀孕、分娩和宝宝有什么风险？

你发生子痫前期、早产、流产和死产的风险增加。如果系统性红斑狼疮影响肾脏功能，则高血压风险增加。如果系统性红斑狼疮抗体通过胎盘，可以引起宝宝出生时无害的皮疹，更严重的情况下宝宝会出现心律不齐；如果你已有抗体的话，则宝宝出生时要进行监控。宝宝在出生时可能表现某些

肝脏或肾脏功能不全的征象。大多数情况下会在6个月内自愈，一般来说对宝宝没什么长期影响。

有哪些药物和检测？

在整个孕期，产科医生、助产士和治疗红斑狼疮的团队会增加产检次数，评估你和宝宝的健康情况。你需要至少每3个月1次见你的风湿免疫科医生。按时服药，除非医生不这么建议。如果你的系统性红斑狼疮能够控制好，你的孕期和宝宝的转归都会更好。

病情对妊娠有什么影响？

如果系统性红斑狼疮病情在受孕时就得到控制，怀孕不会引发更多并发症。

多发性硬化

这是什么？

多发性硬化损伤大脑和脊髓中的神经细胞，影响肌肉活动、身体平衡和视觉。

对怀孕、分娩和宝宝有什么风险？

多发性硬化对孕期或宝宝没有连锁反应。如果它影响了你感受骨盆腔底肌收缩的能力，可能需要进行辅助分娩或剖宫产术。宝宝患多发性硬化的风险轻微升高。你在孕期和产后病情复发的风险增加。

有哪些药物和检测？

向医生咨询用药事宜。很多女性多发性硬化患者可以继续服用类固醇，尤其是孕早期之后。你可能需要增加产检次数和项目。

病情对妊娠有什么影响？

激素水平可能有助于降低孕期多发性硬化复发的概率，尤其在孕晚期时。你会有更明显的症状，如疲倦、背痛、肠道功能障碍、膀胱无力，以及由宝宝成长和你重心前移造成的平衡感觉差。你跌倒的概率也会随之增加，所以行动的时候需要更多的支持。

镰状细胞病

这是什么？

这包含一系列的先天性血液障碍，如镰刀形细胞贫血症和地中海贫血。红细胞中的血红蛋白受影响，使它们无法在体内有效携带氧气，造成精力缺乏，突发疼痛或在组织缺氧时持续疼痛，随着时间进展甚至损伤内脏器官。

对怀孕、分娩和宝宝有什么风险？

发生早产和出生低体重儿的风险增加。即使

孩子的父亲没有这个基因，你的宝宝也会携带镰状细胞基因；如果父亲也是携带者（无症状），宝宝有50%的概率在出生时患有镰状细胞病（另有50%概率是携带者）。你的伴侣也需要进行筛查，了解宝宝遗传该病的概率。你患子痫前期、高血压、脑卒中、呼吸困难和贫血的风险增加。医生会建议你在医院分娩，这样可以对宝宝在整个产程中进行胎心监护。你不能使用哌替啶，因为它会引起女性镰状细胞病患者的抽搐，但其他阿片类镇痛剂是可以使用的。

有哪些药物和检测？

你会有许多次产前检查，包括血液科和产科的定期复诊。可能被建议多服用叶酸，并进行一个疗程的抗体治疗以保护你免受感染。你在孕早期之后会被建议每日服用阿司匹林，以减少高血压风险。你会在孕7~9周时进行早期超声检查，评估怀孕的胚胎活性；在孕晚期时每月做1次检查胎儿生长情况的超声。

病情对妊娠有什么影响？

镰状细胞病的症状在孕期可能会加重，身体的衰弱也会令它们恶化，请咨询医生找到最好的办法来减小影响。

囊性纤维化

这是什么？

囊性纤维化属于先天性疾病，可以引起黏稠的液体在肺和消化道的聚集，令呼吸和从食物中吸收营养变得困难。

对怀孕、分娩和宝宝有什么风险？

你可能要进行肺功能检测——FEV1（1秒最大呼气量容积），超过60%才能要宝宝。因此，对你来说怀孕最好是经过计划的。最近，囊性纤维化患者拥有健康孕期和宝宝的机会越来越高了，产前检查团队能帮助你获得好的转归。你会把囊性纤维化基因遗传给宝宝，令他成为携带者——他有50%的机会罹患该病，取决于他的父亲是不是携带者。你患妊娠期糖尿病的风险更高，宝宝相对其他胎儿可能比较小、早产、流产和死产的风险也有所增加。

有哪些药物和检测？

受孕前咨询专科医生。治疗囊性纤维化使用的大多数药物，包括抗生素，在孕期是安全的。你可以继续服药，除非专科医生有其他建

议。你要在助产士和专科医生处随诊。他们会监控你的营养和体重增加情况。在某些时候你需要多做超声检查，以确保宝宝拥有良好的发育和生长。和医生确认你是否可以继续服用止痛药。

病情对妊娠有什么影响？

囊性纤维化症状在孕期可能加重。你可能会发现随着孕期子宫增大，你的呼吸变得困难了。你还可能营养不良，尽管身体在尽力吸收更多营养。可能会建议你进行鼻饲。

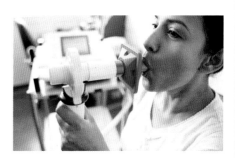

良好的肺功能 这是孕期平顺和宝宝健康的关键因素。医生会在整个孕期监测你的肺功能。

苯丙酮尿症

这是什么？

先天性疾病，由于身体无法分解苯丙氨酸而引发，会导致大脑和神经损伤。

对怀孕、分娩和宝宝有什么风险？

高浓度的苯丙氨酸会通过胎盘引起严重的缺损，甚至造成胎儿死亡。你需要严格遵循饮食计划，令血液中的苯丙氨酸水平在整个孕期都控制在100微摩尔/升~250微摩尔/升范围内。宝宝可能有低出生体重。如果宝宝父亲也是携带者，宝宝才会患有此病，在英国此概率是1%。

有哪些药物和检测？

你需要每周进行3次血液检测，每个月见1次专科医生。同时，你需要进行额外的生长超声检查。

病情对妊娠有什么影响？

你饮食中的蛋白质摄入要控制得非常严格。随着宝宝的生长，他需要消耗蛋白质，之后他的肝脏会产生你体内无法产生的酶。因此，你摄入的保持血液苯丙氨酸水平的蛋白质量会随着产程进展而逐渐增加。整个孕期的相关饮食都需要营养师根据血液检测的结果来进行严格的计划安排。

Q 有什么严重的并发症是怀孕时会发生的？

妊娠相关并发症是你怀孕前不会遇到的健康问题，通常会在宝宝出生后消失。在整个孕期，助产士会检查这些并发症的相关征象。一些女性会出现影响怀孕的妇科问题，还有一些是胎盘出现问题继而影响宝宝的营养。

高血压

》这是什么？

这是血压在孕期出现异常升高。

》妊高征和妊娠高血压疾病有什么区别？

没区别，它们说的是一件事，就是在妊娠期间发生的高血压疾病。助产士在你初次预约产检的时候会测量血压，并与之后的血压进行比较。通过这种方式，确保你的血压在整个孕期没有意外升高——而且应该在孕期略有下降，然后在接近足月的时候恢复到孕前正常水平。如果在任何时候（尤其是孕20周以后）血压超过140/90毫米汞柱，你会被诊断为妊高征（PIH）或妊娠高血压疾病（GH）——取决于医生喜欢用哪个词。病情可分为轻度、中度、重度。如果你患上重度高血压，中风的风险也会增加，可能需要进行一天4次的血压监测。

你知道吗

》 5%的孕妇会出现不同形式的子痫前期。

》 2%的孕妇会出现严重的子痫前期。

》 85%的女性子痫前期患者会出现水肿（水潴留）。

》 0.5%的女性子痫前期患者会发展为子痫。

子痫前期

》这是什么？

子痫前期是妊娠期间出现的并发症。它的特征是高血压加上蛋白尿。你如果超过40岁、有一个十几岁的孩子、超重或者本身有基础病（如糖尿病），则发生这一问题的风险会略微升高。

》助产士说我有妊高征，这意味着我会得子痫前期吗？

不，不是必然的。虽然妊高征可能是子痫前期的症状之一，它本身不一定会发展为子痫前期。如果你同时有妊娠期蛋白尿高血压（尿里发现蛋白），英国国家卫生医疗质量标准署（NICE）认为足够诊断轻度子痫前期。如果你还有一个以上的其他症状，则可能是中度或重度子痫前期。如果你被诊断为任何一种程度的子痫前期，助产士会请产科医生在余下的孕期重点监控你的妊娠情况。

》如果我患上子痫前期，孕期剩下的时间必须住院吗？

这取决于你的子痫前期有多严重。如果是轻度的，你可能在医院里待一两天观察血压，一日测量4次。你需要充分的休息，令血压得到控制，然后就可以回家，不需要进一步治疗。如果你是中度子痫前期，可能要住得久一些，需要服药来控制血压。你也可能需要进行超声检查，以确保宝宝生长正常。如果你离预产期还有一段日子，可能会建议你住院。如果你血压恢复到正常水平，宝宝的生长也很健康，你可以在门诊严密随访。然而，如果你患有重度子痫前期的早期症状，你需要在余下的孕期住院，以便让你和宝宝得到严密监控。产科

医生会决定提前让宝宝娩出，但争取不早于孕37周。如果你在孕37周以后才出现子痫前期的严重症状，可能会被建议早点儿催产。

》症状有哪些？

> 频繁或持续性的头痛，通常在眼眉以上位置。

> 视力模糊，或眼前有闪光感。

> 腹部或肋骨下疼痛。

> 呕吐或经常感觉不适。

> 排尿减少（少尿）。

> 四肢或面部突然肿胀。

子痫

》这是什么？

这是严重的病情，特征是抽搐发作，伴有子痫前期的一切症状。子痫病情严重时，会导致昏迷。

》患有子痫前期则一定会发展为子痫吗？

不是。只有大约0.5%的女性子痫前期患者会发展为子痫。

》子痫会如何影响我的孕期？

如果你发展为子痫，医生会建议你立刻娩出宝宝。因为你发生胎盘早剥的风险增加了，即胎盘从子宫壁剥离。同时，还会发生HELLP（溶血、肝酶升高以及血小板减少综合征，详情见下）。

HELLP

》这是什么？

HELLP是子痫前期的重度形式，以溶血（红细胞破裂）、肝酶升高和血小板减少为特点。

》对怀孕会有什么影响？

HELLP对准妈妈、对宝宝（有时）来说十分危险，你会被建议尽快分娩，无论你处于孕期的什么阶段。HELLP对准妈妈健康的影响大于对宝宝的影响，所以宝宝如果不是太小，转归良好的机会很大。极低体重儿会被送入特殊护理的新生儿病房，最大限度地提高他们的存活机会。

妊娠期糖尿病

» 什么是妊娠期糖尿病？这是我有糖尿病，还是我宝宝有？

有两种主要类型的糖尿病，即Ⅰ型和Ⅱ型（参见141页）。然而，如果你平时没有这两种糖尿病，却在孕期发生了胰岛素抵抗，你发生的就是妊娠期糖尿病。这虽是影响妈妈的疾病，但也可能影响宝宝的成长。通常，妊娠期糖尿病发生在孕晚期——孕25周以后，并在宝宝出生后消失，然而，如果你患有妊娠期糖尿病，是有可能在生产后发生Ⅱ型糖尿病的。妊娠期糖尿病在全球妊娠的2%~5%中发生。

» 我妈妈患有Ⅰ型糖尿病，但我没有。我需要进行妊娠期糖尿病筛查吗？

在英国，对妊娠期糖尿病没有主动筛查方案。然而，如果你有相关风险，比如家庭近亲患有任何类型的糖尿病，或者女性近亲有妊娠期糖尿病，助产士会在孕24~28周对你进行糖耐量检测。对南亚人、非洲裔加勒比人、有黑人血统者、前一胎宝宝体重大于4.5千克、前次妊娠在较早期有过妊娠期糖尿病或肥胖的人，也会进行筛查。

» 我必须选择剖宫产吗？

这不是必要的。临床指导指出，单独的妊娠期糖尿病不足以成为选择剖宫产的理由。然而，妊娠期糖尿病对宝宝的影响之一是巨大儿。如果这在你的孕期发生，产科医生会建议剖宫产，因为宝宝的相对巨大的身体会让顺产变得困难，给双方都带来痛苦。如果你患有妊娠期糖尿病，在每个孕程的最终阶段都要进行超声筛查，使宝宝的生长情况可以得到监控。由此，你可以全面了解情况后再决定分娩方式，记住要将你的愿望与医疗专家的建议综合评价。

» 如果我有妊娠期糖尿病，我能在家分娩吗？主动分娩怎么样？

不太好。如果你的糖尿病很严重，那么最好在产房分娩，因为你和宝宝在分娩出生过程中的各种风险都会升高。而在医院，你会进行胰岛素和葡萄糖输液，且可以灵活切换。医生和助产士会在你孕36周时和你一起讨论关于宝宝出生的最安全选项。

» 妊娠期糖尿病会对宝宝有怎样的影响？对产后有什么影响呢？

妊娠期糖尿病可以造成巨大儿，但这是宝宝在子宫里时会被影响造成的唯一问题。这会增加分娩时的并发症，因为宝宝太大可能无法通过盆腔，产生肩部难产的风险也会增加，即头部娩出后肩部无法娩出，建议进行择期剖宫产术。妊娠期糖尿病还会造成一些影响宝宝健康的问题，如羊水过多，从而触发早产；出生后需要稳定宝宝的血糖。这一疾病令你患上子痫前期的概率增大，对你和宝宝都很危险。最后，有研究表明妊娠期糖尿病妈妈生出的宝宝日后更容易患上肥胖，这会增加发展为Ⅱ型糖尿病的风险。

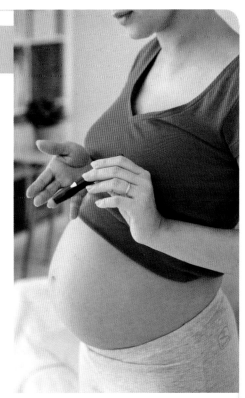

血糖仪 你会得到一个血糖仪，让你可以通过一小滴针刺血来检测血糖水平。

如果你在**前次妊娠**时患有妊娠期糖尿病，你有**67%**的风险再次发展出该病。

糖尿病治疗

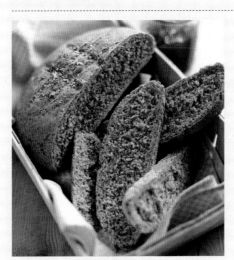

食物选择 建议你摄入那些能帮助血糖尽可能稳定的食物。全麦面包和糙米能很好地缓释能量，都是不错的选择。

治疗的第一步，你需要与营养师讨论如何通过膳食控制血糖水平。注射胰岛素是最后一个对策。

» 饮食

你会被给予饮食方面如何改善的指导，特别是你应该进食哪些食物和饮品。

» 运动

助产士会告诉你什么类型的运动对你来说是安全的。

» 胰岛素

如果你不能通过饮食和运动控制血糖，你需要通过二甲双胍药片或胰岛素注射来降血糖。如果你需要注射，专业助产士会对你进行详细的指导。

☽ 子宫屈曲

» 这是什么？

子宫通常是竖直着的，屈曲子宫则是子宫向后指向脊柱，也称"子宫后倾"。子宫屈曲常见性交痛和痛经。

» 这对我的怀孕有什么影响？我的子宫在分娩后还会保持倾斜吗？

你妊娠阶段的主要问题是宝宝很难通过腹部超声检查被观察到。有些屈曲子宫的女性可能需要超声医生用阴道超声才能从各个角度看到宝宝。因为在这种状态下，宝宝离腹部较远。除此之外，由于你的子宫解剖结构而直接引起的并发症极为罕见。一旦到了孕12周，子宫会扩张出盆腔，最终充满腹部。产后，子宫可能会也可能不会回到原始位置，这取决于子宫周围肌肉和韧带的强度。无论子宫的位置如何，在你有了宝宝之后对未来再次受孕不会有什么影响，所以尽量不要担心。

☽ 子宫内膜异位症

» 这是什么？

原本生长于子宫内壁的组织，长到腹部和盆腔，包括卵巢、肠道、膀胱周围。内膜是子宫的一部分，会在月经期间脱落。这一疾病会造成月经过多、痛经，甚至不育，但其病因还未完全弄明白。

» 我几年前被诊断为子宫内膜异位症，这会影响我的孕期吗？

一旦怀孕，子宫内膜异位症不会影响你的孕期、胎儿，也不会增加任何风险因素。因为这一疾病

☽ 纤维瘤

» 什么是纤维瘤？

纤维瘤是子宫的一种非恶性增生，25%的女性在一生中的某些时候都会受此影响。大多数常见类型发生在子宫肌肉壁（肌肉纤维瘤）。它们可能会突出肌肉壁，长向盆腔（浆膜下纤维瘤）；悬吊在子宫内膜上（有蒂纤维瘤）；植入在子宫内膜中（黏膜纤维瘤）；位于宫颈口（宫颈纤维瘤）。它们可大可小，确切诱因不明，但过多的雌激素可令它们增大（超重的女性更容易有纤维瘤，因为脂肪细胞会产生雌激素）。

» 我怎么知道自己有没有纤维瘤，它们对我的身体和宝宝有什么影响？

纤维瘤会引起疼痛和/或月经出血量大、性交痛、腹胀或尿频（如纤维瘤压迫膀胱）。如果纤维瘤体积较大或数量多，可能会影响生育力，因为它们令胚胎难以在子宫着床，也会令你在怀孕后更容易流产。如果你在孕前经过纤维瘤治疗，还可能会影响分娩选择，所以请和医生详细谈谈。很多纤维瘤无临床症状，换言之，大多数女性不会发现自己有纤维瘤，直到她们进行常规产科超声筛查，发现由纤维瘤引起孕期出血，助产士按压子宫检查宝宝位置时才有所察觉。一些纤维瘤占据子宫空间，让宝宝没有足够空间正常生长。然而，这很罕见。同样，纤维瘤的生长也会受到孕期激素的影响，它们会开始变性，通常发生于孕中期，这会引起疼痛，少见时引起早产。

纤维瘤的尺寸 小能小到一颗豆子，大能大到一个甜瓜。它们通过X射线检查能够被扫描出来。

输卵管

卵巢

浆膜下纤维瘤

壁间纤维瘤

黏膜纤维瘤
长在子宫内膜外侧

宫颈纤维瘤
长于宫颈内

这些疾病可以在哪里被发现？
子宫的中层、外层以及内膜都可能长有纤维瘤。息肉可以在宫颈或子宫内膜上形成。

» 我的纤维瘤很大，助产士说可能需要剖宫产，为什么？

对于女性纤维瘤患者来说，选择剖宫产可能是宝宝出生最安全的途径。这有许多原因：在孕期，大的纤维瘤可能把宝宝推向不容易分娩的位置（胎位不正），包括臀位，有时还有肩先露。宫颈纤维瘤会妨碍宫颈出口，令宝宝难以通过产道。如果纤维瘤令胎盘轻微离开子宫内膜（部分剥离，参见右页），宝宝可以继续得到营养，但到他足够大的时候就需要提前进行剖宫产让宝宝在子宫外存活，这样才能避免胎盘完全剥离对宝宝造成的风险。最后，纤维瘤会导致妈妈出现产后大出血（产后出血过多）和早产的风险略增高。助产士有责任确保你完全了解潜在的并发症，但重要的是记住纤维瘤很少引起这些问题，这里列出的所有情况都十分少见。纤维瘤可以在产后摘除，如果你不想再要孩子了，还可以进行子宫切除术，这样就不会再复发了。

的主要问题是妨碍受孕。在孕期，你会发现你的子宫内膜异位症状改善或消失了，但一旦你产后停止哺乳，恢复月经，它们也会"卷土重来"。

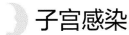

子宫感染

》这是什么？

绒毛膜羊膜炎是指孕期胎儿周围的薄膜受到感染，与长期的胎膜破损有关（如果在破膜和出生之间有较长时间），会同时影响你和宝宝，所以需要进行催产，并使用抗生素。绒毛膜羊膜炎会造成产后子宫感染，称为"子宫内膜炎"。子宫内膜炎在你剖宫产或胎盘滞留时更容易发生。感染会引起下腹部疼痛，可能还会引发高热。抗生素可以清除感染。

》我以前有过子宫感染，可能有瘢痕，这会令我难以怀足月宝宝吗？

子宫感染可以使内膜产生瘢痕组织。这会令受精卵难以着床。即便着床之后，稳定性也很差，致使流产的风险增加。你发生前置胎盘（参见右栏）和胎盘早剥（参见下文）的风险也相应增加。请把你的病史告诉助产士。你要进行定期检查，监测孕程进展。

宫颈机能不全

》这是什么？

宫颈机能不全是说宫颈不够强韧，不足以维持保护宝宝的膜的安全。宫颈可能在孕中期过早扩张。

》这应怎么诊断？是什么意思？

宫颈机能不全可能是前次妊娠的结果——宫颈口拉伸过度，或者前次宫颈手术。如果未能诊断，你孕晚期流产的风险会增加，因宝宝变重而将膜挤出宫颈口并破裂。好在大多数病例能在产前检查时被发现，避免发生问题。助产士会把你转诊给妇科医生检查宫颈（除非你有前次宫颈机能不全病史，那就不需要筛查了），在孕12～16周时对宫颈进行暂时性缝合-环扎术，以便对宫颈进行"加固"，然后在分娩前去除即可。如果宫颈开始张开变短，你也可以使用药物治疗。

前置胎盘

》什么是前置胎盘？

常称为"低置胎盘"，即胎盘的位置部分或全部覆盖宫颈口——这会阻碍宝宝去往产道。前置胎盘的诊断要到孕晚期才能确定，因为胎盘可能随着子宫的生长和拉伸从宫颈内口移开。超声医生会从第二次超声检查（排畸检查）开始检查胎盘位置。如果宝宝的胎盘被标注为低置，孕妇会在孕32～34周进行另一次超声检查，看看胎盘有没有上移。大约90%的孕妇在28周前的低置胎盘会在随访的超声检查中移到较好的位置（如果你曾有剖宫产史，则概率变为50%）。前置胎盘可以是由于纤维瘤或瘢痕组织的存在，令胎盘无法附着到理想位置，也可能只是意外事件。

》前置胎盘的诊断对怀孕有什么影响？

大多数前置胎盘需要进行剖宫产，因为胎盘距宫颈口边缘2厘米以内的话是无法经由阴道分娩的。你的医疗团队会和你谈择期剖宫产的事宜，以确保宝宝安全出生。同时可能需要额外的胎儿监控。

除了锁闭宫颈口，前置胎盘也会引起无痛的鲜红出血。如果你注意到这种出血，应立刻通知助产士。大量出血会给你和宝宝带来危险，但大多数情况下可进行治疗（不会发生危险），严重时你可能需要输血。产科医生可能会建议你避免性交，预防出血，甚至建议卧床休息或住院。如果出血不止或有早产风险，医生会建议进行急诊剖宫产。

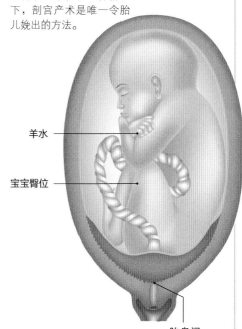

完全性前置胎盘 胎盘位于宫颈正中。在这种情况下，剖宫产术是唯一令胎儿娩出的方法。

羊水

宝宝臀位

胎盘闭锁宫颈

虽然前置胎盘通常需要借助剖宫产来使宝宝降生，但大多数女性都能娩出健康的宝宝，并在手术后得到良好的恢复。

胎盘早剥

》这是什么？

胎盘早剥，即部分或全部胎盘离开子宫壁，是产科重疾，严重影响宝宝获得营养和氧气的能力。罕见情况下，整个胎盘都会离。最早出现的症状是腹痛和出血。如果你在孕期出现任何出血，请咨询医疗专家。这可能是种威胁生命的问题，所以及时关注是必要的。

》我朋友的宝宝因为胎盘早剥夭折了。我要做什么才不会遇到这种情况？

你无法做任何事情来阻止胎盘早剥，但如果胎盘只是轻度剥离——大多数胎盘依旧附着在子宫上（足以为宝宝提供营养），可以尽可能地延长怀孕时间。严重或完全的剥离无法治疗，有可能造成早产或死产。这对你也很危险，可能造成严重的失血。如果你吸烟或吸毒，请务必即刻停止。这些习惯与胎盘早剥的风险增高相关。子痫前期和宝宝较小也会增加相应的风险。

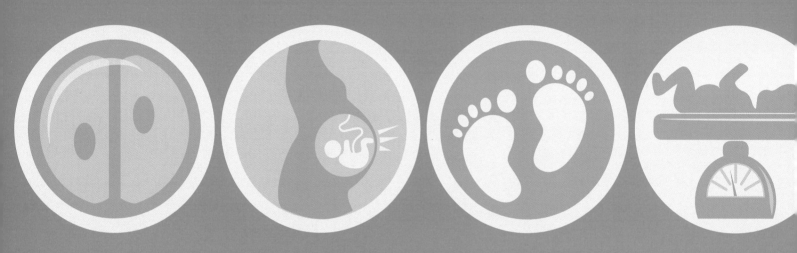

成长中的胎儿

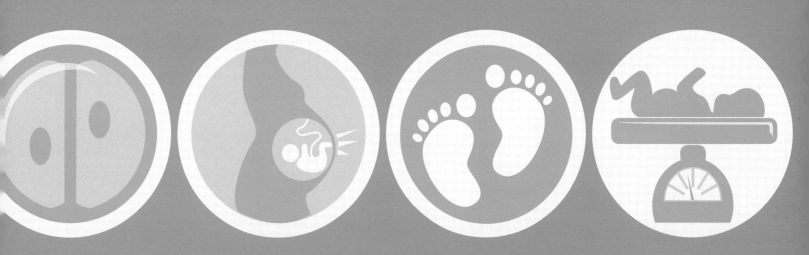

从第一次感到轻柔的胎动到经历完整的**扭、踢、打嗝**，你会对身体里让你发生**奇迹**般改变的小家伙感到惊奇。那一小簇细胞随着时间的推移，愈接近足月，你会愈发感受到腹中胎儿正在**长大、变壮**。

多了解一些有关胎盘以及宝宝正在发育中的器官、骨骼结构的知识，找寻你的宝宝为何这般**独一无二**的密码吧！

人类从细胞成长为胎儿的生物和化学过程着实令人**深感神奇**。从你怀孕开始的那一刻，你的身体就开始了奇妙的变化，以更好地呵护**新生命**，而新生命则会以令人惊叹的速度，**一个细胞一个细胞地**变成"功能"齐备的人。

从细胞到胎儿

诞生生命的合子

你的宝宝是从一个细胞开始的，由精子与卵子结合构建。这一构建含有新生命的全部—— 一整套染色体（23对，每一对都分别来自爸爸和妈妈）。这便是父母双方给予宝宝独特的编码蓝图——基因。虽然我们通常在口语中把生命的早期阶段称为"胚胎"，但实际上这个细胞离胚胎还有一段距离。在生命的初始阶段，你的宝宝就是一个合子。合子沿着输卵管下降，随着生命之旅的开展，它会开始再细分和复制到16个细胞。它由称为"卵膜"的保护膜包围着，这层膜的特殊功能可以不让合子植入输卵管或者其他什么地方，而是直奔子宫。

从桑椹胚到囊胚

从输卵管到子宫，合子变成了桑椹胚（因为细胞团在一起，看起来像个桑椹）。桑椹胚已经"忙碌"起来了：细胞快速分裂，最终变成一种泡泡结构，外层膜是滋养层，里面含有的一团细胞是内胚层，还带有一个空腔。神奇的是，挨着薄膜壁的细胞束会变成宝宝重要的呼吸和消化系统。在这一阶段，你的宝宝被称为"囊胚"。囊胚会在子宫里漂荡一阵子，然后释放化学信号给卵膜。一旦暴露，黏糊糊的滋养层就附着并植入子宫壁。这一系列过程会在受精后的7～9天发生。现在，你的宝宝比受精的时候大了1倍，由100多个细胞组成。一旦植入，囊胚被子宫内膜包裹住，并深入内膜细胞之中紧密依附。现在，"他"可以直接从你的子宫汲取营养了。

从胚胎到胎儿

在孕4周左右，囊胚可以被称作"胚胎"了。滋养层开始发展成胎盘（参见154页），子宫的分泌物正在为细胞提供营养，使它们可以分裂分化，开始形成器官、骨骼和外部特征。严格来说，胚胎是由三层组成的，每一层分别发育为宝宝身体的特定部分。现在，它们开始着手朝长成完整的"人"的方向努力工作了。在孕10周左右，宝宝的面部特征基本固定后，大多数重要器官开始形成，你的宝宝正式变成胎儿——他出生前的医学名称。

Q 受精卵在没有胎盘的时候怎么得到营养?

早期胚胎是由卵黄囊滋养的,它是由滋养层的细胞发展而来的。

虽然称为卵黄囊,里面却没有卵黄,但它会一直为成长中的宝宝提供能量和营养,直到12周时完全成形的胎盘接管这一任务为止。胎盘要从孕4周左右才开始发育(受精后2周左右,因为我们的孕期是从末次月经第1天开始计算的)。

早期胚胎只是个细胞盘,一面是羊膜囊,一面是卵黄囊。基础循环系统把从卵黄囊吸收的营养运输到发育中的胚胎细胞。胚胎在生长过程中逐渐被羊膜囊包裹起来,卵黄囊留在外层,然后激发滋养层细胞开始"制作"胎盘。随着胎盘日益强壮,卵黄囊慢慢萎缩,等到胎盘完全成形的时候,它就消失在脐带里了。胚胎完全依赖卵黄囊的时期,是一个至关重要的阶段——孕早期流产的风险最高,随着胎盘开始接手工作,流产的风险便会逐渐降低。

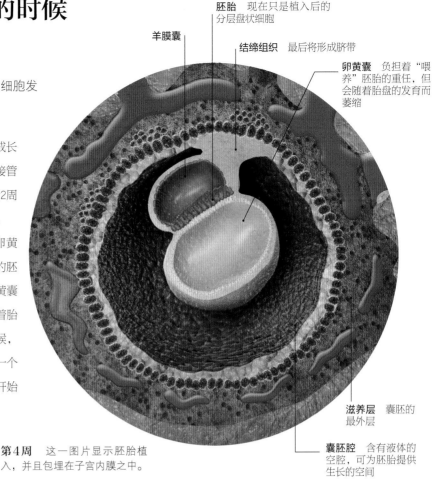

羊膜囊

胚胎 现在只是植入后的分层盘状细胞

结缔组织 最后将形成脐带

卵黄囊 负担着"喂养"胚胎的重任,但会随着胎盘的发育而萎缩

滋养层 囊胚的最外层

囊胚腔 含有液体的空腔,可为胚胎提供生长的空间

第4周 这一图片显示胚胎植入,并且包埋在子宫内膜之中。

Q 受精卵植入我子宫的位置重要吗?

需要看情况,不能一概而论。最重要的是受精卵能在你的子宫内膜上找到一个舒适的安乐窝,而不是什么别的地方,比如输卵管。一旦出现这种异常情况,你的妊娠会被称作"宫外孕",又称"异位妊娠"(参见308页),可能会危及生命。

一般来说,聪明的身体会把囊胚直接带到最里面(子宫前壁)再回来(子宫后壁)。这是植入的最佳状态,这样胎盘生长的时候不会锁闭宝宝最终娩出时要通过的宫颈口。但有时候囊胚植入子宫靠下的位置,胎盘形成的位置离宫颈过近(称为"胎盘前置",参见147页)。如果你有子宫纤维瘤(参见146页)或前次手术(如剖宫产)的瘢痕,就会让囊胚植入困难。

虽然,无论囊胚在子宫什么位置安家,宝宝都能健康成长,但植入的位置对你的分娩过程还是会有一定的影响。

Q 我的宝宝是怎么从几层细胞发展成人的呢?

在孕5周左右,胚胎是3层细胞,它们会分化成宝宝身体的不同部位。

这些细胞层经过复杂的三维折叠过程,形成身体的基础结构。外胚层是胚胎的最外层,会形成宝宝的神经系统、面部结构(包括眼、鼻、嘴、耳),还有皮肤、指甲、头发和肛门。中胚层是中间那层,会形成宝宝的循环系统、骨骼系统(包括骨骼、软骨、肌肉和韧带)、血细胞、骨髓、肾脏和生殖器官。内胚层是胚胎最里一层,会成为宝宝的呼吸系统、消化系统和膀胱,以及内分泌(激素)系统的一些重要腺体,包括甲状腺、甲状旁腺和胸腺。

100~150

在囊胚进入子宫宫腔、准备植入的时候,已经有100~150个**细胞**了(细胞分裂的结果)。

Q 胚胎有多先进？宝宝身体的哪一部分最先发育？

即使在最早期，宝宝已经为出生时才完善的重要器官"开发"出一些原始的功能性版本。在宝宝还是一团细胞的时候，虽然还不是我们构想中胚胎的模样，却已经充满了发展潜力。

在怀孕的最初10周，你体内这个小小的潜力细胞团经过了一个器官发育的过程——重要器官的构建。器官的发展比胚胎的生长重要得多，所以跟孕中期及孕晚期相比，他在最初12周时长度增加得非常少。他所有的细胞能量都用于构建器官了。这一时期，细胞快速分裂，细胞团细向不同功能进行了分化。

仅仅在孕5周结束时，宝宝的甲状腺、肾上腺、性腺器官（内分泌或激素系统）等都有了原始的形态。未来将形成大脑以及神经的细胞也出现了。他还构建了一根管道，即未来的胃肠道系统。他的肺和胃将从胚胎内部的单根管道中分化出来。

在接下来的5周，所有担负这些重要角色的细胞都会继续分裂、折叠、转换、成形。到孕10周的时候，也许你已经开始期待第一次超声扫描了，这时的宝宝会有一个基本的、具备一定功能的器官系统——搏动的心脏，原始的、可以排尿的肾脏，以及开始向身体其他部分释放信息的大脑。

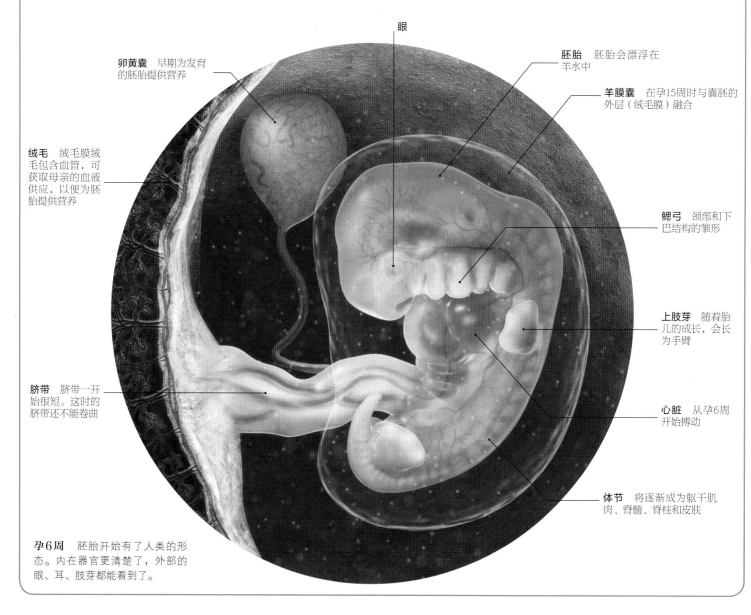

眼

卵黄囊 早期为发育的胚胎提供营养

绒毛 绒毛膜绒毛包含血管，可获取母亲的血液供应，以便为胚胎提供营养

脐带 脐带一开始很短。这时的脐带还不能卷曲

胚胎 胚胎会漂浮在羊水中

羊膜囊 在孕15周时与囊胚的外层（绒毛膜）融合

鳃弓 颈部和下巴结构的雏形

上肢芽 随着胎儿的成长，会长为手臂

心脏 从孕6周开始搏动

体节 将逐渐成为躯干肌肉、脊髓、脊柱和皮肤

孕6周 胚胎开始有了人类的形态。内在器官更清楚了，外部的眼、耳、肢芽都能看到了。

Q 我在早期超声上看到宝宝心脏搏动了！它已经成形了吗？

在孕6周的时候，宝宝已经开始了功能简单的心脏搏动，约每分钟160次。

宝宝需要循环系统的帮助，才能将发育所需要的营养传递到他所有的细胞。随着怀孕的进展，卵黄囊或胎盘能将营养和氧气传递到他的细胞中去，但很快胚胎长得太大了，这种方法逐渐有些不适用了，他需要自身循环系统的帮助。因此，心脏是宝宝最早发育的器官之一——早在受精后18天就开始了。

心脏一开始就像两根连在一起的绳索（心内膜管），称为"原始心管"。一旦孕6周左右，真正的心管形成，便开始泵送血细胞。仅仅3周后，小小的、最原始化的心脏发展出了心室和瓣膜。

宝宝在子宫内的呼吸需要通过胎盘从母体获得氧气。对于一般人来说，血液从身体其他部位流向肺以获得氧气，但胎儿的心脏还有两个额外的连接，令去氧血绕开肺。取而代之的是，胎儿的血管借助脐带连接到胎盘来获得氧气。在返程时，这一变更旅程把含氧血快速输送给大脑。产后，胎儿心脏的两条额外通路会关闭。

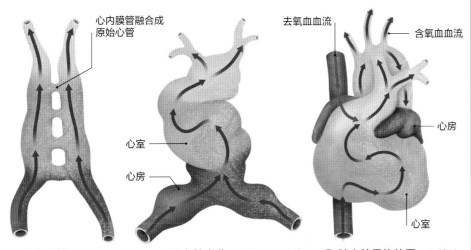

1 原始心管 大约受精后21天（孕5周），由基部伸出的两根管向上形成单一的原始心管。

2 心管弯曲 成形后，心管开始搏动。然后，它会逐渐延长，向右弯曲，呈螺旋状，形成基本的循环。

3 腔室的最终位置 心管继续扭曲，形成四腔心。到孕9周，腔室完全分开，内部形成小的瓣膜。

（图中标注：心内膜管融合成原始心管；心室；心房；去氧血血流；含氧血血流；心房；心室）

Q 我能做些什么来促进宝宝体内器官的健康发育？

是的，的确有些你能帮上忙的事情。孕期的最初10周是宝宝发育的黄金时间，是他的器官对外界伤害最敏感的时期。如果宝宝是计划中的，那么你应该已经吃上叶酸（可促进宝宝的神经和大脑发育健康）了，同时避免毒素。但如果情况并非如此，也别担心，一旦发现怀孕，立刻开始每天吃叶酸400微克和维生素D10微克，戒酒、戒烟、戒毒（如果有必要可寻求帮助），避开二手烟。你还可以避开某些食物，令因摄入有害食物而中毒的可能性降低（参见52~53页）。

Q 什么是神经管？它和宝宝的大脑和神经系统有什么关系？

神经管是最终发展成大脑和神经系统的结构。它大约在孕4周的时候开始发育，大约孕5周的时候分化成脑的外层（小脑）和通往全身的神经。

你可能在"神经管缺陷"这个词中听过"神经管"，这是非常罕见的疾病，主要原因是母体叶酸的水平低。你在产前检查时可能进行与之相关的筛查，筛查准确率很高。

Q 为什么我的宝宝是被羊水包围着的？那是干什么用的？

羊水保护宝宝不受外伤，帮助肺部发育，帮助保持恒定体温（略高于你的体温），并给予成长的空间。

孕期开始时，羊水主要由水和电解质组成。在孕12~14周时，羊水由碳水化合物、蛋白质、脂质、磷脂和尿素组成。当肾脏发挥功能开始排尿时，就会排泄到羊水里。在孕期快结束时，宝宝每天会吞咽0.5升~1升羊水，并会转化为尿液。羊膜腔中的羊水量在孕期结束阶段会减少，因为胎儿的肾脏能够浓缩尿液，从而使得尿量减少。

你知道吗

孕12周时羊水的量约为30毫升，比鸡蛋杯所盛的液体还少。到孕32周时，羊水量达到最大，通常是1升，但也可以达到2升。

Q 什么是胎盘，它是怎么工作的？

胎盘是宝宝的生命保障系统，是他接受氧气和营养的途径，可以为他提供远离疾病的保护，还是他排泄废物的场所。胎盘是你的一部分，同时也是他的一部分。正是有了这一联系，你才能滋养宝宝，令他在你体内生长。

胎盘的形成

在受精卵植入到子宫内膜后不久，胚胎里的细胞就开始形成胎盘了。胚胎是由绒毛膜包裹着的，向外有许多触手样突起，以确保胚胎能够附着在子宫壁。这些突起的绒毛呈分裂状，向各个方向伸展着，最终把血管紧密地和宝宝自己的循环系统"抱拢"在一起。绒毛周围的空间由你的血液填满。这一结构——充满大量绒毛且由母体血液包裹着的一团就是胎盘。

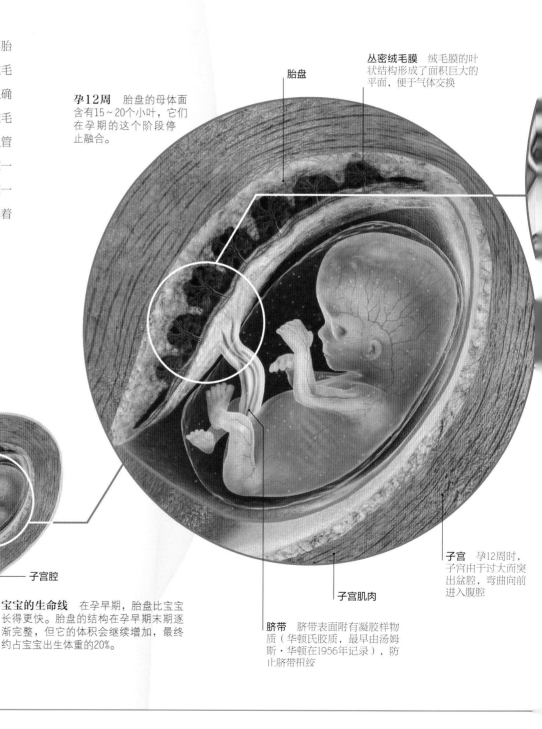

丛密绒毛膜 绒毛膜的叶状结构形成了面积巨大的平面，便于气体交换

胎盘

孕12周 胎盘的母体面含有15～20个小叶，它们在孕期的这个阶段停止融合。

胎盘

子宫

子宫内膜

子宫肌层

子宫外膜

黏液栓

宫颈

阴道

子宫腔

宝宝的生命线 在孕早期，胎盘比宝宝长得更快。胎盘的结构在孕早期末期逐渐完整，但它的体积会继续增加，最终约占宝宝出生体重的20%。

脐带 脐带表面附有凝胶样物质（华顿氏胶质，最早由汤姆斯·华顿在1956年记录），防止脐带扭绞

子宫肌肉

子宫 孕12周时，子宫由于过大而突出盆腔，弯曲向前进入腹腔

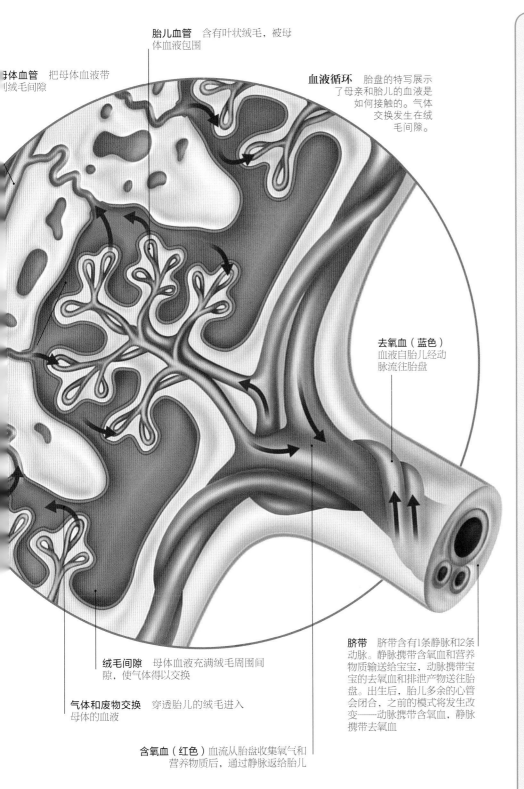

胎儿血管 含有叶状绒毛，被母体血液包围

母体血管 把母体血液带到绒毛间隙

血液循环 胎盘的特写展示了母亲和胎儿的血液是如何接触的。气体交换发生在绒毛间隙。

去氧血（蓝色） 血液自胎儿经动脉流往胎盘

绒毛间隙 母体血液充满绒毛周围间隙，使气体得以交换

气体和废物交换 穿透胎儿的绒毛进入母体的血液

脐带 脐带含有1条静脉和2条动脉。静脉携带含氧血和营养物质输送给宝宝，动脉携带宝宝的去氧血和排泄产物送往胎盘。出生后，胎儿多余的心管会闭合，之前的模式将发生改变——动脉携带含氧血，静脉携带去氧血

含氧血（红色） 血流从胎盘收集氧气和营养物质后，通过静脉返给胎儿

胎盘可从几个细胞增长为350克~700克。

胎盘的作用

胎盘对宝宝的生存具有至关重要的作用。它有四大主要功能：

》去除宝宝废物： 脐带上有2条动脉，和绒毛上的动脉一样。它们把宝宝的排泄物和充满二氧化碳的血液带出来。废气则通过绒毛壁进入母体血液，经母亲的肝脏和肾脏排泄处理。

》保护宝宝远离疾病： 绒毛膜上的细胞是紧密结合在一起的。这说明由大细胞组成的有机体，如可能存在于母体血液中的细菌和病毒，不能从绒毛壁进入宝宝的血液。但不是所有有机体都足够大，所以避免接触特定疾病（如风疹和水痘）而去预防接种疫苗也是非常重要的。在孕晚期，你血液中的抗体可以进入胎儿的循环系统，令他在产后数周内能有基本的免疫力。

》保护宝宝免受化学物质影响： 许多化学物质（包括毒素）也因为体积过大而不能通过胎盘，所以你在孕期可以继续服用某些药物。然而有一些毒素，如尼古丁和酒精，还是可以通过绒毛膜的。

》产生激素： 胎盘也行使内分泌系统的功能。它是孕激素的重要来源，帮助维持妊娠，预防早产。同时，它也分泌雌激素，确保子宫增大足以容纳宝宝成长，为身体做好分娩准备，并在之后进行哺乳。胎盘也是人绒毛膜促性腺激素的来源，这是身体收到的关于怀孕开始的第一个信号。生长激素和松弛素（放松盆腔韧带，为宝宝腾出空间，为你做好分娩准备）也是由胎盘产生的。此外，还会产生许多其他激素，能够帮助胎盘自身输送营养和氧气给胎儿。

Q 胚胎和胎儿的区别是什么？对我的宝宝来说意味着什么？

在宝宝的身体结构和主要器官基本形成之时，他被称为"胚胎"。从孕10周（受精后8周）开始，这一阶段已完成，便被称为"胎儿"，直到出生。

在胚胎阶段，宝宝逐渐形成了脸、四肢、手指、脚趾，和包括大脑、心脏、尿道、消化道、皮肤、骨骼、肌肉在内的基本器官及身体系统。到孕10周时，主要器官的基本结构已经形成，但它们还需要进一步生长和发育，才能获得完整而复杂的系统功能，以便在宝宝出生后继续支持他。胎儿状态的进化意味着宝宝的发育进入了下一个阶段。自此，身体和器官都生长得十分迅速。头部的生长相对身体其他部分来说较为缓慢。头部的形状更像一个人了，大脑和神经系统已经连接起来。在孕中期结束时，宝宝体重增加了一倍，手指甲和脚趾甲开始出现了，超声检查可以看到生殖器，你可以感觉到他的活动——他可能会非常活跃。在孕晚期，大脑和身体系统进一步发展、调整。他在子宫内拥有了最初步的视觉、听觉，还尝得到羊水。身体开始出现皮下脂肪的蓄积，用以帮助他在出生后保温。最后，宝宝的肺部功能完善，形成百万个气囊，让他在外面的世界可以进行第一口呼吸。

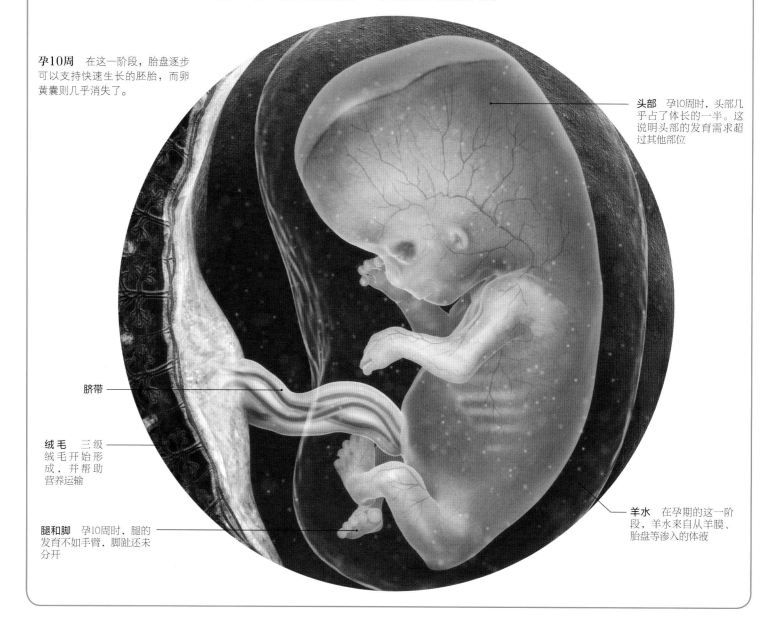

孕10周 在这一阶段，胎盘逐步可以支持快速生长的胚胎，而卵黄囊则几乎消失了。

头部 孕10周时，头部几乎占了体长的一半。这说明头部的发育需求超过其他部位

脐带

绒毛 三级绒毛开始形成，并帮助营养运输

腿和脚 孕10周时，腿的发育不如手臂，脚趾还未分开

羊水 在孕期的这一阶段，羊水来自从羊膜、胎盘等渗入的体液

Q 我宝宝的整个消化系统最初只是一根管，是真的吗？

整个消化系统在孕12周时成形。令人感到难以置信的是，到出生时，你的小宝宝会拥有一段2.5米长的小肠。

宝宝的消化系统是从"肠管"开始的，它来自内胚层细胞（下层），连接后在肠管的上端形成开口（通往宝宝的口腔），下端形成开口（终点为宝宝的肛门）。然后，肠管分为3个部分：前肠、中肠、后肠——分别含有特定的器官芽。在孕6～8周时，前肠发展出突起的部分，成为宝宝的胃。肠管的3个部分都在不断延长，所以到孕9周的时候，肠道组织已经很多了（肠道是指小肠和大肠），胚胎体内的空间已经不够了，于是它们通过宝宝腹部的一个洞穿透到外面，以至于占据了脐带的部分空间。到孕10周的时候，宝宝的胃开始分泌消化液——从胚胎到胎儿的一个里程碑。到孕12周的时候，宝宝的身体已经大得足够容纳肠道了，于是肠道全部回到体内，脐带里又空了出来，只留下血管在里面。

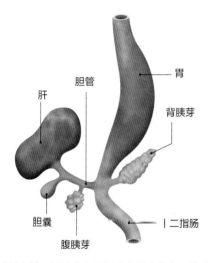

1 孕9周 肠管的主要部分发展出分支，并发育为特定结构。早期的胰腺是由两个独立的胰芽组成的。

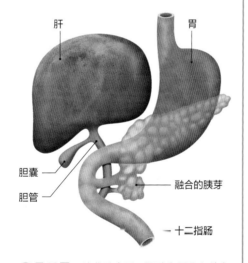

2 孕10周 胰芽融合了。肝脏和胃比之前大多了，十二指肠（小肠的一部分）变长了。

Q 宝宝的肾脏真的具备生理功能吗？尿液会排到哪里？

到孕13周的时候，宝宝的尿液可以通过他新形成的肾脏排出，经过发育中的输尿管，进入小小的膀胱。在这里，尿液将释放到羊水之中。同时，宝宝也在进行吞咽，所以会喝进羊水，再次充盈他的膀胱，不断循环。虽然这听起来有些反胃，但胎儿的尿液是较稀释的，大多数的身体废物都已经通过胎盘排出，然后由你的排泄系统进行处理了。肾脏从孕10周开始发育，会复制上千个过滤细胞。收集尿液的输尿管分支会进入肾脏，这一过程将延续至孕32周，共产生约200万个分支。

Q 宝宝的肠道在子宫里会工作吗？

一旦宝宝的肠道完全形成，就开始制造胎便——他开始大便了。胎便含有排泄的身体废物，如肠道内膜的细胞、羊水、黏液和胆汁。胎便形成后，大约从孕20周开始，在宝宝肠道的蠕动功能下会慢慢地将其推向大肠。大致在同一时间，他肛门周围的肌肉——肛门括约肌会缩紧，留住胎便使他不会在子宫里大便。

0
宝宝出生时没有**膝盖骨**。它是在婴儿期发育的。

1
身体只有一个部位在出生时已经完全长成了，那就是**听小骨**。

33%
新生宝宝的**肾脏**只有成年人1/3的大小。

270
宝宝的**骨头**比成年人多，成年人是206块。其中的很多骨头会在成长过程中逐渐融合。

30000
宝宝出生时的**味蕾**数目为30000，在成年后会减少到10000。

Q 宝宝的骨骼在子宫里怎么发育?

一开始保护宝宝身体的、结构简单的软骨框架会在骨化过程逐渐变硬，成为真正能够保护身体的骨骼。这一过程在出生后也将延续。

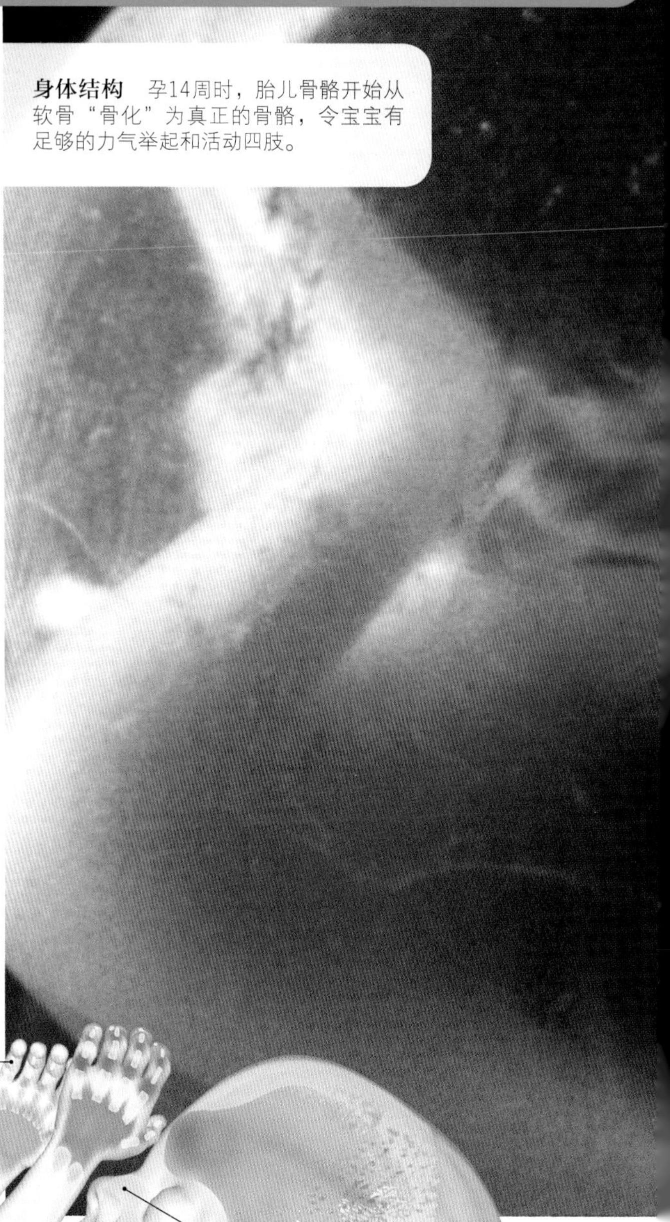

骨骼支持的发展

骨骼和肌肉在怀孕早期就形成了。在孕5周的时候，处于胚胎阶段的宝宝已经发育出一种骨骼性的结缔组织（胶原蛋白）网，以保护他迅速发育的器官。在接下来的几周，这种网获得了血液供应，一种称为"成骨细胞"的细胞开始工作，令骨骼更坚硬，并形成软骨。在孕10周时，宝宝出现可辨认的下巴、锁骨、肩胛骨、肋骨、脊椎、手臂和腿骨。渐渐地，成骨细胞令钙盐在软骨上沉积，使得骨骼不断硬化、塑形、生长。这一过程称为"骨化"，不但发生在宝宝在子宫里的时候，也会持续到他成年、骨骼停止生长的时候。

宝宝的肌肉组织也早就发育了：孕10周的时候，他已经能进行简单的活动。孕20~24周的时候他的神经系统逐渐连接上了，骨骼肌肉系统发育到足以令他弯曲和伸展四肢的程度。在孕晚期，宝宝每天消耗250毫克~350毫克的钙用于骨骼的持续发育。肌肉组织也在迅速增加，在孕期的最后10周，宝宝的体重可能会增加1倍。

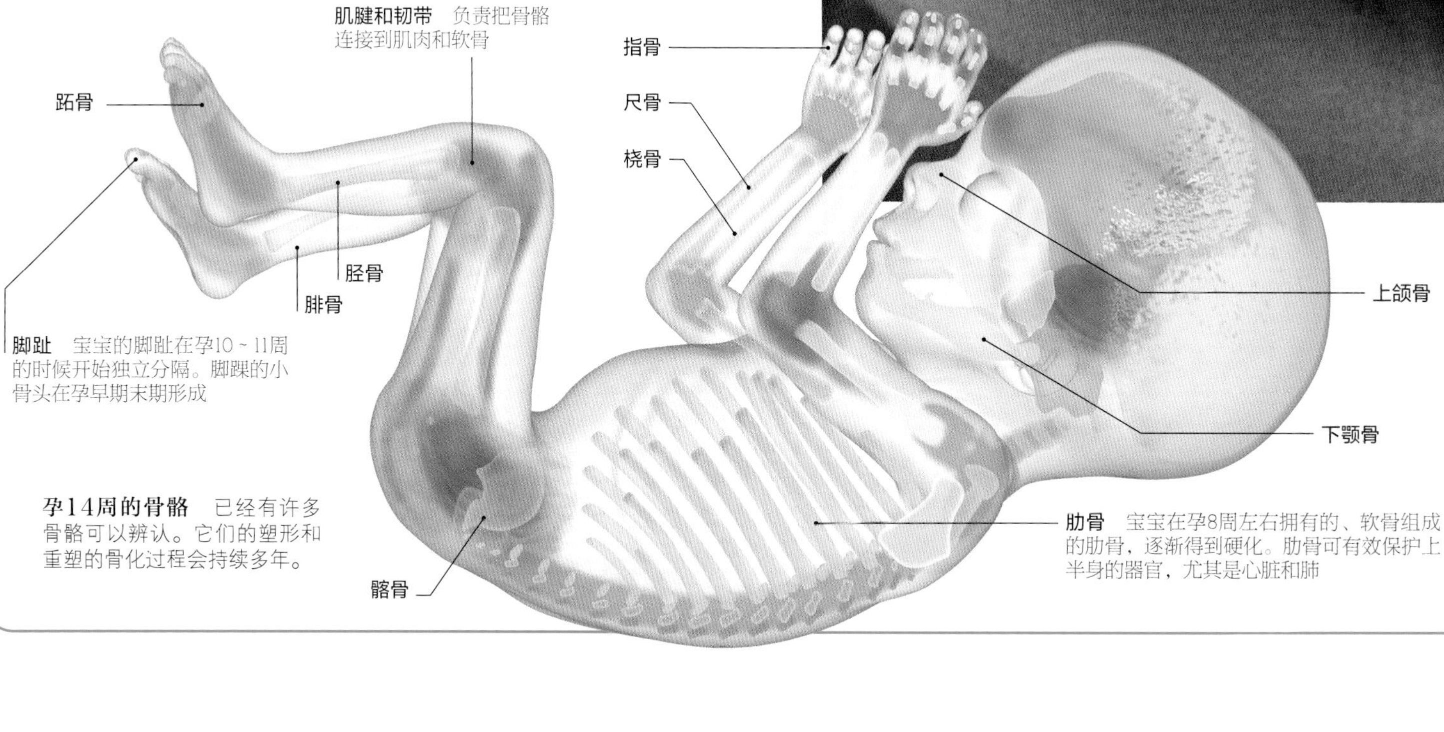

身体结构 孕14周时，胎儿骨骼开始从软骨"骨化"为真正的骨骼，令宝宝有足够的力气举起和活动四肢。

跖骨

肌腱和韧带 负责把骨骼连接到肌肉和软骨

指骨

尺骨

桡骨

胫骨

腓骨

脚趾 宝宝的脚趾在孕10~11周的时候开始独立分隔。脚踝的小骨头在孕早期末期形成

上颌骨

下颚骨

孕14周的骨骼 已经有许多骨骼可以辨认。它们的塑形和重塑的骨化过程会持续多年。

髂骨

肋骨 宝宝在孕8周左右拥有的、软骨组成的肋骨，逐渐得到硬化。肋骨可有效保护上半身的器官，尤其是心脏和肺

手臂和腿

肢芽在孕5周左右在胚胎的躯干出现。宝宝的肢芽在孕9周左右长成这样——手臂和腿的长度增加了。它们的形态由四肢的长骨决定。在孕14周时，宝宝的手臂可能长到成功把手举到面前，但大多数的骨头依然是软骨。骨头会从身体的中央区域向外（四肢）开始骨化，宝宝在婴幼儿时期这一过程仍未完结（因此还有成长空间）。

颅骨

组成颅骨侧面和顶部的薄片状骨骼跳过了软骨阶段，直接从包围大脑的薄膜骨化而来。在孕14周的时候，宝宝已经拥有几乎完整的由薄片组成的颅骨——由扁骨、下巴和鼻软骨组成。这些薄片骨骼不会完全变为硬骨，所以宝宝的头颅才能在出生的时候根据产道的形状做出相应调整。

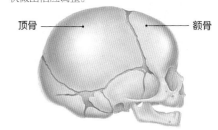

顶骨　　　额骨

脊柱

这是宝宝最早发育的骨骼。在孕5周的时候，背部形成了原始的脊髓和称为"体节"的结构（参见49页）。脊椎形成的标志是部分体节（生骨节）开始分裂，令脊髓的神经可以通过它们成功连接逐渐出现的肌肉。骨骼肌则是由其他部分的体节（生肌节）在孕7周左右形成的。肌肉组群首先在脊柱附近形成，然后延伸到躯干和四肢。

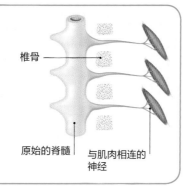

椎骨

原始的脊髓　　与肌肉相连的神经

Q 宝宝的肺要到什么时候才完全形成？没有空气的时候，他的呼吸系统怎么工作？

约孕36周的时候，宝宝的肺已经发育到足以独立呼吸（所以满37周的宝宝娩出后就被认为是足月的了），但他的肺要到接触空气的时候才会充气张开，所以呼吸在出生前不会开始。

我们的呼吸系统不仅仅是由肺组成的，还有鼻子、咽、喉、气管。整个呼吸道是由一条长管道组成的——事实上，也是组成大部分消化系统的同一条长管道（参见157页）。孕36周的时候，大多数宝宝的肺已经完全发育好，即为出生做好准备了。肺部含有足够的表面活性物质，这种物质可以令肺膨胀，吸入空气避免塌陷，使独立呼吸成为可能。早产的宝宝可以由人工呼吸设备进行支持，如呼吸器，或者用恒温箱来控制氧气水平。

我们用示意图来说明肺是如何从小芽慢慢形成分支，到孕36周时完全长成的。

肺的形成

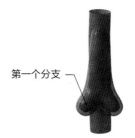

孕5周时胎儿的肺 肺芽形成分支，出现左右主支气管。每个支气管芽形成一叶肺。

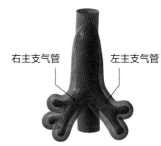

右主支气管　左主支气管

孕6周时胎儿的肺 两侧气管分别发育：左支气管分为两叶，右支气管分为三叶。

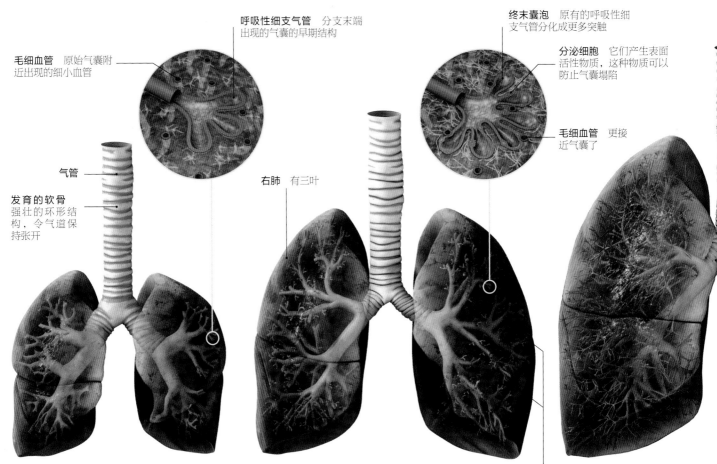

毛细血管　原始气囊附近出现的细小血管

呼吸性细支气管　分支末端出现的气囊的早期结构

气管

发育的软骨　强壮的环形结构，令气道保持张开

右肺　有三叶

终末囊泡　原有的呼吸性细支气管分化成更多突触

分泌细胞　它们产生表面活性物质，这种物质可以防止气囊塌陷

毛细血管　更接近气囊了

左肺　只有两叶，为心脏留出位置

右主支气管　为陡峭，比左管大

孕16周时胎儿的肺 这时已经出现20个分支，形成支气管道。左侧有8个，右侧有10个。数目不同是因为宝宝的身体在形成的过程中知道左肺要小一些，为心脏留出空间。

孕28周时胎儿的肺 现在的"终末囊泡"将来会成为肺泡，就是氧气和二氧化碳发生交换的气囊。在宝宝开始第一次呼吸前，它们都充盈着羊水。气囊会产生表面活性物质，这种液体帮助它们收缩和扩张，阻止塌陷。

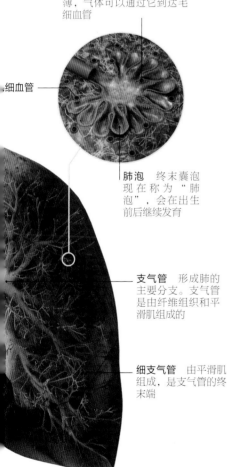

孕7周时的肺 支气管芽发育出更多的芽。二级支气管芽继续分出三级芽。

气血屏障 肺泡壁现在还很薄，气体可以通过它到达毛细血管

细血管

肺泡 终末囊泡现在称为"肺泡"，会在出生前后继续发育

支气管 形成肺的主要分支。支气管是由纤维组织和平滑肌组成的

细支气管 由平滑肌组成，是支气管的终末端

孕36周时的肺 这时的肺基本发育完善。终末囊泡成为带有毛细血管的薄壁肺泡，允许进行气体交换——在肺和血液之间进行氧气和二氧化碳的传输。

Q 我的20周超声看起来我的宝宝在呼吸，但是这怎么可能呢？

宝宝从孕10周开始就会出现一些呼吸样的动作。这是肺周围肌肉无意识收缩的结果。这种收缩是为了刺激远端肌肉和肺组织的生长。他的这种短暂练习持续约10秒，到孕38周的时候这些练习性的"呼吸"会形成每分钟40次的规律节奏，和他出生后的呼吸一样。在你孕24周的时候，宝宝可以把这种呼吸样的动作与心律协调起来，和他出生后一样。

Q 为什么我的宝宝在羊水里不会淹死？

简单来说，宝宝不会在羊水里淹死是因为他在子宫里不会真正呼吸。生物活着的重要一点是我们能吸收氧气，从系统中去除二氧化碳，但这种气体交换未必要通过呼吸来实现——在宝宝身上，完全是通过胎盘实现的。宝宝的循环系统在他发育的身体里泵动血液，越过肺而直接去胎盘寻求氧气，直到宝宝出生。宝宝出生后接触到空气时，皮肤中的温度传感器激发了肺泡中羊水的吸收，通往胎盘的循环系统"关闭"，血流开始流经肺。然后宝宝开始第一口呼吸（听起来有点儿像倒抽气），肺接过了呼吸的重任。在肺传递氧气通往全身的体系建立并运作之前，宝宝不可能被羊水淹死。

你知道吗

宝宝的肺会一直发育到他8岁左右，形成新的支气管道和肺泡，增加肺的容量，为青春期和成年的需求做准备。

Q 什么时候能知道我的宝宝是男孩还是女孩？

虽然宝宝的性别在受孕那一刻就已经决定了，但至少要到孕14周时才能出现外部特征。事实上，男婴和女婴在某些孕周时看起来完全一样（中性阶段），因为他们的生殖器是由同一套系统形成的。这就是阴唇阴囊隆起，由两片脊状突起和一个圆形肉芽组成。男性的脊状突起融合成为阴囊，肉芽延长成为阴茎；女性的脊状突起保持分开形成大阴唇，肉芽萎缩成为阴蒂。在孕14~17周，生殖器有较大不同，并发育到足以被观察到。

在体内，性器官在约9周时开始形成。根据宝宝是否含有Y染色体（令他成为男性），性细胞创造男婴的睾丸、曲细精管、输精管，或女婴的卵巢、子宫和输卵管。胎儿的卵巢含有数百万的卵母细胞（未成熟的卵子），这是女性一生所拥有的全部卵子。这些可能是你将来的外孙、外孙女。男婴和女婴的性器官都会在孕25周左右从腹腔下降到正确的位置。睾丸下降到阴囊有很长的路，所以有些宝宝有睾丸未降的问题，约占足月宝宝的1%，早产宝宝的10%。

出生时，宝宝肺里有5000万~7000万的肺泡，每一个有数百毛细血管支持，准备进行氧气和二氧化碳交换。

宝宝的面部需要多少周才能成形?

在约孕12周时，你通过超声能看到宝宝的所有面部特征已经清晰呈现——从受孕后的早几周开始，他的面部就在发育了。

直至孕12周宝宝的面部特征发育

下表说明了直到孕早期末，宝宝面部特征形成的主要发育里程碑。

孕周	特征
6	» 胚胎的头部两侧发育出深色的点，将来会成为眼睛。它们首先形成"视杯"，通过视柄连接到大脑。这些视杯最终成为视网膜（眼球后部的"屏幕"）和虹膜（眼球的着色部分） » 头部两侧的微小凹陷是耳朵的起源。内部用于传递声音的耳道也开始形成了
7	» 眼睛开始形成晶状体，它是由外胚层中的某些特定细胞折叠后创造的。两侧眼睛的皮肤皱褶开始形成眼皮 » 头部两侧的皮肤开始折叠，外耳开始形成 » 面部前方开始出现鼻孔，鼻子开始成形
8	» 胚胎外胚层的改变使孕8周时面部两侧融合，嘴部成形 » 虹膜开始色素沉着（令宝宝的眼睛着色） » 舌头开始成形，就在将来成为上腭的板状结构前方
9	» 眼睛可以在眼窝活动了 » 舌头上的味蕾开始发育
10	» 鼻子开始突起，他的脸更像人类了 » 眼皮开始覆盖眼球，保护它们免受从你的腹壁传来的光照。这种光可能会损伤发育中的视网膜 » 嘴和嘴唇完全融合了 » 外耳看起来和出生时一样了，但内部还得再进行些发育才能真正听得见
11	» 口腔顶（上腭）变完整了 » 牙芽开始在口腔里出现。两排正式分开后，会形成未来的乳牙和恒牙
12	» 眼部和耳朵随着头部的生长而向前移动，眼部移动到差不多是最终位置的地方。宝宝可以用嘴、下巴和舌头进行吞咽和打呵欠了

Q 我给宝宝唱歌了，但他真的能听到吗? 他也能听到我伴侣唱歌吗?

大多数医生认为，胎儿14周的时候，能对熟悉的声音做出反应，如心率加快。到16周的时候，他的内耳用于传递声音的3块听小骨和用于把声音传递到大脑的听觉传导通路已经发育得足以听到你身体里发出的声音。所以他能听到血流的飕飕声、你的心跳、你的肚子咕噜声。到24周，研究表明他会把头部转向熟悉的声音——尤其是你的声音。子宫外面传来的声音小得多，也含糊得多，所以他很难辨认。但听听除你以外的声音，即使是通过水传导的，也能帮助他对此渐渐熟悉，所以你伴侣的歌唱并非徒劳无功。

Q 如果宝宝的味蕾发育了，他能尝到羊水吗?

当然！同时宝宝也在学习吞咽（大约孕16周的时候），他的舌头上发育出受体，说明他的味蕾可以感受羊水的味道了。可能与你设想的不同，羊水并不是中性的：它是咸的，混合你吃的东西的味道，尤其是味道强烈的辣椒、洋葱和蒜。把这当成让宝宝习惯你口味的好机会——让他习惯你想让他以后吃的那些健康的食物！

Q 我的宝宝什么时候有皮肤? 看起来什么样?

皮肤从囊胚成为胚胎的那一刻就开始形成了（参见152页），但直到孕中期时它还是薄而透明的，所以羊水中的营养物质可以轻易穿透这些细胞。到孕15周时，这层透明的覆盖是

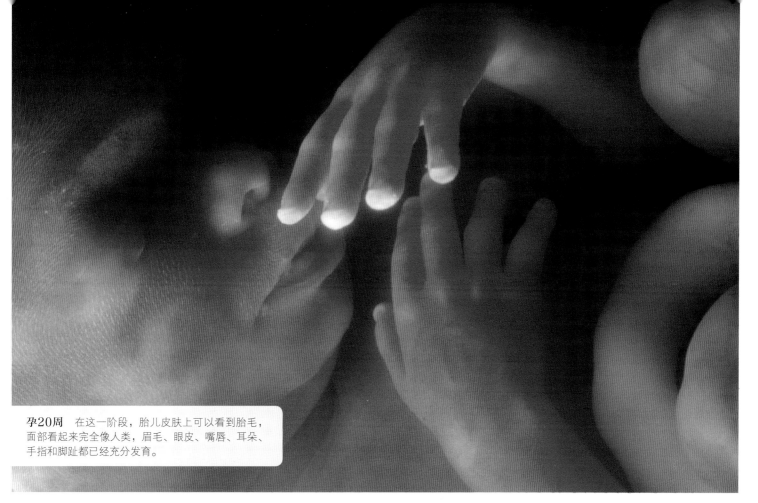

孕20周 在这一阶段，胎儿皮肤上可以看到胎毛，面部看起来完全像人类，眉毛、眼皮、嘴唇、耳朵、手指和脚趾都已经充分发育。

由3层我们都拥有的皮肤结构组成的——表皮，即最上层；中间的真皮；最深处的皮下组织。直到32周前，皮肤都不会变得更"坚硬"，也不会损失任何通透性。到那时，宝宝的皮肤才开始根据肤色进行着色。

胎毛很细软，毛茸茸的。这是胎儿毛囊产生的第一种毛发，通常在孕20周时出现。它会在出生前脱落，但有时在出生时还存在。胎毛将胎脂（一种白色的油脂）固定在宝宝的皮肤上。它是由皮肤细胞、胎儿皮脂和胎毛组成的。它的拉丁名称有"奶酪漆"的意思。胎脂帮助宝宝的皮肤保持湿润，在羊水中保护它，因为羊水里含有较高深度的胎尿（尤其是到孕晚期）。胎脂有时在出生时还存在，是又厚又滑的润滑剂，令胎儿在生产时利于通过产道。

Q 宝宝能闻到子宫里的味道吗？

没法确定。到孕15周时，胎儿已经拥有嗅觉运行需要的一切，但由于气味是通过空气而不是液体来传播的，通常认为他的嗅觉要到出生后开始呼吸空气才能发挥作用。然而，一些研究对此表示怀疑，提出宝宝能立刻被乳汁的气息所吸引，所以他应该在子宫里接触过类似的味道，才能产生熟悉感。

Q 宝宝的眼睛在我体内的时候一直是闭着的吗？

不。在孕26～28周，他会在明亮光线刺激时眯起眼睛，开始眨眼。在这一阶段，他的视网膜已经完全发育，所以强光造成损伤的风险已经过去了。不仅如此，眉毛和睫毛也成形了，它们能提供额外的保护。

Q 宝宝在子宫里的时候能哭出眼泪吗？

宝宝在孕早期末有泪道（泪腺）。它们能确保眼球在孕期得到滋润，但它们能不能产生眼泪还是个谜。研究人员认为胎儿在听到巨响时会做出哭的动作（悲伤、皱眉等），但我们也就知道这么多。

你知道吗

» 孕7周半的时候宝宝已经产生第一种感觉，即触觉。

» 孕18周的时候宝宝的指尖有了突起，将来会成为他独特的指纹。

» 孕23周的时候宝宝被又细又软的、毛茸茸的胎毛所覆盖：它可能会在他出生的时候全部脱落。

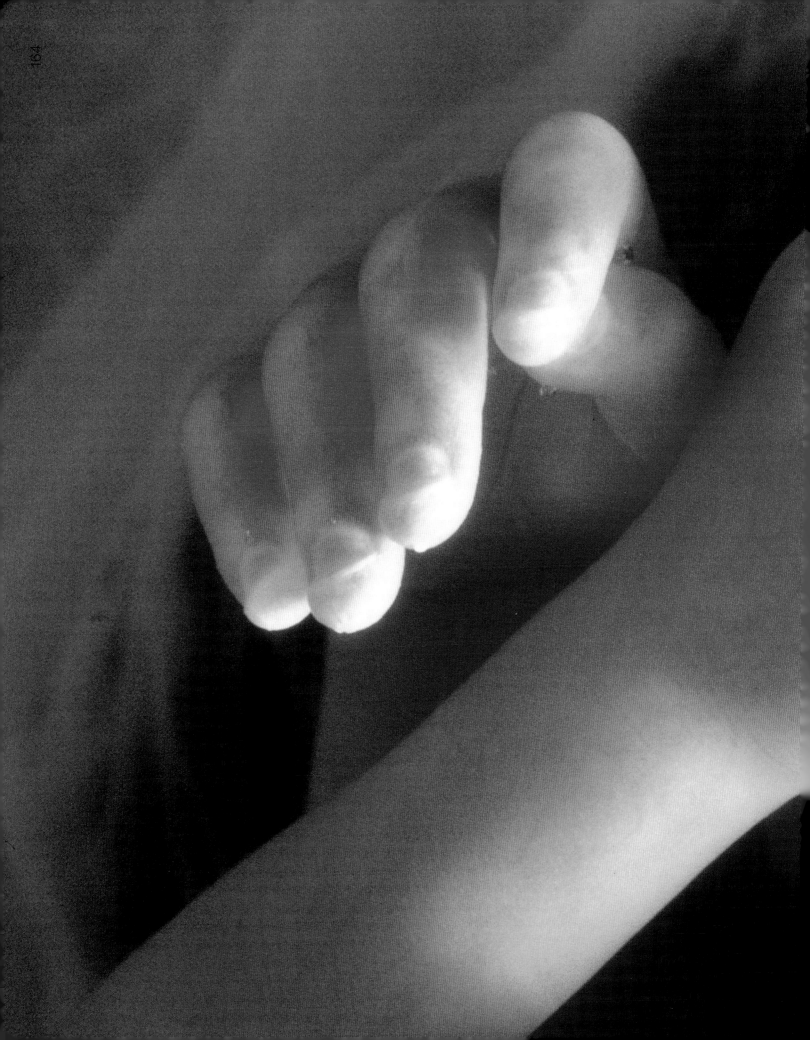

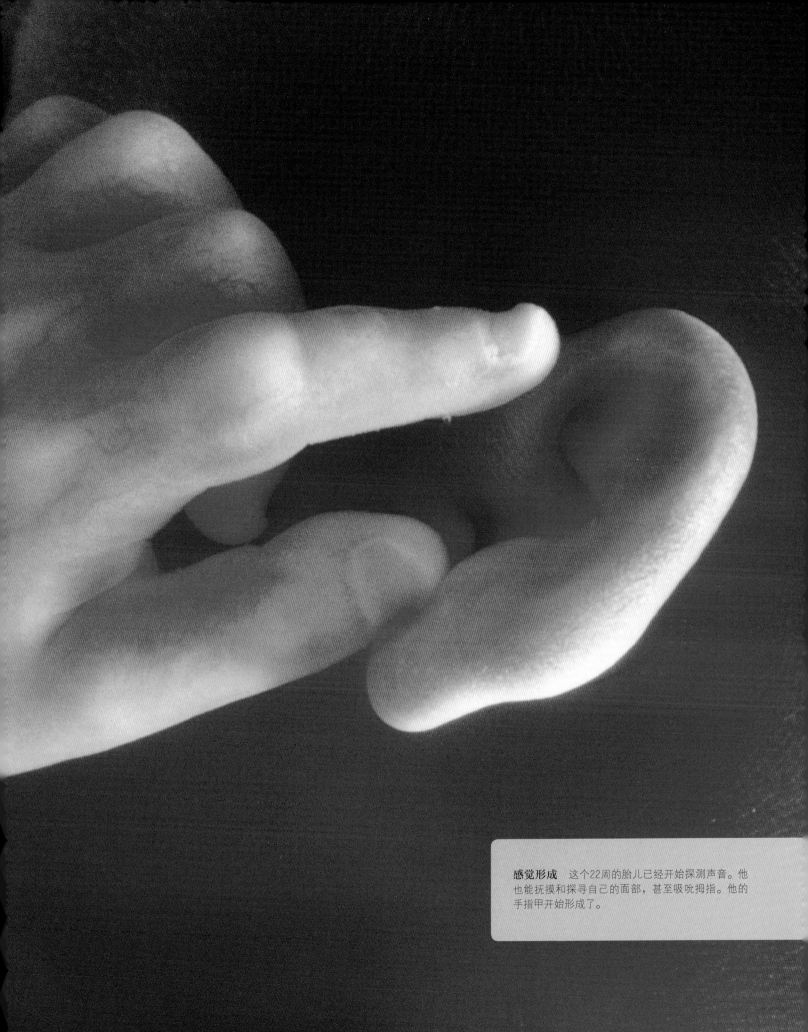

感觉形成 这个22周的胎儿已经开始探测声音。他也能抚摸和探寻自己的面部，甚至吸吮拇指。他的手指甲开始形成了。

我们可以对**宝宝的发育泛泛而谈**——器官何时生长，特征何时形成，何时准备出生……唯一可以确定的是，**你的宝宝独一无二**。从他头发的卷曲程度到他的脚趾纹，他不会有任何一个**特征**与其他生物一模一样。

我的宝宝独一无二

是什么令宝宝独一无二

独特性来自两个主要因素。首先，在宝宝出生之前，父母各一的染色体组合给了他一套基因负责开启或关闭子宫里和出生后的各种特色。其次，宝宝所处的环境（比如，从你居住的地方到你的道德感和价值观）塑造了他对世界的观点。这令他对他所处的环境进行有意识的反应，即学习行为，同时也对他的身体有生理作用，改变他的基因编码以便让他适应生活。在原始时代，这对生存至关重要。

基因是DNA的建筑材料，DNA是身体每个细胞拥有的遗传蓝图。基因决定孩子眼睛和头发的颜色、指纹、遗传性格特征、遗传疾病。它们埋藏在父母给他的染色体中。目前的科学观点认为，宝宝（每个人）拥有23对染色体携带的约24000个基因。除了决定性别的染色体，每个染色体都有每个基因的2个拷贝。每个基因自己也有变异。相同基因的变异体称为"等位基因"，可以是隐性的或显性的。显性等位基因"盖过"隐性等位基因，产生每个人独特的生理、精神和情绪配方。

大脑和环境

基因提供了原材料，但宝宝其他的独特方面，如人格，学习方法，对环境刺激的反应，显示才能，建立关系等，都和从周围世界得来的经验有关。

从宝宝出生的那一刻起，他从环境中得到的信息就与大脑建立了联系。在出生时，大脑显像显示大脑的大片区域等待神经关联形成。它们进行得如此之快，到24个月的时候，只有小部分区域还未连接。到3岁的时候，宝宝拥有的连接已经超过他的需要，出现"突触修剪"的阶段。这会消除和磨砺连接，提高大脑效率。

生活方式的作用及它对基因的影响在考虑遗传疾病的时候非常重要。比如，我们知道心脏病是可以遗传的。然而，当宝宝具有某种遗传倾向性的时候，他的生活方式可以激活或关闭引起疾病的基因作用。

Q 新生的宝宝看起来会和哪位家庭成员最相似？

宝宝可能从不同的家庭成员身上得到不同的特征和性格——阿姨的头发、表哥的幽默感、外婆的鼻子。DNA和遗传的工作方式会对此做出解释。

宝宝的DNA一半来自你，一半来自你的伴侣。同样，你们也从自己的父母身上各获取了一半基因。这说明宝宝各有你们双方父母（他的爷爷奶奶、外公外婆）1/4的基因。

通过每一代，基因都经历了洗牌再洗牌。在受精时，胚胎得到了妈妈卵子的23条染色体和爸爸精子的23条染色体。它们配对成为46条染色体。染色体含有遗传的基因。当精子令卵子受孕时，染色体结合到一起，随机交换基因。

因此，即使是基因来自同一父母的亲生兄弟姐妹，也不会有同样的基因或者同样的显性等位基因。记住，你们各自把每个基因的1或2个拷贝传给了宝宝，但因为每个基因的2个拷贝并非一模一样（每个拷贝都有变异），你并不是把相同版本的基因传递给了每一个孩子。混合了你们双方的所有基因后，这种排列变形是无穷无尽的。

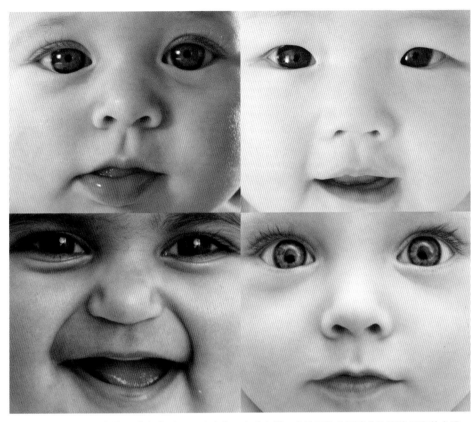

不同颜色、不同形状的眼睛和鼻子 人类奇妙而多种多样。这是因为基因遗传和环境因素的变异。

Q 是什么决定了我生个男孩还是女孩？

宝宝的性别由特定的染色体决定：含有他独特基因蓝图的管状结构。健康的人体含有23对染色体，每一对中各有一个遗传自父母中的一方。第23对染色体称为"性染色体"，它决定了宝宝性别。女性的卵子含有女性染色体，称为"X染色体"；男性的精子含有X（女性）或Y（男性）染色体。如果胚胎含有两个X染色体，则为女性；如果含有XY染色体，则为男性。因此是男性的精子决定了宝宝是男性或女性。

Q 如果孩子们性别一样，环境因素能影响他们的长相吗？

即使在是同一家庭成长的孩子，也不可能每时每刻处于相同的环境中。他们有不同的卧室、不同的老师，经历不同的情绪。同样，孩子能长得多高，部分取决于他们所吃的食物。一个孩子可能爱吃胡萝卜和梨，但另一个孩子可能爱吃其他吃的食物。你吃的食物也对此有影响。如果你的饮食偏好在第一次怀孕时发生了改变，则每个孩子受到的营养影响也会不同——这会影响他们的生理特征。

Q 我宝宝的基因能决定他在成年后会不会超重吗？

不，但如果家人都超重，会对他有影响。在这种情况下，你的宝宝会不会超重，很大程度上取决于环境因素的影响。他的饮食习惯、压力水平及对运动的喜好，会决定他增加体重的基因是否被激活。你在孕期的饮食习惯也会对此有影响。宝宝会尝到羊水的味道，所以如果他在你身体里的时候你喜欢吃甜食，到他长大要鼓励他吃蔬菜就更为不易。

Q 我宝宝的眼睛会是什么颜色的？由什么决定的？

宝宝的眼睛颜色取决于显性和隐性基因（基因的变异，参见166页）如何起作用。

决定每个人眼睛颜色（和其他特征）的都有2个基因，从父母那儿各遗传来1个。棕色基因（B）是显性的，蓝色基因（b）是隐性的，所以两者相遇的时候（Bb），棕色压过蓝色，结果是棕色眼睛。要得到蓝色眼睛，这个人得有两条蓝色等位基因（bb）。因此，如果宝宝的眼睛是蓝色的，父母的眼睛都是棕色的，说明你和伴侣的基因都是Bb，你们各有1条棕色等位基因和1条蓝色等位基因。

Bb的母亲和Bb的父亲可以有25%的机会得到蓝眼睛的宝宝。如果你是bb、另一位是Bb，则概率增加到50%。如果你们当中有一位甚至两位是BB，则宝宝只能是棕色眼睛。当然，如果你们都是蓝眼睛（都是

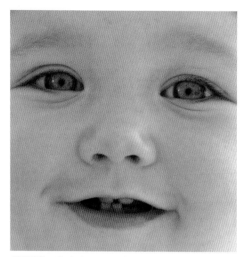

蓝眼睛 许多白人宝宝在出生后眼睛是蓝色或灰色的。色素可能需要一年时间来沉积，形成眼睛真正的颜色。

bb），宝宝也会有蓝眼睛。

蓝色和绿色都是隐性基因。当只有蓝色和绿色基因的时候，它们会共同显性，所以宝宝的眼睛颜色可以是蓝色、绿色或混合。

眼睛颜色

下表显示了基因如何决定宝宝的眼睛颜肤色、酒窝等。

父母的眼睛颜色和基因

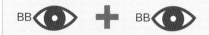

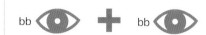

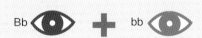

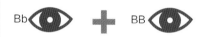

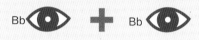

Q 为什么所有的棕色眼睛不是同一种棕色？

没人能确定。宝宝眼睛的整体颜色（棕色、褐色、蓝色或绿色）是由一组基因决定的，但色素在虹膜上的沉着程度可能是由其他因素综合决定的。色素来自黑色素，它不止存在于眼睛的虹膜，还存在于头发和皮肤。如果你有两个宝宝，第一个是深棕色眼睛，第二个是浅棕色眼睛，则两个宝宝都在眼睛颜色基因上有棕

色盲是由父母遗传给孩子的，通常在男性中比在女性中普遍。

色显性基因，然而，某些其他基因引起了黑色素在宝宝眼睛里不同程度的沉积，造成不同的棕色。黑色素释放越多、眼睛着色越深。

Q 我们的宝宝会遗传父亲的身高吗？在出生时就能知道吗？

父母双方的基因都对孩子成年后的身高有影响。父母平均身高公式可以预估宝宝可能的身高——你只需要把父母双方的身高加起来除以2，然后男孩再加6厘米，女孩再减6厘米即可。比如，妈妈身高162厘米，爸爸身高180厘米，则儿子的可能身高为177厘米，女儿的可能身高为165厘米。然而，这一公式只能给出粗略的估算，在现实生活中，宝宝的健康、饮食、其他环境因素都和基因一样会产生影响。宝宝

在出生时的长度不能预测未来的身高，尤其当他是早产儿的时候。母亲的健康、身高和孕期饮食对宝宝出生体长的影响都超过了基因。

Q 如果我是直发，我的宝宝会是卷发吗？

在白人当中，卷发是由显性基因决定的，所以这个回答取决于宝宝从父母双方那里遗传到一对怎样的基因。如果你是直发，但你的伴侣是卷发，你的宝宝有50%~75%的概率得到卷发，这取决于你的伴侣是2条卷发基因，还是1条卷发基因1条直发基因。如果你们俩都是直发，宝宝也应该是直发。如果你们俩都是卷发，则宝宝很有可能是卷发——除非你们俩都是一条直发基因的携带者，则宝宝有25%的概率是直发。

原则也适用于其他可能的特征，如发色、

宝宝可能的眼睛颜色和基因

BB 👁

bb 👁

Bb 👁 bb 👁

BB 👁 Bb 👁

Bb 👁 bb 👁

BB 👁 Bb 👁

Q 宝宝的父亲是秃顶。如果我生了个男孩，他也会秃顶吗？

秃顶的基因遗传性还没有得到完全解释。长期以来，一直认为雄性秃顶模式（有家族性、从发际线后移开始）是来自母亲一方的遗传。所以宝宝是否有遗传性秃顶，更多取决于母亲的父亲，而不是自己的父亲。然而，零星证据表明，并非总是如此，研究人员试图寻找父亲直接遗传给儿子的模式。虽然没有证据表明犯错的基因位于Y染色体，但有些证据说明20号染色体（可能来自父亲或母亲）的基因突变可能增加宝宝遗传秃顶的风险。环境因素（包括饮食和压力）也有作用。简而言之，概率说明秃顶父亲生出的男孩也有可能秃顶，但这并不确定。考虑到女性秃顶较少，一般认为高水平的雌性激素可能令秃顶基因保持失活状态。

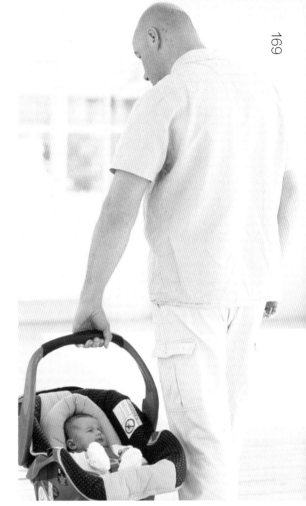

雄性模式秃顶 这是男性最常见的脱发模式。一般认为它由激素引起，具有基因倾向性。

Q 白化病是由什么引起的？

这是一种少见的遗传病，控制黑色素生产的基因出错了。

于是，基因中的蛋白质不能得到信息去激发头发、眼睛和皮肤中的黑色素释放，造成其颜色变浅，头发呈白色。它会引起视力问题，对光线敏感，因为眼睛需要黑色素来获得健康的视网膜（眼睛后部的"屏幕"）。白化病是一种常染色体隐性遗传（父母双方都携带有缺陷基因，宝宝从双方各遗传了1个）或X染色体遗传（缺陷基因来自父母中一方的X染色体）。

X染色体遗传

X染色体遗传说明疾病是因为X染色体上的1个缺陷基因造成的。下表解释了这种情况是如何出现的。

母亲（XX）	父亲（XY）
女宝宝有50%的可能携带缺陷基因（也有50%的可能完全没有基因缺陷），但自己不会罹患该病。因为女性有2条X染色体（XX），一种情况下，1条健康，1条有基因缺陷。健康的X染色体会进行补偿，女宝宝表现健康	女宝宝一定是携带者，因为要成为女性（XX），她必须从父亲那儿遗传到这条有缺陷基因的染色体
男宝宝有1条X染色体和1条Y染色体（XY），分别遗传自母亲和父亲，令他有50%的概率从携带缺陷基因的母亲那儿遗传到X染色体。如果遗传到了，他将是白化病人，因为他没有健康的X染色体可以补偿	男宝宝不是携带者，因为成为男性他必须从父亲这儿遗传到Y染色体

Q 宝宝的大脑在出生时完全发育了吗？还是会继续生长？

宝宝的大脑比其他器官长得都要快，结果，出生时头部相对身体的其他部分大得多。

大脑会在童年时期乃至进入成年期后继续生长发育，但它在早年间的某些特定时期最为敏感。在受孕后到3岁前，宝宝的大脑会经历巨大的改变。出生时，宝宝大约有1亿个脑细胞（神经元），这差不多也是他一生中拥有的数目。这时，基础神经连接已经到位，可能帮助控制生命功能如呼吸、心跳、消化和反射。这些连接是在头几年里非常迅速地形成的。随着更多连接的形成，也发展了更高级的精神功能如记忆、增加注意范围、语言、智力和社交功能。到成年时，神经网络则更多地用于思考、判断和提出想法。

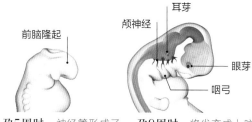

孕5周时，神经管形成了前脑隆起。

孕9周时，将发育成大脑不同部分的膨胀部分继续生长，开始互相折叠。

大脑的形成

当还在子宫里的时候，宝宝的大脑就经历了非同凡响的生长和发育。

孕周	活动
5	神经管分裂，为脑细胞和神经细胞的生长创造独立空间——有效开启了大脑和中枢神经系统的形成
7	大脑的两边半球开始分裂。右半球掌控创造力、空间感、横向思维；左半球影响逻辑和实践思维
8	在神经元之间开启和闭合通道以传递信息的部分——突触开始形成。宝宝出生时携带的突触相对较少，大多数会在出生后2~3年间形成，伴随着他对世界的记忆和理解
12	小脑开始形成。同时，大脑的两个半球开始互相沟通，有大量神经元形成。他的下丘脑和垂体也开始形成
14~16	四肢和面部的反射反应说明他开始对子宫的刺激有反应了。这说明大脑中的神经元开始工作，处理他的感受。同时他的味蕾成熟，耳朵中的骨骼开始传递声音
22~25	大脑物质形成完毕，大脑皮质开始折叠，创造出大脑典型的嵴状、有皱的外表。这增加了大脑的表面积，令宝宝的学习能力最大化
26~40	神经系统完全发育了。大脑皮质开始释放电脉冲（研究人员相信记忆开始发展，因为有些刺激对熟悉的声音起反应）。他的小脑在40周的时候比22周时大了3倍，整个大脑约重350克

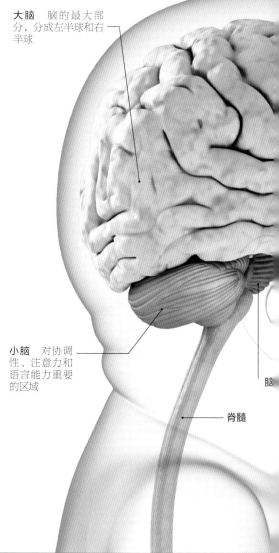

大脑 脑的最大部分，分成左半球和右半球

小脑 对协调性、注意力和语言能力重要的区域

脑

脊髓

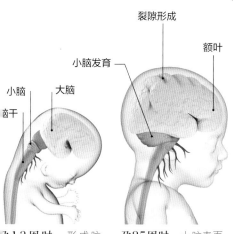

小脑 大脑 小脑发育 裂隙形成 额叶 脑干 大脑

孕13周时，形成脑干。细胞间的连接存在，后脑分为两部分，小脑和脑干。

孕25周时，大脑表面依然是光滑的。随着细胞数目的增加，皱褶开始形成。

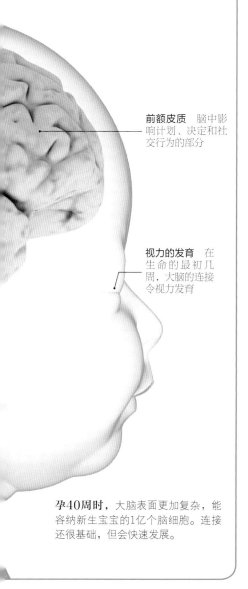

前额皮质 脑中影响计划、决定和社交行为的部分

视力的发育 在生命的最初几周，大脑的连接令视力发育

孕40周时，大脑表面更加复杂，能容纳新生宝宝的1亿个脑细胞。连接还很基础，但会快速发展。

Q 我听说压力会影响宝宝的大脑发育，这是真的吗？

压力会影响宝宝，但脑的大部分发育是在宝宝出生后进行的。研究表明如果你在孕期遭遇压力，会影响宝宝出生后对外界情况的处理和反应。然而，造成差异的并不只是孕期的压力水平。出生时，宝宝的大脑只有1/4的部分和神经元"连线"了，其他都有待经验来形成。所以，你如何教导宝宝在出生后应对压力也很重要，这是为人父母永久的关爱途径。

处理孕期压力

如果你焦虑或紧张，和别人聊聊你的感受，他们或许能帮你找到解决方法。你的伴侣或家人可以在家里担负更多责任，让你得到休息；或者你的雇主可以给你一些需要的灵活度；助产士也能给你支持和建议。找时间休息和放松；冥想、呼吸技巧、按摩和适度运动如步行和瑜伽，都对处理压力有所帮助。

Q 女宝宝和男宝宝的大脑一样吗？

结构上是一样的，但出生后当突触开始建立连接时，不同性别会有不同的连接方式。我们知道女孩即使还是小宝宝的时候都会更有意识地关注人脸，而男孩喜欢看看周围都发生了什么。虽然这听起来是陈词滥调，但男孩的空间感比女孩更强；给我们定位的大脑在小男孩脑中的连接比小女孩脑中的要多。而女孩对语言、情绪和沟通的组织能力比男孩强。当然，对"女孩子气"和"男孩子气"的行为是否受环境因素的影响始终存在争议。几乎可以确定，男性和女性激素也发挥着作用，但这还不是全部。最后，大脑连线不可思议的可塑性表明我们的大脑依然充满潜力，但养育过程中的基因和环境决定了我们最终能发挥多少潜力。

Q 如果我的宝宝没有遵循发育里程碑，如微笑和走路，这说明什么问题吗？

一般来说，**有可能宝宝只是在按他自己的节奏进行学习**。但是非常罕见的情况下，"学得晚"（与平均水平相比较）可能是某些问题的预警。所有的宝宝发育速度都不相同，这是由基因、性别和其他因素如早产决定的。

虽然那么命名，但发育里程碑并不是决定性的。它们应该在你宝宝做好准备时出现，也许比时间表建议的时间范围更宽泛一些。所有的宝宝都是独特的，会有他们自己的发育过程。然而，他们获得相应的生理技能或者称为"大肌肉群活动技能"的顺序——抬头、坐起、微笑、招手、爬行、走路——大致相同。宝宝的力量从头部开始在最初18个月内发育，如果肌肉较弱甚至无力，对刺激缺乏反应，运动不协调，或者和其他同龄宝宝看起来很不一样，向医生寻求帮助。大多数情况下你会发现一切都好。

 你知道吗

帮助宝宝学习走路，重要的是每天在他的推车或小床外陪他玩一会儿。这会增加他整体的运动能力。鼓励运动如"俯卧"也可以促进发育，强壮颈部、头部和腹部的肌肉，他以后需要用这些肌肉来坐、爬、走。

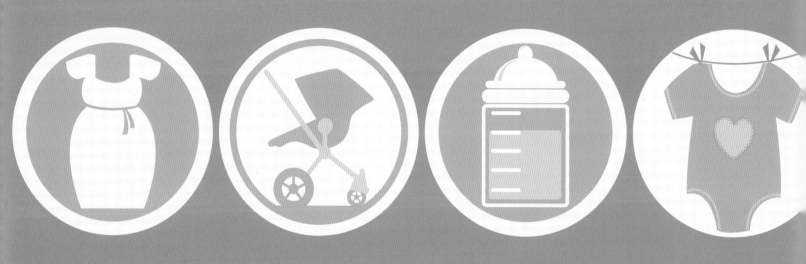

实际准备

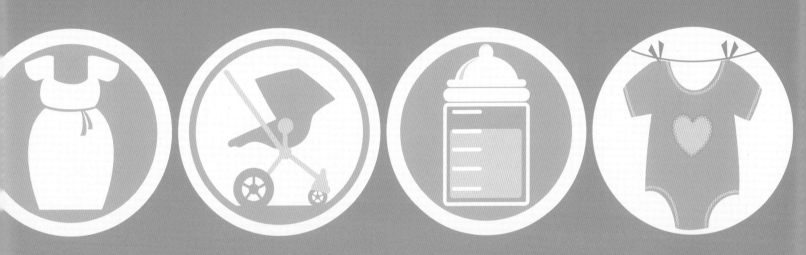

对分娩、出生、有了新生儿的生活**做好准备**，是非常重要的。本章会给你一些专业、实际的建议，关于你、你的宝宝、你的家里**需要什么等**。最好能够在宝宝出生前就借好或者买到婴儿睡篮、婴儿汽车安全座椅、喂养工具、推车或婴儿背带。看看你的**医院待产包**里需要放些什么，家庭分娩又需要什么。本章也帮助你考虑一些其他问题，尤其当你要生多胞胎时。

随着身体的变化，你需要一个让自己感到舒适的**孕期衣橱**，提供**灵活舒适**的辅助，以及帮助你入睡和缓解孕期烦恼的小道具。你要开始为**产后生活**购置些东西。

给妈妈的实用窍门

我需要一个孕期衣橱吗

感觉舒适是孕期关键。在头几个月，当你的腰围开始增加时，你可能开始穿更大号的服装或借用伴侣的衣服，但对于大多数女性来说，这不是长久之计。专为孕妇设计的服装使用的面料和剪裁都会在你尺寸增大的正确位置做延伸，而普通衣着会觉得更紧和不适。看起来孕妇服装只穿短短一阵子有些浪费，但它们得穿上五六个月，以后再怀孕也可以穿，所以这笔小小投资还是值得的。高兴的是，你也可以通过借或买二手服装来打造一个预算不多又体面的孕期衣橱。

符合季节

当你着手准备你的孕期衣橱时，要考虑孕期结束时是一年中的什么时间。如果你的孕早期是夏季，你可能不需要在夏天的孕妇裙或短袖衫上再挥霍了，你体型增加的时候不怎么需要它们。同样，如果你身子沉重的时候正值盛夏，也就不需要长袖、保暖的孕妇上衣了。你可能还能在季末大减价中选到一些合算的商品，6个月后正好穿得上。

一些支持

你日渐隆起的腹部也会引起孕期的小烦恼，如背痛，获得一个良好的夜间睡眠是越来越不易了。在孕期晚些时候，即使坐着也会变得不舒服。小工具如枕头和托腹带现在就体现价值了，有些支撑枕还能升级为哺乳垫。你可能也会考虑买个分娩球，在产前、产中和产后都有用；充气垫和充气枕也会让你坐着更舒服些，尤其是在你患有痔疮这种常见孕期并发症或想避免压迫产后缝针部位的时候。

Q 我想尽量穿我的日常服装。我什么时候需要开始穿孕妇装？

一般是在进入孕中期的时候女性会发现衣服的腰身开始紧绷。从这时开始，穿你的日常服装会变得越来越困难和不舒服。

你可能会发现在孕早期的时候胸围略有增加，上衣更紧身了，但还可以穿着你目前的衣服。到孕20～24周时，或者再早一些，你的服装选择更少了，会感到你需要开始穿着特殊制作的孕妇服。投资一些重要的单品，让你看起来感觉更好。很多女性并不考虑掩饰怀孕，而合身的服装还能让新的身材更漂亮。

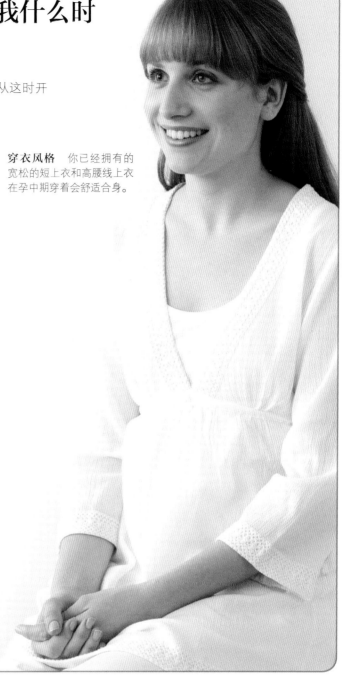

穿衣风格 你已经拥有的宽松的短上衣和高腰线上衣在孕中期穿着会舒适合身。

延长衣服的寿命

腹部延展带是孕期的一项重大发明。它用柔软透气的材料制成，是一条宽腰带，可以佩戴在腹部和衣服的腰间，盖住上衣和裤子之间的缝隙，作用是在衣服的分层之间完成无缝衔接。腰带的紧身弹性设计也能帮助你固定裤子，所以你可以让裤子的拉链或扣子开着。在产后，它能掩盖松弛的软组织，减少你哺乳时裸露的身体。

其他选择

» **延伸裤子和牛仔裤的腰身**，用有弹性的发带或结实的橡皮筋穿过裤子的扣眼，把两头都系在裤子的扣子上。

» **长上衣**可以在孕早期遮盖腹部，它们不会让变大的腹部过于突出。

» **在你的大多数衣服都太紧**，而孕妇服又略显肥大的时候，高腰线上衣、宽松式上衣、包裹式上衣和裙子在过渡期非常理想。

» **长的T恤式裙子和有弹性的衬衫裙**可以在过渡期"包容"你的腹部。

» **借用伴侣的衣服**在孕中期开始时是个便利的选择。选择周末或夜间可以穿着的休闲衬衣和上衣。

Q 孕期穿什么面料最舒适？

你在孕期会感到更热，因为血液循环加快了，所以应该选择轻盈、透气的面料。可以多穿几层薄衣服，方便增减穿脱，调节到对自己最适宜的温度。天然面料如针织、羊毛、丝绸、亚麻和棉都很理想。如果你想避免接触过多的化学物品可以选择有机面料，可能会更柔软。新型面料如竹纤维和麻也是软而透气的。所有面料都要求是低过敏性的，皮肤触感会非常舒适。很多女性在皮肤为了容纳宝宝而拉伸的过程中会发生瘙痒，所以避免穿着合成面料如聚酯、粘胶、尼龙，它们可能会刺激皮肤。寻找有延展性的含有莱卡的天然面料服装，如棉质打底裤，它们在你腹部增大的过程中穿起来最舒服。

> 你会发现随着腹部增大，你会更喜欢那些显现身体**新曲线**的专门设计的服装，突出你的腹部而不是藏起来。

Q 我孕期衣橱要买的最有用的东西是什么？

肚子越来越大，选择穿什么衣服开始成为麻烦事。你可以从一些主要的孕妇单品入手，逐步找到感觉，尤其当你能用现有的单品为合适的场合进行混搭时。

你可能愿意逐步建立你的孕期衣橱，先买些重要的单品：一两条孕妇裤或孕妇牛仔裤，一条裙子、几件上衣；然后再慢慢增加一两样新东西，适合你日渐改变的体型。如果你买了中性色的孕妇服，跟飘逸的宽松上衣或包裹式的上衣是非常容易混搭的。现有的一些衣服如开衫或夹克也可以继续穿。中性单品也可以和围巾或珠宝搭配，给你多种造型。

一条好的孕妇牛仔裤简直是多功能的，白天和晚上都能穿。它们款式繁多，腰身的选择也多：有些是可拉伸扩展的"带式"腹围，有些是侧边有弹力可以在你腹围增加时延伸，有些是位于肚子下方的低腰款。寻找有弹力的棉质牛仔布，穿起来即使在孕晚期也能柔软舒适。

除了孕妇牛仔裤，你还需要投资这些东西：

>> **一条纯色裤子**，上班时可以搭配衬衣、上装、开衫、夹克，夜间外出可以搭配更考究的上衣。

>> **一件孕妇裙或宽松上衣**，包裹式的款式很完美，你可以在体型增长时把它放开一些；也可以选择高腰线的宽松上衣，更为美观，搭配有弹性的打底裤。

>> **上衣**，如T恤、背心、长袖，根据季节选择。

>> **孕妇紧身裤**和打底裤。

> 孕期衣橱里**最实用**和**有价值**的单品之一就是**孕妇牛仔裤**。

尺码

许多孕妇服装指导建议你按照孕前的尺码来选择孕妇装，但不同品牌的放量余地并不一样。如果可以的话，还是先亲自试穿一下，了解该服装品牌是如何规定尺码的。一些店铺有不同尺寸的枕头，可以模拟孕肚，在你试穿的时候可以用来体验尺码是否合适，以及衣服是否适合你。

你也可能想买大一号的常规服装，但要知道它们整体上都会大一号，但在肩膀、手臂和前摆处都不合身，也不能很好地覆盖肚子。

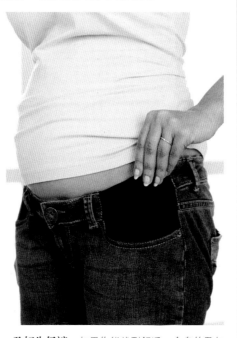

孕妇牛仔裤 如果你能找到舒适、合身的孕妇牛仔裤，你可以一直穿到分娩，甚至产后。

Q 我预算不多，怎么才能找到既有型又便宜的孕妇装？

怀孕是个大好的消息，但它的确带来一些支出，宝宝还需要护理和出行装备。好在打造孕期衣橱的时候还是可以做到节俭支出的。很多时装连锁店和大型超市都有孕妇装系列，一般都有价格合理的基本款，不会令你破产。如果时间允许、你提前准备，还可以在季末打折时买到你孕期末要穿的衣服。

你可以从朋友、姐妹、表亲那儿获得一些孕妇服装，他们可能乐于把整个孕期衣橱都转手给你，即使尺码略有不合。许多孕妇服装，尤其是上衣，可以适合不同尺码的人。你也可以考虑闲置衣物交换，如果那让你更易于接受。

买便宜货

买二手孕妇装是值得考虑的，它们通常保存良好，因为很多只穿过几次。看看你家附近的二手货商店，也可以寻找或咨询当地的生育基金会的"几乎全新"服装打折售卖，这是淘到一些便宜货的好机会。跳蚤市场也是抄底买衣服的另一个好机会；还可以找找拍卖网站上的"孕妇服打包"，新妈妈们会一次性出清她们的孕期衣橱。

> **你的鞋子变紧了吗？** 你不是在凭空想象：一些女性发现她们的脚变大了，因为松弛素放松了足弓的韧带。这一变化可能是永久性的。

Q 我需要完全放弃高跟鞋吗？

没有孕妇不能穿高跟鞋的规定，但是大多数足病医生建议一旦开始显怀就别穿了，除非有特殊场合。

高跟鞋会改变你的姿态，增加膝盖压力，令你需要挺起背部来补偿体重分布的改变。这个效应在孕期会加重，因为你的关节和韧带变软了（松弛素导致的）、你的重心改变了，所以高跟鞋只能偶尔穿，否则会导致疼痛。

舒适和支撑

在孕期，你会发现低跟、宽楦、有支撑性的鞋子令你的足弓感觉更舒适，更适合每日穿着。孕期通常会发生足部肿胀，因为体液增加了（水肿）。有些女性甚至发现鞋号大了半号到1号，因为松弛素使足部韧带变松。选择略有高度的坚实鞋跟（2.5厘米），令你不会往后倒。要知道，完全平底的鞋跟在你体重增加的时候不能提供缓冲和舒适感。

高跟鞋 毫不奇怪，鞋跟越高，你前脚掌的压力越大。选择低跟鞋，而不是完全平底的鞋，这样能减少你足部、下背部、膝盖的压力。

7.5厘米　76%压力

5厘米　57%压力

孕期穿着高跟鞋

当你怀孕的时候，穿高跟鞋对平衡的要求比以往更高了。你越来越大的肚子令你的重心靠前，你得调整脊柱、膝盖和腿来保持平衡。

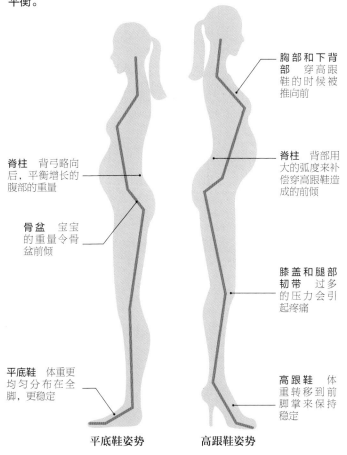

胸部和下背部 穿高跟鞋的时候被推向前

脊柱 背部用大的弧度来补偿穿高跟鞋造成的前倾

脊柱 背弓略向后，平衡增长的腹部的重量

骨盆 宝宝的重量令骨盆前倾

膝盖和腿部韧带 过多的压力会引起疼痛

平底鞋 体重更均匀分布在全脚，更稳定

高跟鞋 体重转移到前脚掌来保持稳定

平底鞋姿势　　　　高跟鞋姿势

Q 我需要买特殊的孕妇泳衣吗？还是可以凑合？

这取决于你孕期计划游泳多少次。如果你想定期游泳——毕竟游泳是一个完美的孕期运动——值得为孕妇泳衣投资，它们的设计能更好地支撑你的肚子、胸部，贴合你的体型改变，也为活动提供舒适和轻便。然而，如果你只是为两周的阳光假期而需要泳衣，那就用现有的具弹力的泳衣、比基尼或者分体式泳衣即可。

孕妇泳衣 如果你定期去进行游泳运动，一件具有支撑性的孕妇泳衣是值得投资的。

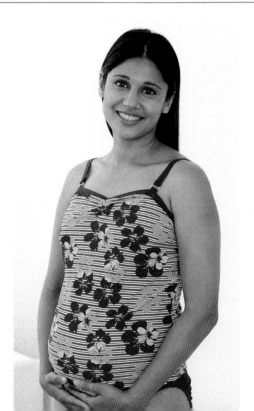

Q 我到冬天的时候会进入怀孕末期。我需要买孕妇外套吗？

如果你想投资特殊的孕妇外套，当然可以，但你可能会发现冬季外套让你热得不舒服，即使天气已经相当寒冷了。在你买更多孕妇服之前，要记住你的自然体温在孕期末的时候会更高一些，因为血液循环增加了。一件孕妇外套可能不是必需的，考虑到外套一般价格不菲，你可以用毛衣代替。你也可以在毛衣外面穿轻便防水的雨衣、披肩、羊毛衫或围巾，这样一旦觉得热就可以脱掉几层。

Q 为什么孕妇文胸也是很重要的？我的日常内衣在怀孕时穿着不好吗？

少部分女性会觉得怀孕期间乳房大小没有明显改变，但大多数女性会在9个月里增大2~4个罩杯，乳房在激素影响下发生了改变，为哺乳做好准备。

你在孕期增加的不仅仅是罩杯尺寸：你的胸腔也扩展了，有时能增加10厘米之多。另外，乳房会变重、变紧。所有这些改变说明，确认乳房舒适并获得良好支撑是很重要的。

柔软而有支撑

在孕期佩戴合身又有支持力的内衣，可以预防或减少妊娠纹，确保良好体态，减轻肩背疼痛。如果你的乳房大小在孕期没有很大改变，你平时穿的内衣可能还够用，但乳房很有可能会感到胀痛，你需要确认一下你的内衣穿起来是舒适的。好的孕妇文胸及哺乳文胸由柔软的材料制成，无钢圈，为肩背部提供额外的支持。孕妇文胸也具有一定弹性，令你的乳房有空间可以继续生长。

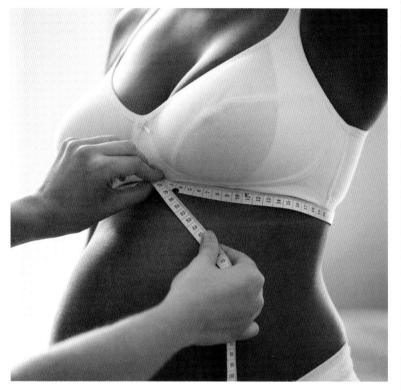

孕妇文胸和哺乳文胸的设计可以提供**正确的支撑**，由柔软透气面料制成，提供**最大的舒适度**。

去测量一下 让有经验的内衣测量专家准确检查你的尺寸，对方也会考虑你的乳房在孕期会发生怎样的改变。

你知道吗

别靠猜来决定新内衣的尺寸！靠猜测只能得到不舒服、不合身的内衣，这可是你孕期或产后最不想看到的事情。你可以在专门的内衣店或者百货商场的内衣部门找到有经验的内衣测量专家，测量服务也是免费的。她们会在胸线下方以及最高点进行测量（隔着薄衣服或脱得只剩内衣），然后让你穿上一件内衣试试，以评估你准确的罩杯，或者靠目测就能知道你的尺寸。

Q 我什么时候需要去买孕妇内衣？

每个女性情况不同，但你穿日常内衣开始觉得紧的时候，就该去量量孕妇文胸的尺寸了。如果你的内衣在皮肤上留下红印子，说明它太紧了。你在孕期很有可能要换两三次尺寸，因为乳房会持续增大。

一般来说，孕早期末是检查内衣合适与否的好时候，如果你还没开始的话——一些女性在更早的时候就换孕妇文胸了，因为日常内衣已经令乳房出现疼痛了。在孕中期，随着你的腹部和胸腔的扩展，应该再重新测量一次。

Q 听说我的胸部在产后会更大，我什么时候应该换哺乳文胸？

在宝宝出生前就买好至少一件哺乳文胸是个好主意，这样你就不用生完孩子立刻去购物了。通常乳房在孕36周时停止增大，所以这个时候通过训练的内衣测量专家就能预测你分娩后乳房的尺寸了。当乳汁充盈时，乳房可能会变得更大（即使你没打算哺乳），你可能需要1~2件更大的哺乳文胸。一旦你的乳汁供应稳定了，乳房可能会变小一点儿，所以买些可以缩小尺寸的内衣，便于你的乳房大小改变时使用。

Q 我差不多孕35周了，我的孕妇文胸觉得紧了。我还必须要买新内衣吗？

如果你觉得罩杯还好，但内衣贴身体的部分太紧的话，你可以买个内衣调节扣。这个便宜的小配件只是3~4个延长的扣眼，可以扣在你现有的内衣带上，这样内衣就能在扩展的胸腔上再延长几厘米。这能让你在孕晚期不需要再买新内衣。

Q 助产士建议我晚上穿文胸，但这听起来不太舒服。这很必要吗？

如果你的乳房非常胀，可能轻质的无钢圈柔软文胸能帮助你在晚上更舒服。你甚至可以买到专门为夜间舒适度设计的柔软睡眠文胸，或者穿带胸垫的短背心。产后，如果你溢乳，需要用防溢乳垫，夜间穿着文胸也可以让乳垫更容易固定（参见275页）。

你可能会在孕8~10周的时候发现日常文胸的尺寸不够了。每隔几个月就应该找内衣测量专家重新测量一下，确保你目前的内衣是**合身**的。

Q 孕妇文胸和哺乳文胸有什么区别？

哺乳文胸可以方便哺乳，通常用一个扣钩让内衣罩杯的部分容易解下。这令你不需要脱掉内衣就可以给宝宝喂奶。这些内衣的设计也不会压迫你的乳腺，不会导致乳导管阻塞或其他哺乳问题。孕妇文胸没有这个通道，但是其有延展性，其设计是为了适合孕期乳房的持续生长。不打算哺乳的女性有时会在产后继续穿着孕妇文胸，因为她们不需要可脱的罩杯。

Q 我喜欢有钢圈的文胸。我能继续穿吗？

通常建议你在孕期和哺乳时不要穿钢圈的文胸。随着乳房变大，固定的钢圈可能会陷入皮肤和乳房组织，在孕期非常不舒服并阻碍血液流向乳房。一旦你开始哺乳，文胸钢圈的压力会造成乳导管阻塞，阻碍乳汁的流淌，甚至造成乳腺炎（参见274~275页）。

大多数孕妇文胸和哺乳文胸是无钢圈的，但如果你确实喜欢有钢圈的文胸（大胸部的人会觉得有钢圈的文胸支撑性更好），也有一些带钢圈的孕期内衣是用轻质合金制成的，钢圈更柔韧一些。它们在乳房周围更容易调整，对乳房组织不会增加压迫。

Q 我在选择孕妇文胸和哺乳文胸的时候，要注意些什么？

舒适和支持是关键。不要预测你的新文胸尺寸——找个受过训练的内衣测量专家是非常值得的，这样能确保你买的孕妇文胸和哺乳文胸是非常合身的。

寻找透气棉质或棉莱卡面料的文胸，罩杯能有些弹性。可调节宽肩带能为你越来越大的乳房提供好的支持，但确保肩带不会陷入皮肤。同样，背部的带子也应该与你的身体贴合，不会过紧，而且应该牢牢处于原位——如果往上缩，说明内衣太大了。

内衣前侧的下围应较宽有曲线，以便容纳你越来越大的肚子。选择背部有四套扣钩的孕妇文胸和哺乳文胸，便于你进行调节。你的胸腔在孕期会发生扩展，产后又会缩回，所以你在孕早期买文胸的时候，确保它能在最紧一扣合身，这样以后体型改变的时候能慢慢放松。在孕晚期买哺乳文胸的时候，则应该选择在最松一扣合身的，确保你单手就能容易地打开和扣上哺乳文胸。

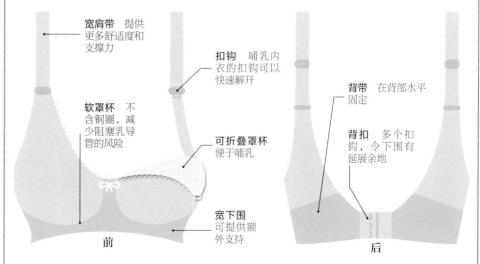

宽肩带 提供更多舒适度和支撑力

软罩杯 不含钢圈，减少阻塞乳导管的风险

扣钩 哺乳内衣的扣钩可以快速解开

可折叠罩杯 便于哺乳

宽下围 可提供额外支持

前

背带 在背部水平固定

背扣 多个扣钩，令下围有延展余地

后

文胸剖析 孕妇文胸和哺乳文胸的设计原理是一样的，在背部和肩部可予以更佳的支撑。无缝内衣对于胀痛的乳头是很好的。哺乳文胸在肩部或中间有钩扣可以令两侧罩杯都能轻易打开和扣上。

Q 分娩球有用吗？值得买一个吗？

分娩球是个有用的辅助工具，可以帮助你在孕期进行运动，为分娩做好准备。如果你觉得坐着不舒服或者体态不好，它也是个支撑的选择。

虽然名为分娩球，但它就是个健身球，由较硬的防爆材料制成，有些分娩球还有防滑表层。如果你想买，不如早点儿买，因为它既可以用于背部支撑，又可以用于产前和产后运动。如果你准备买个健身球而不是分娩球，注意买一个直径超过65厘米的，如果你个子高的话（1.75米以上）得买个直径超过70厘米的。

舒适运动

孕期坐在球上可以帮助你保持良好坐姿，因为你需要坐得竖直才能保持平衡，避免弯曲背部，这也强壮了你背部的肌肉，预防背痛。坐在球上的时候你可以进行骨盆底肌练习（参见67页），也可以在孕期或产后进行轻柔的骨盆练习（见下）。在球上找到

平衡一开始可能有点儿难，让别人帮你坐下和起身，直到你有信心自己完成。在地毯上使用分娩球比在光滑表面上更稳定。

孕后期，坐得舒服就变得困难了，分娩球可以提供有支持力的底座，比椅子舒服得多。你会发现从球上站起身比从椅子上站起身要容易一些。坐在球上的时候你会自然地略前倾，这也能帮助宝宝在产前进入更好的体位（参见199页）。

在第一产程，坐在分娩球上可以帮助你保持直立和活动（参见210页），允许你活动骨盆，帮助宝宝进入分娩的好体位。产后，因为你可能有缝合伤口，分娩球坐起来更舒服，也为轻柔运动提供了良好途径。

使用分娩球

分娩球的用处不仅仅在分娩的时候，在整个孕期和产后也是有用的。

» **坐：** 坐下时膝盖和双腿分开，你会感到平衡稳定。双脚平放在地上，后背竖直，肩部后拉，双手放在膝盖上。

» **骨盆运动：** 顺时针转动骨盆几分钟，然后换逆时针。接下来8字形转动骨盆。再进行骨盆底肌练习。

» **进入产程：** 坐在球上，轻柔活动骨盆。如果宫缩时觉得跪下来更容易，靠在球上，双臂绕球，获得支撑。

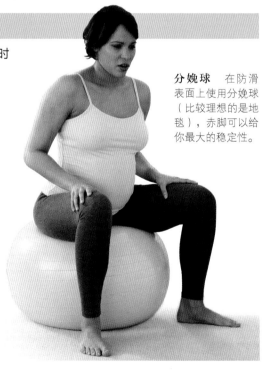

分娩球 在防滑表面上使用分娩球（比较理想的是地毯），赤脚可以给你最大的稳定性。

缓解背痛的窍门

» 使用支撑辅助工具可缓解背痛，规律的轻柔运动也能让你保持身体健康柔软，强健背部和肌肉。可以尝试游泳、孕妇瑜伽或者简单的拉伸练习（参见65页）。

» 坚固的床垫为睡眠中的你提供重要支撑。如果你的床垫下沉，而你又不想很快买张新的，可以在下面放张硬木板，令它坚挺起来。

» 试试分娩球（见左），能帮助你坐直，缓解背痛。

Q 我白天能用什么来支持背部？我肚子越来越大，有恼人的下背痛。

有一些辅助支持办法你可以试试，包括腹部延展带和腰椎枕。柔软的腹部延展带帮助你的骨盆区域更稳定，支撑腹部和背部。它的设计是可调节的，适合腹部下围，帮助支持和提升你的子宫，也缓解背部的部分压力，缓解臀部疼痛。许多女性认为腹部延展带在需要站着或步行相当长时间的时候很有帮助。

坐在椅子上或车里的时候，用枕头支持下背部。特殊的腰椎支持枕可以在你坐下时根据你的下背形状进行调整，这样你不会陷进椅子里，坐姿得到改善，也能缓解背部韧带的压力。

软床垫会加重背痛。可能的话，用较硬的床垫，或者在软床垫下面加块木板。

背痛是最常见的孕期问题，几乎3/4的女性在某一时期有背痛问题（参见133页关于背痛的更多信息）。妊娠相关盆腔紧缩痛（PPGP）也会引起下背部疼痛（参见132页的建议）。请的医疗保健专家知道你的背痛，他可能为你提供产科理疗。

Q 我计划母乳喂养，值得买一个哺乳垫吗？

哺乳垫是一个V形或U形的枕头，在哺乳的时候可以支撑宝宝，这样你不用一直抱着他；或者在哺乳的时候用它垫着手臂，你不会疲惫或抽筋。

一些女性认为这些哺乳垫非常有用，尤其是在进行母乳喂养的最初几周，你和宝宝都还在摸索技巧，找到最舒适的姿势。垫子可以放在腰间，支撑宝宝或你的手臂，这取决于你在喂奶的时候想不想抱着他。有这个垫子做支持，你的宝宝不会在喂奶过程中过度前倾；你的姿态得到改善，乳汁流动也不会受阻碍。然而，如果你觉得哺乳垫不值得买，你也可以用普通的靠垫提供类似的支持。如果你买了哺乳垫，它可以当一个婴儿窝用，在他略大一些的时候靠在上面，直到他可以自己坐起来。

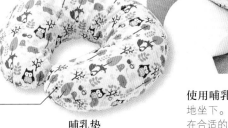

给宝宝支撑 垫子有足够的宽度让宝宝躺在上面

哺乳垫

使用哺乳垫 在背部放好支撑，舒适地坐下。把垫子环在腰间，把宝宝放在合适的角度进行哺乳。

Q 我体形增大之后，晚上越来越难好好睡觉了。有什么可以帮到我的办法吗？

有策略地放置枕头，可以帮助支撑你的腹部、支持腿部和后背。随着肚子越来越大，找到一个舒适的睡姿会很困难。大约孕16周后，仰卧会给背部制造压力，使情况更糟。所以尽量避免这个姿势，因为它会给大血管（主动脉和下腔静脉）造成压迫，影响你和宝宝的血液循环，让你觉得头晕。然而，别担心，如果你在晚上睡觉时躺成了仰卧，只要你的身体觉得不舒服，它自然会转向更适合的体位。侧卧，尤其是左侧卧，对循环系统最好，通常也是孕晚期最舒适的体位。

然而，侧卧的时候腹部会觉得没有支撑，所以很多女性觉得她们在这个位置需要辅助支撑才能觉得舒服（参见114~115页）。

支持枕

你可以试试不同的支持枕：有各种设计可以选择，有些是多功能的，在白天也能用，还能在宝宝出生后升级为哺乳垫。楔形的填充垫可以在你侧卧的时候垫在肚子下面，也能在你坐着的时候充当下背部的支撑。为了得到最好的支撑，你可以买一个等身长枕，这种枕头可以卷在身旁，在睡眠时支撑腹部、背部和腿。在产后，你也可以用它在哺乳时支撑宝宝。如果你不想在孕期的枕头上花钱，可以有策略地把普通床枕和靠垫摆在你需要的位置来提供支持。

Q 如果我在分娩时有伤口缝合，哪种充气垫对我坐下来最有帮助？

如果你分娩时因为撕裂或侧切（参见217页）进行了缝合，充气垫可以在你坐着时分担肛周压力，带来暂时的缓解。你在缝合口愈合过程中可能会觉得肛周疼痛，坐着很不舒服。下面这些是你可以选择的：

» **C形充气垫**帮助你避开特定区域的压力。

» **V形充气垫**是一种特殊设计的垫子，是泡沫和空气的混合物，两侧充气、中心下沉，你可以分别调整。你可以找地方租，而不用买这种垫子。

» **甜甜圈充气垫**在中间有个洞。这种垫子令你坐下的时候不用压迫肛周，但你不能在这种垫子上坐太长时间，因为它们会对附近区域造成压力，感觉不适。

等身长枕在你睡觉的时候可以围绕全身，是一种最流行的孕妇工具。

特写
待产包

当你孕36周的时候，要为分娩做准备了，因为你随时可能进入产程。无论你打算在医院、分娩中心还是家里生孩子，都需要一些生产时用的基础用品，以及你和宝宝在产后需要的过夜包。问问医院对于你能或不能带的东西有什么样的规定，也要为你的陪产者准备物品。最后，别忘了你的分娩计划和产妇病例！

健康零食 一些好保存的健康零食和瓶装水，让你在产程中保持精力和补充水分。全麦三明治或能提供缓释能量的零食是不错的选择。在零食包里放入新鲜水果和燕麦棒。

你在分娩前后需要一些洗漱用品 产程中嘴唇会感到干燥，所以润唇膏是有用的，面部喷雾或打湿的绒布可以使你在产程中保持清爽和舒润。

如果你进行过缝合，最初的排尿过程会痛 准备一个塑料罐或旧的塑料水瓶，在你排尿的时候可以倒些温水在会阴部。

舒适辅助 你可能想带些家用枕头或者分娩球（医院没有的话）。记住带上分娩需要的辅助用品，如精油、镇痛器等。

你的产后用品 你需要旧的内衣裤或一次性裤子，以及用于产后出血的卫生垫。哺乳文胸、防溢乳垫、方巾、乳头霜，这些都能帮助你做好哺乳准备。带着睡衣、拖鞋以及出院时需要的宽松衣服。

带上一开始要用的尿布 包括新生儿用的尿不湿、尿布袋、棉球。

宝宝的衣服 带几件新生儿服装，如爬行服和背心。包括开衫或夹克，出院回家时的帽子。确保宝宝有汽车安全座椅。

充好电的相机或手机 准备拍下奇妙的新生宝宝的最初照片。你也可以带上充电器以备不时之需。

分娩需要的衣服 带上你的产妇装！舒服的旧睡袍或上衣，舒适保暖的袜子，如果你打算水中分娩，则要带上比基尼。

带些杂志，或音乐和耳机 在宫缩间隙帮你分心，尤其是你无痛分娩时。

有趣的事实

有些事实令人难以置信，但你很快就会在成为新手父母后发现这一点。

12次换尿布

宝宝平均每天换尿布的次数。他每隔1~3小时排尿一次，每天排便数次。

40天

在世界上一些地方的文化传统中，在这个时间内，妈妈和宝宝最好不要离开家里，以便从生产中完全恢复。

3套衣服

大多数宝宝每天需要换衣服3次以上。确保你的新生宝宝衣橱里有足够的衣服。

16周

你需要观察到产后16周。你的子宫需要恢复到孕前大小，你的体重还需要一阵子才能恢复至孕前水平。

5850块

1个宝宝平均用掉的尿布总数。

为宝宝做好准备

为宝宝的到来**做好准备**着实令人兴奋。这是个理想时间，可以开始列出宝宝需要的东西并进行购买。当然，你在宝宝出生后还是可以继续买，但在开始时要准备好一些基础物品。

你最需要的

当你觉得慢慢适应了孕期的时候，可以考虑哪些基础物品是你和宝宝需要的，然后慢慢开始购买。这样一来，宝宝出生的时候你就可以专注在他身上，并进行休息和恢复。

有些大物件你需要为宝宝准备好，包括推车、睡篮、婴儿床、汽车安全座椅。买这些东西最为费神，所以你需要足够的时间进行浏览和研究。你可能想在购买前试用下推车和安全座椅，所以在你还不是那么臃肿难行的时候计划购物之旅吧。如果预算有限，想想家人朋友有没有表示过要送一件给你，或者你是否可以买到二手的。

新生儿的衣服非常可爱，很容易吸引父母现在买下来，但以后又穿不上了，因为很多新手父母只是不知道孩子长得有多快。买些基础品，然后根据宝宝成长的需求再评估，以免太过浪费。

另外需要现在买的东西是尿布替换包、温度计（参见292页）、简单的清洗设备。母乳喂养还需要好的哺乳文胸，如果你打算人工喂养，则要买一套基础的奶瓶奶嘴。如果你想母乳喂养，但又不知道是否能成功，别担心，你在生产后也可以轻易地买到哺乳工具。

远期购买

在你觉得布置婴儿房有些难度前，记住，宝宝前6个月最好是和你待在同一个房间里。新生儿在前几周对玩具没什么概念，适应新环境、花时间了解你、凝视你的脸，已经提供了他们需要的所有刺激。如果你想准备一些玩具，需要寻找适合这个年龄的。婴儿喜欢高对比度的图案或看人脸，所以镜子、黑白图案或亮色的婴儿布书是小宝宝一开始需要的。

Q 宝宝需要什么样的衣服？

小宝宝的衣服越简单越好。你的宝宝在最初几周的大部分时间是在室内吃奶睡觉，所以你只需要很少的东西就可以让他舒舒服服的。

新生儿不能自己调节体温。随着年龄的增加，这个能力会得到加强。目前，最好是让他们穿背心，需要的话多加几层。一开始，6~8件裆部附近有扣的圆领背心、6件前开扣的全包睡衣就可以了，适用于最初几个月。可以根据季节准备一些轻便开衫、一顶软帽或夏季宽檐帽、

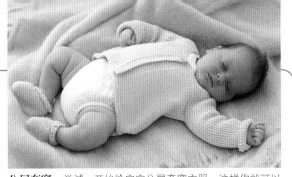

分层套穿 尝试一开始给宝宝分层套穿衣服，这样你就可以很容易地增减衣物以调节他的体温。

夹克或防雪服，还可以准备一些袜子给足部保暖。前开扣的衣服对宝宝来说比烦琐的打结或恼人的拉链更舒服，也令换尿布的时候更容易。在冬季，可以在睡衣里面加上背心，温度下降的时候添上轻质的羊毛开衫。

宝宝的第一个衣橱

选择柔软、容易打理、机洗面料的宝宝服装。棉质对宝宝来说很理想，它的天然纤维接触宝宝的敏感皮肤很温和，能帮他保持清爽，容易清洗，也较耐用。

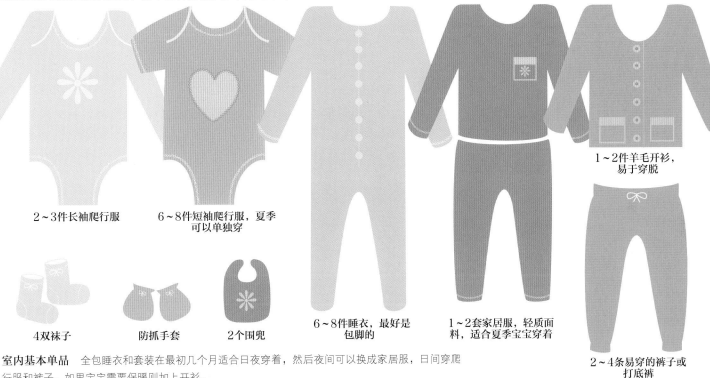

2~3件长袖爬行服

6~8件短袖爬行服，夏季可以单独穿

1~2件羊毛开衫，易于穿脱

4双袜子

防抓手套

2个围兜

6~8件睡衣，最好是包脚的

1~2套家居服，轻质面料，适合夏季宝宝穿着

2~4条易穿的裤子或打底裤

室内基本单品 全包睡衣和套装在最初几个月适合日夜穿着，然后夜间可以换成家居服，日间穿爬行服和裤子。如果宝宝需要保暖则加上开衫。

外出基本单品 在夏季，短袖T恤或背心可能就是宝宝需要的全部，但要加上遮阳帽和防晒产品。其他时候可以选择背心或爬行服，搭配T恤、打底裤、袜子，根据天气加上羊毛开衫、防雪服或保暖夹克、手套、冬季软帽。

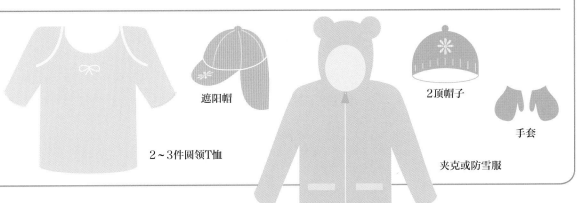

2~3件圆领T恤

遮阳帽

夹克或防雪服

2顶帽子

手套

Q 我们给宝宝洗澡的时候需要什么设备？

宝宝出生后的最初几周，你可能在常规洗浴之外要加上"头尾清洁"（参见284页），这样你就不用把宝宝浸入一盆水中。

不需要每天给新生儿洗澡，除非他喜欢洗澡，认为这能抚慰他或很享受；平均每周洗两三次就可以了。仔细清洗宝宝的脸、颈、手和臀部，即"头尾清洁"——基本不需要什么设备，但在宝宝不洗澡的时候需要每天彻底清洁。无论你怎么做，都需要把所需物品放在手边，确保室温和水温适中。

头尾清洁

你只需要基本设备：

» **棉毛巾**：用毛巾不同的部分擦拭宝宝身体不同的区域，包括耳周和眼周。

» **两盆水**：一盆洗头、一盆洗脚，避免交叉感染。

水盆

洗澡

给宝宝洗澡你需要这些：

» **宝宝澡盆、浴缸或大浴桶**。宝宝澡盆的好处是你在任何一个房间都可以用。如果宝宝不喜欢水，可以和他一起洗，以此来抚慰他。

» **防滑地垫**，如果你要用大浴桶，就需要地垫。

» **温度计**，用于检查水温，范围应在35℃~38℃，或者你可以用肘部测水温，应该是暖而不热的。

» **温和的宝宝洗浴用品**，少量使用，但一开始清水对宝宝来说更好。

» **柔软的绒布或海绵**。

» **2~3条宝宝浴巾**，在洗澡后包裹宝宝，令头部不失温。

» **橄榄油或婴儿润肤油**，在用毛巾擦干宝宝后滋润皮肤。

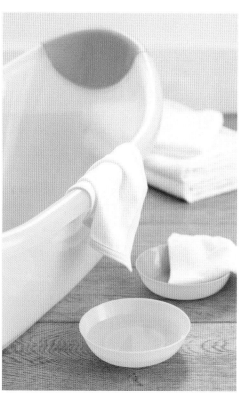

洗澡时间 这是和宝宝玩耍的好机会，在手边提前准备好一切。

Q 我听说宝宝的衣服穿之前要先洗过。这是必需的吗？

是的，在宝宝第一次穿着之前先把衣服洗过是个好主意。这是为了去除加工过程中可能残留的有害物质，否则可能会刺激到宝宝敏感的皮肤。使用非生物制剂的去污剂来洗宝宝的衣服、床品和包巾，这些去污剂不含有酶，否则可能增加刺激性。

Q 要买个室温计吗？放在哪儿好？

确保宝宝睡觉的房间温度适中，可以减少婴儿猝死综合征（SIDS）的发生，所以卧室需要一个室温计。对宝宝来说理想的室温是16℃~20℃。如果你想确保宝宝不是太热或太冷，你可能需要在屋里多放几个温度计。从粘在薄板上的温度表到智能数码温度计均可选择。记住，如果室温适宜，宝宝不需要盖多条毛毯。

Q 我怎么选择尿布包？里面要放什么？

你可以选择带有可折叠式尿布垫的尿布包；其实也不需要买专门的尿布包，你可以随便选个包，买单独的可折叠尿布垫。在包里放进下面这些物品，出门时可以用：

» **一些一次性尿不湿和尿布袋**。

» **旅行装的无香婴儿湿巾**（少量使用，因为它们可能会刺激宝宝的娇嫩皮肤）。

» **小罐的或旅行装的护臀霜**，预防尿布疹。

» **多余的衣服**，宝宝和你的。

你在外出时用这些东西为宝宝换尿布后，记得在回家后要重新补充储备，这样在下一次出门时就不用再次准备了。

Q 在宝宝出生前应该准备什么尺寸的尿布？准备多少？

尿布是宝宝从一开始就要用的东西，但买多少的确是个需要谨慎的事情。超市里的特价箱装款的确诱人，但你并不知道宝宝会长得多大。

如果你的新生儿比较大，他可能很快就不能再用NB号的尿不湿了。你也需要花点儿时间才知道哪个牌子是你喜欢的、最适合你的宝宝。

在第一周，宝宝每天用掉的尿不湿大约是6块，加起来就是42块左右。过了第一周之后，数量还会逐渐增加，你每天可能要更换10～12次。所以你需要储存够第一周用的尿不湿，然后根据情况看看接下来是继续买NB号还是需要大一号了。一些NB号尿不湿甚至为脐带留出了口子，但你并不一定需要——简单地把尿不湿前面折下去就行了。

重复使用的布尿布

如果你准备用可重复使用的布尿布，一开始需要20块左右，如果你用的是布尿布加防水外层的两件式尿布，别忘了储备可清洗的外包围。尿布在一开始的开销就不小，所以除非你非常确定要让宝宝用布尿布，否则可以等到情况稳定些之后再做出选择决定。

12
新生儿每天需要换12次尿布，也就是一周84次

6～8
大一些的宝宝每天需要换6～8次尿布，一周56次

重复用还是用一次性的

如果你还没有决定买哪种尿布，可以考虑下利弊：

» **舒适度：** 一次性尿不湿更透气，但它们用于滋润和吸收的化学物质可能刺激皮肤。重复使用的布尿布更软一些。

» **方便性：** 一次性尿不湿在外出、托儿所或旅行的时候方便得多。重复使用的布尿布吸收性没那么好，所以湿尿布需要更频繁地更换。现在，换布尿布或尿不湿都是很便捷的事情了。

» **费用：** 布尿布通常比尿不湿便宜，除非你是送去店里清洗。

» **其他：** 尿不湿在制作过程中消耗资源如树和塑料，最终成为填埋垃圾。可洗布尿布使用清洁的水和能源，只产生脏水。然而，尿不湿在如托儿所等群组中，可以减少感染风险。

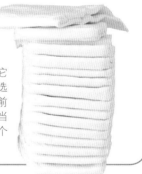

尿不湿 虽然它们是更简便的选择，你在做决定前也要全面考虑。当然，你也可以两个都用。

Q 除了尿布，在换尿布的时候还需要什么？

你需要可擦拭的尿布垫，用于清洁宝宝屁股的棉布或婴儿湿巾，护臀霜。在家里，使用湿棉布替代婴儿湿巾，可以减少对皮肤的刺激，而含有锌和蓖麻油的护臀霜可以防止或减轻尿布疹。你可能也喜欢专门设计的尿不湿桶。用过的尿不湿被折叠好放在桶里，下降过程中会被密封住，不会发生异味。然而这不是必需的，用的话要多花一笔钱。如果你用的是布尿布，你需要一个尿布桶，好把脏的布尿布收集起来等待清洗。尿布桶有专门设计的，你也可以用一个普通的带盖桶。

Q 宝宝的日常护理还有什么需要的东西？

让新生儿生活更简便，你们还需要一些东西。棉布包巾可以避免你的衣服一团糟，一些女性也喜欢在哺乳的时候用它挡一挡。软的宝宝刷或宝宝梳可以在宝宝开始长头发的时候轻柔地理顺打结处，宝宝剪可以平滑他的指甲。

如果宝宝是在夏天出生的，你需要一些防晒产品保护他免受日光伤害。以前建议6个月以下宝宝不用防晒产品，因为防晒产品中的化学物质可能刺激他们娇嫩的皮肤，取而代之的是避免阳光直晒，尤其是在上午10点到下午2点之间。然而，现在的建议是，要对宝宝进行遮盖，避免阳光直射，也要在皮肤裸露区域使用少量防晒产品。购买SPF30以上、评分4星或5星的产品，同时防护UVA和UVB射线。确保他也有宽檐遮阳帽。等宝宝长大一些，如果要去海滩，可能需要买一件能遮盖手臂和腿的泳衣，为紫外线提供有效防护。

如果你想在宝宝睡觉的时候得到片刻安宁，婴儿监控器很管用。你可以买声音监控的，将一个传导器放在宝宝身边，一个音箱放在你身边；还有声音监控配合动作感应的，如果宝宝很长时间没动也会有警告；以及带监视器的，你可以听到并看到宝宝。

Q 我们要买什么把宝宝放进去睡觉？

宝宝可能需要一个睡篮、软床或木床。另一个越来越流行的选择是能够附着在你床边的共睡床，或者你可以选一个"宝宝窝"。

虽然你可以从一开始就使用全尺寸婴儿木床，但新生儿在最初几周睡在睡篮或软床里会觉得更舒服，因为这更像在子宫里被包围的感觉。睡篮在旅行或在不同房间转移时也更方便，这样宝宝睡觉的时候可以始终和你在一个房间，无论白天夜晚。

一些软床的设计可以轻轻摇动以便安抚宝宝。它们比睡篮的寿命更长，因为它们大一些，宝宝能用的时间久一些，但它们的移动性没那么好。附着在你床边的共睡床也很棒，这样宝宝可以挨着你，又不和你睡在一张床上。这种床靠近你床边的侧边可以放下，你可以伸手去安抚宝宝，喂奶的时候也不需要下床就能把他抱过来。确保共睡床和你的床边没有缝隙，以免宝宝跌落。另一个选择是宝宝窝，这是一种宝宝床垫，可以放在你床上使用，四边硬实，这样宝宝能有专属的睡眠空间，不会被枕头或被子压到。如果你选择全尺寸婴儿木床，确保它符合健康和安全标准（见右）。

睡篮或软床模拟了宝宝在**子宫**中被包围的感觉，**在最初几周**是个理想选择。

睡眠选择

选择哪种婴儿床是你的个人喜好，但确保它们符合标准。

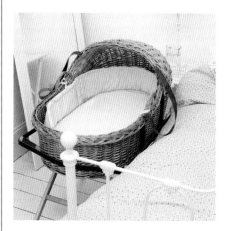

》睡篮：选择底部和提手坚硬的睡篮，这样你移动它的时候能确保安全。宝宝很快就能长得超过睡篮，所以你会发现两三个月的时候宝宝睡得有点儿挤。睡篮的大小应该让他在睡觉的时候足够张开手臂或者转头，而不会磕到篮边或篮顶。

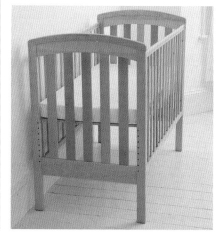

》全尺寸婴儿木床：确保它符合欧洲安全标准和英国安全标准BSEN716：2008。竖条之间的空隙不超过6.5厘米，这样宝宝不会卡住；床垫上方到床栏杆上沿的距离至少50厘米。有些婴儿床使用可调节床垫，这样宝宝长大的时候还能下降放低使用。

你知道吗

新生儿可能太小了，还玩不了玩具，但他从很早的时候就会被周围的事物刺激。小宝宝聚焦不了很远，但愿意看黑白图样、高对比度颜色、小镜子。宝宝也喜欢看着婴儿床上方彩色移动的悬挂床铃。确保它们不会被宝宝抓到。一些悬挂床铃还带有上发条的音乐盒，可以抚慰宝宝，或者你可以在房间里放一个音乐盒。小宝宝喜欢抓东西，可以放些不同纹理的宝宝布书让他探索。

Q 宝宝的睡篮或床上需要什么床品？

你需要一两个床垫保护罩，因为夜间他可能会漏尿；3~4张床单，2~3条毯子，这样你在床品清洗的时候有得可换。选择棉质品和轻质多孔的婴儿毯：宝宝的手脚通常比身体其他部位要冷，所以不能用来评估他们的温度。摸摸他的颈后或胸部，来确定他睡觉时需要的温度，根据需要调整盖被。你可以买适用的婴儿床单、婴儿床尺寸的被单。重要的是床单要正确裹好，避免宝宝和松脱的床单角裹在一起。或者尝试轻质的新生儿睡袋，代替床单和被子。

Q 除了婴儿床之外，还有哪些为宝宝的到来而需要准备的家具？

因为你将花费相当多的时间来护理、照料，甚至读书给他听，所以为此购买一把椅子是值得的。你可以考虑专门喂养婴儿用的椅子，虽然这可能十分昂贵。无论你选择哪种椅子，都要确保它对你的背部和手臂有良好的支撑，并可以将脚放在地板上。专用的尿布台也很方便，并带有各种便利的设计，包括储物架、抽屉。或者，一个足够大的、可放置一个用于更换的垫子和一些尿布的桌子也是不错的。合理的购买与收纳在育儿过程中会帮你很大的忙。

保持婴儿房整体的配色方案居于**中性**，你可以借助图片、配件和墙帷来增加颜色和乐趣，因为它们最容易随着宝宝的生长而进行**调整、替换**。

Q 我们现在开始装修婴儿房，首先需要考虑什么？

如果你打算将原来的房间改造成婴儿房，现在就要花点儿时间研究和购买适当的照明和无化学品涂料，因为它们不会对宝宝造成伤害。对于未满6个月的宝宝来说，睡觉时最好、最安全的地方是父母房间里的摩西篮子或者婴儿床，以帮助降低婴儿猝死综合征的风险（参见287页），所以当你的宝宝从医院回到家时，他并不需要一个功能齐备的婴儿房。不过，如果有涂漆作业，那么最好在宝宝住进婴儿房的两三个月前进行，以便有时间让房间的空气得到充分的循环。注意避免使用任何含有有毒、有害物质的油漆品牌，寻找标注的挥发性有机化合物水平低甚至含量为零的油漆。如产品中含有一种或多种挥发性有机化合物，作为家用涂料时便会挥发有害化学物质。关于婴儿房的照明。小夜灯和照明开关将防止你或伴侣在夜间喂食、更换尿布、夜间安抚宝宝时在黑暗中被绊倒。对于父母来说，遮光窗帘是必要的，用以确保婴儿不会在第二天清晨因阳光的干扰而影响睡眠，特别在夏天的时候。

Q 我们已经购买了二手小床，应该配一个新床垫吗？

一个新的床垫是最好的。这是因为有证据表明，一个质量不好的床垫可能会增加睡眠

Q 我们应如何确保婴儿房的安全性？

首先应当考虑宝宝的房间布局和放置婴儿床的最合适的位置，然后相应地安排其余的家具和设备。

避免将宝宝的婴儿床放置在靠近直射入阳光的窗户或其他任何地方，并确保不会在任何窗帘线或其他线的旁边，以避免宝宝因与它们发生缠绕而发生危险。一旦宝宝达到开始拉扯着站立起来，你需要确保他的床边附近没有可以爬上爬下的家具，或者他可以把东西拉出来的架子。确保所有家具是坚固的，或者很好地固定在墙上，所以你的宝宝将无法自己把东西拽倒。平整的实木地板也很理想，因为它相对容易保持清洁和无尘状态。

安全护理基本知识

在将宝宝搬进婴儿房之前，请仔细阅读这些安全要点，以确保一切顺利。

》温度：房间温度均匀，确保不会变得太热。使用室温计，并将温度保持在16℃~20℃。

》婴儿监控器：如果你使用婴儿监控器，远远超出宝宝能够到的距离，但足够靠近他的婴儿床，以便你可以在他哭泣或似乎很痛苦时立即听到他的声音。

》烟雾报警器：在幼儿园和其外部安装新的烟雾探测器。选择光电传感器报警器，其中有一个红外LED，每隔几秒就会发出一束脉冲光，以检查烟雾颗粒的情况。

》危害：确保没有线或可以拉的玩具或装饰品，如悬挂着的手机，就不能靠近婴儿床，宝宝可能会在床上反复去够。如果家中有地毯，请用双面胶带将其固定在地板上，以免任何人发生摔倒。

可以通过选择**棉质床单**和轻便的**华夫格婴儿毯**，来让宝宝通过睡眠进行体温控制——如果他太热或冷，可以**添加或移除毯子**。

中通常发生的婴儿猝死综合征或婴儿在床上发生死亡的潜在风险。当选择新的床垫时，寻找兼备坚固性和表面透气性的床垫，同时应便于清洁和洗涤。最便宜的是泡沫床垫，它可能覆盖有防水层，但寿命最短，用不了多久就会变形。弹簧床垫相对好一些，因为内部的弹簧夹在毡层或泡沫层之间，可以提供稳固的支撑。椰棕（椰子纤维）床垫或其他天然纤维床垫是最坚固、最耐用的，但同时也更昂贵。防过敏床垫具有可拆卸的顶层，可以在高温下清洗以除去尘螨。无论你选择哪种床垫，请检查标签是否符合相关国家标准，并进行正确使用。

Q 我打算母乳喂养宝宝，现在应做些什么准备？

为母乳喂养做准备的最佳方法之一是在怀孕期间参加母乳喂养课程。这些课程通常是几个小时的短期培训。在一些医院可能会免费提供，或者可支付费用来参加收费课程。最好在孕晚期参加培训，以便确保所有信息都是最新的。你将会得到一张有关母乳喂养的DVD光盘，或者看其他有经验的妈妈进行相关演示。专家会指导你该用哪种姿势把宝宝抱稳，以及如何保证母乳供应充足。专家还可能会讨论有关母乳喂养潜在的误区和常见疑问，例如如何避免乳头混淆，以及如何预防和应对乳头疼痛。请寻找由经过专业认证的执业人员主讲的课程。可以选择在分娩之前阅读与该主题相关的资料，以便让自己准备得更充分。有关母乳喂养的更多信息，请参见266～277页。

Q 我听说过母乳喂养专用的枕头，值得购买吗？

母乳喂养对于妈妈和宝宝来说都是一个美好的体验，其中重要的一点是你可以尽情地享受这段亲密的时光。但是，这并不总是容易的。喂食时，重要的是要把宝宝抱到与乳头持平的高度，而不是把身体靠向他。在宝宝很小的时候，一个具有良好支撑性的枕头可以实现这一点，而不必把所有重量都放在怀里。有专门为母乳喂养设计的枕头，对于妈妈来说，它比普通枕头更方便。

大部分椅子对于母乳喂养的妈妈来说太高了，所以很多人会推荐一种母乳喂养专用椅，它相对较低且具有很好的支撑，以保持良好的喂养位置。你可能需要将枕头放在背后，以获得额外的支持。你的大腿应该是平的或稍微抬起的，以便宝宝向你身体的方向倾斜而不是远离你。哺乳椅和专用枕头可能会减少母乳喂养问题的机会。

Q 我要进行母乳喂养，需要买什么东西？

母乳喂养的好处之一是非常经济，但有一些与之相关的物品你可以选择购买，它们可以提升你的母乳喂养体验，让你感到更加舒适。

哺乳文胸十分关键，所以值得去购买两三个舒适的哺乳文胸。确保所购买的文胸中至少有一副可以单手解开的挂钩（参见第179页），因为当你开始哺乳时，你的臂弯中将抱着新生儿。文胸的罩杯也不要给胸部任何压迫感，否则容易导致乳腺管堵塞或乳腺炎。即使你不确定是否在宝宝出生后进行母乳喂养，但也应该在他出生前至少购买一副哺乳文胸。因为一旦新生儿出生了，购物对你而言并不方便。溢乳垫、乳头霜和细棉布都是非必备但十分实惠的物品。

吸奶器

你可能需要确认自己是否在进行母乳喂养时使用吸奶器，但如果你需要在某些时候将母乳挤入奶瓶来喂宝宝的话，手动或电动的吸奶器将是非常必要的。

在宝宝出生前至少购买一副哺乳文胸，因为产后购物变得困难了。

你需要买什么

除了吸奶器之外，还应在宝宝出生前购买一切必备用品，并将其打包装在你的待产包中，以便分娩入院时可以立即开始使用它们。

» 购买具备良好支撑性的、专业的哺乳文胸。大约在孕36周时，你可以根据测量的胸围预测分娩之后的胸部尺寸（参见117页），然后购买哺乳文胸。你可能还需要购买一副柔软的夜间文胸，以固定溢乳垫。

» 一次性或可清洗的溢乳垫有助于吸收不哺乳时漏出的母乳。可以使用轻薄但吸水性良好的溢乳垫来取代那些有塑料衬里的，这样可以让你的皮肤和乳头免受刺激。

» 乳头霜有助于保护和治疗乳头痛。寻找不含对羟基苯甲酸酯的成分简单的、低敏性的羊毛脂乳头霜。

» 可以在喂养之后在肩膀上覆盖一块细棉纱布，以防宝宝溢奶或吐奶。如果你不得不在公共场合进行哺乳，细棉纱布或披肩、围巾还可以在一定程度上保护你和宝宝的隐私。

» 吸奶器可以帮助你吸出母乳（参见272页）。手动吸奶器可以利用吸盘或护罩以及手动操作的泵手柄来工作，而电动吸奶器基本上以相同的方式操作，但具备替代手动操作动作的且更有效率的电动机。

» 前开襟的睡衣，可以方便你在夜间进行喂养。有专门在母乳喂养时穿着的上衣，同样能让母乳喂养更容易。

Q 有很多奶瓶和奶嘴可供喂养宝宝，在选择时我们应该注意什么？

所有的奶瓶和奶嘴都可以搭配配方奶或母乳喂养宝宝，没有绝对的正确或错误之分。在你的宝宝出生之前，你没必要储备过多的奶瓶、奶嘴，这些物品很容易买到，选择适合宝宝的就好。

标准大小的婴儿奶瓶很受欢迎，通常的尺寸是小型约125毫升，大型约260毫升。你还可以根据宝宝的年龄和阶段来选择不同大小的奶瓶。奶瓶通常标配有奶嘴和盖子，易于清洁，并且大多数奶瓶都可放置于杀菌或冷却设备中（参见279页）。一些奶瓶会通过限制宝宝与乳汁一起吞下的空气量来防止胀气，这个功能是十分实用的，因为婴儿在喝完奶后经常会因为吸进去空气而感到不舒服。相应地，防胀气奶瓶往往更贵。因为那些有促使乳汁流动的阀门或管子的奶瓶，可能很难进行彻底清洁，如果家中有微波炉，可以考虑那些能够用微波炉灭菌的奶瓶。尽管价格会更高一些，但能给你提供很大的便利。同时，你还可以选择已消毒的一次性奶瓶，只需按照说明操作，并在使用后丢弃奶瓶即可。虽然这种奶瓶在旅行中十分便利，但如果长期使用，不仅费用昂贵而且十分浪费。

玻璃奶瓶由钢化玻璃制成，受到那些担心塑料奶瓶中含有违禁化学原料的父母的青睐。这些奶瓶更加昂贵，易破碎，但更环保。

奶嘴

奶嘴可能是由硅胶或乳胶制成的，不同的奶嘴有不同的流速。乳胶奶嘴往往更软，但不如硅胶奶嘴耐用。流速慢的奶嘴旨在让宝宝更加缓慢地吸吮牛奶，通常最适合新生儿和幼儿。传统奶嘴多呈钟形，现在的奶嘴则多被做成类似于女性乳头的形状。制造商们对于那些采取混合喂养（母乳和配方奶共同喂养）的妈妈，或者是正在培养宝宝从母乳喂养转变为人工喂养（配方奶）的妈妈，更推荐后面这种奶嘴。然而，宝宝吸吮奶嘴时是不太可能真正模仿吸吮妈妈乳头时独特的吸吮行为的，而且也没有什么证据表明后面这种奶嘴在吸吮时更加容易。

你需要什么

密切注意家中的相关用具，特别是奶嘴的状况，在损坏或磨损时应及时更换。

» 6~8个大小不一的奶瓶组合。

» 6~8个适合新生儿的奶嘴。

» 配方奶粉。

» 灭菌设备，如采用冷水灭菌系统或蒸汽灭菌系统的设备。你也可以直接煮奶瓶的方式进行消毒。有关不同原理的灭菌设备如何工作，请参见279页。

» 奶瓶、奶嘴清洁刷。

奶瓶 奶瓶有各种尺寸，同时奶嘴还有各种不同的流速。密切关注哪些最适合你的宝宝。

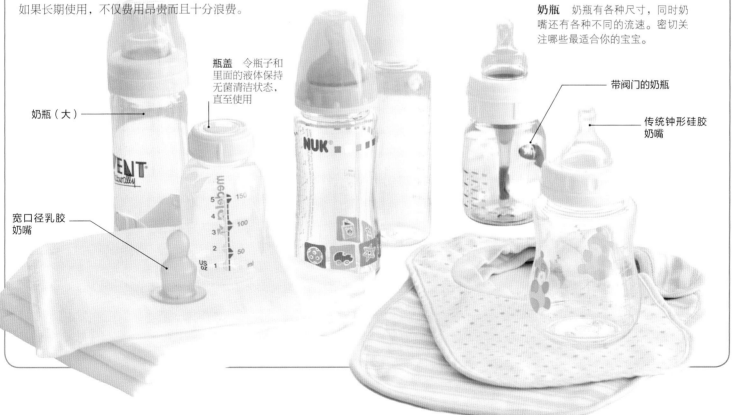

奶瓶（大）

瓶盖　令瓶子和里面的液体保持无菌清洁状态，直至使用

宽口径乳胶奶嘴

带阀门的奶瓶

传统钟形硅胶奶嘴

Q 四轮婴儿车、折叠式婴儿车和平底婴儿车听上去让人有些无法理解，我们如何选择？

在考虑购买哪种婴儿车时，最好的办法就是专注于你的具体需求：这辆婴儿车应适合你目前的生活方式、预算，以及对宝宝和你们来说是舒适的。

如果你经常乘坐公共交通工具或上下楼梯，可能会发现折叠式婴儿车、四轮婴儿车或紧凑型婴儿车可以很好地满足你的需求。如果你经常驾驶，请考虑一下儿童旅行车组，这样你可以在座椅上轻松更换汽车座椅，从而可以轻松将宝宝用婴儿车从家庭移动到汽车，且不会对他造成太大影响。具有旋转轮的、坚固的型号易于操纵，适用于城市步行；如果你经常在崎岖的地形上行走，婴儿车上有一个定向的轮子是最好的，这样可以更容易地将婴儿车推到不平的地面上。

舒适是关键

在新生儿阶段，宝宝将会需要一辆平底的婴儿车，以适应长时间的睡眠。一些婴儿车的角度是可调节的，可以从完全平行于地面开始，随着成长而调整倾斜的模式。检查婴儿车是否有很好的填充物，并有坚固的支持，并决定是让宝宝正面朝向你还是向前。一些型号的婴儿车有一个可以转向的座位，能够让你保持与新生儿的眼神接触，并在宝宝大一些时转动座位。仔细检查推车手柄是否足够高，这样就不必让身体前倾、压紧背部了。如果你和伴侣的身高差异很大，则可能需要选择具有调整手柄高低的型号。

> 宝宝出生之前，在购入婴儿车之前，**请确保在商店中试用过该型号。**

如何确定你适合的婴儿车类型

阅读下面的摘要，其中包含不同类型婴儿车的主要功能，并突出显示它们各自的优缺点。

种类	描述
折叠式婴儿车 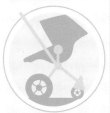	具有完全平行于地面的座位的推车适合从出生开始使用，并经常会对婴儿车进行填充，对宝宝的背部有良好的支撑。这种婴儿车的优点是，随着宝宝的成长，座位的角度可以进行调整，使他可以坐起来看看四周，可以向前或向后看。一些带扶手的婴儿车可以作为三合一旅行车组（见下）。车轮可以有各种尺寸，更大的车轮公司提供更多的悬挂
平底婴儿车 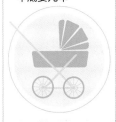	这种婴儿车可以让新生儿平躺，比折叠式婴儿车和四轮婴儿车更为传统。你的宝宝有一个封闭的、舒适的环境，在你推着他的时候可以时刻关注着他。在出生的头几个月，可以用工具将这种推车暂时改造为手提式婴儿床
儿童旅行车组 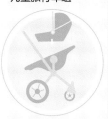	带有汽车座椅和婴儿手提篮的推车。旅行车组可以让您的宝宝在家中、汽车中、户外自如移动，而不必把他放在不同的座位上
四轮婴儿车 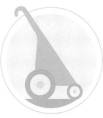	四轮手推车十分轻巧，易于使用，通常很容易放在汽车的后备厢里，非常适合旅游和购物。虽然这种推车适合较大一些的宝宝或已经学会坐的宝宝，但许多车型完全放平后也可以很好地适应新生儿的习惯。四轮婴儿车不能用作具有汽车座椅或工具箱的旅行系统的一部分
双胞胎婴儿车 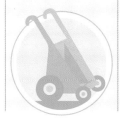	如果你有双胞胎或一个孩子需要与你的新生儿一起坐在婴儿车里被推，你将需要一个小婴儿车。这些类似于"并排"或"串联"，即婴儿车上其中一个座椅位于主座椅后面或旁边。并排的小车可让宝宝没有任何阻碍地看到你；串联的小车意味着一个孩子不太容易见到你。可能很难解决这个问题，但这种婴儿车的确可以轻松地通过紧密的空间，如商店门。你还可以先购买单车的车型，当需要时再升级为双车

Q 购买额外的婴儿车配件是在浪费钱吗？

有一些有用的配件值得额外购买，如果你想在这方面进行投资的话，特别是如果你可能在任何天气都带宝宝出门。比如，透明雨罩可以直接挂在婴儿车上，让宝宝完全不受风雨侵袭。下方或侧面通风设备可让空气更好地流通起来，以便宝宝即使在固定位置时也能轻松呼吸。在寒冷天气时，一些制造商会提供脚部温暖设备，或者你也可以单独购买脚套。阳光充足的时候，遮阳伞将有助于保护宝宝免受太阳的直射。非常小的婴儿通常需要一个头部支撑设备，阻止其歪向侧面。这种头部支撑设备既可用于汽车座椅，也可用于婴儿手推车。

Q 我喜欢把宝宝放在婴儿背带上。哪些婴儿背带能给新生儿足够的支持？

如果使用婴儿背带背新生儿，你需要格外小心。婴儿背带的支撑系统将宝宝垂直抵靠你的身体，但这具有安全限制，适合体重3.5千克以上的新生儿。现在宝宝可以面向你，然后在更大一些时也可以向外看。购买时可以选择容易清洁的面料，能够为宝宝提供良好的支持，具有宽阔舒适的肩带（最好有搭配使用的腰部辅助固定带，以使宝宝的体重均匀分布在背部）。

婴儿背带应由柔软、有弹性的织物制成。有些婴儿背带可以在横抱宝宝的时候穿过你的肩膀，帮你托起宝宝。有了它的帮助，其他人也可以更好地适应在不同的位置抱起宝宝。为防止由婴儿背带所引发的安全问题，如造成宝宝窒息，使用中请确保你可以随时看到宝宝的脸，他应被尽可能高地托在胸前，牢牢靠在你的身体上，并确保他的下巴没有碰到他的胸部，因为这可能会阻碍他的呼吸。同时，保证他的背部和颈部得到了很好的支撑。

Q 我们不开车，那么汽车安全座椅对宝宝来说仍是必不可少的吗？

即使你很少坐汽车出行，但法律规定，你的宝宝必须在坐车时坐在一个经过正确安装的汽车安全座椅上，即使只是在从医院回家时所坐的出租车上。

建议宝宝的汽车安全座椅是朝后的，直到宝宝达到正确使用的汽车安全座椅的重量为止（参见右侧表格），这样即使发生碰撞，宝宝的头部和脊柱也会受到更好的保护。如果他的方向是朝着前方的，任何猛烈、突然的前进运动都可能严重损害他脆弱的颈部肌肉和韧带。

宝宝一次性坐在汽车安全座椅上的时间不应超过几个小时，因为半直立的位置会令小婴儿的脊柱受到损害，还可能会导致呼吸困难。

安全标准

在购买新的汽车安全座椅时，请确保符合国家相关安全标准。建议选择一个带有五点式安全带的座椅，以提供最佳的安全性，并在安装和使用时严格按照制造商的说明进行操作。

还有一种经过i-size标准认证的汽车安全座椅，目前已被引入欧洲。这种汽车安全座椅首先以宝宝的身高为考量基础，而不是他的体重。这些汽车安全座椅已通过严格的安全测试，延长了宝宝面朝汽车后部（反向乘坐）的时间——根据目前以体重为考量基础的标准，父母可以尝试将9个月大的孩子所坐的安全座椅由反向改为正向。

婴儿汽车安全座椅指南

汽车安全座椅按照宝宝的体重可分为几组。当他达到重量上限或者当他的视线与座椅顶部平齐时，宝宝将进入下一个汽车安全座椅分组标准。

重量	描述
0组	婴儿重量达到10千克，6~9月龄。新生儿应平躺在座椅上，早产儿或进行长途旅行的正常儿也可以这样做
0+组	婴儿重量达到13千克，12~15月龄。配有一个提手，便于携带
0~1组	婴儿重量达到13千克，宝宝面向后方，直到15个月大，当它达到年龄标准则可以正向乘坐

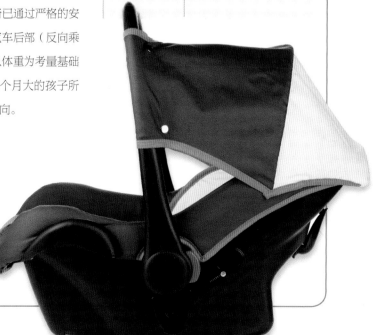

汽车座椅 这是一个不可或缺的设备，由于需要严格遵守最新的安全规定，应该给宝宝买新的。

Q 我现在能做些什么让产后最初几周过得更顺利？

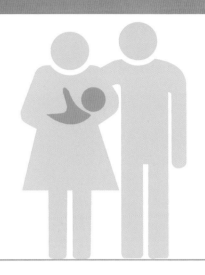

有很多实用的方式可以为宝宝的到来做准备（见下）。让所有事情按部就班地进行，会让你在宝宝出生后的头几周感到安心、轻松。

做好事先准备

宝宝出生之后，你的所有焦点都会集中在这件大事上，可能很容易忽略一些更实际的考虑。现在绝对值得做一些准备和思考，让你可以在宝宝出生后尽可能过得更加轻松，因为你会发现照顾宝宝会占用惊人的时间，几乎没有机会参加其他事情。

规划你的家庭生活

例如，如果你发现自己突然想要清理房子，那就做吧——这是你的筑巢本能。但是，不要忘了，现在也要花点时间照顾好自己，并考虑一旦你的宝宝出生，家人和朋友能提供的实际帮助和情感支持。

充分借助他人的帮助

许多新父母都会觉得在宝宝出生后的最初几周，寻求家人和朋友的支持和帮助很重要。你可能会疲惫不堪，夜里也睡不好，任何可以减轻压力的东西都值得感激。如果你怀的是双胞胎，或者是剖宫产术产下的宝宝，你将需要更多的帮助，例如让亲近的人留下照顾，或雇佣一个月嫂。与你的伴侣讨论如何使用陪产假。

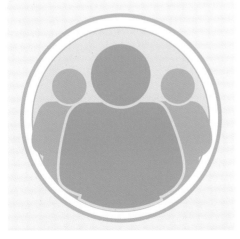

与朋友保持联系

宝宝出生后，你的另一个重要的支持来源将是其他的新父母——让你在适应一个完全不同的生活节奏时平稳过渡。如果你加入了某个产前小组，请确保你有其他母亲的联系方式。一旦你的宝宝出生，你会很忙，与她们多联系可以更容易地遵守预先安排的日程，并帮助你感受到连接和支持。

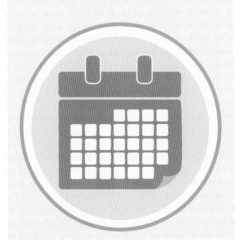

休息与放松

这可能不像生宝宝的过程那样有组织性，但是花一些时间来放松身心，有助于增加你的幸福感，也会为你的宝宝精神上和身体上带来好处。无论是与朋友一起吃午饭、足疗、按摩，还是与伴侣一起看电影，请充分利用现在的空闲时间。为自己安排一点儿娱乐，以应对宝宝出生后接踵而来的事情。

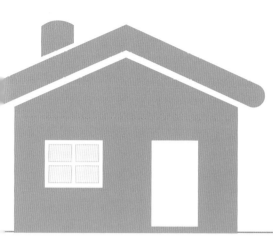

如果你发现在孕晚期，突然有一股**能量和冲动**，想从上到下彻底洗刷房子，把它归结为一种原始的**"筑巢"本能**吧，这是因为你需要准备好**迎接和保护**你即将出生的宝宝。

整理你的家

一个明显的现象——许多准妈妈会有清洁、整理和"筑巢"的欲望。现在把房子整理好吧，拥有一个彻底打扫过和清洁的空间是一件有利无害的事情，这样当你的宝宝出生时，能让他处于一个更放松和愉快的环境。在所有可能的地方使用环保清洁产品，以避免吸入有害气体。你可能还想在衣柜中规划出空间，将这一季不穿的衣服存放到下一季，或者整理纸质文件。但是，控制自己不要过度。如果你没有把所有东西都整理得井井有条，也不要烦躁。

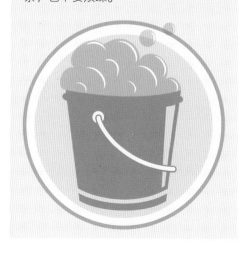

好好做饭

花一些时间，在冰箱里储存足够的适合在家煮熟的营养饭食，以应对宝宝刚出生的几周。新手父母常常惊讶于宝宝会需要多少时间来照顾，你可能无暇顾及烹饪。足够的储备将减少食用不健康的便利食品的诱惑，并确保你在母乳喂养时的营养饮食。给食物做好标签并标上日期，这样你可以知道什么时候需要吃什么。看看你的冰箱和储物柜里缺少什么，并开始置办。考虑注册一个可以在线购买食品的账户，如果你还没有。

快速检查清单

列出你自己的参考清单，并划掉已完成的任务。你可能希望包括以下内容：

衣服和设备

» 看看你买的所有东西，并检查是否都买齐了。

» 使用不含酶的洗衣粉洗新衣服、棉布和床上用品。

» 在你的医院待产包里装一些婴儿衣服和你自己的用品。

» 确保知道如何消毒。

» 测试婴儿车。

» 调试好汽车座椅。

去医院

» 确保你熟悉路线。

» 如果需要，检查你是否有零钱付停车费。

» 询问你到达时是否需要通行证。

» 检查你的医院生产包是否已经包装、准备好了。

» 确保你有亲友的联系方式。

家庭生活

» 列出需要完成的工作清单。

» 与你的伴侣讨论当宝宝出生后如何分工。

» 如果你有其他孩子，请安排好你进入医院后的事情。

» 储存足够的营养丰富的食物。

» 整理账单，挑出需要回复的。

» 注意别让账单过期。

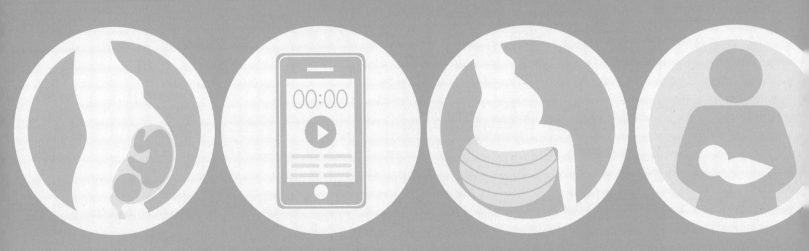

》本章内容

待产和分娩

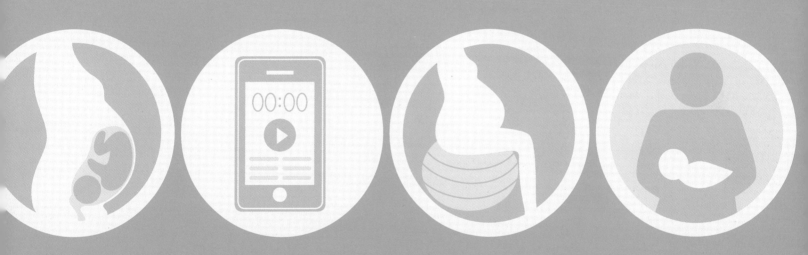

随着分娩的临近，你终于快要见到宝宝了。觉得紧张是正常的，但本章内容能给你**掌控未来的信心**。了解产程的前兆，**产程的不同阶段，**每个阶段宝宝的最佳体位，陪产者的作用；了解**镇痛**和如何顺产，以及剖宫产、辅助生产是怎样的。

当你进入孕36周，**与宝宝见面**的愿景**只有一步之遥**了。助产士会开始记录他在子宫里的体位，**头部**是否**入盆**，了解你对于分娩的诉求。宝宝也会开始给你一些征兆，他很快就要出来了。

产程开始之前

时间和空间

在孕期的最后4周，宝宝长得很快——大约以每周225克的速度增长。子宫里的空间越来越逼仄，你会发现宝宝在蠕动而不是踢腿了。记录胎动，如果宝宝"睡"得太久，胎动减弱或频率降低，立刻给医院打电话。助产士会在这几周对你的肚子大小格外关注，检查宝宝是否有足够的羊水，并最终预测宝宝出生时的体重。

助产士还会触诊你的腹部，了解宝宝的体位。这一阶段的按压可能会更坚实（用力）甚至让你感觉不舒服，但别担心，宝宝不会受到伤害。助产士会试图把他推到更理想的位置；或者确定他的头部是否已经入盆（参见202页），如果入盆了还会检查入了多深。

谈谈分娩

在最后几周，你会发现和助产士的对话转为分娩相关。你有机会全面核对一下你的分娩计划（参见88～89页），提出任何存在的疑问。如果宝宝是臀位或者是横位，助产士会告诉你这对分娩过程的影响，鼓励你和陪产者进行讨论。记住，分娩是一个持续进展的过程，所以你现在收集的信息越多，在产房需要做决定的时候就会越有信心。

观望和等待

许多女性在孕期最后几周热切地观察产程的征兆，甚至尝试一些古老的民间传说企图令产程尽早开始。你怀孕的身体现在会对任何化学变化产生反应，这对你的行为、情绪和健康都有惊人的影响。尝试让自己分心，投入不太紧张又要聚精会神的活动中：努力读本书，学学打毛线、缝纫或钩针，种些花草，花整个下午看电影。别太难为自己，但让自己忙起来，不必费心在"什么时候开始"这种问题上，忽略一切"怎么还没动静"的无用担心。笑一笑，然后转换话题。

Q 我的产检病历里写了宝宝的体位，那是什么意思？为什么很重要？

骨盆区域的骨骼具有相当的灵活度，但宝宝的体位决定了他要出生时通过骨盆和耻骨弓的难易程度。理想状态下，宝宝的体位让他头部的最小部分首先出来，从而有足够的空间弯曲颈部，折叠肩部。

"先露"位置

宝宝可以在子宫里直着、横着或斜着。即使是直着躺，宝宝冲着宫颈的"先露"部分也可能不同。

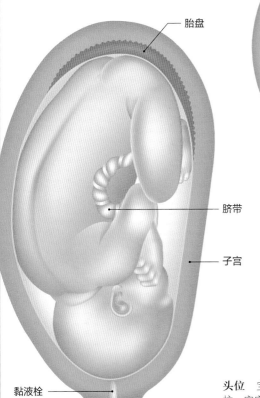

胎盘

脐带

子宫

黏液栓

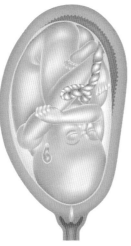

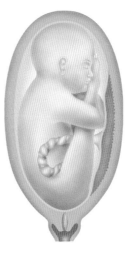

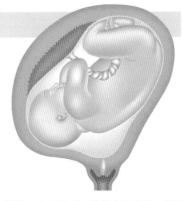

斜位　宝宝呈对角线躺在子宫里，即斜位。宝宝一直保持这个体位到分娩的情况很少见。只有1%的宝宝会是横位或斜位的。

后位　头朝下，但宝宝的脊柱贴着你的脊柱。这样的话宝宝在往产道下降的过程中需要更多的空间来旋转，产程会长一些。

臀位　足先露或臀先露。有3种可能的臀位：完全臀位、伸腿臀位、足先露（参见200页）。

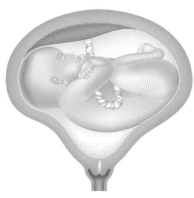

头位　宝宝头部向下（头先露），他的脊柱远离你的脊柱。宝宝头部的最小部分会首先进入产道（顶位）。脊柱朝向侧面（侧位先露）也是好的。

横位　宝宝水平地躺在子宫里，这一角度说明宝宝的身体没有指向宫颈。

Q 宝宝的胎位会如何影响我的分娩过程？

宝宝需要在产道中下降并旋转才能娩出（参见214～215页），前位或侧位头先露时，头部的最小部分向前，宝宝容易蠕动，令你的产程较短，没有烦恼。在后位，头部较宽的部分先露，宝宝需要更多旋转才能下降，让产程慢得多。更少见的是，宝宝可能会卡在

产道中，你的产程未必会更痛苦，但对宝宝来说是可能出现窘迫的。如果助产士感到产程过长而宝宝有窘迫的可能，可能会请产科医生给出意见。根据情况不同，你可能需要辅助分娩，必要时进行剖宫产。横位和斜位的宝宝基本上需要剖宫产。

37周

宝宝到37周时被认为是**足月**的。如果你已经怀孕41～42周，可能需要进行**催产**。

Q 我孕36周了，宝宝是臀位的。我需要担心吗？

宝宝没时间转胎位了——也有一些宝宝可能在分娩前改变胎位——但你的医疗团队会和你进行商讨。

大多数宝宝会在孕34周左右转为头先露，但也有在分娩前几天才转过来的，甚至在分娩时自己转。如果宝宝到孕36周时还没有转，助产士会建议采取一种叫"外倒转"（ECV）的技术。如果成功，可以帮助你避免剖宫产。你也会转诊到产科医生处讨论剖宫产和顺产的利与弊，如果你的宝宝持续保持臀位的话你可以在充分知情的情况下做出决定。并不是每个人的情况都相同，可能有以下3种臀位。

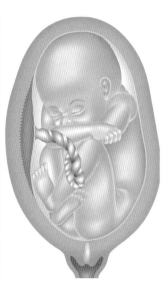 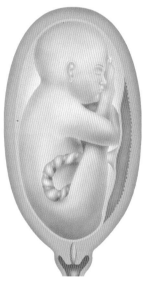 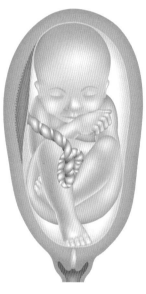

完全臀位 宝宝双腿盘曲，身体蜷缩，膝盖和下巴在胸前，脚踝交叉。

伸腿臀位 宝宝的双腿展开，双脚向上，臀部向下。他可能抱着自己的膝盖。

足先露 宝宝双膝弯曲但单足伸展向下，指向宫颈。

Q 我自己能给臀位的宝宝转胎位吗？还是必须医生来做？

如果你已经过了孕36周，可能会进行外倒转术。这是一种非创伤性的技术，由受过训练的医学专家在腹部重压，把宝宝推向头位（头先露）。这对你们来说都是安全的措施，对大约一半的孕妇有用，但可能会觉得很不舒服。如果管用，外倒转术能大大降低剖宫产率。有些准妈妈报告说把宝宝"倒出"骨盆的体位可以让他有更多活动空间。如果你想在家里做些有益的事情，你可以跪在地上，侧脸着地，臀位翘起；或者仰卧，把枕头垫在臀部下方抬高，膝盖弯曲，双腿平放在地上。并没有研究证据表明这些方法有效，但这样做也不会伤害宝宝。注意在这个过程中别弄伤你的后背或颈部。你也可以试试艾灸，传统中医认为它能转胎位。针灸也是种可以一试的流行方法。

Q 如果我的宝宝不是头朝下的，我一定要做剖宫产吗？

虽然通常认为剖宫产对臀位的宝宝更安全，有时阴道顺产也是可能的。如果宝宝是臀先露，个头为平均大小，你的骨盆尺寸正常，助产士又乐于为你阴道试产，可以一试。如果宝宝是足先露或膝先露，通常认为剖宫产是更安全的。

只有约3.5%的分娩是臀位的。如果到孕期最后几周他还没有转胎位的表现，医疗专家会用外倒转术把宝宝转成头位。如果宝宝是横位的（横着躺在子宫里），除非宝宝自己转胎位，否则你可能需要剖宫产。

Q 如果宝宝是臀位，我的产程会正常吗？

是的。产程早期对头位和臀位来说都是一样的，但你的宝宝如果是臀位，你会得到更严密的监控。你还是可以四处活动，但助产士会需要你戴着胎心监护仪，这多少会限制你的活动。问问是否有移动便携的监控宝宝的设备，根据助产士的建议做出决定。产程中注意保持膀胱排空，每隔2小时一次，这样宝宝能有更多空间移动到更容易分娩的姿势。

监控宝宝在子宫里的**胎动**。发现活动模式变化后立刻报告助产士，以防止死产。

Q 我的体型如此庞大，可能分娩的日子快到了。有什么信号让我能够知道产程快开始了吗？

即使还没有真正进入产程，如果你能多加注意，可以注意到身体发出的一些信号，说明分娩将在几周或几天后开始。

下表描述了说明产程接近的最可靠的征兆。这些征兆从上往下排列，上面是一些极早期的表现，下面是你应该给医院或助产士打电话的症状。记住，我们不可能详细描述每位女性的产程特征，看起来非常真实的征兆也可能停止又开始，而其他一些征兆则可能完全不出现。听从你的身体，但确信产程尽早要来到——你会知道它来了！如果你担忧或不确定，别犹豫，给助产士打电话，他们会给你信心和必要的指导。

产程临近的早期信号

征兆	症状	还要多久会见到宝宝	行动
"筑巢"	无法控制的冲动，意图清洁、整理、购物、做东西；充满精力；过度保护腹部和其他家庭成员	数天或数周	别过度劳累，确保每次精力冲动后都能得到足够的休息；少吃多餐，喝足够多的水；注意其他临产征兆
胎儿下降感	可以更深呼吸，膀胱和/或骨盆压力增加	数天或数周	下次产检的时候让助产士知道你的感受，从而会评估宝宝的位置
失眠	非常疲倦却难以入睡，夜间易醒，梦中警醒	数天或数周	参见114~115页关于如何改善睡眠质量的内容
假性宫缩	腹部不规律收紧，触摸的时候觉得肚子发紧，不舒服但不痛	随着预产期的临近，越来越多的假性宫缩无疑说明身体已经为分娩做好准备，但不要认为它立刻就会到来	如果你有担忧或不确定，有任何新鲜出血或腹痛，或者你认为自己羊水破了（参见206页），给助产士打电话。即使报告了假警报也不用焦虑
下背痛	下背部持续钝痛	临近预产期的下背痛可能是宫颈开始扩张的标志，分娩可能在几天后到来，甚至更早	如果背痛伴有腹部疼痛或绞痛，或者"先露"，给医院打电话。服用1~2片对乙酰氨基酚用于镇痛。用热水浴或其他镇定活动让自己分心
腹泻或呕吐	大便松软或腹泻，总想排便，一阵阵恶心甚至呕吐	没人知道为什么，也许是因为激素的爆发或宝宝压迫了肠道；但许多女性在进入真正产程之前的几天出现呕吐或松软便。确定你已经做好一切准备，但宝宝可能还得过几天才来	多喝水，少吃多餐；如果你腹泻或呕吐持续超过24小时，给医院打电话

Q 我的肚子变得更硬了，而且有紧缩感，这是宫缩吗？

你会经历一些假性宫缩。如果紧缩感持续时间短，不超过1分钟，来去没有规律，在你做了某些紧张的事情后特别明显，或者感到不舒服但不疼，并且没有其他进入产程的征兆（参见206页），这很有可能是假性宫缩。它们会在整个孕期出现，随着你进入足月而越来越明显和频繁。你可能在孕期最后3~4周注意到它。一般认为它们是在为子宫做好真正宫缩的准备，一些研究人员也相信这是孕晚期宫颈消除的表现——宫颈开始张开展平，成为子宫壁平滑肌的一部分。

Q 有什么自然方法可以激发产程吗？

传闻证据表明，有许多可以激发产程的"自然"方法。然而，并没有足够的科学证据说明它们对产程的开始真正有效。如果你的孕期平顺无并发症，足月后你也不觉得宝宝有任何宫内窘迫的表现，还是可以一试的。尝试任何方法之前都要告诉你的助产士。

》冥想和催眠：如果你感到压力和焦虑，你的身体会释放肾上腺素，给大脑发信号说现在不是分娩的好时候。于是，这又抑制了催产素的释放，它本该是启动产程的激素。冥想和催眠可以帮你放松，去除妨碍催产素释放的神经障碍。

》做爱：据说高潮时的宫缩可以成为发动产程的催化剂；血性生活的亲密以及靠近你深爱且信任的人，会释放催产素。另外，精液中的前列腺素（一种化学信息素）可以软化宫颈，激发产程。但如果你羊水破了就不能做爱了，这会增加感染风险。

》乳头按摩：轻轻摩擦你的乳头，用拇指和食指揉捏，能释放催产素。目的是模拟宝宝吸吮乳房的动作，所以你采用这种方法的时候需要有一定技巧。就像哺乳的宝宝会在每侧乳房吸吮20分钟左右然后换一侧，隔几个小时再来一次，最好能够如法炮制，让效果更佳。这可能需要72小时才能在你身体上引发产程，所以你需要投入相当的精力才行！

》针灸：这是中医方法，有资质的针灸师将针通过穴位刺入你体内，这是能量的交汇线，激发全身反应。有些女性声称针灸帮助她们进入临产，但没有坚实证据说明它有效。如果你想试试，找到有经验的治疗孕妇的执业者，还得先告诉你的助产士。

》顺势疗法：顺势疗法对临产的效果缺乏可靠的医学证据。如果你想尝试，确保你咨询了有治疗孕妇经验的顺势疗法注册医师。你还是应该先告诉助产士。

》辣食：辣椒和咖喱刺激消化，给身体产"热"。许多女性声称肠道的活动帮助她们临产。试一下不会造成伤害（但可能会增加胃灼热和消化不良的风险）。

》新鲜菠萝：菠萝刺激消化（因为它含有菠萝蛋白酶），有些人声称它有助于刺激子宫的收缩。然而，需要大量菠萝才能提高身体中菠萝蛋白酶的含量，从而达到效果——你需要吃掉好几个完整菠萝——所以你在接下来24小时你需要应对的很可能不是生孩子，而是肚子不舒服。

》草药：有些草药据说能帮助临产。包括黑升麻和月见草油。除非有经过怀孕和分娩训练的草药专家的专业意见，否则永远不要使用任何草药。记得首先告诉助产士。

》覆盆子叶茶：确实有证据表明覆盆子叶能够刺激子宫活动，但在医学上不建议用它来激发产程，因为子宫的过度刺激可能导致胎儿窘迫。

Q 什么叫宝宝的头部"入盆"了？

入盆，就是宝宝头部的最大部分下降到骨盆腔内（骨盆上口）。

入盆不是在某一时刻发生的，而是一个渐进的过程，通常从孕34～36周开始。宝宝可能需要花费数周时间慢慢地有条不紊地让自己就位。其他时候，宝宝会静待产程真正发生，让你的宫缩提供他需要的推力，最终进入骨盆腔。宝宝体型大、多胞胎、你患有子宫纤维瘤或者胎盘位置不佳，都会让入盆花费更长时间。宝宝入盆是早是晚，与你何时发动产程或产程持续时间长短关系不大。32周入盆的宝宝也不一定比产程发动时才入盆的宝宝更早来到新世界。

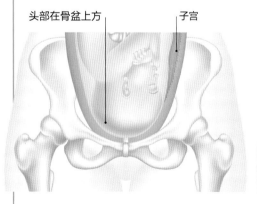

头部在骨盆上方　子宫

入盆前　宝宝的头浮在骨盆上方，自如活动，可以转动摇摆。

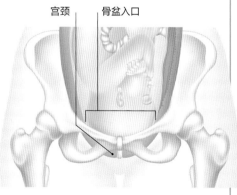

宫颈　骨盆入口

入盆后　宝宝的头位于骨盆腔内，为你的肺减压，但你会感到宝宝压迫耻骨。

Q 我到预产期了，我的医疗团队开始讨论催产。这是什么意思？

催产，是人工发动产程的方法，一般在你孕41周时进行。孕42周后，胎盘可能功效减弱，死产的风险增加，所以催产会在那之前进行。

你的医疗服务提供者会解释针对你的情况为什么要进行催产，有哪些选择。即使你已经孕41或42周了，你还是可以要求"等待"，但他们会跟你讨论相关的风险，你在完全知情后做出对你最好的决定。如果你决定接受干预措施启动产程，助产士会建议刺激宫颈：用食指探入阴道，在宫颈处沿着子宫壁进行画圈轻刮动作，目的是分离围绕宝宝的两层膜。这会刺激身体激素分泌，令宫颈开始软化，在接下来一周，产程自然发动。约一半经过扩张的女性能在2天内进入产程。如果你在一周内未能进入产程，可以重复一次。如果刺激宫颈不起作用，可能建议用药。

药物催产

如果宫颈扩张未能有效发动产程，你的助产士会向你说明有哪些药物方法以及为什么它们适合你（或者不适合）。

	这是什么	何时及怎么用	成功
前列腺素	前列腺素是一种自然激素，可以激发宫颈变软。可将含有激素的凝胶或栓剂置入阴道，或者也可能是片剂	由助产士在医院里放置凝胶、栓剂或药片。然后你可以回家等待。如果放置凝胶或药片后6小时未能发动产程，你会被要求复诊，再放1剂，最多2剂。如果是栓剂，则24小时后复诊	研究表明如果宫颈已经软化，前列腺素催产能在24小时内引发产程
破膜	又称"人工破膜"（ARM）和"羊膜穿刺"，这一技术需要助产士小心地为你破水，以激发产程	如果前列腺素尝试不管用，可以尝试这一方法。你需要住院，因为破膜增加了感染风险。助产士会用一种特殊的钳子（羊膜钳）把羊膜囊两处扎穿，分别在下方和上方	没有确切的成功标志。然而，与催产素一起使用，研究表明女性会在破膜后24小时内进入产程
催产素	这是身体感到宝宝压迫宫颈时释放的激素，可以激发产程	催产素是当今英国最常用的催产方法。通常使用静脉滴注的方法。如果前列腺素凝胶不起作用，助产士会建议使用催产素	这是催产的最后一个方法，如果对你不起作用，可能需要考虑剖宫产

Q 我突然觉得呼吸变得变得轻松了——这是宝宝改变体位了吗？是不好的征兆吗？

如果你接近预产期了，这可能是个好的征兆。为了准备出生，你的宝宝下降到骨盆更低处——你会有胎儿下降感，这会减轻腹部压力。宝宝下降的结果是你的肺有更多空间可以扩张，你呼吸更轻松了。另外，你也会发现新的体位给膀胱带来更大压力，你也需要更频繁地上厕所。

Q 我听说催产会更疼，这是真的吗？

如果你自然进入产程，大脑会接收到信号，你的身体会释放内啡肽，这是一种镇痛激素，帮你应付产程和分娩。在催产过程中，身体没有得到自然的起跑信号，感觉不到产程启动，不能从开始就得到足够的内啡肽。结果，许多女性认为催产比自然发动的产程更疼。然而，别担心，催产并不限制你能采取的镇痛措施，所以问问医疗团队有什么办法能让你感觉好一点儿。数据表明，催产的女性更有可能要求硬膜外麻醉镇痛。你的宝宝也更有可能需要辅助分娩（参见222页）。

产程是个过程，通过一系列改变最终把宝宝带到你的怀抱。虽然临床上有一些征兆、分期和标记，但**每个女性的产程都不一样**。即便这是你第二次甚至更多次分娩，你的经历也会和之前的不同——它是**独特的、非凡的**。

进入产程

理解产程中的术语

助产士和医生会把产程分成三个阶段。第一产程通常是最久的，从第一次宫缩开始，有时还有宫颈开始扩张的"序幕"（参见206页），直到宫颈完全扩张为止。第二产程是推动宝宝经过产道的过程，直到宝宝娩出。第三产程是胎盘和胎膜的娩出。了解助产士和医生会用到的术语无疑是有帮助的，但实际上产程真的只是一个单纯的过程，从一些恼人的症状开始，到宝宝的出现为止。

听从你的身体

用临床术语来描述产程——阶段、厘米、间隔——对医疗人员掌控全程来说是有帮助的，但对你毫无意义。这是个魔幻时刻：家庭的扩充，新生命的开始，身体经历最自然、基本、重要的时刻。

许多女性为产程感到担忧：如何"处理"，怎么"表现好"，会不会遵循以往读到的那些临床模式？记住，临床表现不是"条规"，分娩不是个一成不变的模式——别关注你处于第几产程，扩张了2厘米还是9厘米，或者宝宝要来的征兆已经持续了多少小时。关注或倾听你的身体，回应它的信息（别担心——会很明显的），关注你很快就能抱在怀里的宝宝。尽量保持冷静，注意保暖。压力会抑制催产素的释放，这可是发动宫缩的激素。可以四处走走，如果这能让你感到更放松；可坐可站，或者靠在分娩球上。没有规定孕妇必须躺在床上。如果你因为医疗原因需要连接监控器，你也可以站着，或坐在椅子、分娩球上，重力也许能助你一臂之力，让你在这件事上感觉良好。

Q 在产程中会发生什么？持续多久？

当你的身体进入产程，宝宝准备出生，你会经历一系列变化和阶段。没有人的产程是一模一样的，但产程也确实有一定的规律，令医疗人员可以进行监控，并鼓励你宝宝已经快出生了。

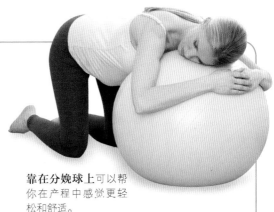

靠在分娩球上可以帮你在产程中感觉更轻松和舒适。

衔接

在孕期末期，宝宝的头部进入盆腔的最低处（参见202页），为产程和分娩做好准备。衔接在初产妇身上会发生得更早一些，因为从未被拉伸过的子宫肌肉能为宝宝进入盆腔提供更大压力。

» **需要时间：** 这一"产程将近"的征兆在初产妇身上可能在产程前几周发生，在经产妇身上可能在产程启动时才发生。

» **行动：** 助产士会从孕36周起进行腹部触诊，看宝宝的头部是否已经衔接。

了解产程过程，能帮助你确定是应该**待在家里**，还是应该给助产士**打电话**。

第一产程早期：潜伏期

第一产程宫颈打开。在第一产程早期，即潜伏期，发生标志是相对轻柔、不规律的宫缩，宫颈变薄展平，这一过程称为宫颈消除。然后宫颈开始扩张到3厘米~4厘米（3~4指），疼痛强烈但尚可忍受，腹痛类似痛经。

» **需要时间：** 这一漫长的过程可能占整个产程的2/3之多。初产妇可能从数小时到数日不等，经产妇往往短得多。

» **行动：** 潜伏期通常建议1你待在家里。让自己舒适，但也适当活动。

第一产程：活跃期和过渡期

第一产程的第二阶段称为"活跃期"。你感知到它，因为频繁、强烈的宫缩令你无法忽视。宫颈以更快的速度扩张到7厘米~9厘米（7~9指），由活跃期进入过渡期，宫缩更强，你感受到很大的推力。宫颈完全扩张到10厘米时，第一产程结束。

» **需要时间：** 平均来说，在第一产程，宫颈每小时扩张1厘米。经产妇的活跃期进展会快得多。

» **行动：** 如果你进入活跃期，给医院打电话。你可能会被要求记录宫缩时间，在家等待到宫缩更密集时（大约每5分钟一次，每次持续60秒）再去往医院。

第二产程

第二产程从宫颈完全扩张时开始，到宝宝娩出时为止。这一阶段的宫缩强烈到无法忍受，把宝宝推向骨盆底。助产士会对你进行支持和指导，鼓励你随着自己的宫缩进行推动。

» **需要时间：** 初产妇积极推动宝宝的时间为1~2小时，整个第二产程约为3小时。经产妇的第二产程通常不到2小时，推动宝宝的时间为30分钟~1小时。

» **行动：** 成功分娩近在眼前。从陪产者那儿获得鼓励，听从助产士的引导。

第三产程

第三产程标志着宝宝出生之后胎盘和胎膜的娩出。这一最终产程可以被"积极"处理，即注射人工合成的催产素来加速胎盘娩出，或者你也可以自然地娩出胎盘。

» **需要时间：** 积极处理的第三产程为5~15分钟，自然的第三产程为20~30分钟。这对于初产妇和经产妇来说都一样。

» **行动：** 你可能需要稍微用点儿力来娩出胎盘。

Q 我怎么知道是否进入产程？有什么征兆吗？我到这种情况的时候要做什么？

当你非常接近真正的第一产程时，可能会发生三个征兆。这并不是说你一定会看到它们——有些女性完全跳过了——但如果你注意到了，可以通知你的助产士。

关注产程早期有哪些征兆是非常自然的事——毫不奇怪，这是孕妇最常见的担忧——但事实上你的经历可能和其他产妇完全不同。下面描述的症状说明产程临近，但有些女性的活跃产程（参见205页）依然可能要再等几天，尤其是初产妇。出现"序幕"或初次产程宫缩说明宫颈开始软化变薄（消除），以便扩张，让宝宝通过产道。这一过程的时间长短差别很大，听从你的身体，记录好宫缩时间。破水通常在宫缩开始后发生；如果提前发生，给助产士打电话。

产程临近的信号

	症状	还要多久能见到宝宝	行动
"序幕"（宫颈黏液栓脱落）	阴道出现棕色或黄色流液，黏液栓为果冻样质地，看起来像冻结的黄色黏液，或者因混合血液而呈深棕色。可能为一团或几抹。一些女性没有这个征兆，或者上厕所时排出而没有注意到	黏液栓的脱落当然是宫颈开始扩张的证据，但活跃产程依然可能要再等几天，如果是初产妇甚至可能等几周	给助产士打电话。你可能会被建议洗个澡放松，或者试着分散注意力，等待初次产程宫缩。然而，如果你有任何鲜红出血、感觉不适，或者宝宝不动了，立刻给医院打电话
产程宫缩	与痛经相似的绞痛，位于上腹部，向下扩散。宫缩可能不规律，一开始间隔时间较长，但逐渐规律，每次持续1~2分钟	潜伏期宫缩可能说明活跃期将在几小时内来临，但有时候宫缩也可能缓慢持续几天	给助产士或医院打电话。如果你准备去医院分娩，他们可能会要求你在家里尽量多待一些时间。如果你出现出血或破水，立刻去医院或叫助产士过来
破水（破膜）	可能是喷涌或细流，羊水看起来像浅色尿液，所以你可能以为自己出现了压力性尿失禁	宝宝的到来可能还要几天，但现在羊膜囊破了，宝宝有感染的风险，所以分娩宜早不宜迟	立刻给助产士或医院打电话寻求帮助。你的宝宝现在有感染风险，你可能需要密切监护。你不能泡澡，以防感染。如果羊水发绿，立刻去医院（这可能是胎粪，是胎儿肠道活动造成的）

Q 我出现"序幕"了，这说明我进入第一产程了吗？

如果这一"序幕"伴随不规律宫缩，则答案是肯定的，你进入第一产程潜伏期了。然而，单纯的"序幕"，仅仅是黏液栓的脱落，并不表明第一产程开始了，只说明事情在往正确的方向发展。是时候开始关注其他产程征兆了，尤其是随着时间推移越来越强的宫缩。

Q 我认为我进入产程早期了，感觉恶心。我应该吃什么？

娩出宝宝是一个特别耗费精力的事情，你的身体需要许多能量。能吃尽量吃。第一产程的潜伏期中，宫缩还不是很频繁，你还可以正常活动，最好吃一些能顶饿的食物，为接下来更剧烈的产程做准备。慢慢释放能量的食物，如全麦意面、全麦面包、燕麦、鸡蛋、豆子，都很理想；全麦面包配蜂蜜是个不错的选择，也容易准备。如果你觉得太恶心吃不了正餐，想想你几个月前妊娠反应的时候爱吃什么。吃富含能量、气味和味道较淡的零食，少吃多餐。土豆、大米、意面和小米都是富有营养的淡味食物，未烤、带皮的巴旦木也是富有能量的零食。记住多喝水，保持水分（如果喝不下，频繁地啜几小口）。

Q 我看了些电影，担心如果在超市里破水该怎么办？

产程是不可预测的，但你要知道85%的女性在宫颈完全扩张后才破膜，即第二产程开始时，这可能会让你多点信心。所以你非常不走运才会在产程早期在超市里遇到突发情况。另外，破膜通常是缓慢的细流，即使无人帮助你也可以去厕所检查一下。宝宝的头部在盆腔里下降得越低，你破水的时候流失的羊水就越少，因为宝宝的位置会让大部分羊水在他身体上方形成"水囊"。

这并不是说第一产程不可能发生羊水的喷涌。如果在公共场合发生这种事，立即求助，找个地方坐下来，给医院或助产士打电话——你需要进行检查，因为你的宝宝失去了对抗感染的保护。

Q 我要怎么给宫缩计时？

记录宫缩的持续时间，和两次宫缩的间隔时间。从腹部上端（宫底）的第一次紧缩开始计时；宫缩会越来越疼，强度越来越大，把宝宝往下推。紧缩和疼痛感也会逐渐移向腹部更低处，并略有缓解——宫缩变"轻柔"会帮助打开子宫下部，扩张宫颈。当疼痛最轻的时候，宫缩结束。记录这一过程有几秒。也要记下间隔时间，因为你需要知道下次宫缩什么时候开始。

Q 我需要用秒表来记录宫缩吗？

不需要，普通手表上的秒针就够用了。如果你有智能手机，那还会有许多免费的很好的APP帮你完成这项工作。下载几个，看哪个最容易操作。你的陪产者也可以试用。

Q 我宫缩的时候发生了什么？

子宫肌肉收缩，首先能帮助底端的宫颈打开，并把宝宝向下推动娩出。

在产程早期，或者第一产程潜伏期，你会感到宫缩发生在子宫低处，与强烈的痛经相似，开始宫颈扩张的过程。后来，在产程活跃期，宫缩更强了，从子宫上端开始（宫底），向下传导。这些宫缩加快了宫颈扩张的速度，把宝宝推向宫颈。宫缩会暂时停止子宫的血液供应；在两次宫缩的间隙，宝宝会重新得到氧气，但你还是会感到残留的疼痛。

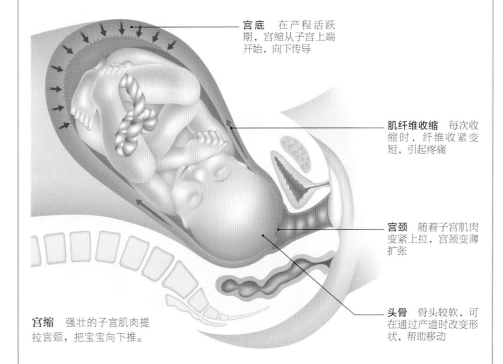

宫底 在产程活跃期，宫缩从子宫上端开始，向下传导

肌纤维收缩 每次收缩时，纤维收紧变短，引起疼痛

宫颈 随着子宫肌肉变紧上拉，宫颈变薄扩张

头骨 骨头较软，可在通过产道时改变形状，帮助移动

宫缩 强壮的子宫肌肉提拉宫颈，把宝宝向下推。

宫缩的频率如何建立

随着产程开始，宫缩每隔20~30分钟发作1次，每次持续15~30秒。渐渐地，宫缩持续时间变长、强度变大、频率变快。

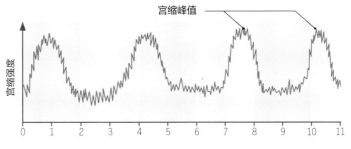

宫缩峰值

宫缩强度

宫缩 规律宫缩表示典型的正常产程。如图所示，它们的强度逐渐增加。

Q 作为陪产者，角色定位是怎样的？

研究表明，在产程中最不焦虑的女性，最容易获得时间短、过程轻松、积极的分娩体验。陪产者（多数为伴侣）在帮助准妈妈保持尽可能镇静方面发挥重要作用，在分娩时能够给予实际帮助和精神支持，当然，陪产者自己也要保持镇定、隐藏焦虑。

为什么我保持镇静，可以帮助我伴侣的产程

随着你伴侣宫缩的紧密，她的大脑会释放内啡肽，这是有助于她镇痛和应付产程的自然化学物质。相反，如果你的伴侣感到焦虑，身体会释放肾上腺素，向大脑发出目前存在危险的信号，然后身体会决定目前不是分娩的好时机，从而抑制内啡肽和催产素（控制宫缩）的释放，使产程停滞。

怎样才能最好地帮助我的伴侣

有许多办法可以让伴侣感到舒适和受激励（参见下表），但在所有实用窍门之外，有两件最重要的事，一是了解产程，二是了解她对产程、分娩、产后的偏好。阅读关于产程的信息（如何进展、伴侣在不同时间点的体会），和伴侣一起在孕晚期参加产前课程，可以帮助你为这一天做好准备。如果能提前准备，和伴侣一起通读她的分娩计划，以便于你在她过于疲惫或劳神的时候站在她的立场提问或回答。她在产程中感受如何，对你们双方来说都是未知的，所以做好充足的准备，并根据她当天的实际反应做出灵活的反馈，无论她需要爱抚拥抱，还是让你守在身畔，但仍给她自己的空间。

陪产者的角色

陪产者要扮演一个积极的角色，从开始到结束给予持续的关爱，创造镇定感，一直为准妈妈打气。下面是一些实用窍门，帮助你顺利完成任务。

 基础准备

» 如果在医院分娩，提前了解医院系统；如果是家庭分娩，把东西都准备好。试着给分娩池充气，并了解什么时候需要充满。

» 知道分娩用具的使用方法，如经皮神经电刺激镇痛器，可移动的笑气镇痛机，或者分娩池。

» 为伴侣提供零食、正餐、饮料（她在产程中保持补水非常重要）。

» 创造伴侣喜欢的气氛，比如按她的喜好调暗灯光、放音乐或点蜡烛。

» 给伴侣一个放松的背部按摩或者放一缸热水泡澡。

 在路上

» 在伴侣孕晚期不要饮酒，以便安全驾驶。

» 熟悉医院的停车位（在哪儿，是否需要零钱）。

» 如果你不开车，准备好出租车公司电话。

» 知道伴侣的产检档案以及医院待产包在哪儿。

» 知道大孩子的看护方案，到时候把他们安排好。

» 如果助产士或救护车来你处，确保门牌号码清晰可见。

» 别把时间掐得太死，及时动身去医院。

 产程中

» 在宫缩时和伴侣一起呼吸。

» 坐直了支持她。

» 如果她需要干预手段，帮她提问，以便她在全面了解利弊后再做决定。

» 在她疲惫或情绪化的时候确保她的需求和愿望被正确传达。

» 清晰传达医疗团队的指示，尤其在伴侣不能集中注意力听取的时候，尊重他们的专业意见。

» 抓住她没说出口的信号：她是不是需要说话、安抚或按摩。

» 保持信心，支持和鼓励她。

» 用海绵为她擦脸、滴水。

» 你自己也要摄入足够营养和水分。

要去医院还是待在家里

给宫缩计时、帮助决定是否要去医院是你的重要职责。

你的伴侣的精力可能越来越不济，说明你需要决定什么时候出发去医院。如果宫缩不规律（即使疼痛），而她还能说话，最好待在家里。一旦宫缩变成5分钟一次，每次持续60秒且强度大，就出发吧。如果远的话就得早点儿出发。

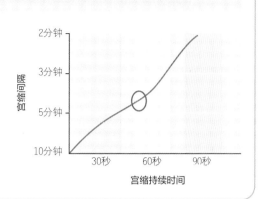

急产

很罕见的情况，产程进展过快，没有足够时间去医院了。如果你和伴侣在一起，她感到强烈的下推的欲望，你需要积极行动起来。

>> **帮助伴侣保持镇静。** 给产科病房或急救中心打电话，给你派医务人员。

>> **打开暖气，** 问伴侣想待在哪个房间，然后关上门让屋里暖和起来。准备4条干净毛巾，2~3条毯子。折叠2条毛巾，垫在你伴侣的臀部下方。找个塑料袋或一个不漏的容器，用于存放胎盘。

分娩本身

>> **再次拨打急救热线，** 接线员会保持在线给你指导。注意，将电话切换到扬声器模式，你需要腾出双手。如果你能看到宝宝的头，在它着冠的时候用手托住。检查脐带，如果它在宝宝出生前受到压迫，务必把它解开；如果它缠得太紧解不开，就等到宝宝完全娩出再解开。

>> **鼓励伴侣在每次宫缩的时候轻柔下推。** 一旦头、肩、身体娩出，把宝宝放在伴侣的肚子上。保持脐带完整，它足够长，可以允许你把宝宝放在伴侣的腹部。擦干宝宝身体，用毛巾和毯子给它保温。别拉脐带，别切断它或夹它。脐带在宝宝出生后约10分钟还可以继续为宝宝泵入血液，然后才会停止搏动。你可以先让它保持连接。

>> **你的伴侣还会通过一次或数次宫缩娩出胎盘和胎膜。** 它们应该和脐带还有羊膜囊的膜一起完整娩出。会有些出血，这很正常。把胎盘放在塑料袋里以便助产士检查。为宝宝保温，听从医务人员，保持镇定。

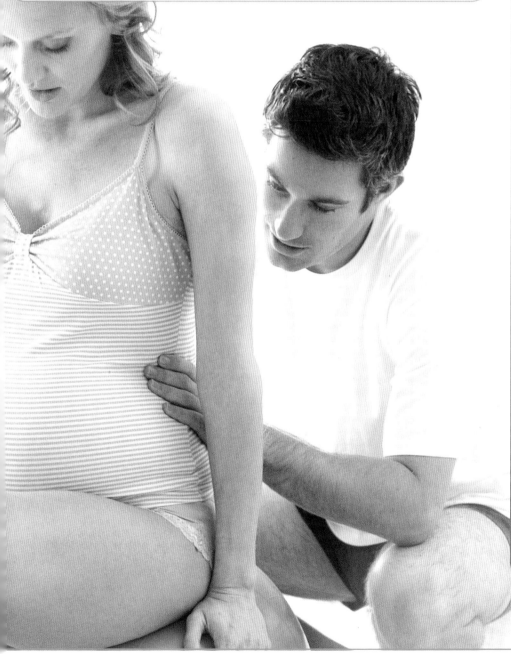

抚触 下背部的按摩在产程早期有放松功效，如果宫缩引起下背部疼痛就更适用了。

Q 在第一产程，最好采取什么样的分娩姿势？

兼顾活动和休息的姿势可以帮助你度过第一产程。活动的姿势可以鼓励产程进展，而休息、支撑的姿势可以让你在宫缩之间休息，这十分重要。

在产程中保持直立可以鼓励宝宝下降，深入盆腔，压迫宫颈。它的另一作用是向大脑传递信息，释放更多催产素，刺激进一步的宫缩。这比其他分娩姿势的刺激更频繁、更长久、更有效，令产程比你躺着的时候缩短。四处走动也能帮助宝宝下降进入盆腔，令产程进展更快。研究表明在第一阶段保持活动能让你需要镇痛或需要剖宫产的概率下降，宝宝也较少遇到窘迫。不过，躺着和坐下的姿势让你能从宫缩中恢复，但别一动不动太长时间，那样会减慢产程。

听从你的**直觉**，自己决定在第一产程如何**行动、坐下或站立。**

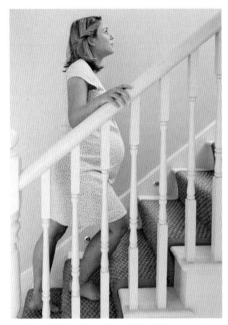

上下走楼梯 如果你附近有楼梯，用它们来保持活动。记住扶着扶手以获得支持。

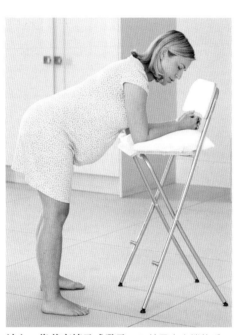

站立，靠着高椅子或凳子 用椅子来支撑体重。在手臂下面放个枕头可以更舒服些。

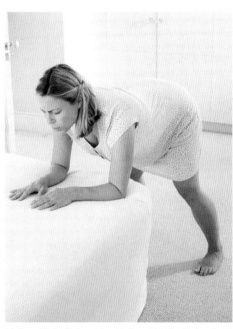

站立，靠在床上 这一姿势可以缓解背痛。如果宝宝体位是背部靠向你的脊柱，这一姿势特别有帮助。

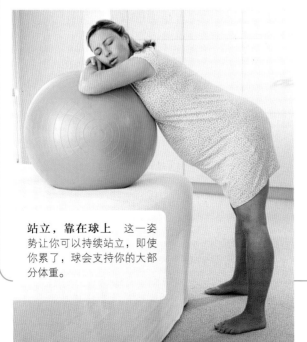

站立，靠在球上 这一姿势让你可以持续站立，即使你累了，球会支持你的大部分体重。

跪靠在球上 练习球支持你，让你可以做环绕运动，为宫缩提供一些缓解。

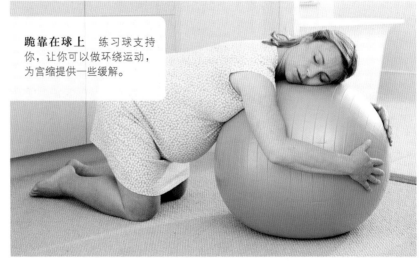

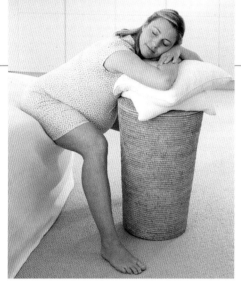

坐着，靠在洗衣篮上或凳子上 这个姿势可以休息，让你的身体为下一波宫缩积聚力量。

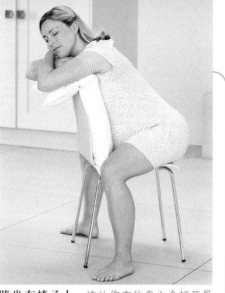

跨坐在椅子上 这让你在休息之余打开骨盆，你可以为下一次宫缩节约体力。

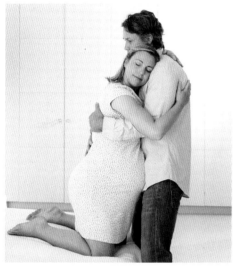

跪靠在伴侣身上 跪在床上，拥抱你的伴侣，获得安慰和身体支持。

站立，靠在伴侣身上 这一姿势让你们彼此靠近，让你得到放松。伴侣能支撑你的体重。

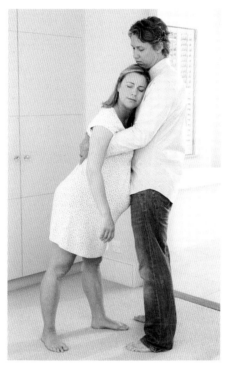

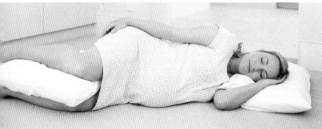

侧卧 左侧卧或右侧卧，帮助缓解疼痛，如果宝宝是背靠背式，还能略微改变体位。

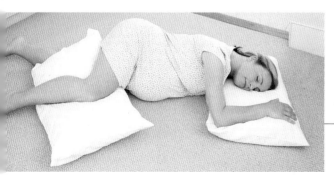

半俯卧，胎儿背向天花板 如果你知道宝宝和你是背靠背的，你可以左侧半俯卧，重力会令宝宝转为更舒适的体位。

Q 水中分娩有什么好处？有什么危害？

水中分娩的女性较少要求镇痛。一般认为，在水里分娩会有镇静效果，因为宫缩可测量到的振幅（强度）在水中被抵消了。水中分娩的女性也认为改变姿势更容易，因为她们有水的浮力支撑，较少需要会阴侧切。水中分娩没有特殊的风险。助产士可以用防水的手持心脏监护仪来监控宝宝的心率，确保宝宝没有窘迫的迹象，或者在窘迫发生时采取正确措施。

Q 我什么时候应该进入分娩池？

一些专家认为在产程早期进入分娩池会减慢宫缩、延长产程。他们提倡在你开7厘米后再进入水中。但也有一些专家认为在水中能缓解疼痛、促进放松、改善产程。如果你在医院或分娩中心使用分娩池，你可能需要遵守他们的规定。如果在家里，你可以自己决定什么时候进去或出来。确保水温低于37.5℃。

Q 我想躺在床上，但这会让产程更痛苦吗？

平躺会让你的脊柱下段阻碍宝宝的头部。宝宝在尝试通过背部这一段深入盆腔的时候受到额外压力，会让产程更痛苦。平躺也会令盆腔分开让宝宝通过的空间变窄，增加痛楚。平躺时宫缩会更痛，效率减低，延长产程。如果你需要躺下，别俯卧，向左侧躺。但平躺对助产士来说是最方便的姿势，她可以更容易对你进行检查。如果你是坐着的，则宝宝可以得到监控。

Q 宫颈扩张是什么意思？它如何影响我的产程？

在孕期，宫颈形成子宫下端闭合的厚实的肌肉底。在产程早期，它开始软化、变形、变薄（消除），其后扩张，令宝宝从阴道娩出。

助产士会评价你的产程进展程度和速度，评价依据就是宫颈变薄、消除、扩张的程度。扩张的宽度用厘米表示。这些改变在产程早期（潜伏期）发生，但进展可能非常缓慢，因为这时作用于宫颈的宫缩是不规律的。如果宫颈宽度没有变化，你会觉得产程没有进展，但宫颈在变宽之前还是会继续变薄。扩张会引起黏液栓从宫颈脱落。一旦宫颈达到3厘米~4厘米宽，说明第一产程从潜伏期进入活跃期。在活跃期，宫缩更强了，持续时间更久、更频繁，宫颈扩张也更迅速了。当宫颈扩张到10厘米时，你会感到下推的冲动。

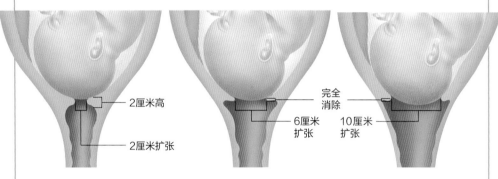

扩张2厘米时，宫颈刚开始打开。这是产程早期（潜伏期），宫缩还不太规律。

扩张6厘米时，你进入了活跃期。宫缩更强烈、更规律了，越来越疼，你可能想要镇痛了。

扩张10厘米时，宫颈完全打开，一旦助产士给了指示，你可以开始下推。你会感觉宫缩像是持续不断的。

图注：2厘米高 / 2厘米扩张 / 完全消除 / 6厘米扩张 / 10厘米扩张

Q 我应该什么时候去叫助产士？

你可以在强烈、疼痛的宫缩开始后叫助产士。助产士会问你关于宫缩的问题和你的感受，以评估产程进展情况。他会根据你的声调和你对宫缩的反应做出评估。如果你的宫缩疼痛但不规律，而你准备在医院或分娩中心生产，你可能需要在家待尽可能长的时间，你的护理者可能会建议你服用对乙酰氨基酚，泡个热水澡，帮助你缓解疼痛。研究表明，如果女性在舒适而熟悉的环境中，产程进展会更好，因为放松和休息能支持催产素的释放，从而促进持久而频繁的宫缩。一旦宫缩变为5分钟左右一次，每次持续至少60秒，就应该给医院打电话，告诉他们你要过去了。如果你在家分娩，助产士会让你在宫缩更频繁的时候再打电话（现在可能是10~15分钟一次，每次持续30~45秒）。无论你在哪儿分娩，如果你破水或出血，马上给医院或助产士打电话。如果你担忧，即使已经告诉你继续等待，你还是可以打电话。助产士对于鼓励和指导产程早期的女性非常有经验。

Q 如果产程早期进展缓慢，或者开始又停止，是怎么回事？

产程从来不是确切的科学，一位母亲可能仅经历了几小时而另一位却经历了几天。产程早期在几天里开始又停止都很正常，尤其当你是初产妇时。宫缩的时间、强度和持续时间是最重要的，可以知道你何时从第一产程的潜伏期进入活跃期。

Q 如果我宝宝娩出很快，我没时间去医院怎么办？

初产妇很少出现这种情况。如果你认为产程进展太快了，来不及去医院，保持镇定。首先给助产士打电话，或打急救电话叫救护车，然后找你的陪产者。如果你自己一个人，而附近有朋友或家人，叫他们过来。拿上干净的毛巾、毯子和塑料袋，选一个暖和、无风的房间进行等待。如果你感到立刻要下推，可以用膝胸位体式化解会阴的压力令进展变缓：四肢落地，前臂放在地面，臀部抬高。如果你还是感到要下推，顺其自然。向下摸，看能不能摸到宝宝的头，一旦宝宝出生，直接把他放在肚子上保暖，用干净的毛巾把他擦干，盖上另一块毛巾和毯子。保持脐带完整，直到救援到来。当你又感到想下推时，顺其自然，娩出胎盘，然后放进塑料袋里。

Q 到达医院后，可能会发生些什么？

一旦进入医院，你将进入产房。根据你是否进入产程活跃期，你可能直接进入产房，或在待产的评估床上等待助产士检查进程。如果助产士认为你还在产程早期，可能会让你回家，并建议稍后再返院。

Q 助产士怎么知道我的产程进展如何？

助产士与你见面之后——如果你在家分娩，就会到你家；否则便是你到达医院或分娩中心——会对你进行多项检查，了解你处于产程的哪个阶段，以及你的整体健康状况。助产士会为你测量体温和血压（在产程中每隔4小时会再测量一次），可能会要求你留尿检查。在你宫缩的间隔，助产士会进行腹部检查，确保胎儿头部衔接，评估他的体位，即"先露"（参见199页），这说明你胎儿娩出的方式。如果助产士认为你已进入活跃期，他会进行阴道检查确认，看宫颈的扩张情况。你在产程中每隔4小时要进行一次阴道检查以便了解进展情况。

Q 我的宝宝在产程中会得到监控吗？

宝宝的心率在产程中会始终得到监控，确保他状态良好。一般来说，宝宝的监控是间断进行的。助产士用手持的多普勒设备放在你的腹部，得到宝宝的心率。如果在产程中有任何问题，会建议你进行持续的监控，使用胎心监护仪，既测量宝宝的心率，也测量宫缩的频率。会有两个探头用绑带固定在你腹部，你需要待在监护仪附近。监测结果会以曲线图呈现。如果宝宝在任何时候出现窘迫的迹象，医疗团队会对你进行内监控，用带有导线的电子探头通过宫颈放置在宝宝头皮上（这不会伤害宝宝）。这不是常规步骤，所以团队会首先与你讨论为什么要建议你做这个。

Q 我在有感觉的时候就可以下推吗？

等待助产士给你"可以"的指令是非常重要的，然后才能进行下推。在第一产程末，宫颈7厘米～9厘米时，你进入了过渡期（见下表）。你可能感到强烈的想下推的欲望，但如果你在完全扩张前就这么做，宫颈会肿胀，胎儿的头会卡在这儿，因为它还没有做好让胎儿通过的准备，造成产程更加困难。如果助产士认为还不到下推的时候，你可能被要求进行轻微的喘气然后深长地呼气，减轻你下推的势头。或者你可以坐起来，膝盖靠近胸部，这样也可以减轻下推的感觉。镇痛，如硬膜外镇痛，也会减慢这个过程，但助产士会判断这是否是个好主意，能不能让产程继续发展得更好。

Q 我听过产程的几个阶段，但"过渡期"是什么？

过渡期是第一产程末时，宫颈接近全开，标志第二产程的到来。

从生理上来说，在过渡期你会感到下背部强烈的向下放射的疼痛，以及宝宝压迫宫颈带来的会阴受压感。这会进一步让激素释放，引起宫颈最终张开——从7厘米到9厘米～10厘米。然而，除了显著的生理改变，你（以及陪产者和助产士）会因为你一些行为上的改变而知道你进入产程的过渡期，如下表所列。

你可能的行为	你可能的感受
» 你可能开始惊慌，或突然焦虑、害怕。	» 你可能觉得恶心或虚弱。
» 你可能感到无所适从或困惑。	» 你可能觉得发抖。
» 你可能开始大喊，或呵斥陪产者，而他试图安抚你。	» 你感到宫缩似乎更频繁了或者感到没有间歇。
» 你可能要求镇痛，而此前你信心满满能自然顺产。	» 你可能有下推的冲动。
» 你可能说坚持不了了。	» 可能会有出血。
» 你可能变得内向，不想交流沟通，可能平静而嗜睡（助产士称为"休息和感恩"阶段）。	

陪产者应该了解你这一阶段的**行为变化**，从而理解你态度的转变。

Q 我知道"第二产程"就是胎儿娩出的阶段，但这一阶段究竟发生了什么？

这可能是最紧张也是最兴奋的一部分产程，因为你终于要见到宝宝了。虽然这一阶段可能非常疲惫，但很多女性也为可以开始积极推动宝宝娩出感到深受鼓励，胜利近在眼前。

产程的第二阶段从宫颈扩张至10厘米开始，到宝宝娩出为止。随着过渡期（参见213页）特征消失，第二产程的信号开始出现。除了一波波的宫缩，你会感到"推"向会阴部（阴道和肛门之间的肌肉和皮肤）的强烈冲动，因为你的宫缩已经把宝宝推向了骨盆底。这种推动，称为"弗格森反射"，说明宝宝已经接触到了骨盆

底的肌肉。因为宝宝压迫了那儿的神经受体，大量信息涌向大脑，告诉你是时候把宝宝推出来了。一旦助产士确认了你完全扩张，你就可以推了。子宫肌肉会从横膈和腹肌获得帮助：大脑获得的信号降低了横膈，强迫腹肌收缩。你的整个奇妙的身体会一起努力帮助宝宝通过骨盆。

扭转

宝宝通过产道来到新世界的旅程需要一系列策略，即分娩机制。宝宝并不是直直地从产道来到外界的，而是经过许多扭转才能安全通过你的骨骼。这说明第二产程所耗费的时间是由宝宝在产道里的体位和骨盆提供给他转身的空间两方面决定的。你会在每次推动时感到满足——你离见到宝宝越来越近了。

出生

当宫缩把宝宝往下推的时候，他的身体发生旋转，令他可以通过骨盆出口进入阴道。

1 **宝宝的身体向下移动**，随着子宫收缩慢慢通过骨盆。宝宝的头部略向下屈，朝向自己胸口，双手双腿向内折叠，帮助他通过产道。

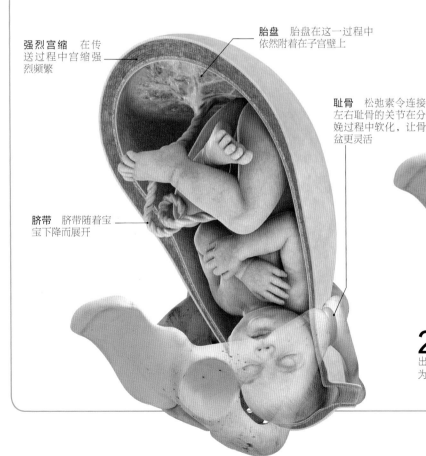

强烈宫缩 在传送过程中宫缩强烈频繁

胎盘 胎盘在这一过程中依然附着在子宫壁上

脐带 脐带随着宝宝下降而展开

子宫下降 随着宝宝娩出，子宫的上端下降

宝宝的身体 宝宝的身体在分娩过程中朝向你的脊柱

耻骨 松弛素令连接左右耻骨的关节在分娩过程中软化，让骨盆更灵活

2 **"着冠"**是形容宝宝头部外显的词。宝宝身体的其余部分会迅速跟随出来，因为头部是宝宝身体最宽的部分，为之后的身体各部分娩出打开了通路。

宝宝的囟门 囟门和头骨的骨缝使头部具有一定可塑性

着冠和出生

随着产程进展，宝宝的头部压迫了骨盆底，转了大约45度，面向你的脊椎。这一体位使他的头部可以通过你的耻骨弓——这是一对耻骨组成的弓形。当他的头部通过这些骨骼后，宝宝开始着冠——头部露出来了。着冠会给你带来烧灼感。这里，他又转了45度，让肩部通过你的骨盆；他的头部也随之旋转。一旦肩部完成旋转，身体的其他部分很快就出来了。

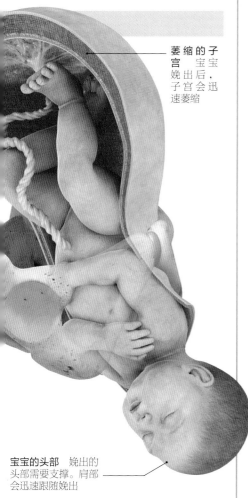

萎缩的子宫 宝宝娩出后，子宫会迅速萎缩

宝宝的头部 娩出的头部需要支撑。肩部会迅速跟随娩出

3身体的其余部分 随着头部迅速娩出。他的肩膀会一侧一侧出，然后很快是身体的其余部分。

Q 有什么体式能让分娩变得容易些吗？

一些体式会自然地打开骨盆，令分娩更有效率。最终，你选择的体式应该是自己觉得最舒服的。

在第二产程中，你的姿势越接近直立，获得的重力越多，越能帮助宝宝下降。最有效的分娩姿势之一是蹲式。它和站立的益处一样多（参见211页），并且更有助于展开骨盆，为宝宝创造更多空间便于通过。一些研究人员相信在产程中站立、在分娩时深蹲的女性可以把产程缩短多达1小时。如果你想在产程的最后阶段深蹲，你需要有强壮的大腿！让陪产者扶住你腋窝下方，减轻你的肌肉压力。其他同样有益的姿势包括跪式，但如果采取跪姿，你需要物理支持，否则需要很好的平衡性。如果宝宝在被监控，你可能必须待在床上，听从助产士的指导。

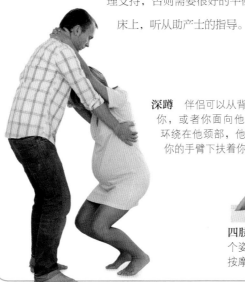

深蹲 伴侣可以从背后支持你，或者你面向他，双臂环绕在他颈部，他紧紧从你的手臂下扶着你。

四肢跪姿 你可以在床上或地板上尝试。保持这个姿势时，你的陪产者可以给予支持，并轻柔地按摩背部。

Q 需要多长时间把宝宝推出来？

这部分取决于是否你是初产妇。第一个孩子从第二产程开始时到娩出通常需要3小时，而二胎可能只需要2小时甚至更少。宝宝在骨盆里的位置同样影响他娩出的时长。助产士会在这一阶段始终陪伴你，所以听从他对目前情况的指导及何时用力。助产士会通过观察和感觉来监控你的产程进展，也会每隔5分钟左右监测胎儿心率1分钟。一些女性担心频繁检查说明存在问题，但这很平常。

记住，第二产程不是通过时长来测量的，而要看进展情况。只要产程有所进展，即使缓慢，孩子也没问题。

Q 我能做些什么来加速孩子的娩出？

直立体位能加速产程，但记住，速度快并不总是好事。一个受控制、处理良好的产程能让会阴适当拉伸，减少骨盆底肌损伤及撕裂或侧切（参见217页）。感受身体给你的信号。边呼吸边推动，令胎儿在产道轻松前进；憋气会让你停顿而不是往下推。在每次宫缩平息时不要下推。宝宝会缩回来一点儿，但每次推动都能有轻微进展。

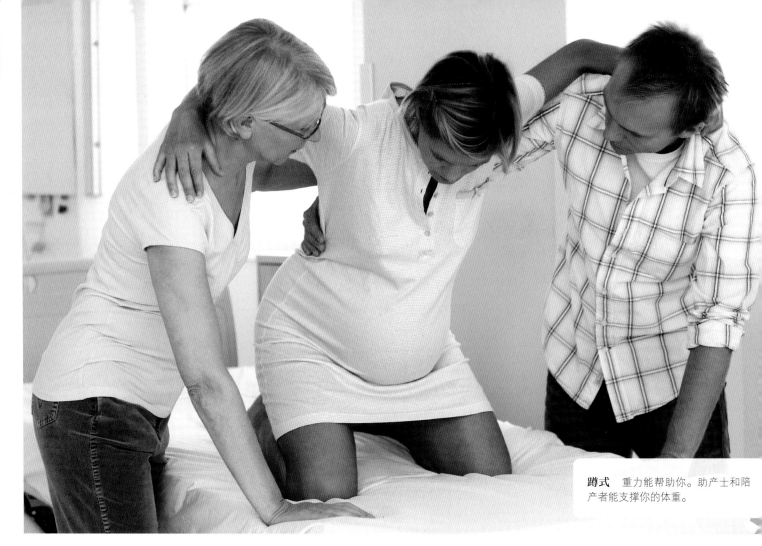

蹲式 重力能帮助你。助产士和陪产者能支撑你的体重。

陪产者的**支持和鼓励**特别有益，让你获得下推的力量。

Q 如果深蹲分娩有用，为什么女性通常还是平躺着分娩？

历史上也有很多时代女性被鼓励平躺分娩。现在更常见的情况是，助产士和医院鼓励女性做自己觉得对的事。通常认为，平躺并不是分娩最舒服或最有效的体位，有其他更有效的体位，如侧卧、深蹲、跪姿。采取更直立的体位，重力能助你一臂之力，令产程进展更顺利。在这种情况下，直立减少了你需要侧切或辅助分娩的概率，但并未减小撕裂的风险。

平躺可以休息，但没有自身重力，产程可能会变慢。你可能需要一些支持，避免血管受太大压力，否则会限制你和宝宝的血流。平躺更利于助产士对你进行内诊，监控宝宝健康，因为你可以连接一台固定的心率仪。不过，最近当女性采取坐姿分娩时也可以实现此监护。

平躺分娩的另一好处是一旦宝宝出生，助产士就可以把他放到你肚子上，你不需要再把自己调整到一个舒适并安全的体式，那对刚生完孩子还站不稳的你来说可能有些困难。

Q 水中分娩安全吗？还是我在用力的时候要从水里出来？

是的，水中分娩十分安全。虽然许多准父母担心水中分娩的宝宝有淹呛的风险，但事实上与水外分娩的宝宝相比，它并不增加任何风险——无论是淹呛还是其他风险。当宝宝进入水池时，他依然是由脐带"喂养"的，助产士有足够的时间在宝宝呼吸反射建立之前把他举出水面。当然，如果你有此担心，你可以在水外分娩。

Q 我想侧卧着分娩，这是可能的吗？

是的，这完全可能。事实上，如果你在第二程不想费力深蹲、箭步蹲或者直立，侧卧是接下来的最佳选择。研究表明，相比平躺，在这一体位分娩可以减少侧切、辅助分娩、宝宝心率变慢等风险。侧卧还能帮助打开骨盆（和深蹲一样），让宝宝更容易通过。

Q 如果我连着心率监护仪，就必须躺着吗？还是可以坐起来？

只要你的姿势不干扰连在你肚子上的电极和导线，你想坐的时候可以坐起来。你甚至可以跪着，或者靠在陪产者肩上跪坐，让陪产者站在床边。待在床上不代表你必须躺着。

Q 硬膜外麻醉意味着我必须平躺分娩吗？

如果你接受硬膜外麻醉，你可能需要待在床上，因为你腰部以下会失去知觉。一些医院会仔细监控麻醉用药，在你接近用力阶段的时候他们会在你知情同意的情况下停止麻醉。这会帮助你在宝宝娩出的时候听从身体的指挥。助产士会建议你在有辅助的前提下采取哪些安全体式。

Q 每个女性都会撕裂吗？如果撕裂了要缝合吗？

约85%的女性会在分娩过程中出现会阴损伤，可能是撕裂或侧切（见下）。撕裂根据造成损伤结果的不同有以下分级。

» I度撕裂是阴道表浅伤口，阴道局部皮肤和脂肪层损伤，可能不需要缝合。

» II度撕裂较深，延伸到会阴肌肉。助产士可能会对撕裂进行缝合，你可能在接下来几天需要止痛药来缓解不适。

» III度撕裂延伸到肛门括约肌，会引起剧烈损伤。这一型的撕裂需要产科医生进行修复，通常在硬膜外或椎管内麻醉下进行。伤口需要几周时间才能愈合，你可能会在此过程中出现便失禁，但相信这只是暂时的。

» IV度撕裂并不常见，不仅涉及肛门括约肌，还伴有直肠肌肉壁损伤。这种撕裂通常需要在手术台上进行修补。另外，伤口需要数周时间愈合，你会出现暂时性失禁。助产士和理疗师会和你讨论如何帮助伤口愈合，恢复受损肌肉，使你能尽快恢复。如果在任何时间疼痛加重或者缝合口周围发生炎症，告诉助产士，可能发生了感染。

Q 侧切是什么？为什么我需要做这个？

侧切是打开会阴的手术操作，令宝宝容易通过，在有确定临床原因的时候你需要接受侧切。

侧切使助产士能控制宝宝的出口，但这并不是一个常规操作，你需要在侧切前进行口头同意。助产士会解释建议进行这一操作的原因。这些原因可能是会阴太紧张了，无法充分拉伸令宝宝通过；你可能有III度或IV度撕裂的风险（见上）；你的健康状况令分娩努力可能对你的身体造成伤害，如心脏病或高血压，需要加快产程；宝宝出现宫内窘迫的迹象（胎心加快或减弱）；或者宝宝卡住了，你需要辅助分娩（参见222页）。

切口本身为3厘米~4厘米长，用圆头手术剪完成，如果宝宝已经下降到会阴也可以用外科手术刀。会给你局部麻醉令这一区域钝感，方便侧切以及稍后的缝合操作。缝合会在宝宝娩出后一小时内完成。一旦麻醉效应消除，你可能会在伤口愈合的一周内感觉疼痛，在排尿时感到刺痛。排尿时冲些温水会减轻刺痛感。

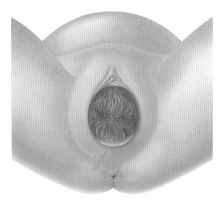

侧切 切口通常在会阴背部，朝向一侧。用可吸收线缝合。

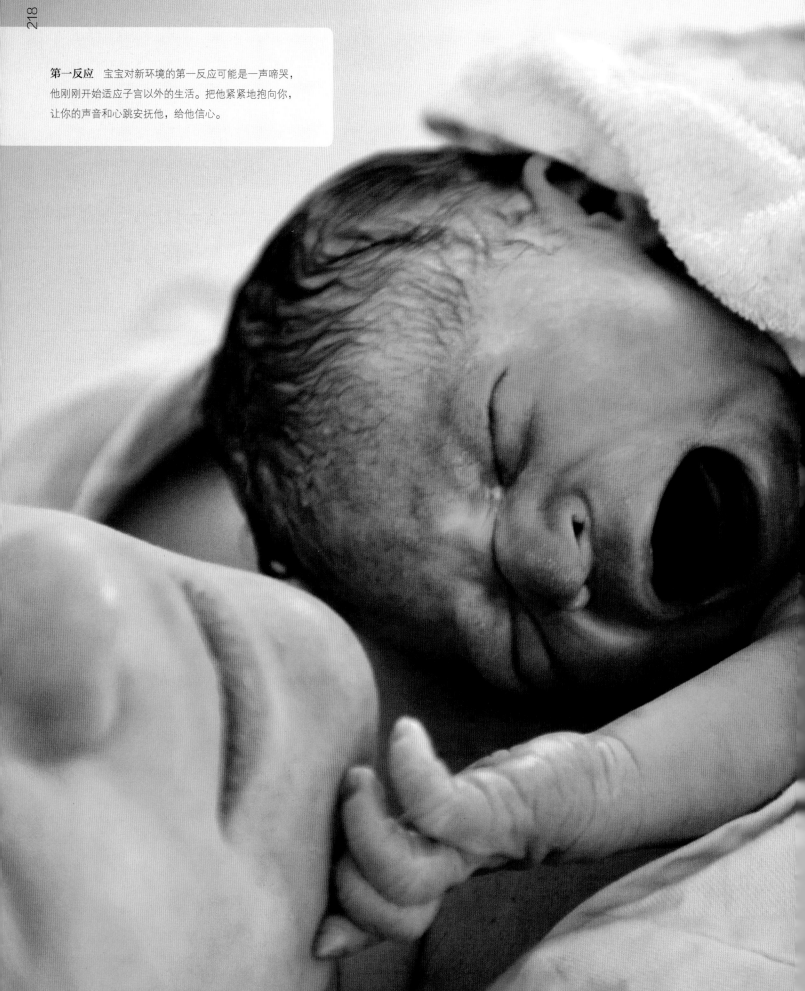

第一反应 宝宝对新环境的第一反应可能是一声啼哭，他刚刚开始适应子宫以外的生活。把他紧紧地抱向你，让你的声音和心跳安抚他，给他信心。

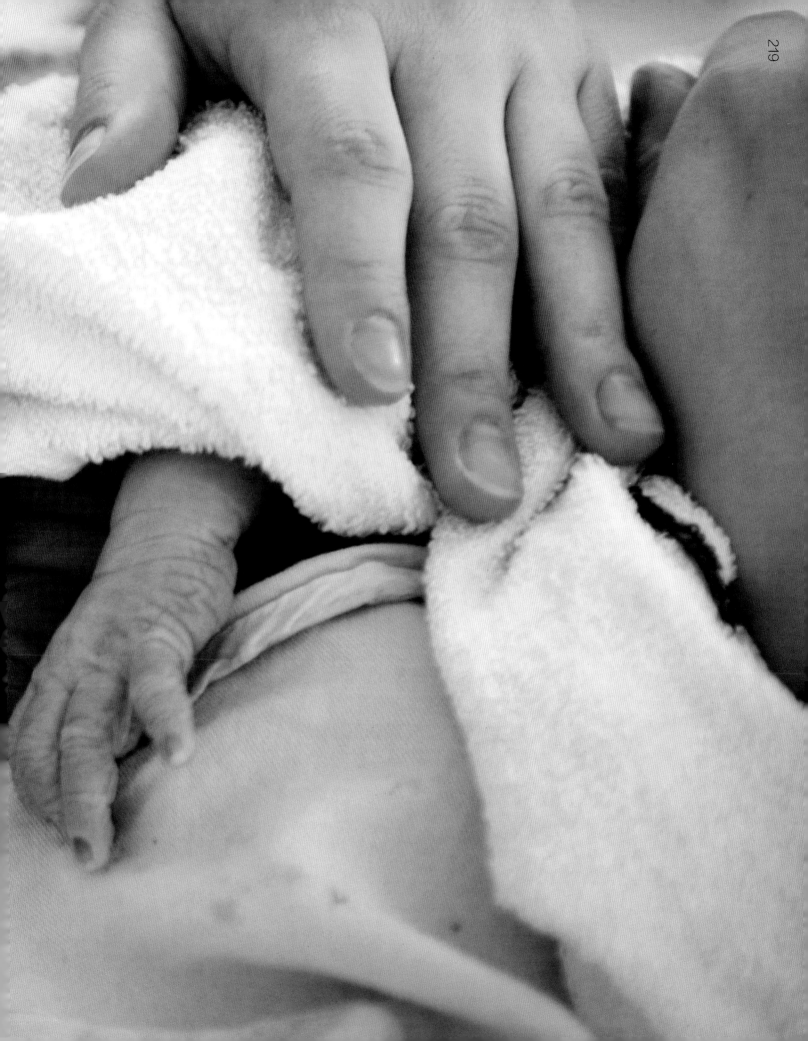

Q 什么是第三产程？我在这个阶段需要做什么？

宝宝已经降生了，但产程尚未结束。在你享受初次依偎的同时，还会有几次宫缩，把胎盘和胎膜排出来。

虽然产程最激动人心的部分无疑已经结束了，但还有些事情要做，就是把在孕期提供营养和保护宝宝的胎盘和胎膜排出来。胎盘会在宝宝娩出后开始从子宫内膜脱落，下降到会阴处，激发更多催产素的释放，让宫缩继续。助产士会在这几次宫缩中指导你，大多数情况下微微用力即可娩出胎盘和胎膜。可能会给你来一针以帮助这一过程顺利进行（见下），或者让它自然娩出。胎盘从子宫壁脱落的时候会有少许出血。

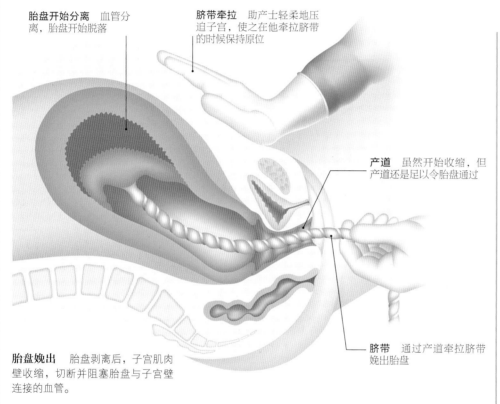

胎盘开始分离 血管分离，胎盘开始脱落

脐带牵拉 助产士轻柔地压迫子宫，使之在他牵拉脐带的时候保持原位

产道 虽然开始收缩，但产道还是足以令胎盘通过

脐带 通过产道牵拉脐带娩出胎盘

胎盘娩出 胎盘剥离后，子宫肌肉壁收缩，切断并阻塞胎盘与子宫壁连接的血管。

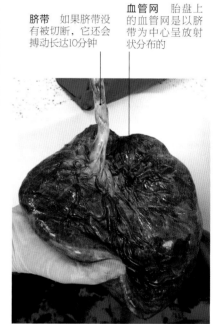

脐带 如果脐带没有被切断，它还会搏动长达10分钟

血管网 胎盘上的血管网是以脐带为中心呈放射状分布的

健康的胎盘 足月胎盘平均重量500克，直径20厘米~25厘米。胎膜也必须从子宫上脱落，否则可能造成感染或大出血。

Q 我只关心我的新宝宝。第三产程还要持续多长时间？

这取决于你是自然娩出胎盘，还是用药物辅助。如果没有医疗干预，第三产程通常需要20~30分钟，但也可能长达1小时。有医疗干预的话，只需15分钟甚至更少。许多女性决定自然娩出胎盘，可能只需要推几下就行了。如果这个过程超过1小时，你出血过多的风险便会增加，助产士会和你讨论是否采取积极措施（见下）。

Q 什么是"积极的"第三产程？我是否应该这样去做？

积极的第三产程就是用药物方法加速胎盘娩出过程。有证据表明，积极的第三产程能减少产后大出血的风险。助产士会为你注射人工合成的催产素，激发宫缩，帮助胎盘娩出。如果你对此知情同意，你会在宝宝出生的时候在大腿位置进行注射。之后，助产士会轻拉脐带，令胎盘脱离子宫内膜，拉出阴道，包括附着的胎膜。如果你要自然娩出胎盘（生理角度），你可以用直立体位加速这一过程。

Q 我不想接受注射。有自然方法能够帮助胎盘娩出吗？

和宝宝娩出一样，如果你站立或坐着，重力会帮助胎盘及胎膜娩出。如果你站着的话请注意，确保陪产者在身边扶着你，否则你在分娩后容易感到不稳。另外，拥抱宝宝进行皮肤接触或者开始母乳哺喂，也会增加身体催产素的释放，加速这一过程。自然娩出胎盘不会影响你与宝宝的互动：脐带通常足够长，即使没剪断，也可以让你抱着（甚至哺喂）你的宝宝。

Q 我担心我的伴侣脐带剪得不好，宝宝的肚脐眼会长得很奇怪。会这样吗？

宝宝肚脐眼的外形完全是由宝宝在子宫里的时候脐带与身体的连接方式决定的，与产后如何剪断脐带毫无关系。如果你的伴侣想扮演一个积极的角色来剪断脐带，鼓励他来实现。有些爸爸觉得在宝宝生命的第一刻扮演一个如此重要的角色感觉很好，可以让宝宝在这个世界上获得自由。如果你的伴侣乐于享受这一荣耀，在分娩计划上写好，提醒助产士。

你知道吗

一些人吃胎盘。这一行为称为"胎盘摄食"。许多观点认为胎盘就是分娩产生的废物，但也有人认为它对妈妈有益，能够补铁并帮助预防产后抑郁。许多文化中都有吃胎盘的行为；在西方，胎盘通常是被当作废物焚烧的，但也有越来越多的人吃掉它。有关食用胎盘的益处仅有传闻证据，但它无疑富含营养和激素。

Q 我们能保留胎盘吗？

如果你在医院或分娩中心生孩子，你需要核查相关规定，看你是否能保留胎盘。即使可以，你可能也需要事先申请。医院通常没有容器让你把胎盘带走，所以确保你在待产包里带容器——带有密封盖的塑料容器即可。

Q 我一直以为脐带是直接剪断的，但是助产士说不一定。为什么？

宝宝出生后，他和胎盘之间的血流还通过脐带连接着，大约持续到产后10分钟。因此结扎脐带可以推迟1~5分钟，多余的血液可以增加宝宝的铁储备。足够的铁对宝宝的早期神经发育非常重要。一旦脐带停止搏动（不再把剩余的血液泵入宝宝身体），助产士会让你知道是时候结扎并切断它了。她会问你的陪产者是否想来剪断脐带，或者你可能已经在分娩计划中写下安排了。推迟脐带结扎在积极或自然的第三产程均可出现，包括剖宫产。

Q 剪断脐带的步骤是什么？

剪断脐带是一个重要时刻，让宝宝从子宫生活完全过渡到外面新世界的生活。

宝宝出生后不久，助产士、医生或你的伴侣将剪断脐带，把宝宝从胎盘中完全释放。首先需要把脐带结扎，阻断来自宝宝或胎盘的出血。脐带将被结扎为两部分。一个塑料夹放在距离宝宝肚脐3厘米~4厘米的位置，第二个夹子放在脐带接近胎盘的一端。脐带在两个夹子之间被剪断。这一步骤对宝宝来说完全没有痛苦，因为脐带上没有神经。宝宝身上留下的脐带残端会慢慢变黑，大约在产后10天自然脱落。

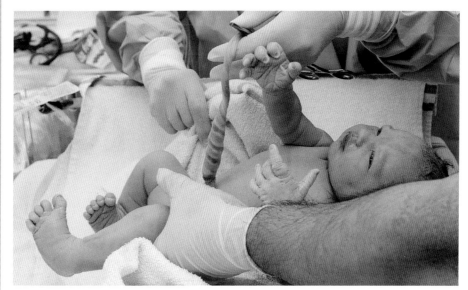

剪断脐带 这一步骤可直接由助产士完成，或者你的陪产者愿意的话也可以完成。

Q 什么是辅助分娩？它要如何完成？

辅助或工具分娩，是产科医生或助产士利用特制工具，如产钳或吸引器，帮助宝宝从阴道中娩出的过程，可以避免转为剖宫产。

产钳

一种钳子，通常是金属的，可以像剪刀一样开合，具有曲线，贴合宝宝头部形状。产科医生会仔细把钳子放在宝宝头部两侧，轻柔地在宫缩时牵拉，帮助宝宝娩出。

吸引器

一种器械，一端有塑料或金属杯，放置在宝宝头部。吸引杯处形成真空，吸附在宝宝头上，然后在你宫缩时，医生或助产士拉动吸引器，帮助宝宝娩出。

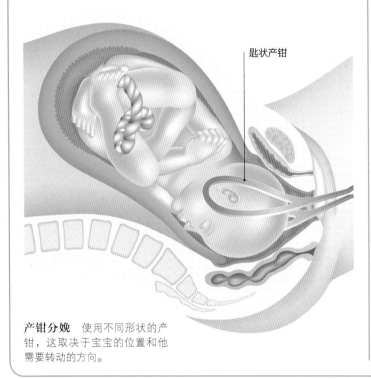

匙状产钳

产钳分娩 使用不同形状的产钳，这取决于宝宝的位置和他需要转动的方向。

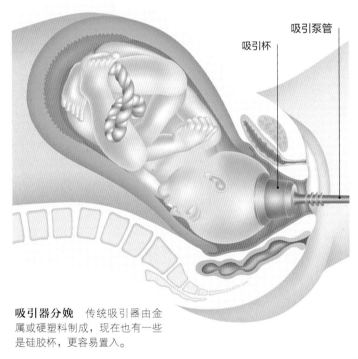

吸引泵管
吸引杯

吸引器分娩 传统吸引器由金属或硬塑料制成，现在也有一些是硅胶杯，更容易置入。

Q 我可能因为什么原因需要辅助分娩？

辅助分娩只有在第二产程阶段，担心你或宝宝的健康出现问题时才需要采用。比如，宝宝出现宫内窘迫的迹象；你有心脏病或高血压，自然分娩过程中的用力对你有危险；你的产程停滞，你又十分疲惫；你的硬膜外麻醉影响了盆腔肌肉转动宝宝的能力，使他不能安全娩出。其目的是确保你可以阴道分娩，又尽量减少你和宝宝的风险，这一操作只有在认为它是最安全选择的时候才会进行。

Q 如果我需要辅助分娩，他们就直接带着工具操作吗？

在进行这一操作之前，会征得你的知情同意。如果这一步骤是在产房进行的，可能只是个口头同意，或者在你移向手术台的时候签署同意书。首先，你需要采取可以进行操作的最佳体位。医生或助产士会要求你坐起来，略向后躺，膝盖弯曲，大腿分开。你需要把双脚放在脚踏上，这能减轻背部压力。你会被插入导尿管以排空膀胱，然后才能进行操作。你的会阴被切开（参见217页），令阴道开口足够大，可以把产钳或吸引器放在宝宝头部。为了减轻这一操作的不适，会为你进行阴道局麻，即阴部神经阻滞。有时也可能是硬膜外麻醉，如果需要宝宝在盆腔里转胎头的话，更建议这样。如果你已经做了硬膜外麻醉，万一辅助分娩不成功，在转为剖宫产的时候会更容易些。助产士会解释目前发生了什么、为什么这样，会鼓励你提问，只要你需要。你的陪产者在这种情况下可以起到重要作用，可以提些问题帮助确保你们都对情况充分了解。

12.5%

在英国，每8个初生婴儿就有1个是通过**辅助分娩**出生的。

Q 需要的时候，谁来进行辅助分娩？

产科医生或经过辅助分娩培训的助产士可以进行这一操作。在这一操作中，产房看起来比较忙碌，你会有助产士（可能两位）、产科医生、儿科医生（以防宝宝出生后需要照顾）在身边。儿科医生通常只是预备性的，但如果你对此担忧，可以让助产士解释每个人的角色，他会乐于这么做的。

Q 产钳和吸引器哪个比较好？我需要做出选择吗？

两者都是安全而有效的，但选择使用哪种取决于医疗形势，因此最好由产科医生决定。比如，如果你的宝宝需要在产道里转头，则更倾向于使用吸引器。这一方法不容易损伤阴道和/或会阴。产钳对宝宝更轻柔，但可能增加你的出血风险。如果你的宝宝有问题，产科医生的首要需求是尽快行动，则产钳能帮助更快分娩。如果医生使用了吸引器却未能成功，他也可能用产钳再试一次。然而，如果产钳未能成功，无论是只使用了产钳还是在吸引器之后使用，你可能都需要进行剖宫产。

Q 辅助分娩的操作需要多长时间？

一旦你开始准备进行操作，产钳或吸引器已经附着在宝宝头部，你将在指导下最多三次下推就可以娩出宝宝。如果宝宝在三次下推后仍未娩出，产科医生会决定是否需要换一种，改用产钳（如果是从吸引器开始的）还是紧急转为剖宫产。助产士会始终和你在一起，解释每一步发生了什么。如果你是因为硬膜外麻醉使得宝宝很难转动而需要辅助分娩，助产士会告诉你什么时候用力以配合产科医生娩出宝宝。

Q 辅助分娩对我有什么风险吗？

你可能发生阴道或肛门撕裂，或者需要会阴侧切，但会在产后进行缝合。如果在分娩过程中有出血，则可能增加体内血液淤积的风险（任何出血的分娩都是这样）。大约1/3进行辅助分娩的女性之后会出现尿失禁，所以和助产士聊聊骨骨盆底肌练习，帮你加快恢复。有时会出现肛门括约肌的创伤（肛门周围环绕的环形肌肉），导致暂时性的便失禁。

Q 我怎么才能尽量避免辅助分娩？

在产程中获得助产士和陪产者的良好支持和全程陪伴，能帮助你避免辅助分娩。在产程中保持直立或侧卧，可以帮助宝宝以更好的体位在产道里下降，减少辅助分娩的必要。保持镇静，听从助产士关于何时用力的指导，避免过度疲劳。不用硬膜外麻醉也会减少需要辅助分娩的概率。

Q 辅助分娩会对我的宝宝有什么影响？

辅助分娩通常会在宝宝身上留下印子。肿胀、瘀青、割伤都是常见的，但这些影响会在产后很快消失。

宝宝的头部在吸引器分娩后看起来比较长是很常见的，这是因为吸引杯的拉伸作用。有人叫它"假髻"，这种肿胀对宝宝的颅骨或大脑没有损伤，宝宝的头部会在出生后24～48小时恢复正常形状。宝宝头部受到吸引力最强的位置可能会有小的瘀青，即头颅血肿，也会很快消失。吸引器分娩的压力是使用吸引器娩出的宝宝出生5分钟后阿氏评分（参见238页）较低的原因，然而，大概10分钟后也会恢复正常。产钳分娩后，宝宝脸上常会留下小的印子，甚至在头部和面部有割伤，在产后也会愈合消失。

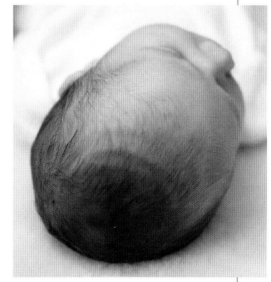

印记和瘀青 在辅助分娩后较为常见，但这些副作用都比较表浅，会很快消失。

Q 我怀的是双胞胎，希望能顺产。我的产程和单胎的有什么不同呢？

很多双胞胎的出生都是平顺的，但你的医疗团队还是会密切关注你。

产程时长

宫颈的扩张（第一产程）对于单胎或多胎的准妈妈来说是一样的。胎儿娩出（第二产程）则耗时长一些，因为身体要工作两次，但宝宝们通常比单胎的要小一些，所以通过骨盆会快一些。产程的整体时长与单胎妊娠相差无几。

密切监控

宝宝们的心率会比单胎得到更密切的监控。你一开始可以四处走走，尤其是如果用手持设备或不插电探头进行监控的话。如果产程接近第二阶段，尤其是破水以后，你需要进行持续监控，往往要求静止。医生通常会在预产期之前与你讨论医院关于多胎产程监控的规定，所以你可以调整自己想要多少自由的期待。

分娩两个孩子

如果两个宝宝都是头先露的，或者一头一臀（或一横），可以从阴道里先分娩一个再分娩另一个。第一个宝宝出生时打开了产道，第二个宝宝通常会旋转，也可以通过触诊你的腹部来进行旋转。第一个宝宝娩出后，他将被放到你的胸前，开始吮吸乳头（即便你不打算母乳喂养也是如此），这会刺激身体激素松弛素的自然释放，激发子宫再次收缩，持续第二次第二产程。你的医疗团队将力图让第二个宝宝在30分钟内娩出。

羊膜囊 如果两个宝宝有各自单独的胎膜，第二个宝宝的胎膜在第一个宝宝娩出时可能还保持完整

胎盘

头部露出 如果宝宝是头先露的，可以正常娩出

胎盘

双胞胎的分娩 无论他们是共用还是有各自单独的胎盘，双胞胎最常见的还是双头位，顺产是可能的。

你可能会被注射催产素来开启第二个宝宝的第二产程。两次分娩之间耽误太久会增加胎盘剥离的概率——一旦胎盘随第一个宝宝从子宫内膜脱落，会导致第二个宝宝失去血液供应。

干预的可能性

偶尔——少于双胞胎妊娠的5%——你需要对第二个宝宝进行剖宫产，即使第一个宝宝是顺产的。这很有可能是第二个宝宝不能转为好的体位，或者出现窘迫，或者你已经力竭。

如果你要求镇痛，会对你进行硬膜外麻醉，不是因为双胞胎产程更痛，而是因为哌替啶会减缓宝宝心率，医疗团队不建议采取对双胞胎有高风险的措施。除此以外，硬膜外麻醉对于你突然需要辅助分娩或转为剖宫产也更方便。

大约50%的双胞胎是双头位的，有时第一个宝宝是头位，而第二个宝宝在第一个娩出后转为头位。

40%

英国超过40%的双胞胎是**阴道分娩**的。但三胞胎以上的母亲通常被建议进行**剖宫产**以减少风险。

Q 如果我怀的是多胞胎，一定要催产吗？

多胞胎早产的可能性很大，但如果你足月了，产科医生会建议你在40周之前催产或择期进行剖宫产。在所有妊娠中，宝宝在子宫里时间过长都有死产的风险，而多胞胎的这种风险会来得更早一些。对于双胞胎，这种催产在37～38周（参见203页）。对于多胞胎，通常是更早的剖宫产，三胞胎在34周，四胞胎以上在32周。

Q 助产士说产房可能会有一大堆人。为什么？

多胞胎比单胎分娩更复杂，所以当你进入产程，每个宝宝都需要一支医疗团队。每支队伍由1～2名助产士、1名产科医生、1名儿科医生组成。这说明如果是双胞胎，产房里的人就比单胎的多一倍；如果是三胞胎，就是单胎的三倍，以此类推。复苏器（像床一样的推车，带有新生儿所需的氧气设备，参见86页）和其他设备也会增加。这看起来很拥挤，但专注在你的陪产者和宝宝身上，确信这么多人都是来帮助你的，随时可以问问每个人的角色，如果你出现了困惑的话。

Q 双胞胎的胎盘胎膜娩出有什么不同吗？

一般来说，双胞胎的阴道分娩后，鼓励你进行催产素注射来加速第三产程。你在双胞胎分娩后发生出血过多的风险更大，而对第三产程进行处理可以帮助遏止产后出血。助产士会检查胎盘是否完整，就像检查单胎分娩一样。

如果双胞胎性别一样，每人各有一个胎盘，你不确定他们是同卵双生还是异卵双生，助产士会检查胎盘胎膜，看是否能找到答案。如果无法辨别，你又很想确认，可以进行DNA测试。当然，对于许多同卵双胞胎来说，出生后的前几年就会非常明显了。

Q 我的宝宝一定要去新生儿病房吗？这会阻碍我们建立情感联结吗？

如果一个或全部宝宝因为早产而非常小，他们出生后需要在新生儿病房待一段时间帮助存活，确保他们获得持续的监控。别担心。只要从医学上来说是安全的，你可以先抱抱他们。记住，你们之间的亲情纽带从宝宝还在子宫里的时候就开始了，所以你已经有了一个好的开头。为每个宝宝拍照，再和你一起拍个合影，看看这些照片也能同样激发你拥抱他们的时候已经分泌的激素。这也能激发泌乳反射，可以让你产出母乳给宝宝喝，还能帮你调整到为人母的状态。

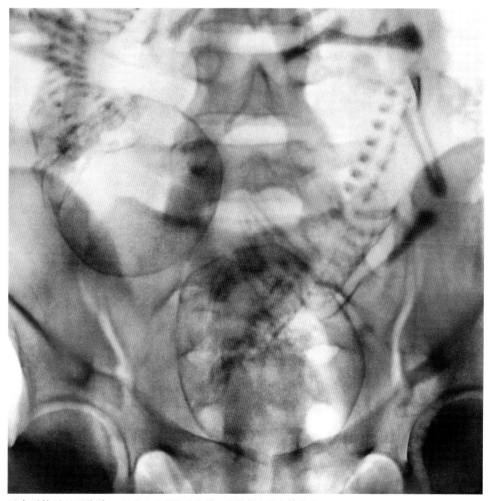

子宫里的足月双胞胎　两个宝宝都是头位的，颅骨朝向母亲的盆腔，脊柱弯曲向上。右侧宝宝的头部已入盆，准备分娩。

你不可能事先知道你在**产程中会经历怎样的痛楚**，不同女性对疼痛的感受会有很大差别。事先了解产程和镇痛方法，对你的分娩会有很大作用，能减轻你的紧张和恐惧，帮你应对各种情况 。

产程中的镇痛

你的疼痛体验

产程中的疼痛与你曾经体验过的任何疼痛几乎都不同。一般疼痛是提示存在错误而发出预警，你需要停止目前所做的事情。而产程中的疼痛是说明事情非常正确：宝宝就要出生了。

女性报告产程中疼痛的水平或者对疼痛的觉知时，差异很大。有些人在产程中大部分时间只是轻度不适，其他人却觉得疼痛难以忍受。疼痛的性质，在产程不同阶段有所不同。第一产程的绞痛是因为子宫收缩把宝宝推向盆腔。它是弥散的，持续时间长：你的腹部有感觉，或许还有下背部，有时甚至漫延到臀部和大腿。第二产程的疼痛更局限，是因为宝宝努力前往阴道的时候产道的肌肉和组织受到拉伸。

疼痛的心理学

很多女性担心她们不能应付产程中的疼痛，如果采取医学的镇痛手段她们又觉得在这一仪式中"失败"了。研究表明，女性如果了解产程疼痛，会处理得更好，因为她们会觉得更可把控、更放松。了解产程疼痛的来源，了解镇痛方法，决定你想采取什么方法又回避什么方法，都是你控制产程的重要途径。本身来说，感觉对正在发生的事情和你做出的选择可以控制，就能帮助你应付产程疼痛。现代镇痛方法不会影响你的宝宝，而对疼痛的恐惧则会造成你甚至宝宝的分娩损伤。把产程疼痛当成"积极"疼痛，能帮助你建立神奇的信念，给你动力为此做好准备，就像你跑马拉松一样。

镇痛种类

产程中的镇痛可以是自然的或药物的。镇痛的自然方法（参见228～229页）包括呼吸和放松技巧，以及水中分娩；药物镇痛方法包括气体、阿片类麻醉药如哌替啶和美普他酚，以及硬膜外麻醉。产程镇痛方式没有对错。如果你一开始考虑仅用呼吸技巧，然后决定需要硬膜外麻醉——不要有任何顾虑，把这一决定告诉医疗人员就好。最重要的是产程中保持镇定，并尽可能积极应对。

Q 有哪些不同类型的镇痛方式？我什么时候可以用到它们？

一些女性只需要自然的镇痛方式如呼吸技巧，就可以应付产程的大部分时间。另一些女性的有效镇痛方法可能随着产程进展和强度增大而发生变化。很多女性选择把自然方法和药物方法相结合。

你可能采用什么镇痛方法

下表列出了产程中常用的不同镇痛方法。第三产程胎盘的娩出通常不需要镇痛。

阶段	疼痛可能的感受	自然镇痛法	药物镇痛法
第一产程：潜伏期	宫缩走走停停，像严重的痛经，可能有下背痛。疼痛通常可以忍受，你在宫缩时还可以四处活动和交谈。宫缩渐渐变密变强	》 **呼吸**：帮助你在宫缩时保持专注 》 **冥想**：保持镇定和集中 》 **水**：温水在早期有抚慰和放松的作用 》 **按摩**：缓解背痛，进一步放松 》 **镇痛器**：钝化宫缩，缓解背痛 》 **针灸**：在产程早期帮助放松	》 **镇痛剂**：有时，对于强烈的宫缩会采用笑气和空气混合物或哌替啶
第一产程：活跃期	宫缩规律、频繁、强度大，你无法交谈和活动了。可能有恶心感、背部强压力、疼痛可能放射到腿部	》 **规律呼吸**：帮助你专注，增加肌肉从血流中获得的氧气 》 **冥想、按摩**：继续有用 》 **水**：带来支持，缓解背部和盆腔压力	》 **镇痛剂**：笑气和空气混合物，阿片类如哌替啶能帮助你应付宫缩 》 **硬膜外麻醉**：如果疼痛不受控，可以开始用这个方法了
过渡期	宫缩现在特别强，几乎没有间隙。下背部和直肠压力明显，你感觉疲倦、被压垮、想吐。你可能会吐	》 **控制呼吸**：如果你感到恐慌失控，采用浅吸气和深呼气交替的呼吸技巧 》 **水**：如果你想水中分娩，可以待在分娩池里	》 **镇痛剂**：继续用笑气和空气混合物；避免用阿片类，因为临近分娩，它们可能会影响宝宝呼吸 》 **硬膜外麻醉**：可以注药；不建议在这一阶段新建通道
第二产程	宫缩很强，持续时间长，有强烈下推的欲望。直肠压力很大，着冠的时候有刺痛或烧灼感	》 **呼吸**：缓慢而专注的呼气可以帮助你下推。着冠时的喘气也很重要。把宝宝往外推的时候会产生疼痛	》 **镇痛剂**：笑气和空气混合物可以在这一阶段继续使用

Q 我能使用不止一种镇痛方法吗？

大多数自然镇痛法都可以和药物镇痛一起使用。许多女性一开始使用笑气和空气混合物，然后在疼痛更剧烈的时候使用阿片类如哌替啶、二醋吗啡或美普他酚。你可能想在等待阿片类起作用的时候继续使用笑气和空气混合物，这需要20～30分钟。你可以在任何时候使用阿片类如派替啶，直到你需要开始用力——因为阿片类会进入宝宝的系统，可能减慢他的呼吸，最好在临近宝宝娩出时不要使用。如果你已用阿片类，也可以继续用硬膜外麻醉。

Q 如果我在家中分娩，可以用什么镇痛方法？

家庭能够使用的唯一药物镇痛是笑气和空气混合物，装在便携圆筒里。确认使用之前摇匀，因为笑气和空气在静止的时候是分离的，直接使用会吸入未经稀释的笑气。一些助产士可以在家中分娩时开哌替啶或美普他酚的处方（参见230页），但你需要核实你所在区域的相关法规。这些阿片类镇痛药对你和宝宝都存在较大风险，所以有些助产士只愿意在医院条件下使用。

你知道吗

虽然家中分娩限制了镇痛剂的使用，但研究表明在家中分娩的女性对她们的产程疼痛体验更为积极。因为她们对使用镇痛剂本来就不抱什么希望（所以对疼痛已经做好了较高程度的接受），对环境感到更放松，或者也可能是两者结合的结果。无论在家里还是医院，助产士和陪产者的支持都是有益的。

Q 呼吸技巧真的能帮助我应付产程吗?

当我们感到焦虑或担忧时,我们倾向于屏住呼吸,减少血液中的氧气循环,紧张起来,收紧肌肉限制血液。在这个觉醒过度的状态下,对疼痛的感知力更高了,产程变得更艰难了。相反,镇定和平稳呼吸可以降低心率,减少焦虑,增加你和宝宝的氧气量。如果你产前学习了呼吸技巧(参见72页),你可以有意识地在宫缩中用这些技巧来帮助呼吸,尤其是专注于宫缩高潮时的呼气(释放),这样你才能尽可能保持放松。其他如催眠分娩(参见73页)也是个越来越流行的方法,因为有传闻证据表明了积极效果,用呼吸技巧帮你在宫缩时专注,平衡度过疼痛,而不是对抗它。

Q 助产士问我是不是有兴趣使用分娩池。水怎么能帮助分娩?

泡个热水澡是众所周知的放松方法。与之相似,产程中浸入温水中可以立刻令你得到舒缓。当你的肌肉放松,内啡肽水平也会增加,它是能提供自然镇痛效果的快乐激素;温水也能阻断发给大脑的疼痛信号,减少你对疼痛的感知。在水中活动也较为容易,因为水能支撑你的腹部,所以你可以依靠自己的平衡感和浮力来改变姿势,而不用靠助产士或陪产者的体力。如果你在家里使用分娩池,你可以自己决定什么时候进去,但一些专家认为最好等到产程稳定再进去,因为温水可能会减慢早期宫缩。水温不能超过37.5℃,过高的水温会提升你的核心体温,造成宝宝宫内窘迫。你可以在水里想待多久待多久,如果你的助产士受过水中分娩的训练,你也可以在水中分娩。如果没有水池,你可以躺在浴盆里,获得同样的舒缓效果。

你在水里的时候需要有人陪伴,确保你不会因为昏昏欲睡而睡着乃至没入水中,也能帮助你更方便地进出水池。

Q 我听说有些女性在产程中使用催眠。这是怎么起效的?

一些技巧如冥想,可以让你的注意力离开产程疼痛,重新定位,帮助你提高对疼痛的阈值。冥想只是一种稳定思绪的简单方法,让你从身体的生理感受中剥离。它的理念是,如果你能训练大脑相信你能应付产程疼痛,那么你就更容易掌控自己的体验;而如果你告诉自己产程就是会疼得受不了,那你毫无疑问会感知到所有的疼痛。

冥想时选择一个视觉影像或确定的东西来作为目标会有帮助。

» 看着涌过石头的水流:你能看到水面的光线吗?水流的速度多快?发出什么样的声音?流动的时候激起浪花或泡沫吗?你能幻想出的细节越多,你的注意力就离疼痛越远。

» 看着一个蜡烛火焰。在宫缩时把呼气尽量拉长变慢,闭上眼睛想象慢慢地吹灭它,火苗闪烁但是没熄。

» 宫缩开始时,重复一个单词或者短语

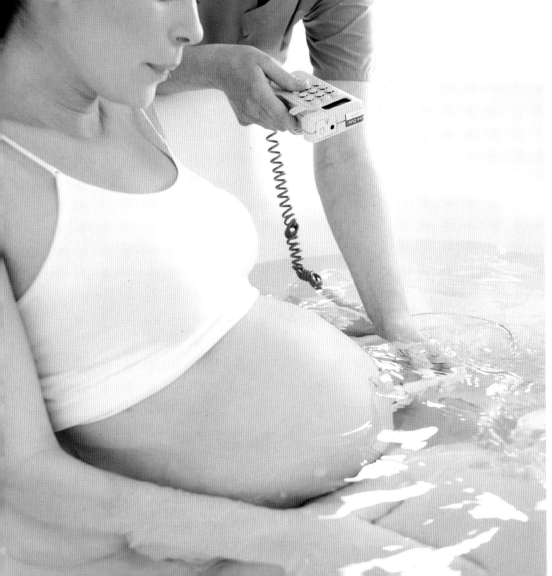

宝宝的监控 在分娩池中,宝宝的心跳可以用手持设备来监控。

（在脑海中默念或者念出声），如"爱""镇定"，或者你宝宝的名字，或者选择短语、短句，如"我感到坚强而有力"。在你念的时候，想象眼前出现这些字母或单词。

Q 我想尽可能长时间地用TENS机器。我需要知道些什么？

TENS是经皮电神经刺激的英文缩写。TENS机器是便携设备，发出低压电脉冲，通过固定在脊柱两侧的电极片作用到神经。你出现宫缩的时候，可以按下按钮，释放脉冲到身体，这种脉冲被认为可以刺激内啡肽的释放，阻隔你的神经受体，并且没有侵入性，对你或宝宝没有已知的伤害，让你可以四处活动，对镇痛有操控感。但TENS机器不能在水中使用。

内啡肽可能需要一小时才能在体内聚集，所以你开始感到宫缩的时候，就可以让陪产者帮你连接好机器（在产程开始前进行练习则更好）。你可以调整电压到你觉得舒服的水平，在疼痛密集的时候增加脉冲频率。

你可以从医院借一台TENS机器，也可以租一台，或者买台新的或二手的。和助产士聊聊怎么拿着最好。

Q 产程中使用针灸镇痛安全吗？我怎么活动？

针灸作为产程中的一种镇痛方法，越来越常见，越来越流行。这种操作是把小银针刺入身体的特定部位，减轻疼痛敏感度，促进内啡肽释放。针灸在产程中使用是安全的，但需要由经过训练的治疗师来操作。你需要找一名治疗师，或者有些助产士也受过针灸相关训练。你可能想在孕期先试下。在产程中，治疗师可能会在耳朵之类的位置下针，所以你的活动不会受到限制。

Q 我觉得按摩会让我感到舒缓。这对我的产程有帮助吗？

产程中的按摩可以帮助你在宫缩间歇放松，释放紧张感，缓解下背痛。抚触也有镇定的作用，让你对处理产程疼痛能力的信心增加。

2013年发表的一项研究结果表明，女性在第一产程接受30分钟下背部按摩后，疼痛比无按摩组有显著减轻。产程的平均长度在按摩组和对照组几乎一样，而进行按摩的理疗师也探视了对照组每位女性30分钟，只是没有与她们身体接触。研究人员得出结论，按摩对于疼痛的感知有可测量的积极作用。

如果身体接触在你的日常生活中让你觉得得到支持和信心，鼓励你的陪产者在产前课程班上进入按摩环节，或者找一个你们俩都能参与的产前按摩课程。在孕期练习这些技巧，充分了解怎样令你感觉最好（包括按摩手法和力度），这样你的陪产者能做好充分准备，在产程中实际运用。

一些女性发现她们在产程中不想被触碰。你不知道当天会有什么感受，但提前与陪产者讨论这种可能性，这样你在完全不想被触碰的时候，他不会觉得生气。

舒缓按摩

尝试下面的技巧，令你可以弄清哪些抚触是你觉得最舒服的，哪些你觉得可能在产程中有所帮助。

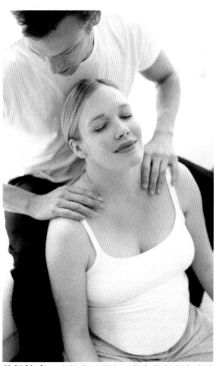

放松按摩 在按摩过程中，你和伴侣都应该处于舒服、有支撑的姿势，让你们俩都可以得到完全的放松。

》轻抚后背：坐在分娩凳上，或者趴在分娩球上，显露后背。让伴侣的手从肩部外侧开始向内轻抚，越过肩胛，向下到脊柱两侧，动作顺畅利落。重复数次。

》缓解紧张：坐在椅子、凳子或床边，让伴侣轻轻揉捏肩部和颈部的肌肉。

》放松头部的按摩：请伴侣按摩头顶，用手指按压，就像在给你洗头一样。

》舒缓抚触：如果你不喜欢在产程中被抚触，让伴侣把你的手掌放在他双手之间，轻轻挤压放开。许多女性觉得这一简单接触给予深深的信心和抚慰。

》足部按摩：让伴侣用大拇指按摩整个足底，摩擦、按压、画小圈来释放你的纠结和紧张。

Q 笑气和空气混合物会让我断片儿吗？我怎么使用才能保持自控？

吸入止痛气安桃乐（笑气和空气混合物）起效是因为它能让你短暂地"兴奋"起来，对你的行为有镇定作用。你用接口或面罩吸一口安桃乐之后，兴奋会维持约20秒。你在感受到宫缩的时候立刻吸入，在宫缩过去之后移除接口或面罩。在间隙时你正常呼吸几次，不会感到断片儿。如果你持续用接口呼吸，没有停顿，可能会感到晕头转向，无法专注于你的身体或知道助产士需要你做什么。陪产者在此时会大有帮助：第一产程进入过渡期的时候（参见213页），许多女性会连上接口，而陪产者需要说服你脱离它以专心用力帮助宝宝娩出。持续使用笑气和空气混合物也会让你觉得恶心。

Q 笑气和空气混合物里的笑气是什么？对我和宝宝安全吗？

笑气是一氧化二氮，从19世纪30年代就开始用于产程中的女性了。如今，它与氧气50∶50的混合物就是安桃乐，当你吸入安桃乐的时候立刻就会有效果，但停止吸入的时候效果也会迅速消失。有些女性会出现恶心、手腕和脚踝有刺痛感的症状，但是这些副作用不会持续很久。气体会穿过胎盘进入宝宝的血流，但会很快消散，所以认为它对宝宝没有影响。

35% ~ 50%
的英国女性在产程中选择哌替啶或美普他酚的镇痛方式。

Q 什么是硬膜外麻醉？它怎么起效？

硬膜外麻醉是一种操作，把镇痛药直接用细针注入脊髓的硬膜外空间。它会让腰部以下感觉麻木，所以是一种非常有效的镇痛方式。

麻醉医师先在中下背部硬膜外进针处进行局部麻醉，然后用一根带细针头的空心针或导管插入硬膜外（你可能需要侧卧蜷身，或者坐起来向前趴，这可以打开脊椎之间的空间）。麻醉医师去除针，让导管留在原位。镇痛剂（麻醉药物和镇定药的混合物）通过导管注入脊柱，或者用静脉点滴的方式泵入，阻断子宫通往大脑的神经通路。虽然硬膜外麻醉通常引起全面的麻木感，现在许多也可以只消除痛感，你还是可以在适当的时候感觉到下推。

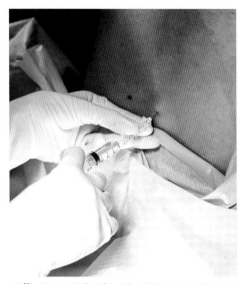

用药 需要用药的时候，镇痛药物可以从放置在脊柱中的细小导管直接注入。

Q 我该怎么选：哌替啶、二醋吗啡还是美普他酚？

所有这些都是阿片类镇痛药物的不同形式，它们都是从罂粟种子当中提取的，吗啡也是。它们都能减轻产程中的疼痛，每剂量作用持续2~4小时。它们阻断沿脊柱下行的疼痛，因为它们能"关闭"疼痛受体细胞。药物由助产士注射，通常是在大腿上打针，也可能用静脉滴注（镇痛从静脉通路会更快，在两三分钟之内就能起效，而肌肉注射需要20~30分钟）。

与美普他酚相比，哌替啶和二醋吗啡对宝宝的警醒度、呼吸和哺喂有更严重的副作用——新生儿可能直到出生后数日才能把药物作用完全消除，这主要取决于他的出生距你的最后一剂用药多久。美普他酚更容易让你感到恶心甚至呕吐，不是每家医院都有（哌替啶和二醋吗啡通常都有）。在三者之中，二醋吗啡最不容易引起恶心呕吐。注意，阿片类都不能给你完全无痛的产程，甚至对有些女性根本不起效。美普他酚起效最快，二醋吗啡效果最明显、持续时间最久。如果你的第一产程已经持续了很长时间，你需要睡一觉，那么三种药物都可以，它们都能帮助你放松。

Q 如果我是水中分娩，也可以使用哌替啶、二醋吗啡或美普他酚吗？

可以的。但你用药时间距离进入分娩池时间至少要2小时。这是为了确保你不会在水中昏昏欲睡。当然，水本身也有镇痛作用。

插入硬膜外空间

硬膜外空间是包围整条脊柱的空间。你进行硬膜外麻醉的时候，一条细导管需被直接插入这一空间以便用药。

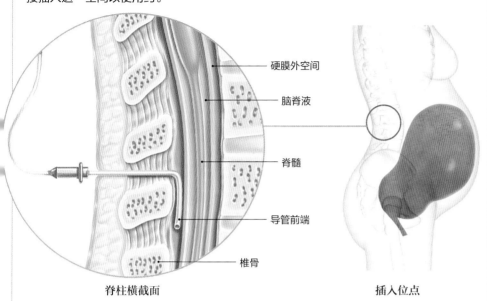

硬膜外空间
脑脊液
脊髓
导管前端
椎骨

脊柱横截面

插入位点

麻醉药物和**镇痛药物**的混合物被注入脊柱，**阻断**子宫发往大脑的疼痛信息。

Q 硬膜外麻醉操作需要多久？持续效果多久？

硬膜外麻醉操作需要10分钟左右建立，然后需要15～20分钟等待起效，只要持续用药就会持续起效。一些医院有泵，你可以自己控制用药的时间和用量，这样你就可以自己决定对产程疼痛体验的时间和程度。一旦你停止用药，药效就会慢慢消除，你在2小时左右可以重新感知双腿。

Q 我担心硬膜外麻醉损伤脊柱。它的风险和副作用是什么？

硬膜外麻醉对脊柱造成永久性损伤的概率非常小，根据不同的数据来源，在1/320000至1/80000之间。如果在进针时或进针后，你在硬膜外区域感到任何严重的不适或疼痛，务必告诉麻醉医师，必要的话他可以重新定位。你的背部感到有些疼痛是正常的，但如果你的疼痛剧烈，告诉助产士或医生。

1%～5%的硬膜外麻醉会导致"扎漏"，即留下一个针眼导致脊柱周围的脑脊液渗漏。初始症状通常是剧烈头痛。然而，就像身体其他位置的伤痕一样，伤口会自己愈合、渗漏自动停止——你所要做的就是卧床休息。有时麻醉医生可能用你的一点点血来堵住伤口，就像给伤口造痂，让下面的组织有时间愈合。

其他并发症包括恶心感和皮肤瘙痒（都很容易治疗和消失），以及低血压（你可能会被静脉滴注给药来帮助预防这一副作用）。

Q 无痛分娩听起来真是太棒了！硬膜外麻醉有什么副作用吗？

以下原因可能让你不想在产程中使用硬膜外麻醉：

» **限制活动**：你四处活动的能力受到了限制，因为你双腿无力，还需要绑着胎心监护仪。即便是"可移动的"硬膜外麻醉也会限制你：问你的助产士，医院里是否有这个选择，你还有多少自由。

» **产程延长**：你的产程可能更慢，因为镇痛药会让骨盆底肌变弱，不能有效地把宝宝转到利于分娩的体位。这也会让你需要辅助（工具）分娩的概率略有提高（参见222页）。

» **增加干预可能**：使用硬膜外麻醉的女性，辅助分娩的风险略增加。助产士可能会延迟你在第二产程的下推多达1小时，降低你需要辅助分娩的可能。然而，你需要在第二产程开始后4小时内娩出宝宝，否则医生会建议进行剖宫产。

» **效果有限**：它在产程第一阶段非常有效，但对缓解第二阶段的疼痛未必有效，因为宝宝娩出的时候会出现局部的剧烈疼痛。

» **并发症风险**：大多数医生认为它对宝宝没有风险，但确实给你带来一定风险（见左）。

🔍 你知道吗

如果你选择用哌替啶、二醋吗啡或美普他酚，可能也需要止吐药——这是为了抑制这些镇痛药物带来的恶心的副作用。

你可能已经知道宝宝会通过**剖宫产**来到这个世界，或者你可能想知道如果产程中你被告知需要手术是怎么回事。了解剖宫产能**帮助你在心理上做好准备**，为你和宝宝要面对的事情做好准备。

剖宫产

决定手术

英国1/4的宝宝和美国1/3的宝宝是通过手术出生的。大多数剖宫产是出于医疗目的，可以事先知晓，如前置胎盘、多胎妊娠或臀位。在这些案例中，你可以择期进行剖宫产。

英国有大约1/8的分娩是急产或未择期的剖宫产。在阴道顺产的过程中出现并发症，令剖宫产成为你和宝宝最安全的选择。然而，并非所有问题都是致命的：长久缓慢的产程是非择期剖宫产最常见的原因。你的医疗团队会向你解释为什么推荐进行剖宫产。你的伴侣也可以一起参与讨论，但最终由你来决定和同意。对一些女性来说，剖宫产意味着解脱；但还有一些女性会对无法阴道顺产感到失望或挫败。这些反应都是正常的，多问问剖宫产的风险和益处能帮助你做出愉快的决定。

如果你愿望强烈，也可以要求进行非医疗目的的剖宫产，这需要在你的分娩计划里做好安排（参见88~89页）。重要的是完全知晓剖宫产的风险和恢复的相关事宜，与阴道顺产进行比较。你的医疗团队会解释所有的利弊，你可以在完全知情的情况下做出决定。

剖宫产会发生什么

剖宫产是个大手术，在救命的同时，和所有手术一样也存在风险。对母亲来说，手术可能意味着出血增多（产中和产后）、心脏停搏、子宫或内膜感染、膀胱损伤、未来妊娠的并发症、未来子宫切除的风险增加、住院时间延长。

宝宝可能会出现窘迫，因为你没有分娩激素来镇定宝宝。他出生时肺和鼻腔里可能还有羊水，使自主呼吸更加困难。有较小的概率（约2%）宝宝会出现切割伤，但几天内就能愈合。宝宝也可能需要进入特殊监护病房（参见310页）。

在你出院前，医生会告诉你有关手术的情况，你也可以问一切有关产后护理或可能的并发症的问题。你需要6周左右时间恢复，所以可能的话，一开始让别人帮忙照顾孩子可能是个好主意。

85%

的剖宫产是出于以下**四大原因**：前次剖宫产史、产程停滞、胎儿宫内窘迫、臀位。

Q 手术前会发生什么？我自己需要做什么准备？

无论是择期还是急诊剖宫产，都需要下面这些步骤。

» **签署知情同意书**：你需要签署知情同意书，说明你同意手术，愿意承担风险，允许医生从医学角度根据你的情况采取对你最有利的措施。

» **会见麻醉医师**：如果有时间，用药的人会解释你要用什么类型的麻醉，会有什么效果，包括产中和产后。

» **自我准备**：你需要摘除所有首饰，卸除化妆、指甲饰品和假指甲（以便麻醉医师能监控你的皮肤状况和指甲颜色来了解氧含量）。

» **医疗团队准备**：助产士或护士会刮除你手术区域的阴毛。择期剖宫产中，你要进行血液检查，了解是否贫血（这会增加出血）和自己的血型，以防手术中需要输血。你会戴上袖套和胸部电极片，全程监测血压和心率。你会使用抗生素减少产后感染的风险，需要的话还有低血压药物治疗。全身麻醉中，你还需要抑酸剂和止吐药。

» **术前即刻**：最后，麻醉医师会把一根导管插入你的尿管，在手术中对膀胱进行控制。

Q 为什么我需要剖宫产？

剖宫产的原因很多，但一般都用于预防或解决你或宝宝的健康风险。近一半的剖宫产是择期的，基于已知的医疗问题或请求进行安排。剩下的是因为产程中出现问题，需要快速分娩。

择期剖宫产原因

» **再次剖宫产**：如果你的病史存在风险因素，如前次手术并发症或原有疤痕在顺产中破裂，则产科医生可能建议剖宫产。

» **臀位或横位**：如果宝宝在子宫里是臀位或横位，在现有外转头手段无法转成头位时，可能需要剖宫产。

» **子痫前期**：孕期中可能出现的疾病，会令阴道顺产对你来说非常危险。

» **低置胎盘**：可能阻断宝宝出路，造成大出血。

» **双胞胎或多胞胎**：通常需要剖宫产，但如果双胞胎的第一个宝宝是头位，也可能阴道顺产。

» **某些心脏病**：可能对妈妈来说阴道分娩不安全。

» **妈妈请求**：如果前次分娩非常困难，有时妈妈会要求此次行剖宫产。

非择期剖宫产原因

» **产程停滞**：如果你的宫颈在长久缓慢的产程中打开不够，或者宫缩太弱。虽然这不危及生命，但也是非择期剖宫产最常见的原因。

» **胎儿窘迫**：有时在产程中可以监测到。助产士在所有分娩中常规监测胎儿心率。

» **辅助分娩失败**（使用产钳或者吸引器），则转为剖宫产。

» **胎盘早剥**：产程前或产程中，胎盘从子宫壁剥离，这很罕见，需要急诊剖宫产。

» **子宫破裂**：如果前次剖宫产留下疤痕，可能在本次产程中破裂。这种情况在前次剖宫产女性中发生的概率低于1%，医生会在计划阴道顺产前评估破裂风险。

» **脐带脱垂**：另一个罕见情况。如果脐带在宝宝之前滑出宫颈，可能受到压迫，影响宝宝的氧气供应。

Q 我在剖宫产中能保持清醒吗？

大多数情况下，你都是清醒的，因为你接受的是椎管内麻醉或硬膜外麻醉，两者都只是麻木下肢，而不会让你失去意识。椎管内麻醉（椎管阻滞）是一种只在手术时使用的注射方法。在这些麻醉中，你不会在手术中感到疼痛，但可能会在腹部有牵拉感。如果能分散一部分注意力到音乐上，可能会有帮助，所以可以在手术室选些音乐播放。然而，如果快速娩出至关重要，医生会使用全麻，它实施起来更快，但你会全程睡着。全麻只有在利远大于弊的时候才会进行，它会穿过胎盘，令宝宝昏昏欲睡，但研究表明对宝宝没有长期伤害。手术通常需要40～50分钟，如果你有前次剖宫产史，那可能会更久一些。

Q 我在手术中能看到宝宝娩出吗？

为了防止不必要的伤害，助产士或护士会在你和你的肚子之间隔一个屏幕，你可以看到医生切开皮肤和子宫。不过，你通常可以让屏幕放低一些，让你看到宝宝被提出来。屏幕在你缝合后会立刻撤掉。

Q 助产士会在手术室陪着我吗？还有谁会在那儿呢？

是的，助产士会在你剖宫产的整个过程中陪着你，给你和你的陪产者提供信息和信心。除了助产士和产科医生，手术室里还会有麻醉医师和麻醉护士，两三名手术室护士，以及儿科医生（准备在宝宝出生后为他进行检查）。如果你是多胎妊娠，则每个宝宝都有一名儿科医生和助产士。总的来说，手术室挺忙的！

Q 陪产者能在手术室里陪着我吗？

通常，如果你进行椎管内麻醉或硬膜外麻醉，允许一名陪产者陪着你。他需要穿上手术袍，戴上手术口罩，在手术过程中可以坐在你身边。如果你是全麻，通常不允许任何人在手术室里陪着你（你会完全入睡）。陪产者可以等在手术室门口。

Q 我呈HIV阳性，必须要剖宫产吗？

不是的。英国国家卫生医疗质量标准署（NICE）颁布的最新指导建议HIV阳性并对病毒进行药物控制中的女性可以进行阴道顺产。整体而言，研究表明阴道顺产时宝宝接触病毒的风险并不比剖宫产高。医疗团队会根据你个人的情况进行建议。

Q 如果我就是因为产程过久而被建议剖宫产，我能拒绝吗？

可以。不过，你的产科医生提出的建议都是为了你好，你需要问清楚为什么他建议这样的步骤，对你会有什么影响，如果你不接受又有什么后果。下决定前把风险考虑清楚。如果你选择拒绝医疗干预，助产士和医生会尊重你的意愿。他们会继续工作，确保你和你的宝宝在任何情况下得到最好的结果。

Q 如果我是全身麻醉，谁来照顾宝宝？

如果宝宝出生后一切良好，这可以由你决定——如果可能的话，在你手术前让你的助产士知道你的决定。一般来说，默认你的陪产者会抱着宝宝直到你清醒，如果你愿意的话，让他们进行皮肤接触，并在必要的时候对宝宝进行奶瓶喂食。

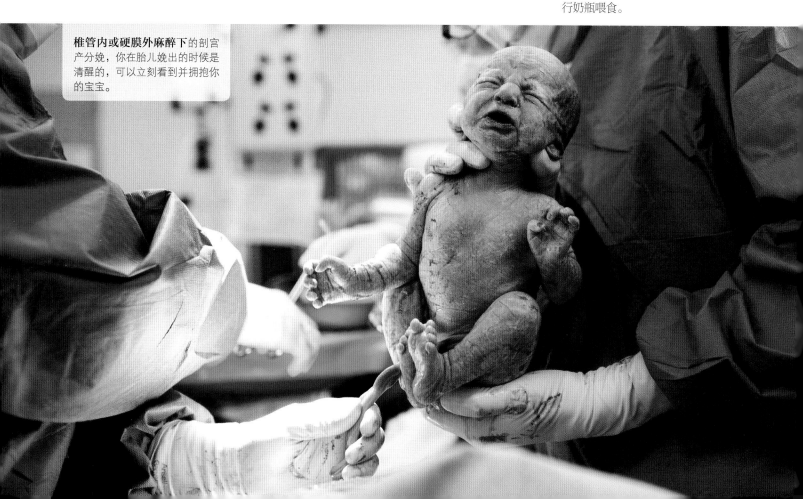

椎管内或硬膜外麻醉下的剖宫产分娩，你在胎儿娩出的时候是清醒的，可以立刻看到并拥抱你的宝宝。

Q 如果在产程中我决定需要剖宫产，我最快什么时候可以进行手术？

这取决于你需要进行剖宫产的紧急程度。医生会根据临床紧急程度进行这一操作，宝宝会在决定剖宫产后30~75分钟内娩出。大多数医院有两级评分系统。如果认为你和宝宝置身于危险之中，你要进行1类剖宫产，尽快实施。如果你或宝宝不是处于致命的情形中（如你太疲惫不能继续，或宝宝胎位不正），则为2类剖宫产，手术室准备时间会长一些。

Q 如果我是剖宫产，胎盘怎么娩出？是从我的子宫内膜上切下来吗？

不是的。一旦宝宝娩出，你会被注射人工合成的催产素（参见220页），对第三产程进行积极处理。这一激素有双重功效，帮助止血及引起子宫收缩，从子宫内膜上分离胎盘，和阴道分娩一样。产科医生会轻柔牵拉脐带，完全分离胎盘，从你的腹部切口拉出。

Q 我能在手术后直接去产后病房和宝宝在一起吗？

一般来说，你需要在和手术室相连的恢复室待几小时，条件允许的话，可以和宝宝在一起。医疗团队会监测你的血压和心率，确保你没有手术相关的并发症。助产士会给你一些镇痛药物，并确保你能正常饮水和吃东西。等到一切进展良好，你意识清醒，就可以去产后病房了。

Q 剖宫产是怎么回事？

进行麻醉后，麻醉医师会确保你没有感觉。你可能会觉得有些牵拉，但并不疼痛。

你的尿管会置入一条导管，在手术中为膀胱导尿；腹部用抗菌浴液消毒后，手术就可以开始了。产科医生沿着阴毛区域的上端进行切口，分离脂肪和纤维肌肉组织，然后在子宫下段实施切口。如果宝宝的胎膜未破，现在把它弄破。在切口下暴露宝宝身体。宝宝一般会在手术开始实施后10分钟娩出。娩出后，结扎脐带，医务人员会把宝宝交给你进行第一次拥抱。

腹部的下段水平切口（横切口）通常为15厘米~20厘米——你在皮肤上会看到的切口。它会留下一个轻度的疤痕，随着时间变淡。子宫的切口只有5厘米~7厘米长，让子宫的疤痕尽可能小。这会帮助减少未来产科问题的风险，增加你继续妊娠时阴道顺产的可能性。在非常特殊的情况下，会采用纵切口。别担心疤痕太大——这只是你身体众多改变中的一项。

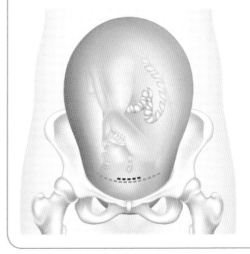

关键

----- 5厘米~7厘米子宫切口
----- 15厘米~20厘米腹部切口

横切口 这是最常见的切口，风险更少，未来阴道顺产的机会更大。它会在你的比基尼线以下留下一道不显眼的伤疤。

Q 我什么时候可以出院？我还需要回来拆线吗？

你通常在剖宫产后3~4天可以出院。有时你可能在24小时后就能出院了（你的导尿管应该在术后12小时拔除），只要宝宝一切都好，你术后恢复得不错。一般来说不需要返院拆线，子宫上的缝合是可吸收的，腹部切口也可以用可吸收线。如果你的腹部有手术缝线或手术钉，可以在术后5天左右去除。如果你在医院，就在医院去除；如果你回家了，助产士可以帮你去除。如果你是纵切口，可能需要晚些拆线。

Q 我什么时候可以起床，恢复正常活动？

剖宫产后，麻醉效果消除后，只要你没有晕眩或不适，鼓励你尽快开始四处走走，正常吃喝。活动也能减轻你形成血栓的可能性（通常会给予预防血栓的药物）。提拎重物或开车这样的活动还不能立刻进行。有关剖宫产恢复的一些最常见问题参见260页。

产程结束了，你的新生儿**在你的怀抱**，你开始认识这个小小人儿，开始你的家庭新生活。医疗团队还要**再做些检查**，你产后得到的这些护理有时也称为"第四产程"。

出生以后

宝宝的第一刻

宝宝出生后，如果一切都正常，助产士会把他放在你胸口，进行第一次拥抱。宝宝会被擦洗拍干，用一条干净的毛巾包裹，让你和他皮肤接触。同时助产士或伴侣会根据之前和你商量好的计划进行脐带结扎和切断。

宝宝会进行一些初步检查（参见238~239页），可能在你抱着他的时候进行，然后对他进行称重。无论在家、在医院还是在分娩中心，医疗团队会尽量不声不响地完成这些检查，力求对你和伴侣与宝宝建立情感联结的最初一刻不造成干扰。如果你和宝宝需要在产后接受医疗护理，医疗团队也会尽快让你们重新在一起。

照顾你

在你离开产房前，或者助产士离开你家之前，他会检查你的身体是否已经出现从分娩中恢复的迹象。助产士会为你测量血压和体温，触摸你的腹部以确认子宫开始收缩，评估你的出血量，检查胎盘胎膜完整。助产士也会问你是否愿意检查会阴损伤——通常这是为了检查你是否在宝宝出生的时候有撕裂，是否需要缝合。

助产士会在检查的时候解释他所做的事情，你可以继续抱着宝宝。事实上，宝宝在你待在产房的最后时刻里可以完美地让你转移注意力。

你产后的情绪

毫不意外，你在分娩后会情绪激动：不仅是因为激素水平的升高，也是因为见到宝宝的放松和激动盖过了一切。如果想哭，别担心——助产士习惯了在产房见到各种情绪表现，会根据你的情绪变化给你支持、鼓励、信心，或让你平静。

Q 我的宝宝出生后的第一反应是什么？

宝宝的第一反应是试着大哭——这是一个好现象，说明他可以自己呼吸。有时，宝宝需要帮助，或者在产房给氧。有的宝宝发出轻微的嘶嘶声，可能需要清除其呼吸道的黏液。你的宝宝会在产后立刻被观察以确认他的反应。

第一次抱住宝宝时，你可能会注意到他在出生后很快就转向你的乳头，表现出新生儿立刻寻找食物的强烈本能。

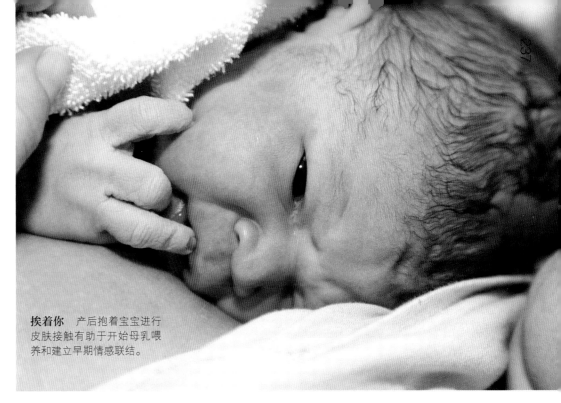

挨着你 产后抱着宝宝进行皮肤接触有助于开始母乳喂养和建立早期情感联结。

Q 如果我在分娩过程中撕裂了，需要缝合吗？

这取决于撕裂的严重程度（参见217页）。I度表浅撕裂可以让它自己愈合。II度撕裂可以由助产士在产房里进行局部麻醉和缝合，你可以抱着宝宝。III到IV度的撕裂需要产科医生在手术台上缝合。如果你有硬膜外麻醉，可以在手术中给药；或者你可以进行椎管内阻滞或局部麻醉。罕见情况下需要全麻。陪产者和你的宝宝可以在你缝合的时候和你在一起。

缝合线通常是可吸收的，自己会消失——表浅缝合需要2周左右，深度缝合需要3个月。通常医生不需要复查，除非你有所担心。

Q 我听说产后会有些出血，一般是多少呢？

宝宝娩出后、胎盘从子宫壁脱落时，连接的血管暴露了，立刻会有些出血。一般前24小时的出血水平为600毫升。一旦胎盘娩出，子宫持续收缩，即可帮助闭合血管，阻止出血。如果你出现会阴侧切或撕裂，也会有些出血。

产后大出血（PPH）是指你出血量高于正常。产后24小时严重出血是原发性PPH，大约5%的女性会出现这种情况。原发性PPH的常见原因是子宫收缩无力，这会造成严重的出血。

产后你也会出现一些血性的分泌物，称为恶露，是子宫内膜的自我更新（参见259页）。

Q 如果出血多又不停，怎么办？

除非有明显大量出血，医疗团队会首先尝试止血。他们会按摩子宫，给你用些药物让血液凝结，或者注射人工合成催产素（参见220页）。如果胎盘不完整，或者出血原因不明，你可能需要去手术室，在全麻状态下由产科手术医生去除残留胎盘；或者找出出血原因，进行必要治疗。如果你大量失血，可能需要输血。

Q 我能在分娩之后泡个澡吗？

可以。如果一切都好，鼓励你进行清洗。你可能感到有些不稳，那么请找人陪你。陪产者和宝宝也可以和你在一起（你可以用医院的婴儿床把宝宝推来推去）。硬膜外麻醉后，你需要在床上擦浴；等你能安全走动了，再进行沐浴或泡澡。

Q 我产后急着想上厕所小便，这会受伤吗？

如果你在医院，助产士希望你在出院前顺利排尿，所以你需要勇敢地排尿。如果你有撕裂或会阴侧切，排尿可能带来刺痛，在排尿时把温水倒在这一区域会有舒缓作用；最初几天要喝足够多的水，多吃富含纤维的食物。

Q 我怎么知道宝宝是不是健康？

宝宝的第一声啼哭听起来很棒，此外，你也要知道他是不是完全健康。他会在出生后立刻得到全面检查，在出院前还会再进行检查，知道这些会让你安心。检查是非创伤性的，并且能有效发现可能的健康问题。

阿氏检测

在20世纪50年代早期，美国弗吉尼亚州的产科麻醉医生阿普加就建立了一个简单的五项评分体系，评估宝宝产后几分钟内的健康情况。该检测被批评者认为太简单了，但仍是你宝宝最初需要接受的评估之一——在产后1分钟和产后5分钟进行。

阿氏评分

这个五项评分系统是以阿普加的名字命名的，在产后直接进行评估。所以你会看到它写成阿氏评分。

» **外观：** 皮肤和嘴唇颜色，说明宝宝是否有足够氧气。
» **脉搏：** 用听诊器检查宝宝的心率。
» **表情：** 检查宝宝对刺激的反应，如光或抚触。
» **活动：** 通过宝宝手臂和腿的活动检查其肌肉张力。
» **呼吸：** 检查宝宝的呼吸节律和动作。

产后1分钟和5分钟时进行检查，所有分数加起来在7分以上说明一切都好。5~7分说明宝宝需要帮助才能顺畅呼吸，但可能只需要在胸前按摩一下或启动他的反射。5分以下会让儿科医生来对他进行检查。

评分	0	1	2
外观	皮肤完全青紫	身体粉红，四肢呈白色或青色	皮肤呈粉红色
脉搏	无心率	心率慢	心率快
反应	无反应	对刺激有反应	自主啼哭
活动	无活动或活动无力	四肢伸展和缩回动作缓慢	四肢活动多
呼吸	无呼吸	呼吸缓慢、微弱、不均匀	呼吸和啼哭有力

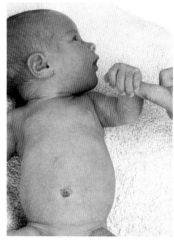

抓握反射 你会对新生儿的握力感到惊讶。这是因为抓握反射，他会本能地抓住放在掌心的东西。

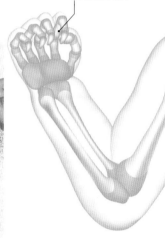

手 助产士会把手指放在宝宝掌心，看他是否抓握

背 脊柱检查非常重要，如有异常可能提示存在脊柱裂

快速健康检查

助产士会快速进行阿氏检测，你甚至很有可能不会注意到它。另一项在产房从头到脚的检查（见右）会找出是否存在健康问题。如果助产士的检查的确发现了一些问题，他会向你解释，宝宝会得到适当的照料。在一些情况下，助产士会要求儿科医生来进行会诊。

如果宝宝一切都好，你可能把他带去产后病房。在产后72小时内，宝宝会再次进行检查（参见246页），在医院或在家。如果你担心宝宝有任何健康问题，立刻通知助产士或医生。

脚 检查宝宝的脚，确保他有5个脚趾，无蹼状皮肤

新生儿从头到脚的检查

1 头部：
》宝宝颅骨上一些软的部分（囟门）、头的形状、头围、头发质地都正常吗？

2 面部表情：
》宝宝对刺激出现面部活动时，表情是否对称？这是整体是否健康的表现。

3 眼睛：
》瞳孔是否随光线变化而扩大？
》是否有红眼，提示宝宝可能患有白内障？

4 鼻子：
》鼻道是否有黏液阻塞，影响宝宝的呼吸？

5 脸颊：
》宝宝脸颊被抚触时是否转向一边？这能测试他对抚触的反应和觅食反射。

6 嘴：
》上颚是否没有缺陷？
》舌头是否能自由活动，颜色和大小是否正常？
》助产士把小指放进宝宝嘴里的时候，他是否能立刻吮吸？

7 嘴唇：
》手指放到嘴唇上的时候是否立刻出现觅食反应？

8 耳朵：
》是否能根据声音转头？
》两耳是否对称？
》是否有皮赘？
》耳朵是否往前或往后折叠？
》轻捏耳垂后，血流是否能迅速恢复？

9 颈部：
》摆动颈部时，宝宝的头部是否能随之向前、后、左、右转？

10 锁骨：
》锁骨在分娩过程中是否有任何损伤？

11 胸部：
》宝宝的肺听诊是否无杂音？
》心脏位置和心跳正常吗？

12 皮肤：
》宝宝的皮肤颜色是否说明氧气量正常？
》有没有黄疸的迹象（参见249页）？
》宝宝的体温正常吗？

13 手臂：
》手臂与身体的尺寸是否协调？
》在惊跳反射（也称"莫罗氏反射"）中他是否能缩回手臂？如果没有自主发生，助产士会托住宝宝头部，让它安全下落，这应该能激发反射。

14 手和手腕：
》刷过宝宝手背的时候，他是否能张开五指像在抓东西一样？
》宝宝是否能握住助产士放在他掌心的手指？助产士会把手向上抬，轻轻提起宝宝，检查握力。
》宝宝的手指数目是否齐全，与身体其他部分相比是否大小协调？
》宝宝的掌心是否起皱？某些折纹提示唐氏综合征，但这一病症需有其他特征。
》手腕的活动范围是否全面？

15 后背：
》宝宝的肩胛对称吗？
》宝宝的脊柱中线是否有一撮毛或脂肪？这可能提示脊柱裂。
》所有的脊椎是否排列整齐，无明显弯曲？
》轻柔按摩脊柱，是否引起宝宝任何疼痛？

16 腹部：
》大小是否正常、对称？
》器官触感是否正常？比如，触到肝缘是正常的，但不应该触到脾或肾。
》脐带断端是否有感染或出血？

17 髋部：
》髋关节活动范围是否正常？

18 外生殖器：
》宝宝是否排出胎便，说明肛门开口正常？
》外生殖器是否目测正常健康，男婴的睾丸是否下降？

19 腿：
》双腿长度是否一致？
》膝盖和脚踝的活动范围是否完全？

20 脚：
》脚放松的时候是否位置正常？脚跟和足弓是否灵活？
》脚趾数目是否正常，长度有无异常？
》趾间是否有蹼？

嘴 检查上颚，确保没有缺陷

皮肤 立刻检查皮肤颜色。如果宝宝完全呈粉红色，那么是健康的表现

腿 助产士会摆动宝宝的腿，确保他的膝关节活动范围正常

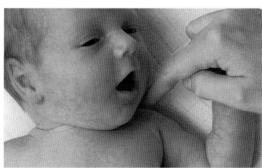

觅食 如果任何东西碰到宝宝的脸颊，他会立刻转头寻觅该物体。这一反射能够确保哺乳成功。

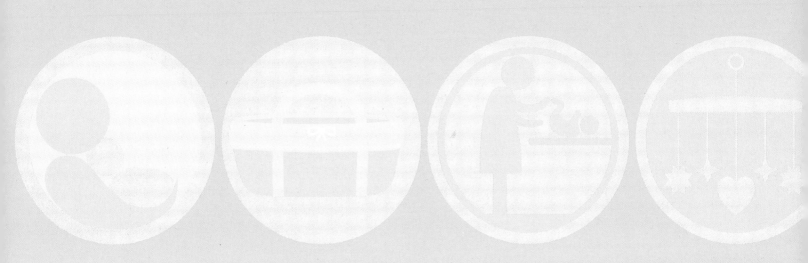

》本章内容

产 后

与新生儿一起生活的最初几小时、几天、几周，可能**充满挑战**，但同时也能让你**享受愉悦**。本章帮助你做好准备迎接即将遇到的各种情况。关于母乳喂养和人工喂养的内容，让你可以在宝宝出生后立刻着手进行喂养。当最终怀抱深爱着的漂亮宝宝时，实用的宝宝护理信息可以帮助你在宝贵的时间里获得最佳效果。

特写
产后12周

我们这里说的是健康足月儿，当然他们还在身体上、精神上、情绪上要经历无数成长阶段。当你回顾宝宝出生以来3个月的照片时，你可能几乎无法相信那个小小的、皱皱的、蜷成一团的肉乎乎的小东西能变成你现在抱着的舒展的、微笑的、开怀的、又抓又抢的、好奇满满的小人儿。

1周 宝宝大部分时间都蜷着，他需要适应子宫外的生活。他基本上都握着小拳头。

你能做的： 让宝宝照镜子，他喜欢看各种人脸，在出生后会立刻寻找你的脸。

2周 宝宝现在趴在你肩头的时候，可以把头抬起几秒钟了。

你能做的： 脸对着宝宝，伸出舌头。他会试着模仿你。

3周 你可能注意到宝宝的动作不那么机械了，更灵活可控了。他对肌肉控制得越来越好了。他的一些原始反射开始消退。

你能做的： 虽然你的日夜节律还是一团混乱，但你可以开始帮助宝宝分辨日夜，夜间可以把他房间的光线调暗，让他知道现在是晚上了。

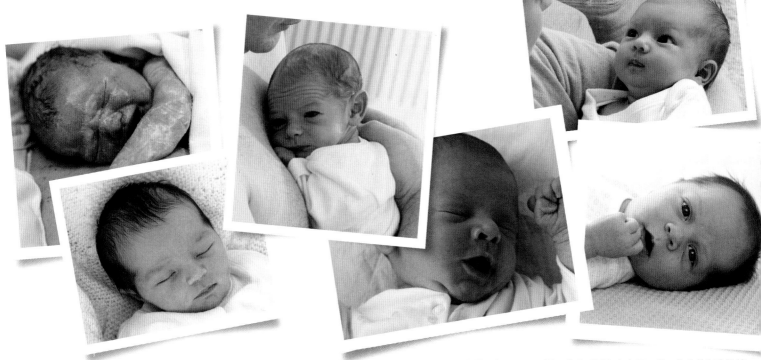

4周 宝宝的颈部肌肉更强壮了，你会发现他在你的支撑下，抬头的时间更久了。

你能做的： 让宝宝趴着，他会试着从平面上抬起头来。这能帮助他的背部和颈部产生更多力量。

5周 宝宝现在视线可以聚焦，会运用他的眼部肌肉，努力注视远近物体。他的视线可以追随一个从视野边际到他眼前的物体。

你能做的： 小宝宝喜欢黑白图案。放置一些宝宝躺着时可以看到的图样。

6周 你会看到努力有了回报：宝宝的初次微笑。他越来越能感知环境，能对你的声音有反应，在你说话的时候会关注你。

你能做的： 和宝宝说话，这能帮助发展他的语言技能，虽然他还不会对那些词有反应。你甚至可能听到一些喉音反馈。

有趣的事实

20厘米～ 25厘米
宝宝在2周时能注视的距离。

4周
宝宝的身体比出生时舒展了。

10天
脐带通常在产后10天左右自然脱落。

7周 宝宝开始发现双手，你会注意到他注视双手并活动手指。这是手眼协调的开始。他可能把手放在嘴里进行探索。他的眼部肌肉的发育令双眼可以活动一致。现在开始有一些咕咕咯咯的声音，宝宝发现他可以发声！

你能做的： 在宝宝面前悬吊一些物品，在他平躺时刚刚触手可及的距离。

8周 宝宝的后背和颈部肌肉现在强壮到足以让他在平躺的时候沿着身体中线抬头。你可以扶着宝宝的腋下，让他把脚放在地面上。有些宝宝在这个阶段已经可以让腿部承担一些体重了。

你能做的： 给宝宝充分的空间，让他活动、伸展，让这些肌肉发育获得力量。

9周 宝宝越来越爱社交了。他能认出父母并予以回应。他开始和别人玩耍。

你能做的： 宝宝爱上了你的声音，试着对他用不同的声调和搞笑的面部表情。学宝宝发出的咕咕声，让他更好地了解交谈的艺术在于亲子双方的互动！

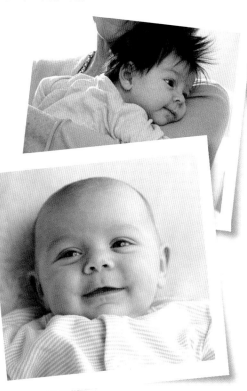
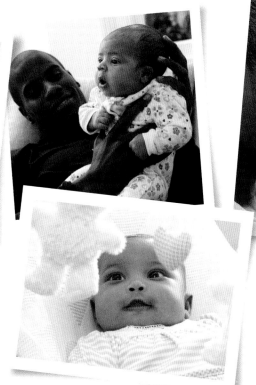
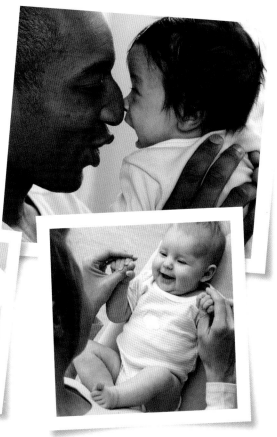

10周 镇定和安抚自己，是宝宝要学习的一项重要技能，应该在10周左右开始。你可能注意到宝宝能接受更强的刺激了。他能够在面前或身前把双手交叉在一起了。

你能做的： 带宝宝去游泳池。宝宝乐于去游泳池，不仅因为这带来新的视野、声音和感受，也是学习游泳的第一步。

11周 宝宝开始辨认东西，如他的奶瓶或是你母乳前做的动作，并对哺乳表现出热切的渴望。他也能把声音与发声物体联系起来了。

你能做的： 做一个感知盒子，放一些能发出不同声音、有不同颜色和材质的东西，如皱纸、能发出沙沙声的纸箔、拨浪鼓等。把它们放在宝宝手里，让他进行探索。

12周 现在，宝宝真的开始和你交流了。你会听到咕咕声、尖叫声，甚至一点儿咿呀学语。宝宝开始有意识地去抓东西，而不仅仅是抓握放在他手里的东西。宝宝的消化系统已经完全发育成熟。宝宝也开始咯咯笑了——显然是说明他觉得你好笑！

你能做的： 用儿歌配合轻柔动作和宝宝进行交流。

14~18小时
宝宝在24小时周期内需要睡眠的时间。

600万
新生宝宝的皮肤上每平方厘米有约600万细胞。

4种反射
新生儿在出生时有4种原始反射：惊跳反射、觅食反射、抓握反射、踏步反射。

恭喜你！**获得了奇妙的新生宝宝！**为人父母的感受是很难预习的。你会经历各种混杂情绪：喜悦——可能掺杂着一些不真实的奇妙感，你不禁对家庭的新成员发出感慨。享受珍贵一刻，了解这不可思议的小人儿吧。

最初12周

新家庭

除了与宝宝建立联系，新妈妈的另一个重要任务是照顾好自己、充分休息。在接下来几页，你会看到最初12周是什么情况。

如果你在医院分娩，你会转入母婴同室的病房。如果你想进行母乳喂养，但在产房里还没开始这么做，你可以在助产士的鼓励和支持下现在开始。要有信心，建立母乳喂养通道需要时间——你和宝宝都在学习中——如果一开始遇到些困难，别担心。

一旦你和宝宝单独在一起，他确实到来的现实可能对你有些冲击，继而引发一系列情绪。宝宝可能睡着，你可能大多数时间都在惊奇地凝视着他。把他抱近些，最好有皮肤接触，跟他说话。你是他在这个新世界上熟悉的人，是他能够立刻辨认出声音和气味的人。如果你是剖宫产，觉得抱着他很费劲，让你伴侣抱着他进行皮肤接触。

一旦你想和家人朋友分享消息，联系几个关键人员，然后考虑关掉电话。和新宝宝在一起的头几个小时最好免受打扰。虽然医院允许探视，但把人数尽可能控制在最少。接下来几周有的是时间让每个人都来认识家庭新成员。

回家

根据你的情况，你可能在分娩当天就能出院回家，只要助产士认为母乳喂养通道已经建立好了，宝宝已经完成健康检查（参见238～239页）。利用在医院的时间，问问关于宝宝护理的问题，从换尿布、洗澡，到喂养和睡觉。

对这个小人儿负起责任的感觉可能压倒一切，但也要尝试放松，记住你是照顾他的最佳人选。助产士会在产后进行家访，了解你和宝宝的进程，提供建议和支持，这会给你带来信心。他在前10天会规律随访，检查宝宝的喂养情况和你的恢复情况。之后，你和宝宝会由卫生探视员来进行照顾。

Q 大多数人都会立刻爱上宝宝吗？

有些人会感到爱意涌来，有些人则不。如果这种感觉没有立刻击中你，别担心。一些人建立联系的过程比较缓慢，但最终建立的联系将稳固而牢靠。

在过去，专家认为建立亲情联系在产后有个窗口期，但我们现在知道这一联系过程更微妙、更复杂、更长久，会在宝宝出生后几天、几周、几个月慢慢发生。抱着自己的宝宝，每天照顾他，会建立稳固的联系、信任感和逐渐发展的相互的爱，越来越深不可测、意义深远。你可能还不知道亲情已经建立——对于许多父母来说，他们初次感觉到这种心跳联结，是在宝宝出生几周后第一次对他们展露微笑。

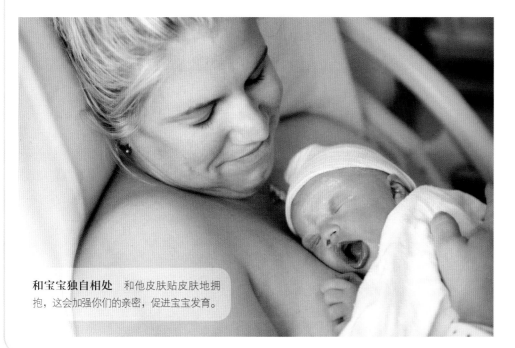

和宝宝独自相处　和他皮肤贴皮肤地拥抱，这会加强你们的亲密，促进宝宝发育。

情感联结小窍门

》抱紧宝宝：最终宝宝要学会自我安慰并独自入睡，但在他刚出生的几天或几周里，尽可能多抱抱他。

》互动：在宝宝醒着的时候多和他在一起——眼神接触，对他唱歌，对他说话。他可以看到你、听到你，这种互动会令你们之间的成长纽带越来越稳固。

》以宝宝为先：忘记烦琐小事，别害怕接受周围人的帮助。前几周最为宝贵，尽可能把时间花在宝宝身上。

》限制访客：亲戚朋友都雀跃着想认识这个新宝贝，但在前几周时不妨拖一拖。新家庭花时间在一起是非常重要的。

》给自己一点儿时间：别给自己太大压力，非要以特定方式感受或行动。放松，让你和新宝宝的关系可以发展。如果几周后你还是觉得游离不定，和卫生探视员谈谈。

Q 我生了个男孩！然而我怀孕时确信自己怀了个女孩，要怎么调整自己面对这个事实？

无论你得到男孩或女孩，这都是个改变巨大的时刻。孩子出生后的最初几天或几周都是自我调整的时间，现实是这个小小的脆弱的宝宝需要照顾。除此之外，你的宝宝可能与你期待的看起来表现得有所不同。你可能会因为激素的变化而情绪起伏，因为分娩和医院环境而

精疲力竭。尝试把注意力放到亲情联系上，开始认识你的新宝贝。这得花些时间，但随着日子一天天一周周过去，你会建立与孩子独特的联系，无论性别。

Q 我感到喂奶非常困难。这正常吗？

放心，这很正常。新生宝宝出生时有些储备，现在可能不需要吃太多。和你一样，宝宝也从分娩中感到精疲力竭，需要好好休息。

而且，他喂起来很费事。你们都需要时间习惯喂奶。然而，如果你选择母乳喂养，最好是尽快起步。享受皮肤接触，每隔几小时就让宝宝衔乳，这会帮助母乳激素产生。如果你还在挣扎，从助产士或喂养专家那儿寻求指导。

平均来说，新生宝宝在产后几周内每天要喂8～12次，甚至更多。

Q 我想在分娩后尽快回家，但我知道宝宝要先接受检查。为什么？

宝宝出生后3天内要从头到脚地进行检查，这是为了确定是否有任何畸形或疾病在产前筛查中遗漏。

宝宝会在产后进行彻底检查（参见239页），在72小时内还会再次检查，通常是儿科医生或助产士在你出院前进行。如果你产后很快出院，有些医院会请社区助产士或全科医生在家检查；如果是在家分娩，全科医生或助产士会在宝宝出生后72小时内前来检查。

早期发现任何健康问题，宝宝可以尽快得到治疗，这通常会带来更好的结果。

通常来说，新生儿的心率在110次/分~160次/分。一开始，心脏相对胸壁来说比较大。

新生儿检查

下面的检查是为了确认宝宝健康状态良好。儿科医生或助产士也可能在这次检查中再次检查宝宝的反射。

» **皮肤**：检查整体皮肤颜色和胎记。

» **心肺**：用听诊器确认心脏听诊和呼吸节律正常。检查脉搏。

» **头部和面部**：头部囟门（软的部分）使颅骨在通过产道时可以挤压，要进行检查。检查宝宝面部特征是否对称。

» **眼**：用一个特殊的电筒（检眼镜）检查视网膜红反射，确定无白内障。

» **嘴**：检查上颚，确保无裂隙或裂口。

» **嘴**：检查舌系带，如存在限制可能影响哺乳。

» **髋部**：轻柔向上弯曲双腿并转动髋部，检查髋关节无变形（参见324页）。

» **外生殖器**：检查男婴睾丸位置和阴茎。还会问你宝宝是否已经排尿排便。

» **后背**：检查脊柱确保正确成形。

» **手和脚**：检查手指、脚趾和掌心的皱褶，以及脚和脚踝的静息位置。

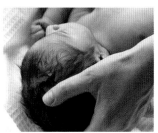 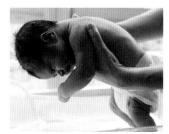 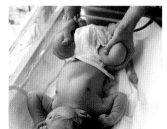

头部 检查宝宝头部软的部分。并检查辅助分娩是否对宝宝造成影响。

脊柱 检查脊柱和后背，确保它们平直，无任何畸形。

髋部 儿科医生旋转宝宝的时候会发现任何错位迹象。

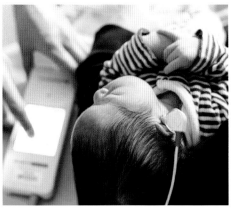

听力测试 这一测试通常在你和宝宝出院前在医院完成，或者由卫生探视员或接受过专门培训的筛查者在家里或诊所完成。

Q 为什么我的宝宝要在出生后24小时之内接受听力测试？

大约1/900的宝宝出生时带有某种程度的听力缺损。早点儿发现对宝宝的发育很重要，这样他能得到正确的支持和辅助，得到最佳机会发展对话和语言技巧。

将一个小的耳部装置放在宝宝的外耳，向耳道传达敲击声，内耳接收后会产生回声。这是个快速而无痛的过程，可以在他熟睡时进行。

Q 什么是维生素K？为什么我宝宝出生后需要这个？

维生素K在血液凝结中起到重要作用。一些宝宝出生时维生素K含量不足，因为它不容易通过胎盘，母乳中含量也很少。这会让他们置身于一种少见但可能致命的疾病中——新生儿维生素K缺乏性出血（VKDB），出血可发生于鼻腔、口腔、有时甚至颅内。可口服2~3剂维生素K，或进行一次注射，它起效很快。辅助分娩后，你可能会需要额外的维生素K。

Q 我宝宝总在睡觉。我要每隔2~3小时弄醒他喂奶吗？

放心，宝宝不会饿着他自己。在宝宝出生后第一次睡醒时，你可能会惊讶他睡得那么多，也担心他吃得不够。其实在最初几天，宝宝只需要一点点初乳。你的乳房只需产生一小匙这种浓稠乳状、富含抗体的物质，对他的小肚子来说就够了。然而，一开始每隔两三个小时让宝宝衔乳是件好事。这不是为了让他熟悉喂奶流程——那还为时过早——而是为了帮助你掌握技巧，刺激你的乳房产生乳汁。最早的母乳平均在产后3~5天到来，宝宝吸得越多，母乳来得越早。

Q 为什么宝宝睡觉的时候呼吸声这么大？

宝宝只用鼻子呼吸，这样他在较长的喂奶过程中也能好好呼吸。然而，如果有黏液阻塞了他的鼻道，他可能会通过吸鼻和喷鼻来清理，或者在呼吸的时候发出喘息和啸声。如果黏液流到喉咙后部，他会发出咯咯声。因为他的气道还很小，比较容易阻塞。

宝宝的睡眠时间里，也有一半是"活跃"睡眠，会做梦，所以看起来不安分又吵闹。小宝宝的睡眠也会出现周期，可能屏住呼吸几次，长达10秒钟，然后恢复到浅快呼吸，再恢复到正常呼吸。这种"周期性"呼吸在早产宝宝中尤其常见，但也会在足月宝宝身上出现，是个暂时性过程。呼吸声大，但是间歇性的，不需要担心；如果宝宝的呼吸声一直很吵，或者呼吸既快又费力，扇动鼻翼，发出犬吠或急促的声音，呼吸暂停超过10秒，或者皮肤发青，则需寻求医学指导。

Q 宝宝刚拉了第一次大便，是黑色的！这正常吗？

当你深入研究宝宝的尿布，发现一泡黑绿色的大便，可能会感到震惊。别担心——这是健康的表现。

这种黑绿色、沥青样的物质，称为"胎便"。它的成分是死掉的皮肤细胞、胎毛、胆红素、黏液、胆汁，都是宝宝在子宫里的时候在他肠道里聚集的，是他在前24小时内排泄的。

虽然胎便看起来有些吓人，很难清洁，但这一最初的黏性肠道运动相当正常，它的出现是件受欢迎的事，说明宝宝的肠道工作正常。宝宝的大便会在最初几周或规律喂养后发生变化。如果你还是有所担心，和卫生探视员聊聊。

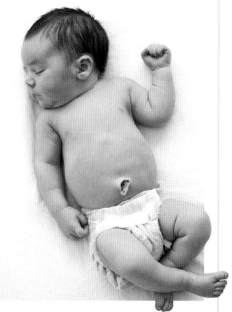

肠道活动 为宝宝换尿布时，发现不同颜色的粪便是很正常的。

正常尿布看起来什么样

新手父母通常不知道，宝宝的大便可以有多种颜色和质地。所以知道什么是正常、什么是不正常，可以避免你每次看到尿布都感到担心。下面是常见情况：

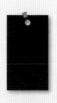
》最初几天，宝宝排出的胎便是厚重、黑绿色、沥青样物质，是在他还在子宫里的时候就积聚在肠道里的。

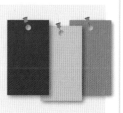
》3~5天，粪便逐渐改变，从深绿色变为黄色和浅棕色。

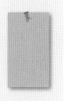
》母乳喂养宝宝的粪便是黄芥末色，可能较烂、水多。有一种甜的气味。

》配方奶喂养宝宝的粪便较为成形，颜色是较深的黄褐色。一些配方奶会让粪便带点儿绿色。

》最初几天，宝宝可能频繁大便，有时每次喂完都会大便。大约第4天起，宝宝一天大便两次，持续几周。母乳喂养宝宝的大便较少，甚至几天都没有一次。只要粪便较软，宝宝排便不费力，都不需要担心。

Q 我的宝宝和杂志上的那些照片看起来一点儿都不一样。为什么？

新手父母会很惊讶于新生儿的外貌。你在产后面临的喜悦可能与你想象中的完美画面不太一样。了解原因，记住每个宝宝都是独一无二的，弄清他们在这个阶段都有哪些共同的身体特征。

无论你宝宝是在顺产过程中又推又挤又拉地从产道娩出的，还是通过剖宫产娩出的，他都经历了一件大事。除此之外，他的外观受到的另一个影响是在你子宫里蜷曲了9个月，一直泡在羊水里。考虑到这些，他看起来肿胀、青紫，甚至血淋淋的，就毫不奇怪了。放心，在他出生1天左右，他

的那些新生儿特征——与身体其他部分看起来大得不寻常的头部，肿胀的面部特征，皮肤上有奇怪的覆盖物，外生殖器肥大等都会慢慢稳定。接受他的新生儿外貌吧，这些会马上消失的。

头部

宝宝的头部是他身长的1/4。颅骨较软较灵活，中间有缝。这两处软的部分称为"囟门"，产后对这两个位置要轻柔对待，它们会在18月龄的时候完全消失。在分娩过程中，颅骨活动调整头部穿过产道，这会让新生儿出现锥形头。如果你进行了辅助分娩，则产钳的位置会有青紫，或者吸引器的位置有肿胀，这会在24~48小时后消失。宝宝的头部会渐渐变圆，任何印记都会消失。

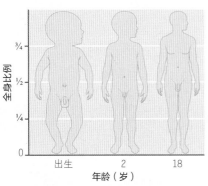

头部尺寸 随着宝宝长大，他的身体与头部比例会渐渐改变。

头发

宝宝可能几乎是秃的，也可能有许许多多头发。这些头发会在最初几个月脱落，新的头发长出的时候可能和出生时的没什么相似之处，但会更接近你认为他会长的那种头发。

皮肤

宝宝出生时全身是血、羊水以及被称为胎脂的脂状蜡样物质——这是他在子宫里时覆盖在他身上的物质，确保他不会泡水。如果他在41周以后出生，可能没多少胎脂了，皮肤可能看起来有点儿干。宝宝也会有一些柔和的细毛，称为"胎毛"，它们能留存胎脂。

皮肤一开始看起来粉粉的，一旦宝宝开始自己呼吸，颜色会逐渐稳定。皮肤看起来会很好，你在某些位置甚至能看到表皮下的小血管。随着循环系统的成熟，手脚发青的情况需要1天左右的时间才能改善。

眼睛和鼻子

宝宝的鼻子在阴道分娩后会受到挤压，这个可爱的被调整的五官让小宝贝在喂奶时方便呼吸。宝宝的眼睛也会有点儿浮肿，眼白处因为产道挤压而有些出血点。

宝宝何时有黄疸

新生儿黄疸非常常见，如果宝宝没有这个情况才不常见。

这是因为血液中带有一种叫"胆红素"的黄色物质，会让皮肤和眼白变浅黄色。新生儿可以耐受轻度黄疸，只需进行监测。它会在2周内消失，每20个宝宝里只有1个需要治疗（参见322页）。

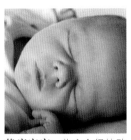

黄疸宝宝 黄疸会很快改善，通常宝宝不需要治疗。

斑点和疹子

宝宝出生的时候可能在鼻子、面颊、眼部和前额有大量白色小点，也可能在最初几周出现。它们称为"粟粒疹"，是皮肤里发育中的腺体造成的。它们无害，会在几周内消失。

外生殖器

出生前的一波母体激素通过胎盘，令无论男婴或女婴出生时都带着肿大的乳房和外生殖器。女婴可能有阴道分泌物，里面有点儿血，乳房可能会有白色分泌物。这些都是正常的。肿胀会在几天后消失。

脐带 结扎的脐带会在出生后10天左右自然脱落

胎记

出生时在皮肤上发现印记是很正常的，通常不需要担心。胎记分为两类：血管型的或色素型的。血管型的胎记包括：

胎记	外观	描述
毛细血管斑		毛细血管斑也称"鲑鱼肉色斑"或"单纯痣"。这一浅粉色印记出现在前额、鼻子、嘴周围、眼皮或颈后，通常会随着时间褪色直至难以被肉眼察觉
草莓状血管瘤		草莓状血管瘤无害，是不成熟的血管集中形成的突起的红色印记。它们在最初几个月发展很快，然后开始萎缩消退。根据大小和位置，有时需要治疗
葡萄酒色痣		葡萄酒色痣也叫"焰色斑"，是扩张的血管集中造成的扁平红色或紫色印记。它们会随时间变深，是永久性的。它们会在身体任何位置出现，但通常在面部、颈部、四肢

色素型胎记

胎记	外观	描述
咖啡牛奶斑		咖啡色印记，在身体任何位置出现。它们可能在出生时就有，在第一年出现更多。通常无害，如果孩子身上太多了，可以让医生看一下
蒙古青		蒙古青在深肤色宝宝身上更为常见。这些蓝灰色的印记常见于后背或臀部，通常在最初几年会自己消退
痣		先天性的痣，棕色或黑色，可以是扁平或突起的。这些印记通常无害，但需要监测，可能在以后有恶变的风险

手和脚

你宝宝的腿可能有罗圈儿腿，脚也向内蜷曲，反映了他在子宫中的体位。他的四肢会慢慢伸展开来。如果你的宝宝是足月分娩的，他的指甲可能很长，甚至会抓自己。他的指甲会很软，你可以小心地剥去或用婴儿剪刀来修剪。

Q 我出院的时候宝宝要做什么检查？最初几周呢？

社区助产士会在你出院后一天进行家访，通常在之后10天再家访。

在家访时，助产士会检查你是否从分娩中恢复，如何处理家中生活。他会问及你的喂养情况，为宝宝称重。社区助产士是协助和建议的珍贵资源，在这个早期阶段能给予你帮助。家访是一个分享你任何担忧的好机会，可以要求任何支持，从你自己的产后健康到如何照顾宝宝。在10天后，你会由卫生探视员（经过特殊训练的护士）接手，探视

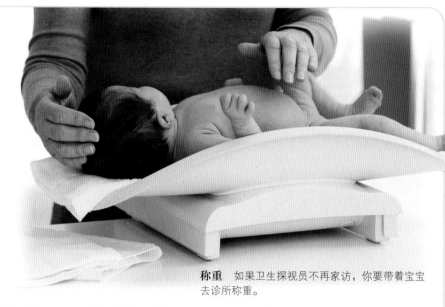

称重　如果卫生探视员不再家访，你要带着宝宝去诊所称重。

员开始时会来你家，之后你要带着孩子去当地的儿童健康诊所。卫生探视员也能给你提供宝贵的护理支持，会对你和宝宝进行监测，定期给宝宝称重。卫生探视员还会在成长记录表上

追踪宝宝的体重，这本红色儿童保健手册是由你保管的。

新生儿的平均体重是男婴3.4千克，女婴3.3千克。宝宝在出生后第一周体重往往会有所下降，然后再慢慢增加。

Q 助产士说她在第一周给宝宝进行针刺足跟检测。那是什么？

是一个快速检测，即足跟血检测，也叫格里思检测，可以测验一系列疾病。它不是免费的，但很受推荐，因为早期筛查好处多多。早期治疗能提高宝宝的健康状况，预防严重的残疾。你会得到有关该测试的全部信息，能检测哪些疾病，你在知情同意下为宝宝做出决定。

检测在宝宝出生后5天左右进行。健康专家针刺宝宝的足跟取血涂在卡上，然后送去检验。宝宝在这个过程中会觉得有些不舒服，也可能会哭闹着要爸妈。可以在检测时抱住宝宝给他喂奶，减轻宝宝的不适。针刺足跟检测筛查9种疾病：遗传性镰刀状红细胞病；囊性纤维

化，一种遗传病；先天性甲状腺机能减退，一种会影响生长和精神发育的疾病；还有6种遗传性代谢疾病，如中链乙酰辅酶A脱氢酶缺乏症（MCADD）和苯丙酮尿症（PKU）。

你会在宝宝8周前收到结果。如果任何筛查呈阳性结果，说明你宝宝可能罹患该种疾病，需要进一步检测。

Q 我宝宝几乎没长体重，我要为此担心吗？

如果你认为宝宝体重没有增加，的确很容易感到焦急。宝宝的体重稳步增长对父母来说才是对的事情。然而，有些宝宝体重增长较为缓慢。只要你的宝宝活泼、警醒、反应好、大动作达标，那就行了。如果你觉得不安，告诉

卫生探视员或全科医生，他们会检查宝宝的成长表。如果宝宝下降了2个百分位，或低于成长曲线的3%，建议进行检查。

体重不增加常见于宝宝摄入的热量不够，或者他的身体未能吸收或利用营养。这种情况有个简单的解释：如果宝宝生病了，可能掉一些体重，而需要几周时间才能回到正轨。或者他衔乳不好（参见268～269页），这会影响他喝奶的情况。如果是这种情况，向医疗专家或母乳咨询师寻求指导。

如果宝宝接受的是配方奶喂养，确保奶粉和水的比例正确，这样他才能获得成长所需的营养。有时，体重增长缓慢是因为对牛奶不耐受或过敏、反流，或者其他更少见的疾病。

Q 我应该在什么时候让宝宝养成生理规律？

在最初几周就要开始让宝宝知道日夜有别，但别担心规律问题。

这可能很难，你可能需要向宝宝的世界妥协，尽可能在他睡觉的时候睡觉。他来到你的世界，是带着自己的生物钟的。

新生儿的大多数时间都在睡觉，每24小时要睡14~18小时，但这种睡眠是片段式的。宝宝的小肚子只能容纳很少的食物，所以他需要每隔两三小时醒来喂食一次喂食。随着宝宝和肚子的成长，可以延长喂食间隔，逐渐形成规律。保持一定的灵活性是关键，然而，你也需要接受现实——宝宝的需求有时很没有规律。

在最初几周，你可以先引入日夜规律：在夜间减弱光照，减少活动，让宝宝慢慢形成一天终了要上床睡觉的规律。宝宝的夜奶持续一段时间还要夜奶一阵子，需要在稳定、安静的环境中进行。如果你能扛过疲惫，尽量在最初几周多和宝宝在一起。能和他厮守的时间稍纵即逝，好好珍惜吧。

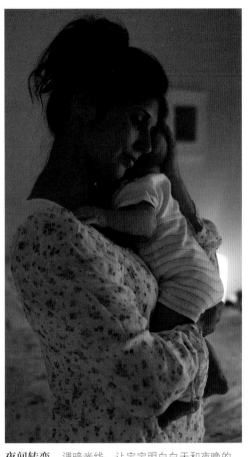

夜间转变 调暗光线，让宝宝明白白天和夜晚的区别。

6周后，宝宝会开始在夜间睡得多一些，白天睡得少一些。

Q 为什么我把宝宝放下睡觉的时候他总会哭？

如果你错过了最佳睡眠时间，就可能出现这种情况，过度刺激和过度疲倦令宝宝无法安定。在前3个月，宝宝开始在睡眠之间有较长的警醒时间，但他还是在一天当中需要很多睡眠，所以让他白天睡够也是很重要的。掌握睡眠时间是很难的，因为宝宝从清醒到有点儿累到很困的状态可能转变得非常快。把宝宝放下的最佳时机是疲倦刚刚袭来的时候，这是他最佳的入睡时间。疲倦的线索非常微弱，可能是眼神飘移或盯着某处发呆。他可能坐立不安，开始机械运动，紧握拳头，抓耳挠腮，不停眨眼。你需要寻找这些线索。

Q 宝宝在家和我在一起的时候总哭。他是无聊吗？

家中往往只有你们两个人，取悦宝宝让他开心的责任完全落在你肩上，这几乎成为负担。别试图在他醒着的每一分钟都取悦他。他会喜欢不被打扰地和你一起一对一地玩10分钟，然后在自己的游戏垫上快乐地嘀咕20分钟，或者满足地看着你忙于家务。

让宝宝在房子里和你一起多活动，能帮他感到安全和自信；你在身边，这也让他不那么烦躁。新生儿喜欢看着周围的世界，所以把他放在有趣的家庭植物、窗户或漂亮的壁纸旁边可以让他陶醉，注意变换视角。记住，宝宝知道你是会满足他需要的人，他的啼哭是与你沟通的方式——只有你们两个在的时候，他可能会更专注于自己的需求。

Q 我的朋友和家人想来看宝宝。我怎样才能安排好探视时间，自己又不至于累死？

当你从医院回到家，你和宝宝需要足够的时间来调整。热情的来访者需要理解这一点，而他们的期待需要进行管理。他们可以来进行一个短的探访，每天只来一两拨人，而且探访之间有间隔。让他们知道你什么时候会累、什么时候要休息。亲近的朋友和家人会希望提供帮助，所以给他们布置任务，比如购物或简单家务。

🔍 你知道吗

即使5~10分钟的深度放松也能让你焕然一新。尝试不做家务，在你宝宝睡觉的时候小憩一会儿。你可以从网上学习到不同的放松技巧。

Q 如果我开始感觉力不从心，最初几周可以得到怎样的帮助？

照顾新生儿可能会非常混乱、疲惫，有时甚至面临崩溃。根据你的个人情况，你可能在从医院回家之后需要一些额外的付费帮助。

有许多不同选择，但照顾婴儿的费用通常不低。和其他妈妈聊聊，看她们对于好的育儿嫂中介有什么建议。杂志和报纸上的育儿广告也是好资源。无论何种形式，重要的是多看参考资料。

» 月嫂： 她会在最初几周帮助你。这项花费通常是最贵的，因为她们需要住在家里，一天24小时看护，每周6天。大多数人雇用月嫂工作4周。她们的角色是帮助日间护理，夜间照顾宝宝，在宝宝需要母乳的时候把他带到你身边，然后再安抚他。

» 夜间护理： 如果你在夜间需要帮助，这是个好选择。然而，她们和月嫂的区别是，白天她们不来，只有晚上来帮助喂奶和安抚。如果你的伴侣不能在喂夜奶时帮忙，夜间护理很有用。有些人选择一周雇用几天夜间护理。

» 产妇陪护： 这是一位有经验的女性，在产中和/或产后为产后的新妈妈提供实际和情绪上（非医疗目的）的支持。雇用产妇陪护进行照料越来越流行了。她们和你在一起的时间较为灵活，一开始可能是几次探访，直到8周连续的固定小时探访。她们提供母乳支持、在家务琐事上帮忙，也能让你多睡几小时。

Q 我怎么规划宝宝的第一次外出？

带一个小宝宝出门是一件牵动神经和有挑战性的事情。然而，做一点小小准备和计划，你就可以让你和宝宝的第一次旅行更容易、更享受。你要记住的第一件事是，你需要在外出的时候安全可靠地移动宝宝。如果你坐车，法律规定你要使用适龄的汽车安全座椅。考虑清楚用婴儿背带还是推车更方便。如果你使用大众交通工具，可能需要看看是否有麻烦的楼梯。如果你开车，规划好路线，以便需要时可

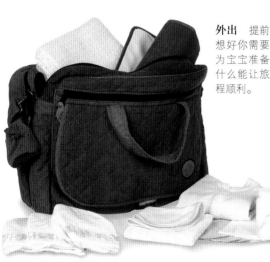

外出 提前想好你需要为宝宝准备什么能让旅程顺利。

以停下来喂奶和给宝宝换尿布。第一次外出切勿野心过大。你还在产后恢复过程中，除了照顾宝宝也得照顾自己。无论你是长途旅行还是走到门口小店，准备工作都很重要。

尿布包在外出时非常重要，里面应包括：

» 尿布。

» 湿巾。

» 细布方巾。

» 宝宝的替换衣服。

» 防晒霜（夏天）。

» 妈妈的替换衣服，以防宝宝吐在你身上。

» 消毒奶瓶和配方奶，如果宝宝是人工喂养的（参见281页）。

Q 为什么我要在宝宝6周的时候带去全科医生那儿复查？

宝宝的6周复查（也可能推迟到8周）是一个好机会，看一切是否处于正轨。这通常在医生的诊所进行，同时对你进行产后检查（参见259页）。你可能对宝宝的护理、喂养、

睡眠规律有具体问题想问，或者想和医生讨论你的一些担忧。你也会知道宝宝从2个月起要进行的免疫接种计划。

6周复查监测宝宝的成长情况。医生会检查髋部，确定它们位置正确；听听心脏是否存在异常，如是否有心脏杂音；检查脊柱排列，如果没有凹陷，则可能提示神经问题。男婴要检查阴茎口和睾丸位置，女婴要检查外阴。

虽然这些方面在出生时已经检查过了，但有时有些问题要孩子稍大一些才能看出来。比如，这时可以检查宝宝的眼睛，看是否能聚焦并跟随活动的物体移动。你会被问宝宝是否能笑和正常社交，是否能发出咕咕和咯咯声。如果发现任何问题，会让你转诊去看专科医生。

你知道吗

英国的任何宝宝出生都要在产后42天之内进行登记。有些医院有必要的表格，你也可以去当地的注册办公室，如果你在家里分娩，或者你可能只是需要些时间想个名字。

Q 我的宝宝比同龄宝宝胖。我是不是喂得太多了？

你很有可能会怀抱一个胖乎乎的宝宝。宝宝的体重在最初3个月会增加1倍。直到他能活动之前，他久坐的生活方式都表明肌肉还在发育过程中，而他还被脂肪覆盖着。

一些宝宝天生就大一些——这主要取决于基因。这些差异通常在蹒跚行走的学步期会慢慢消除。然而，随着全球肥胖率的增加，需要重视体重增加的潜在风险。

配方奶喂养的宝宝

一些研究表明，母乳喂养的宝宝要瘦一些，因为他们吃饱了就不再喝奶了。如果你的宝宝是喝配方奶的，注意他"吃饱了"的线索。你可能很想鼓励他喝完一瓶奶，但如果他没喝完已经不想喝了，也许会开始不耐烦并转过头去，这就是他在提示肚子饱了。家长常常忽视这些自然线索，出于盲目的好心，他们在鼓励宝宝养成暴食的习惯，而这会贯穿儿童期和以后。

健康宝宝体重秘诀

无须过度关注宝宝体重，但还是要注意以下原则：

》**定期检查**：卫生探视员或全科医生会检查宝宝的体重和身长，并在他们认为有问题的时候提出建议。如果你的宝宝在他的成长表上百分位数变化超过2%，可能需要注意体重问题。

》**睡眠**：充足睡眠与健康代谢和体重控制有关；在3个月时，宝宝需要一天睡大约15小时，所以建立健康的睡眠规律是很重要的。

》**正确断奶**：在4个月之前断奶会令体重不达标，所以别太早让宝宝转移到米粉上去。断奶的时候，除了米粉和谷类，还要加入足够的水果和蔬菜泥。

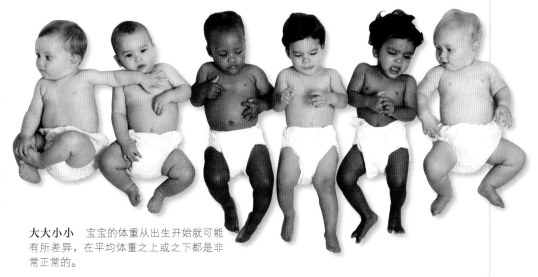

大大小小 宝宝的体重从出生开始就可能有所差异，在平均体重之上或之下都是非常正常的。

Q 我的宝宝在我们的宝宝群里落后，我要为此担心吗？

宝宝达到某个标准的速度可能有很大不同。与其他同龄宝宝的父母交流是有好处的，但担心宝宝是不是做到他这个年龄和阶段应该做的一切，总会让你感到焦虑。

真相是，宝宝固然遵循一定的发展规律，但他们还是有各自的节奏。你的宝宝在4个方面发育发展：体格，言语，交流，认知。一个领域的学习通常与另一方面获得的技能相关。

但是通常，当宝宝花时间专注于某样事情时，其他事情就退居二线了。比如，一个宝宝乐此不疲地在游戏垫上敲东西，另一个宝宝可能专心致志地发出一个新声音、被自己的叽叽咕咕所吸引。当然，最终两个宝宝都会增长肌肉力量，发展交流技能。

只要宝宝有机会、受到合适刺激来学习新技能，新技能的实际学习过程比是否符合掌握各项技能的时间表更重要。比如，如果时间表说宝宝应该在12～15月龄学会行走，他却到17月龄还没迈出第一步，这并不说明存在什么问题。如果你对宝宝任何发育方面的问题有担心，可以从卫生探视员或全科医生那儿寻找建议和信心。

如果你生下的是**双胞胎**，别过度比较他们的发育情况。记住，他们是**不同个体**，会根据各自的速度发展。

Q 我的宝宝什么时候要进行免疫接种?

宝宝的接种计划从2个月时开始,还会在3个月、4个月、12~13个月有加强和额外接种。

免疫接种计划

除了新生儿接种以外,免疫接种会在儿童期和青春期持续。本表列出了详细的免疫接种时间(编者注:下表仅作参考,请以所在地相关部门发布信息为标准)。

年龄	疫苗接种	理由
2个月	5联疫苗(DTaP/IPV/Hib)	联合疫苗。预防白喉、破伤风、百日咳、脊髓灰质炎及b型流感嗜血杆菌引起的严重肺炎和脑膜炎
	肺炎(PCV)疫苗	预防肺炎、败血症和脑膜炎
	轮状病毒疫苗	口服滴剂,预防轮状病毒引起的胃肠炎和腹泻
	B群脑膜炎球菌疫苗	预防特定类型的脑膜炎
3个月	5联疫苗(DTaP/IPV/Hib)	第二剂
	C群脑膜炎球菌疫苗	预防脑膜炎和败血症
	轮状病毒疫苗	第二剂
4个月	5联疫苗(DTaP/IPV/Hib)	第三剂
	肺炎(PCV)疫苗	第二剂
	B群脑膜炎球菌疫苗	第二剂
12~13个月	Hib/Men C 加强二联疫苗	一针中包含b型流感嗜血杆菌疫苗和c群脑膜炎球菌疫苗两种第二剂
	麻疹、腮腺炎、风疹(MMR)疫苗	一针中包含三种疫苗
	肺炎双球菌(PCV)疫苗	第三剂
	B群脑膜炎球菌疫苗	第三剂
2岁、3岁、4岁	儿童流感疫苗	预防流感
3岁4个月	麻疹、腮腺炎、风疹(MMR)疫苗	第二剂
	四联(DTaP/IPV)学前强化针	预防白喉、破伤风、百日咳和脊髓灰质炎
12~13岁(仅限女生)	HPV疫苗	预防宫颈癌,两针相隔6个月到2年
13~15岁	流行性脑脊髓膜炎疫苗	加强
13~18岁	三联(Td/IPV)强化针	一针预防白喉、破伤风和脊髓灰质炎

Q 免疫接种有什么作用? 为什么宝宝需要接种?

免疫接种保护宝宝免受潜在疾病感染。免疫是身体一个自然的习得过程;一旦我们接触到感染,身体会产生抗体,在未来进行对抗。疫苗是疾病的极度微弱版本,通常用注射的方式,让宝宝不需要真的患病就对疾病产生免疫力。

所有的新生宝宝都能从母亲那儿获得免疫力,但这种效果在产后约2个月时消失,所以从那时开始要进行接种。

Q 朋友说我的宝宝不是必须要进行免疫接种。这是真的吗?我可以拒绝接种吗?

对宝宝进行任何常规接种(见左侧表格)都需要你的知情同意。如果你决定不让宝宝进行接种,保健医生会在宝宝的健康报告上进行记录。

然而,请谨慎衡量不让宝宝接种可能造成的潜在风险或益处。计划接种的进行,非常成功地显著减少甚至消灭了许多严重和致命的疾病。如果你不为孩子接种,你不仅增加了自己孩子感染疾病的风险,还影响了群体免疫——需要有足够多的人接种,疫苗才能发挥效果,阻止疾病在一定人群中传播。

副作用

疫苗的副作用非常轻微(参见对页)——严重的副作用非常少见。一些父母担心一次接种多种疫苗会影响宝宝的免疫系统。然而,免疫系统只需要很小一部分参与,就能针对疫苗产生抗体。事实上,宝宝每天接触到许多细菌和病毒,比疫苗中的减活细菌和病毒强得多,他的身体会处理得很好。

Q 我要怎样为宝宝的注射做准备，并在注射后安抚他？

和大多数新手父母一样，你对带宝宝去接种疫苗惴惴不安，但放心，这其实是个快速有效的过程。

你的小宝宝不知道他要去打疫苗，但可能会在你感到紧张的时候被你的不安所感染。这是个自然相连的天然直觉，所以你要尽量放轻松，记住进行接种是为了宝宝好。

那一天别做其他安排，这样你就不必在接种前后忙个不停，而有足够时间关注宝宝接种之后的需求。

会发生什么

把宝宝带去诊所或医院接种时，护士会建议你在接种时让他坐在你的大腿上。宝宝会因为你在身边、你的抚触和声音而得到安抚，所以轻柔地跟他说话，在他接种的时候给他一个爱的拥抱。你可能希望在宝宝接种的时候进行母乳，这会让他感到安慰，也能对打针分心。然而，要记住，如果你是在一家繁忙的诊所或全科医生科室，母乳可能会被迫中断。大多数诊所和科室有固定的接种时间，所以会有许多宝宝同时来打疫苗。

镇痛

如果宝宝发热不舒服，你可以给他婴儿剂量的对乙酰氨基酚或布洛芬，同时照常喂养以防他脱水。

接种前不能服用止痛药，即使预计宝宝会发热也不行，这会减弱疫苗的疗效。

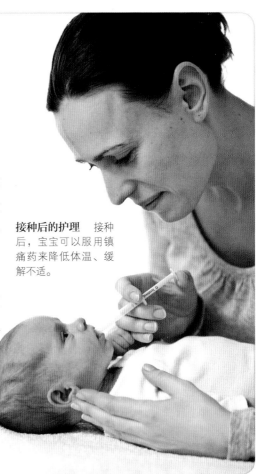

接种后的护理　接种后，宝宝可以服用镇痛药来降低体温、缓解不适。

你知道吗

免疫接种在全世界都有极大的效果。比如，1914年，在英格兰和威尔士，大约有60000例白喉病发，引起5800例死亡。在1942年引入疫苗后，该病只引起41404例发作和1827例死亡。到1946年，死亡人数跌至472例。

在日本，1974年，大约70%的日本儿童注射了百日咳疫苗，全日本只有393例病发。当疫苗接种率跌至10%时，1979年超过13000人感染了百日咳，41人死亡。孩子们再次开始常规接种时，百日咳的发病率又降低了。

Q 疫苗接种有什么副作用吗？

担心疫苗可能造成的副作用是很正常的，但这些现象一般都很轻微，持续时间短。会有注射部位的局部红肿，可能有肿块（通常在大腿上侧），这都是无害的，几天后会消失。

有时宝宝会在接种后发热，可以服用婴儿剂量的对乙酰氨基酚。很少有宝宝出现疫苗过敏反应，如果发生了，是可以治疗的。

早产宝宝的免疫接种时间和其他宝宝一样——他们从妈妈那儿得到的免疫力也会持续**2个月**。

Q 宝宝起湿疹了，还能打疫苗吗？

出现过敏，如湿疹、哮喘或任何食物不耐受，不必阻止宝宝接种疫苗。唯一不能让宝宝在特定日期进行疫苗接种的情况就是他发热了，那就需要重新预约。如果你担心宝宝那天状态不好，看看全科医生科室或诊所有什么建议。如果你的宝宝之前就对某项接种有不良反应（虽然这很少见），就需要向医疗专家寻求建议。

Q 宝宝打针之前，我不能带他去游泳，是真的吗？

常见的传言是宝宝在打针之前不能去游泳。你可以在宝宝接种前或接种后任何时候带他去游泳。

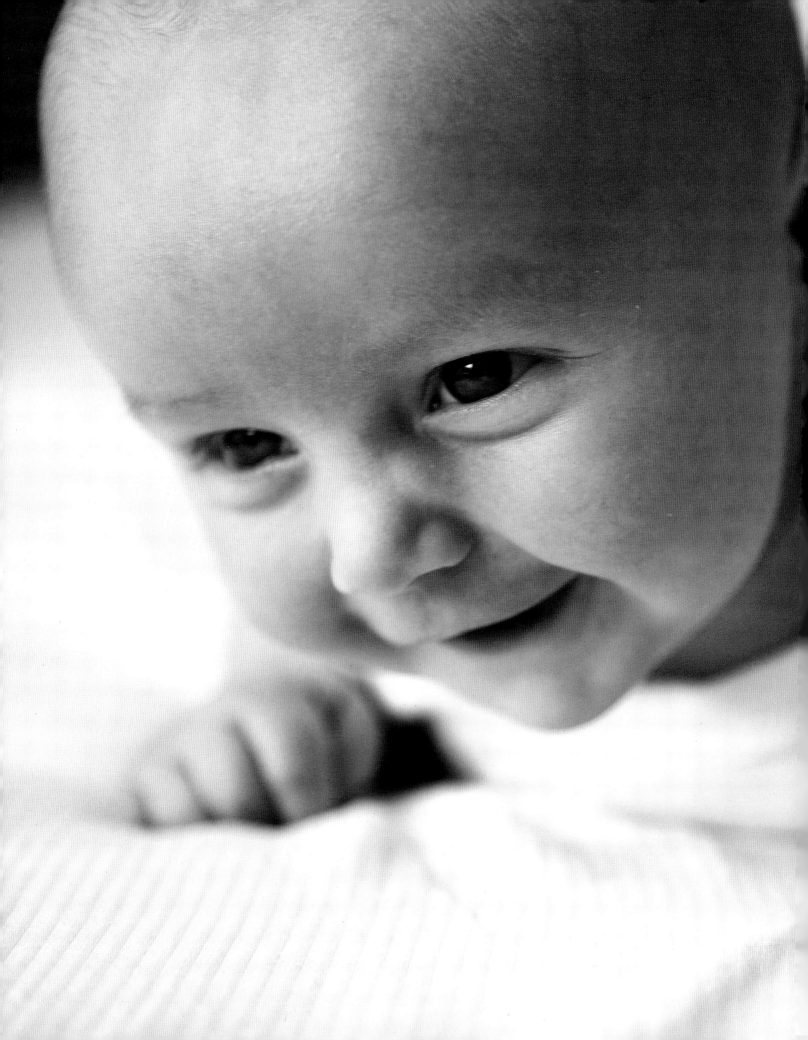

获得力量 到12周时，宝宝已经能在某种程度上控制头部的运动。一些宝宝在这个阶段可以趴着的时候抬起头部。短暂地让宝宝趴着，可以增加他颈部、背部和核心肌肉的力量。

除了照顾宝宝以外，**照顾好你自己**也是非常重要的。分娩会让你精疲力竭，或者你经历了剖宫产。无论如何你都需要时间恢复，并适应新生活。你的身体也要经历巨大的改变，才能回到孕前的状态。

从分娩中恢复

身体影响

无论你经历了什么形式的分娩，你都会感到对身体的影响。你可能会非常疲倦，尤其是如果你的产程较长。如果曾经会阴撕裂或侧切（在阴道和会阴区域的切开术），你会因缝合而感到痛楚，令你坐立不安，在排尿时刺痛。如果你是剖宫产，从大腹部手术中恢复需要几周时间。你需要放轻松，并寻求一些支持。

你的身体在过去的9个月完成了一件大事，现在会经历戏剧性的激素改变，从而回到孕前的状态。你的乳房会充满乳汁以喂养你的宝宝。

情绪过山车

你产后的情绪会发生巨大的改变：前一分钟还觉得无比喜悦，和宝宝窝在一起的时候充满了当妈的欢愉；下一刻就因为疲惫袭来而感到焦虑，悲从中来。激素的变化对你的情绪进行着摧残，你可能感到奇怪的空虚，因为孕肚的消失，你也失去了带着宝宝到处走

的亲密感。大多数女性会在分娩后几天经历产后情绪低落。在这个身体和情绪突变的处境中，你还得直接担负起一生中最重要的任务之一：照顾你的新宝宝。是时候接受你能得到的所有帮助了。最重要的帮助来自你的伴侣，他是在你恢复的最初几天应该掌舵的人，并给予你所需的全部精神和身体支持。

家人和朋友在接下来几周的帮助会有真实而宝贵的贡献，每个行动都会带来不同——无论是帮助做饭、熨衣服，还是帮忙照看孩子一两个小时好让你睡一觉。向身边的人坦承你的需要。

给自己时间

一般我们说产后恢复，指的是分娩后的6周时间，但这一数字是比较武断的。近期的研究发现，女性需要1年时间才能彻底恢复，回到正轨，所以慢慢来是很重要的。给自己一些时间来放松休息、关注自己：好好吃饭，找到放松的方法，慢慢恢复活动强度，最后回到适度的运动日程。所有这些都能帮你恢复。

Q 我的身体似乎出现了像轻度阵痛一样的感觉。这是怎么了？

你的子宫在分娩后还不会马上停止工作。在孕期被拉伸了10倍，它现在要回到孕前大小——这个过程叫"子宫复旧"。

当子宫缩回原来大小的时候，你会感到绞痛，像轻度阵痛似的，称为后遗痛。它们通常是可控的，尤其是初产妇，肌肉从前没有被拉伸过，比较强壮，回缩也容易得多。

如果你觉得疼痛难以忍受，向助产士寻求建议。你可以吃对乙酰氨基酚来止痛，你也可以尝试分娩中使用的呼吸技巧。你可能注意到疼痛

在你哺乳的时候更厉害，这是因为哺乳时分泌的催产素让乳汁流淌的同时也令子宫收缩。你可能不喜欢那种强烈的感觉，但母乳喂养能帮你的子宫更快恢复。子宫需要6周时间恢复到孕前大小。疼痛往往在第一周感觉更强烈，很多女性在这之后几乎注意不到。

你回缩的子宫

产后几天，你的子宫会恢复到孕中期大小。然后子宫会在尺寸上快速回缩，6周左右变得和李子一样大（基本回到孕前体积）。

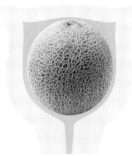

产后1～2天 子宫和哈密瓜一样大，重量约450克。

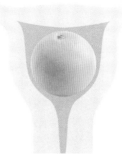

产后7天 产后1周，子宫大约和葡萄柚一样大，重量约300克。

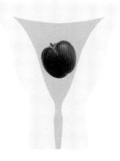

产后6周 产后6周，子宫差不多和李子一样大，重量约100克。

Q 我被大量出血吓到了，这正常吗？

这完全正常，子宫回缩的过程中会排出血液和组织，称为"恶露"。开始这就像是出血量大的月经，然后越来越少。恶露从红色变成水粉色，其后变成黄色流液。使用卫生棉条可能令子宫感染。大量出血可持续长达2周。以下情况需要寻求医疗帮助：出血减少后再次增多变红，大量出血导致你每小时都要更换卫生巾，排出大血块，流液伴有恶臭，感到发热或头晕。从产后24小时到6周再次出现大出血称

为"继发性产后出血"（PPH）。这可能是因为部分胎盘仍附着在子宫内膜上造成的。

Q 我的随诊是什么时候？全科医生要检查些什么？

你的6周复查可以在产后6～8周进行，宝宝也会同时进行检查（参见252页）。全科医生会检查你的血压，检查腹部确认子宫恢复到正常大小。全科医生还会检查缝合口或伤疤，确定愈合良好。如果你在哺乳过程中发现任何身体问题需要治疗，可以尽快预约随诊（如乳

导管阻塞或乳腺炎）。全科医生会给你避孕建议。这是个说出你所有感受的机会，所以对全科医生要坦诚，才能得到支持。

你在母乳喂养期间依然可能怀孕，所以不要把哺乳期当成不会怀孕的安全期。

Q 为什么我的剖宫产疤痕一摸就痛？

疤痕在愈合过程中会在触碰时觉得疼痛，这是正常的。你有个大切口，你的身体在重新长回的复杂过程中，一层层肌肉和纤维在闭合切口。

在伤口位置愈合的过程中，觉得有点儿痛是正常的，尤其是你笨拙地移动而碰到伤口时。活动的时候多加注意。慢慢增加活动强度，给伤口愈合时间。这可能不太迷人，但为了舒适，穿宽松的裤子（或者你伴侣的四角裤）。紧身裤会对伤疤造成摩擦，产生不适。

剖宫产后最初几天，即便是最小的动作也会带来极度的疼痛，你得非常小心，踏小步，让人扶着；除此之外，疼痛应该是可控的，虽然还是会有痛感。如果你规律服用止痛药，会觉得舒服些，可能只在动作大或特别累的时候会感到偶发刺痛。如果过了最初几天，你还是觉得疼痛剧烈、持续，甚至越来越严重，伤口变红发炎，你得和医生谈谈。

组成疤痕组织的胶原蛋白不如原组织的弹性那么好，新的胶原纤维成形时，它们的排列杂乱无章，这会引起周围组织变硬、活动受限。黏附也会发生，疤痕组织黏附到周围组织和其他器官，引起不适。一旦疤痕愈合好了（通常在6周左右），可以用手指做些按摩来软化疤痕组织，破坏形成的黏附，改善循环。涂抹维生素E油也有帮助。另外，健康生活方式会帮助疤痕愈合得更好，减少不适。适度散步是剖宫产后的完美运动。

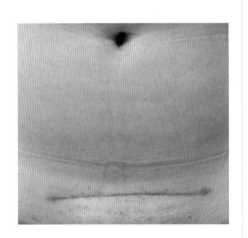

愈合时间 剖宫产疤痕通常位于比基尼线，一开始看起来很红。在愈合过程中，红色会慢慢变淡。疤痕愈合过程中发痒是很正常的。

Q 我剖宫产后4周还是觉得疼。这正常吗？

身体愈合过程中觉得刺痛是正常的。切口贯穿整个腹部，下层肌肉和子宫需要时间重新长到一起。恢复时间不一样，但通常在这样的大手术后你需要6~8周才能感觉恢复正常。

女性通常在几天后就觉得有改善，但四处活动感到轻松的同时，切口位置还是可能有明显疼痛，因为多层肌肉和皮肤还在慢慢重新长到一起。和许多大手术一样，太快地想做太多事反而拉你后腿。6周时，伤口看起来基本愈合，但内部的愈合还在进行中。

如果你在尝试剧烈活动的时候感到明显刺痛（如拎起一个重口袋），这是要你休息的征兆。继续小心地四处活动，比如下床的时候先滚到侧躺位；产后2~3个月避免提拎重物。

一些女性在剖宫产后感到疼痛是因为胀气。多吃富含纤维的食物，喝足够多的水，细嚼慢咽。胀气会刺激膈肌，引起肩胛顶端疼痛；喝薄荷水或薄荷茶可能有所帮助。休息固然是基本的，但轻度活动可以改善循环，减少一些问题如深静脉血栓发生的风险，也能促进愈合。

Q 我对分娩过程并非如我所愿感到失望。我怎么才能从中恢复过来？

所有的孕妇都被鼓励写下分娩计划（参见88页），但在当天可能未能实现。事情的发展可能与你期待的非常不同，你可能感到自己在整个产程中都无法控制什么，甚至分娩都不是你期望的那个喜悦过程。然而，最终你还是需要调整接受自己失望的感受。

要正视你的经历、帮助你自己摆脱失望或失败的感觉，最好的办法是和别人谈谈所发生的事情——和你的伴侣、家人，尤其是产科医生或助产士。如果这未能在出院前实现，可以之后再进行预约。如果你再次怀孕，与助产士讨论所发生的事情，也许你能避免这种情况再次出现。你也可以和朋友谈谈你的经历，或者浏览在线论坛。你很快会觉得自己不是孤单一人，对于事情走势感到失望、不安甚至愤怒都是正常的。

别为所发生的事情责怪自己或宝宝，如果感到焦虑或抑郁，和全科医生谈谈。

Q 我的身体要多久才能恢复正常？

一旦你有了宝宝，可以理解你想重新做你自己。然而，你的身体可能要几个月的时间才能回到正常，所以耐心些，别在太短时间内指望太多事情。

没有**魔术膏**可以去除妊娠纹，但使用润肤产品可以让皮肤**光滑柔软**。

身体改变

身体因为容纳宝宝的成长而发生改变，所以有些体格变化是非常正常的。

» 乳房： 你的乳房变大变硬，在产后数日内因为泌乳还可能感到疼痛。哺乳通顺后这些状况会减轻。

» 皮肤： 大多数女性会留下妊娠纹。这是皮肤拉伸容纳宝宝成长的过程中胶原蛋白撕裂的结果。它们可能无法完全消失，但会随着时间变淡。

» 骨盆底肌： 你可能会出现暂时性的尿失禁，在你大笑、打喷嚏或咳嗽的时候可能有少许漏尿。进行骨盆底肌练习（参见67页）来强壮肌肉。

» 头发： 因为雌激素水平的变化，产后6~12周有些脱发都是正常的。

» 腹部： 你的肚子和骨盆肌肉松弛。如果你是阴道顺产的，你可以在最初几周做些轻柔的腹部练习。如果你是剖宫产的，等到6周复查以后。

» 膀胱： 膀胱受伤可能令你有泌尿道感染的风险。多喝水，降低这种可能性。

» 肛门： 许多女性会在孕晚期出现痔疮（参见132页）。多吃纤维素，多喝水，促进肠道活动。在患病区域可以使用非处方油膏。

Q 我在分娩中出现撕裂，所以进行了缝合。我怎样能减轻不适？

你在愈合过程中感到不适和疼痛是很正常的，有许多方法可以减轻不适。服用止痛药可以帮助你减轻疼痛感。最初几天也可以用毛巾包着冰块放在会阴处，每次不要超过1小时。保持会阴清洁，避免感染发生，触碰这一区域之前要洗手，定期沐浴或泡澡。在泡澡时加入两三滴纯精华油可以减轻会阴不适，推荐使用薰衣草、天竺葵或洋甘菊。骨盆底肌练习可以促进会阴的血液循环，加快愈合。排尿同时在外阴倒温水或用水龙头冲温水可以舒缓并减轻刺痛感。在洗温水澡的时候排尿有同样效果。上厕所的时候用蹲位而不是坐着，或者坐厕的时候把脚和膝盖略抬高，能缓解刺痛。多喝水，多吃富含纤维的食物，避免便秘。如果你撕裂严重，或者出现便秘，医生可能会开轻柔的缓泻剂来软化粪便。不要憋尿，这会增加泌尿道感染和便秘的风险。如果几周后还觉得疼，和医生谈谈。

Q 我感到疲倦，几乎起不来床。这正常吗？

在产后前几周或几个月内感到疲倦是正常的。给身体一些愈合的时间。松弛素在分娩后依然在体内游走。在怀孕时，它让韧带更有弹性，以应付分娩；分娩后，它会加重背痛和关节疼痛等问题。如果起床对你来说很困难，那就是它的缘故。尽量多睡，好好吃饭，慢慢增加活动度，这是康复的关键。

如果可以，**起来走动**，因为活动对很多事情有帮助，包括增加消化系统活动。

Q 宝宝来了，我应该感到高兴才是，为什么会眼泪汪汪、不堪重负？

你奇妙的宝宝是你梦想的一切，而新手父母的挑战也难以承受。宝宝出生后的日子压力很大，而情绪也因为激素的波动而如海浪翻涌；你经历分娩无比劳累，还得调整自己以适应新角色。

一抹伤感

"产后伤感"在女性分娩后会短暂出现（通常在第4天）。这种伤感会持续一天左右。这时女性会觉得忧伤、不合理、面对任何事都觉得有被压垮的感觉。

产后伤感有许多原因。产后，你的身体经历了戏剧性的变化，它要回到孕前的状态。帮助保持怀孕状态稳定的雌激素和孕激素急速减少，而刺激泌乳的激素快速增加。光是这些激素的波动就足够混乱的了，你还要从产后效应

中康复，包括疲倦、缝合，可能还有大手术。如果你的分娩过程困难，你光是处理这个就已经是场奋战。另外，你的乳房充满乳汁，觉得疼痛，你的睡眠又被剥夺了。不仅如此，你还得适应做一个母亲的角色。

感到抑郁

如果像统计显示约1/10的女性那样，你感到的低落和伤感超过了产后伤感的程度，或者觉得产后1～2个月负面情绪还在发酵，你可能出现了产后抑郁（PND），需要进行医疗干预。

短期的产后伤感

产后伤感不需要进行治疗，因为它们会在激素稳定后自然消退，但是你需要充分的休息、获得支持，给自己一些时间让情绪平复。所有这些方法对产后抑郁也有帮助，虽然你还是会需要医学治疗。

》获得充分的休息： 我们在过度疲劳的时候已经难以应付，而你还有个新宝宝要照顾，这会令情况恶化。在分娩完成后，你需要安静休息的时间，而新妈妈却难以获得。大量探访者，吵闹的病房，处理哭哭啼啼的宝宝，断断续续的睡眠，这些都导致难以好好休息。别把什么事都揽上身，在你宝宝睡觉的时候跷起脚来可不是偷懒，让你的身体从分娩中恢复、找回你的能量至关重要。

》爱与理解： 父母和其他爱你的

人对你在身体上和情绪上的支持都有重要作用。他们需要鼓励你尽量多休息，让他们来坚守岗位；具有耐心，让你可以哭出来并倾听你的忧虑；确保你的营养摄入；让你相信你的感觉是自然的，很快就能好起来。相对的，你也要对身边的人坦承自己的需求。

》给时间让自己调整： 有个宝宝可能是生命中最改变生活的一件事情，当妈妈也是个难以提前预备的角色。这是个调整的阶

段。你需要调整事情的轻重缓急，此刻放慢生活的脚步。给自己一点时间，对自己好一点。

约 **70%** 的新手妈妈会经历某种轻度抑郁，大约在产后4天，称为"产后伤感"。

产后抑郁

了解产后抑郁的危险因素和预警信号，寻求帮助时不要犹豫。如果你发现任何征兆，立刻告诉他人。

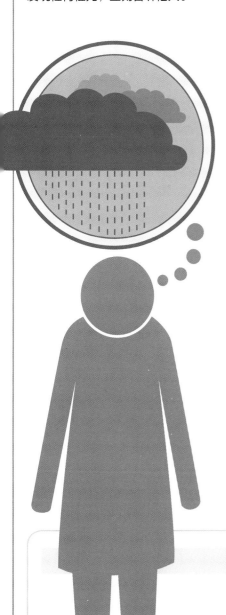

危险因素

下面列出的危险因素说明你更容易患上产后抑郁。如果你符合任何一种情况，采取措施降低你患病的可能性；比起你陷入抑郁后鼓励自己寻求帮助，采取预防措施会更容易些。

» 你在孕前或孕期曾出现过抑郁。

» 你在分娩过程中留下了创伤。

» 你最近正经历压力性事件，如失去亲人。

» 你几乎没有得到过什么支持。

预警信号

» 你感到入睡困难，睡眠不稳，或者在焦虑中过早醒来。

» 你感到轻度焦虑，或者因为疼痛感到十分焦虑。

» 你感到易怒，无法集中注意力。

» 你要努力才能感受到生活中的惬意或喜悦，缺乏幽默感。

» 你感到内疚和悲惨。

» 你的胃口不好，或吃得过多。

» 你感到无精打采、疲倦、没有动力，你无法很好地照顾自己。

» 你感到孤立无援。

» 你对宝宝没什么兴趣。

支持

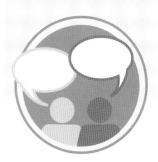

和伴侣或其他爱你的人谈谈；如果你在产后1周后出现任何预警信号，就向全科医生或卫生探视员咨询。别忽视这些感受，它们很容易治愈，但如果放任不管，它们会影响你与宝宝、伴侣和其他人的关系。

如果你以前曾受抑郁所累，会觉得有些症状很熟悉，但产后抑郁还有附加因素，你的病情会影响你的宝宝，以及你们的关系。寻求帮助可以让你为人母亲的经历轻松一些。

寻求帮助

寻求帮助可以令产后抑郁得到治疗，尽快和你的全科医生进行预约。

很多女性不需要治疗就能从产后抑郁中康复，但有1/4的女性在一年后仍患有产后抑郁。在这段时间里，她们和宝宝的关系会受到影响，可能影响宝宝的沟通发展。

医生会让你进行谈话治疗，开出抗抑郁药物，或者两者都有。抗抑郁药物可能帮助提升你的情绪，让你能找到抑郁的根本原因。有些抗抑郁药物不影响母乳。抗抑郁药物需要2周左右发挥作用，需要服用6个月才能达到有效治疗。

你的甲状腺功能也需要检测，因为如果甲状腺素在怀孕后降低，可能引起某些抑郁症状。

特写
皮肤接触

皮肤接触，是你把赤裸的宝宝（穿着尿布）直接放到你裸露的胸前。花些时间让双方在这安静的相拥中放松——只是静静地待在一起什么也不做的时间，是宝贵的亲情联系时间，尤其是你们皮肤接触的时候。在你们身上盖个毯子避免着凉。你可以享受宝宝身体的表现：他在你胸口的温暖重量，他环绕你手指的小手，他贴在你胸前的软乎乎的脑袋。

皮肤接触 在产后立刻带来益处。直接接触能帮助你和宝宝在他生命中的第1个小时感到亲近。这是让宝宝从你子宫的温暖和保护到你身体安抚的完美转移。

认识了解 你们皮肤接触的时间越多，你们在早期几天和几周里就越能互相增进了解。这是向你宝宝传递爱的好方法，也能让你对照顾宝宝信心满满，毕竟你在孕期已经做得很好。

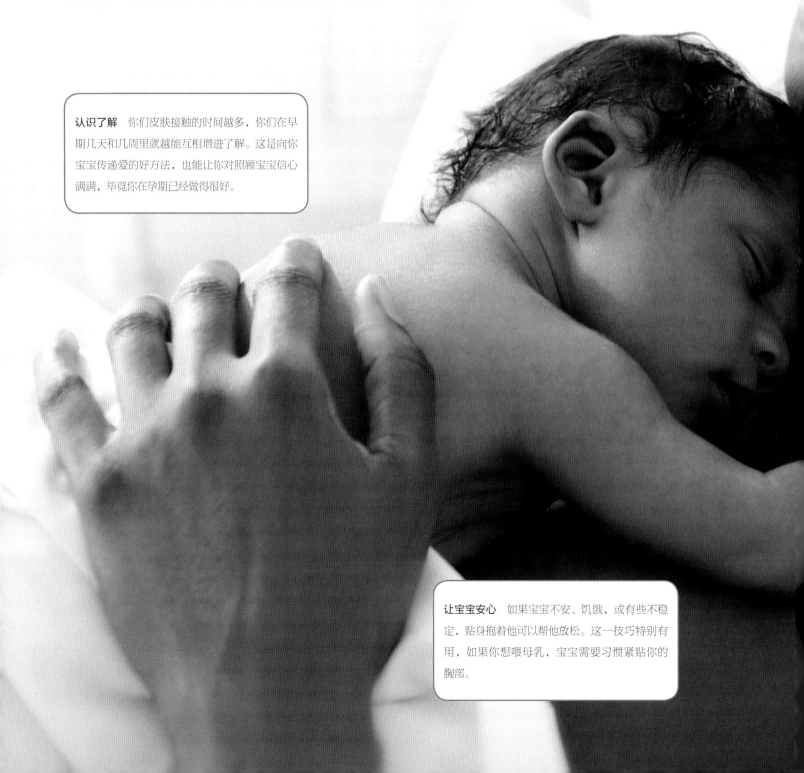

让宝宝安心 如果宝宝不安、饥饿，或有些不稳定，贴身抱着他可以帮他放松。这一技巧特别有用，如果你想喂母乳，宝宝需要习惯紧贴你的胸部。

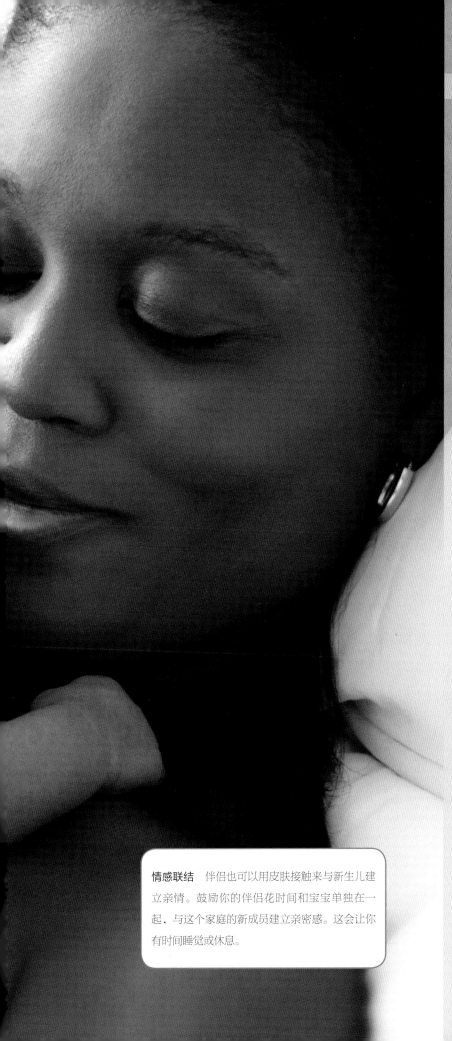

有趣的事实

产后**1小时**皮肤接触能让宝宝减轻分娩创伤带来的紧张感。

在皮肤接触的过程中，你宝宝的**心率和呼吸**会更规律、稳定。

定期皮肤接触的宝宝**哭得更少**。

得到皮肤接触的宝宝**消化更好**。

37℃是正常人体温度。在皮肤接触的过程中，你的身体能帮助宝宝的身体调节体温，使之保持在正常水平。

皮肤接触帮助你的宝宝从你的皮肤上获得益生菌，**保卫宝宝免受感染**。

皮肤接触帮助**建立母乳喂养，**因为宝宝能看到并闻到乳头，鼓励他吮食。

皮肤接触有助于**你的乳汁分泌**。

皮肤接触帮助你建立**更多信心，**让你可以照顾好宝宝。

情感联结　伴侣也可以用皮肤接触来与新生儿建立亲情。鼓励你的伴侣花时间和宝宝单独在一起，与这个家庭的新成员建立亲密感。这会让你有时间睡觉或休息。

你产出的乳汁，是为宝宝**量身定制的**，满足他最初6个月的全部**营养需求**，并从出生开始就为他提供**免疫保护**。乳汁的组成是动态变化的，以适应和满足宝宝在成长各个阶段的需要。

母乳喂养

量身定制的营养

从宝宝出生的那一刻起，你的乳房就为他的哺喂整装待发，先是怀孕期间就储备的初乳，宝宝直接可以食用；大约3天后，就是乳汁。乳汁的产生直接由分娩后涌现的催产素激发。

乳汁的产生是基于供需关系的，所以每次喂养宝宝的时候，乳房都会得到刺激，为他的下一次哺喂生产更多乳汁。随着宝宝的成长，乳房也会因为更多的吮吸而生产更大量的乳汁，从而令宝宝茁壮成长。即使在最初几天你喂不上几口，宝宝也会得到配方奶不能提供的密集营养和促进免疫力的抗体，这对他是最好的开端。

对你和宝宝的好处

除了免费和完美营养，大量针对母乳的研究也表明了它的健康益处。母乳喂养的宝宝在第一年很少出现耳朵、胸部和消化道的感染，在儿童期发生肥胖和糖尿病的概率也更低。母乳喂养被认为能在某种程度上预防儿童湿疹，母乳宝宝患婴儿猝死综合征的概率也较低。许多研究探讨母乳宝宝和高智商之间的关系。研究表明母乳宝宝在学校里及日后表现更好，这与财富或班级无关，可能是因为乳汁中高浓度的特殊脂肪酸能够促进神经的健康发展。

妈妈们也能从母乳喂养中受益，体重减轻更快，因为母乳喂养需要消耗额外的热量，母乳喂养时释放的催产素也帮助产后子宫收缩。母乳妈妈们也较少发生产后抑郁，长期来说，患乳腺癌、卵巢癌、内膜癌和骨质疏松的风险都略低。

如何开始

虽然母乳喂养是个自然过程，有些新妈妈却不能顺其自然地使其发生。这就需要时间和练习来达到最佳状态，一开始可能觉得不太舒服。建议和支持会带来本质不同，所以好好利用医院给予的任何帮助，或者在回家后问问助产士、卫生探视员或者母乳咨询师的意见。你很快会发现你能更好地发现宝宝的饥饿线索，这令喂养过程更平静、更容易。

Q 我听说母乳对宝宝最好，但母乳里究竟有什么？

你的乳房要到分娩后3~5天才会充盈乳汁。在那之前，它们含有初乳，是一种高度浓缩的、厚重的、奶黄色物体，对宝宝健康有无限的益处。

初乳是完美的第一食品，其中含有的关键营养和保护性抗体能立刻促进宝宝免疫力增强。初乳的量非常少，宝宝在最初几天只能吃到几小匙的分量。但这样的量对宝宝来说已经够了，宝宝的胃也不过一粒小核桃那么大。

初乳富含蛋白质，提供生长发育所需的氨基酸；富含碳水化合物和脂溶性维生素、矿物质；脂肪含量低，因为宝宝一开始消化不

了。初乳中的关键营养对大脑、心脏和中枢神经系统的发育至关重要。初乳提供了高浓度的抗病性白细胞，还有预防病菌的免疫球蛋白。它也是天然的缓泻剂，激发宝宝的肠道排出胎便（参见247页）。

在给他初乳的同时，让宝宝吮吸乳头，可以刺激你的乳房分泌乳汁。乳汁的成分也卓越非凡，如下图所示。

神奇的乳汁 乳汁含有完美均衡的营养，以及具有保护作用的抗体。

水 88.1%
成熟的乳汁几乎有90%是水。在喂养开始时，宝宝得到的是含水更丰富的前乳；然后，随着他继续吮吮，脂肪细胞释放含乳脂更多、热量更高的后乳，慢慢地从乳导管通向乳头，对体重增加至关重要。所以，每次宝宝吮吮的时候，他得到的是既有水分又有营养的完整一餐。

脂肪 3.8%
脂肪含量接近4%，是成长必需，同样是大脑和神经系统发育以及维生素被更好吸收必需的。乳汁富含长链多不饱和脂肪酸，对眼睛和神经发育非常关键。

蛋白质 0.9%
成熟乳汁中的主要蛋白质是乳清蛋白和酪蛋白。其他特殊蛋白包括分泌型免疫蛋白A，这是成熟乳汁中的主要抗体，预防耳朵、鼻子或喉咙感染。

乳糖 7.0%
乳汁中的主要碳水化合物是乳糖，它提供能量。它能预防肠道中的有害菌生长，从而帮助基本营养如钙和磷的吸收。

其他 0.2%
维生素和矿物质与你的摄入相关。但维生素D是例外，如果你在母乳，建议你每天服用10微克维生素D补充剂。

Q 我听说母乳喂养是个自然过程，但怎么开始呢？

如果你的分娩过程平顺，建议你立刻让宝宝衔乳。贴身抱着他，让他能找到你的乳头。他会自然地这么做，只要不被打扰。别着急，记住这对他也是个全新体验。摸摸他的面颊，激发觅食反射，和他说话，眼神接触。如果他出现张嘴和吮吮的动作，慢慢引导他找到乳头。他可能会间断地吮吮，慢慢习惯喂养技巧。出生时，宝宝的胃只能容纳最多15毫升（1匙）乳汁，所以他需要多喂几次。

Q 有时我得喂1小时。一次喂养应该多长时间？

母乳喂养可能从几分钟到1小时以上不等。一旦母乳喂养建立，你可能会发现效率更高、更快了。时间长短与宝宝的性格有关。一些宝宝会热情地吮吮一小会儿，另一些宝宝喜欢细水长流，也许中途还暂停休息下。

重要的是你不要限制宝宝母乳的时间，否则可能会阻止他获得更有脂肪的营养的后乳，后乳要到喂养末期才从导管流向乳头，它能更扛饿，以确保宝宝健康成长。

你知道吗

一般建议新生宝宝在24小时内要喂养8~12次，白天黑夜平均进行。如果你的宝宝在产后很困，你可能需要每隔2~3小时逗醒他来进行哺乳，摸摸他的面颊来刺激他的觅食反射。前几天规律喂食能让宝宝练习衔乳和吮吮，虽然乳房还比较瘪，乳汁大约3天后才会充盈。

Q 我怎么知道宝宝衔乳的方式是否正确？

母乳喂养成功的关键就是让孩子很好地与乳房的位置对接，这样才能让你感觉舒服，宝宝也能喝到足够多的奶。让小宝宝正确"衔乳"有点儿艺术技巧。你可能要多试几次才能找到正确的方式，给自己一些时间，必要时可以寻求帮助。

为什么正确衔乳很重要

如果宝宝衔乳不正确，他的吸吮更多是在拉伸乳头，而不是按摩乳房组织。结果会使乳头疼痛皲裂，乳汁供应不畅，宝宝虚弱的吸力未能刺激乳腺分泌足够多的乳汁。如果宝宝不能正确地帮你排空乳房，也会增加你的一些并发症的风险，如乳腺炎（参见274～275页），因为乳汁滞留在导管里造成了感染。

医院的助产士或社区助产士都能给你帮助和建议。母乳咨询师也能予以帮助。

衔乳步骤图

开始母乳前，选择一个舒服的姿势。首先选择一把能支撑你下背部的椅子，如果有需要还可以用靠垫支撑背部和手臂。特殊设计的U形哺乳垫可以支撑你的宝宝，在剖宫产后尤其有帮助，因为它们能分担宝宝的体重，避免给你的伤疤施加压力。

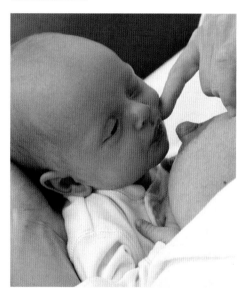

1 把宝宝的鼻子靠近乳头

让宝宝面向你（小肚子朝妈妈），让他的鼻子正对乳头。轻柔地用一只手支撑他的头部和肩膀。他的头部和身体应该在一条直线上，这样他不用扭转来衔乳。让宝宝靠近乳房：将他的头略朝后仰，下巴触碰乳房下部，乳头直冲向他口腔上腭，更朝向上唇而不是嘴巴中间。你可以用手指轻触他的面颊，或者用乳头轻扫他的鼻子或上唇，这能促使他张大嘴巴。

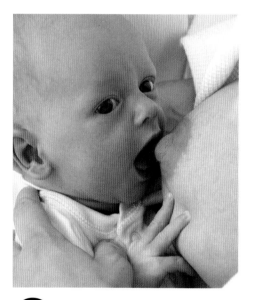

2 等他张大嘴巴

等宝宝张大嘴巴，就像在打呵欠一样，然后再让他衔乳。这很重要，因为他应该把乳腺组织衔进去一大口。如果他只叼着乳头，会很痛，而且引起哺乳问题。

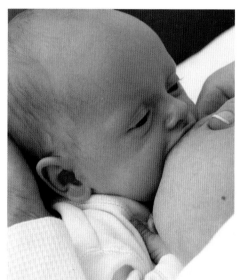

3 衔乳

等宝宝嘴巴张大的时候，快速让他衔起乳房，让他整个身体靠向你，而不是向前伸长脖子。让乳头指向他的上腭，确保乳头处于口腔靠后的位置。如果他衔乳困难，用你的拇指和食指组成U形轻轻挤压乳头区域，但别太用力挤压乳房组织。

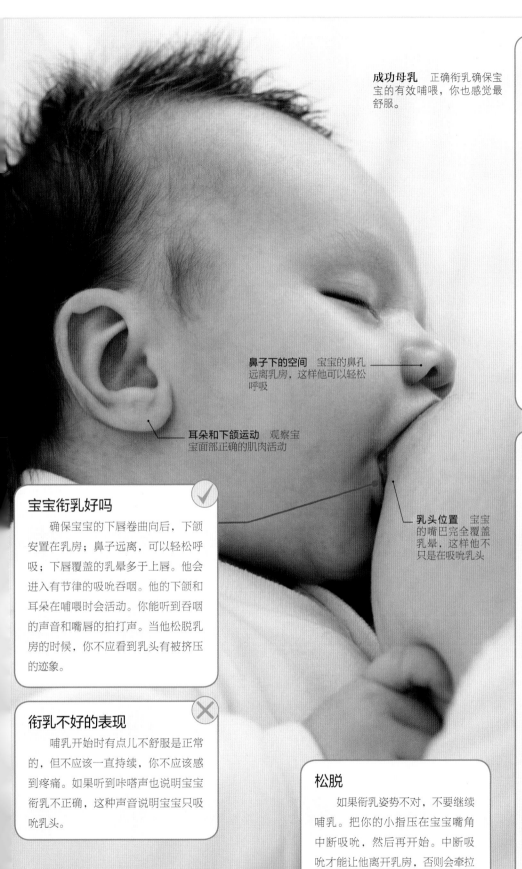

成功母乳　正确衔乳确保宝宝的有效哺喂，你也感觉最舒服。

鼻子下的空间　宝宝的鼻孔远离乳房，这样他可以轻松呼吸

耳朵和下颌运动　观察宝宝面部正确的肌肉活动

乳头位置　宝宝的嘴巴完全覆盖乳晕，这样他不只是在吸吮乳头

宝宝衔乳好吗

确保宝宝的下唇卷曲向后，下颌安置在乳房；鼻子远离，可以轻松呼吸；下唇覆盖的乳晕多于上唇。他会进入有节律的吸吮吞咽。他的下颌和耳朵在哺喂时会活动。你能听到吞咽的声音和嘴唇的拍打声。当他松脱乳房的时候，你不应看到乳头有被挤压的迹象。

衔乳不好的表现

哺乳开始时有点儿不舒服是正常的，但不应该一直持续，你不应该感到疼痛。如果听到咔嗒声也说明宝宝衔乳不正确，这种声音说明宝宝只吸吮乳头。

松脱

如果衔乳姿势不对，不要继续哺乳。把你的小指压在宝宝嘴角中断吸吮，然后再开始。中断吸吮才能让他离开乳房，否则会牵拉乳头。

早期饥饿信号

如果宝宝太饿了，衔乳就会更困难，所以要及早发现他饥饿的信号：

>> 他睡醒时眼皮扇动。
>> 他嘴巴一张一合，做出吸吮动作，伸出舌头。
>> 他把手放在嘴里，可能开始吃手。
>> 他紧握拳头。
>> 他把头转来转去，用鼻子拱向你的乳头。
>> 他的手脚开始一些机械动作。

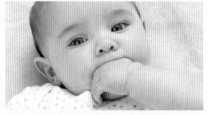

吃手　如果宝宝开始吃手，他很有可能需要喂奶了。

泌乳反射

如果宝宝开始吸吮你的乳房，乳头的神经受到刺激，会激发激素释放。

泌乳素向乳房组织释放信号，产生乳汁。催产素刺激乳房里的细胞，释放乳汁，通过导管推向乳头，这一过程称为"泌乳反射"。这会在宝宝开始吸吮时产生一点儿刺痛感。一些女性会感到一点儿疼痛但很快消失，或者有点儿不适和压力。

乳导管　母乳通过导管流出

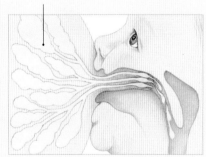

乳汁流动　泌乳反射释放的乳汁通向乳头，喂养宝宝。

Q 我要为哺乳做什么准备？什么哺乳姿势最好？

确保你准备开始哺乳的时候感到舒适，有好的支撑。这对哺乳顺利至关重要。如果这次哺乳可能持续时间较长，确保你手边有东西可以吃喝。

考虑到宝宝吃奶的时候你可能要坐相当长的时间，你需要确保你的上背、肩部、颈部都没有压力，你的下背和手臂有好的支撑。如果你瘫坐着，会导致背部和肩部疼痛，让宝宝衔乳困难，造成乳头疼痛和其他哺乳问题。不好的姿势造成的压力也会妨碍乳汁流淌。

坐在有硬靠背的椅子上，或者用垫子支持下背部，令你能在哺乳过程中保持直立。不要耸肩，这是我们紧张的时候常用的姿势；相反，注意把肩放下，这会立刻感到放松。

可以同时对双胞胎进行哺乳，比如用橄榄球抱姿势（参见下图）。从助产士或母乳咨询师那儿寻求母乳喂养双胞胎的建议。

哺乳姿势

你对宝宝哺乳的正确姿势可以帮助他有效喝奶，防止乳头疼痛。如果你的乳房感到胀痛，或者乳头疼痛，把哺乳从一侧换到另一侧，确保乳头区域（乳晕）受到的压力均等。

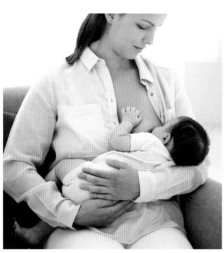

摇篮抱 坐直，让宝宝的肚子贴向你的肚子，抱住他的背部和臀部。你可能会觉得哺乳时在大腿上放个垫子能支撑你的手臂和宝宝的体重。

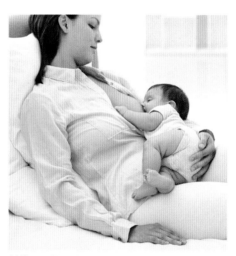

斜倚 环抱你的宝宝，让他完全被你支撑。你可能会发现这个姿势喂夜奶不错。用枕头或靠垫支撑你的后背，让你在这个半直立姿势斜倚着时觉得舒服。

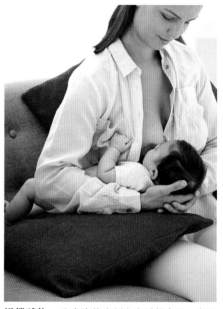

橄榄球抱 这个姿势在剖宫产后很合适，它不会压迫伤疤，也可以喂双胞胎。把宝宝放在靠垫上，将他放到准备喂奶的一侧，靠垫完全支撑了他的身体。用手支撑他的头部。

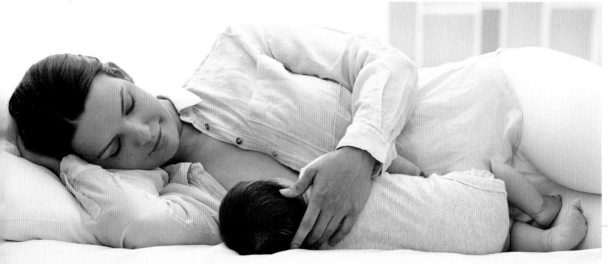

侧卧 侧卧，让宝宝面向你。你可能需要在身后放个枕头起到支撑作用，或者用一个折叠的毛毯或毛巾抬高你的身体。用肘部支起上身，或者用前臂垫起你自己的头部，然后用另一只手支撑宝宝的头部和上身，轻柔地将他引导到乳房。这个放松的姿势对于剖宫产后的首次哺乳来说很合适，有利于从剖宫产中恢复；因为这对你的腹部没有任何压力，当然对夜奶来说也很完美。

Q 我每次哺乳的时候都要让宝宝吃两边乳房的奶吗？

不存在什么明确的规定——最好由你的宝宝决定，看他什么时候吃饱了。你可能发现第一周某一天出现乳汁的时候，你的乳房非常胀而宝宝只吃一边就觉得满足了。这样很好，你只需要记住下次让他从另一边开始吃，这样你的两侧乳汁供应就是均匀的，而且乳头也不会因为过度使用而疼痛。如果你觉得记不住上次吃了哪边，可以在手腕上戴个手绳或发带来标记，或者直接做个笔记。

你可能发现宝宝喜欢一直只吃一边。或者，随着你的乳汁供应稳定了，宝宝可能在一次喂奶中两边都想吃。如果你让他吃完一边的时候他看起来还没消停，就让他吃另一边。

重要的是保证宝宝吃一边奶的时间足够长，这样他才能既吃到水分丰富的前乳，又吃到脂肪较多的后乳，所以不要太快让他转移到另一边。

当宝宝进入快速成长期，这很有可能在早几周或几个月里出现，你会发现他这时候不满足于只吃一边，而需要两边都吃。如果他很饿，你甚至还得再回到开始喂的那一侧让他吃饱为止。你的乳房会随着宝宝的需求逐渐增加供应。

Q 我怎么给宝宝拍嗝？这是必要的吗？

每次哺乳后给宝宝拍嗝是个很好的习惯，释放他随着乳汁吞下去的空气，否则他可能会不安、不舒服、不适应。

如果宝宝在哺乳过程中显得不安，也许会扭来扭去、放开乳房不安分，他可能需要拍嗝拍出空气之后再继续。瓶喂的宝宝（参见278~281页）在喝奶嘴的时候更容易吞咽空气。

随着宝宝长大，你会更习惯他的需求，你会发现你需要定期给他拍嗝，或者他能不拍嗝就平静下来。

宝宝打嗝的时候会吐奶或回奶，这挺正常的。准备一块方巾来擦吐出的奶，拯救你的衣服。

如果宝宝拍嗝时反应很大，试着让他在哺乳后保持直立位20分钟，这能帮助带出一些空气，缓解他的不适。如果他打不出嗝，试着换个姿势或者略给些压力。

拍嗝姿势

这是一些拍嗝的姿势。和哺乳姿势一样，你和宝宝都会习惯你们双方都觉得舒服和有效的技巧。

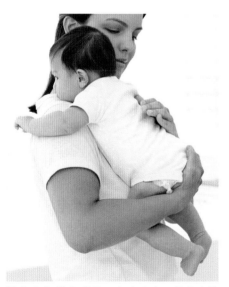

把宝宝抱靠在肩头 新生儿会习惯直立抱起，头部支撑在你的肩头，你轻柔抚摩或拍拍他的后背。在肩头铺一块方巾保护你的衣服，以免宝宝回奶。

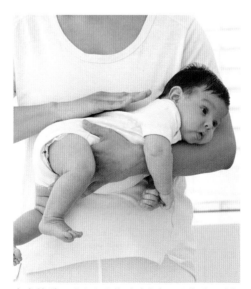

宝宝俯卧 让宝宝在你手臂或大腿上俯卧，头部略高于身体。确保他的头部受到很好的支撑，轻柔抚摩或拍拍他的后背，帮助释放肚子里的空气。

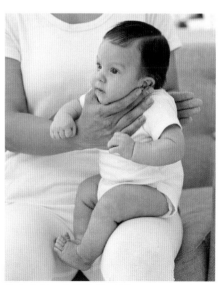

宝宝坐着，支撑他的下颌 如果宝宝的颈部肌肉略有力一些，可以让他坐在你的大腿上，你用手掌支撑他的胸部，你的拇指和食指张开支撑他的下颌。抚摩或拍拍他的后背。

Q 什么是挤奶？我为什么要这么做？

挤奶，就是在宝宝不吸奶的情况下把母乳挤出来，许多情况下需要这么做。

如果宝宝早产或者身体不好无法母乳亲喂，挤奶可以让他喝到母乳并获得相关健康益处。如果你的乳房在前几周饱胀充盈得不舒服了，而宝宝对于过度充盈的乳房又衔乳困难（参见268~269页），挤掉一部分奶可以减轻充盈，让衔乳变容易。如果你的宝宝吸力较弱，挤奶可以刺激你的乳汁供应，使之达到一个好的水平。

挤出母乳也让你可以委托其他人给宝宝喂奶。把母乳存放在冰箱里，在你身体不舒服或者需要离开宝宝的时候就很方便了。如果你要回去工作，定期挤奶会令宝宝还能继续喝到母乳。如果你在喂养宝宝辅食的时候还在母乳，你也可以把母乳挤出来混进他的米粉或果菜泥。

如何挤奶

你可以用双手或泵来挤奶。一旦你习惯挤奶，你可以综合各种方法，也许用双手来刺激乳汁释放，然后用泵。如果你只挤一段时间，比如在宝宝早产的情况下，可以租用电动泵。租借的事可以问助产士或卫生探视员。

用吸奶器挤奶

在挤奶前，确保你的双手是干净的，所有器具都清洗并消毒了（参见279页）。

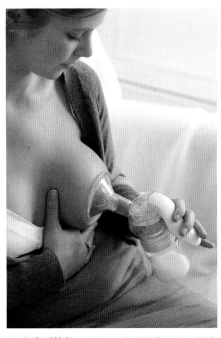

用手动泵挤奶 这是一个带泵的奶瓶，带有罩杯，在乳房形成真空。把罩杯放在乳房上，乳头位于中心位置，然后开始。手动泵较轻，但泵的动作可能很累人。

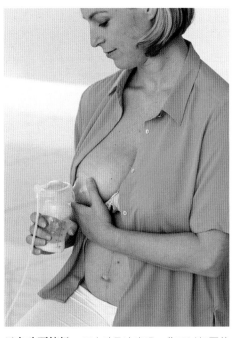

用电动泵挤奶 用电动马达来吸。你可以把泵的强度调节到令你舒适的状态。电动泵消毒的时候比手动泵麻烦，但吸奶更快，所以你吸奶较多的时候可以考虑。

如何徒手挤奶

准备一个消毒容器来盛放你的母乳。徒手挤奶需要一些练习，所以如果你一开始尝试的时候只挤出几滴，别放弃。

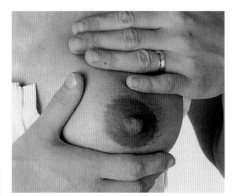

推乳 一手支撑乳房，另一手放在乳晕上方，把乳汁推向乳头。

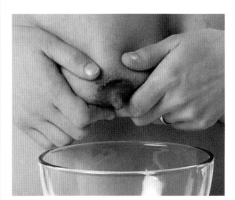

挤奶 轻柔挤压乳房然后放松，重复这一过程，逐渐加快。

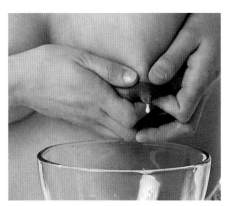

存奶 可能需要几分钟后乳汁才会出现并开始流淌。用一个消毒容器存放。你可能需要在整个乳房区域移动拇指和食指的位置确保所有的奶都挤出来了。

Q 我什么时候可以开始挤奶，让宝宝喝奶瓶？

这取决于你挤奶的原因。如果你是为了让早产的宝宝喝到母乳，你可以在医院里立刻开始挤奶。如果是母乳亲喂，你可能要等到母乳通道建立后。

等上几个星期再让宝宝从奶瓶中喝奶，这能让宝宝发展吸吮技巧，因为在哺乳过程中需要他在同一个动作中协调舌头和下颌运动。瓶喂差异很大，因为重力而不是宝宝的吸吮会让奶液流向宝宝，流速会快得多。

在哺乳的前几周就使用奶瓶（或其他仿制品）会造成乳头混淆的现象，宝宝没了哺乳所需的吸吮动作，对乳汁的慢流速感到挫败，从而更想要被瓶喂。然而，不是所有宝宝都会出现乳头混淆，有些乐于瓶喂，有些则能在乳房和奶瓶间无缝切换。

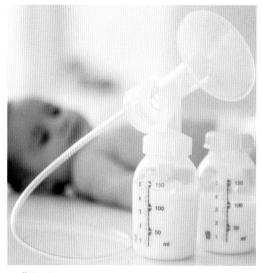

母乳瓶喂 一旦母乳通道建立，你就可以开始母乳瓶喂了。

Q 我需要在一天中的特定时间挤奶吗？

对于挤奶时间没有规定。一些专家建议在哺乳后挤奶，这样你就不会占用宝宝要喝的奶，但如果你对自己的乳汁供应有信心，你可以自由选择在哺乳前或哺乳后进行挤奶。

如果你在哺乳前挤奶，离宝宝远一点儿，这样他不会闻到奶味或看到乳房，否则可能吵着要喝奶。女性通常觉得在早晨、经过一夜安眠后乳汁最为充裕，所以在宝宝喝完第一顿后开始挤奶可能是个好时候。

一旦你对挤奶更有信心了，你可以一边给宝宝喝一侧的奶，一边挤出另一侧的。你的乳房会在乳汁排空后随时进行补充，所以你不必担心耗空储备。

你知道吗

根据一天的不同时间，母乳含有能令宝宝放松或刺激的物质。夜间是有放松作用的核苷酸，白天则是有刺激作用的。

Q 我一次只能挤出几毫升母乳。这说明我产的母乳不够吗？

你的乳房一定生产出了足够的乳汁。不要用你能挤出多少奶来评价你的整体供应。一些女性毫不费力地装满奶瓶，另一些却觉得颇不容易。也许你的挤奶需要少量多次。每个女性都不一样。

一些女性觉得挤奶的时候量不太够，但苗壮生长的宝宝说明她们显然有足够的产奶量。你宝宝的吸吮是最有效的吸奶方式，所以即使你挤奶的时候量不多，他也能在喂奶的时候吃得够多。

有些方法能刺激你的泌乳反射（见269页）。紧张会阻碍泌乳反射，所以要舒服并放松。洗个热水澡或者把一条热毛巾放在乳房上会有帮助。选择你不容易被打扰的时间，找个僻静的角落，喝个热饮，还可以听听音乐。按摩乳房能让乳汁开始流淌：用打圈的动作向乳头的方向按摩。开始挤奶的时候想想宝宝——想象你在哺乳或者正抱着他——这会刺激泌乳反射。

挤出的母乳可能因为你进食的不同而在**气味、颜色、浓度**上有所不同。

Q 有没有关于如何储存母乳的指导？母乳能存放多久？

挤奶后立刻放入冰箱冷藏或冷冻。把母乳存放在消毒容器里——塑料瓶，提前消毒的储奶袋，或者冰块托盘（因为量小而方便解冻）。在容器上标注日期。

母乳可以在4℃以下冷藏5天。把它放得靠近冰箱背面，因为靠门一侧的温度会有波动。你也可以在冰箱的冷冻室存放2周，或者在-18℃的冷冻柜存放长达6个月。

在冰箱或室温解冻你的母乳后，不要再次冷冻。宝宝可以喝凉奶，或者你可以把奶瓶放在一碗温水里升温，如果宝宝喜欢这样的话。

Q 我已经母乳喂养2周了，我的乳头出现了皲裂、疼痛。我该怎么办？

乳房和乳头还不习惯哺乳这个工作，所以出现不适是很常见的，尤其是在最初几周。

重要的是尽早发现任何身体上的不适，这样才能让母乳喂养保持一个积极的体验。如果你对它引起的不适过于避讳，对你的健康不好，也可能影响宝宝的喂养。

乳头皲裂、疼痛是常见的不适，但只要宝宝衔乳正确、喂养有效，这个问题不应持续。

乳头皲裂这样的问题会影响宝宝的哺乳效果，造成其他不适。如果母乳流通不畅，会阻塞乳导管，甚至造成更严重的如乳腺炎。它们都会疼痛，让你感到不适，需要立刻治疗。

母乳喂养常见问题

知道引起哺乳不适的原因，有助于预防它们进一步恶化。尽快采取措施解决一切问题，从而建立有效哺乳通道。

问题	描述	原因
乳头疼痛、皲裂、流血	在宝宝吸吮拉伸的过程中，感到乳头疼痛是很常见的，但如果第一周后还是非常疼痛，可能需要引起重视。如果乳头出现皲裂，你会在哺乳开始时的几秒钟感觉到尖锐的疼痛。皲裂的乳头也会流血，你的宝宝会吞进血液。宝宝的粪便中或回奶时可能有血丝。虽然看起来惊心，但这对宝宝没有伤害	如果宝宝衔乳不正确，他可能吸吮乳头而不是乳腺组织。这会让乳头越来越疼，吸吮的压力使乳头皲裂，有时出血。因为乳头在母乳过程中始终是湿润的，所以皲裂很难愈合。如果乳头在一段时间后突然变红、变疼痛，你可能出现真菌感染，会在你和宝宝之间传染。你们都需要药物治疗
乳导管阻塞	阻塞的乳导管会造成局部肿胀和炎症，这一区域会有压痛。肿胀可能在哺乳后略减轻。如果阻塞处出现细菌，会导致乳腺炎（见下）	乳导管形成一系列通道，把乳汁送往乳头。如果你的乳房未完全畅通，就会有乳导管阻塞，这通常是因为宝宝衔乳不好或吸力不够。在早期，乳房分泌乳汁较多的时候，可能因为过度充盈而造成导管阻塞。内衣不合身也会给乳房某些部分造成压力，引起阻塞。如果你出现红、肿、团块，联系助产士或全科医生。早期治疗能帮助避免进一步的问题，如乳腺炎
乳腺炎和乳房脓肿	如果你出现红、肿、痛，体温略升高，你可能患上了乳腺炎。如果感染加重，会非常疼痛，体温逐渐上升，你会出现流感样症状。有时局部化脓，出现脓肿，变成极度疼痛的肿块。乳腺炎在母乳早几周特别常见，因为乳汁供应还不稳定	问题来源于宝宝衔乳不良或吸力不足，造成乳导管阻塞或局部乳汁聚集，即乳汁淤滞。如果皮肤上的细菌进入阻塞的乳导管，就会造成乳腺炎。如果你贫血或身体虚弱，抵抗力下降，就会更容易发生感染

舒适哺乳 任何哺乳过程中的身体不适都应该尽早解决。

把**卷心菜叶子**放在乳房上有舒缓作用，可以给不适区域降温。

你能做的

» 检查宝宝衔乳技巧（参见268页）
» 哺乳结束时，让乳头暴露在空气中，自然风干。可以擦几滴乳汁在乳头上按摩，因为母乳有抗菌功效
» 使用少许纯净羊毛脂软膏，这在哺乳前使用也是安全的
» 避免使用防溢乳垫，这会聚集潮气
» 乳头罩会有帮助，但只能短期使用，否则会影响宝宝衔乳
» 不要因为疼痛就中止哺乳

» 继续哺乳，检查宝宝衔乳是否正确，确保有效吸吮
» 宝宝通常在哺乳开始时吸吮力最大，所以让宝宝先吸吮受影响的这一侧，可能帮助疏通
» 适当的温度能帮助乳汁流畅，所以在哺乳开始时把一块温热的毛巾放在乳房上能有所帮助，轻柔按摩乳房也能缓解肿胀
» 联系助产士或全科医生。他们能帮你介绍哺乳咨询师，帮助改善宝宝衔乳

» 如果你认为自己患上乳腺炎，立刻联系全科医生。如果已经发生感染，全科医生可能会为你开哺乳时可以安全服用的抗生素。继续哺乳很重要，这样乳汁才能定期排空，乳房不会过度饱胀。你可能需要比平时喂得更多，包括挤奶，这样乳房才能有效通畅
» 很多女性发现在乳房上放块冷毛巾或者冰凉的卷心菜叶有舒缓作用，因为它们能带走乳房的部分热量
» 充分休息非常重要
» 可以吃止痛药。布洛芬也有消炎作用
» 如果抗生素对脓肿不起作用，可能需要手术引流

Q 我的乳房感觉要炸开了，会一直这样吗？

充盈感、肿胀感，会在一两天里减弱。女性会在乳汁"进来"时感到乳房升了1~2个罩杯，大概在产后3~5天时发生。

除了乳汁充盈，哺乳过程中乳房血流也会增加；除了感到肿胀，乳房还会感到又热又硬，有团块，压痛。这种肿胀感会在给宝宝喂奶时缓解，然后乳汁供应逐渐稳定。

如果肿胀感到不适，或者宝宝衔乳困难，可以挤或泵出少量母乳（参见272页），减轻充盈，让衔乳更容易些。但也别挤太多，因为你也不想乳房生产更多乳汁。

哺喂宝宝的时候略为按摩乳房，可以帮助乳汁流淌。把一块热毛巾放在乳房上，或者在哺乳前洗个热水澡，都能激发泌乳反射。在哺乳后，冷毛巾、冷敷包或冰卷心菜叶都有舒缓作用，降低乳房热度。合身的哺乳文胸也会支撑你的乳房，让它们更舒适；你可能想在晚上也穿着内衣。

Q 我的乳房一直在溢奶。我怎么解决这个问题？

乳汁供应过度充足，会造成溢奶。这种溢奶也会在你无意识触发泌乳反射（参见269页）时发生。你在用一侧乳房喂宝宝时另一侧可能溢奶，当你置身于温暖的环境如沐浴中，或者你听到宝宝啼哭的时候，甚至是想到你宝宝的时候都可能发生。

在哺乳前后挤出少量母乳可以减少溢奶的发生，频繁哺喂可以确保乳汁定期排空，乳汁的产生会渐渐与宝宝生长的需要同步。如果你感到你要溢奶了，小心地把双手交叉放在胸前，给乳头轻微的压迫，可以抑制流淌。在内衣里放上防溢乳垫也能吸收溢奶。外出的时候多带替换衣服。

Q 我的宝宝在喂奶的时候睡着了，我应该怎么做？

如果你宝宝在喂奶的时候打盹，你应该轻柔地弄醒他。宝宝可能在吃饱的时候自动脱离乳房，但有时也会在喂奶的过程中就睡着了，或者还在缓慢地吸吮。如果他的下巴不再活动，或者他的吸吮变浅变快，但他又不像在吞咽，可能已经吃饱了。如果出现这种情况，或者他睡着了，轻柔地弄醒他，给他拍嗝，然后检查他是不是要继续吃，别急于停止喂奶。

Q 我的宝宝一离开乳房就大哭，是我奶不够多吗？

如果你定期亲喂宝宝，几乎可以肯定你为他生产了足够的母乳。你的宝宝可能有一两天需要更多的乳汁，因为他出现快速生长期。他可能在喂奶后即刻或不久后啼哭，你会觉得需要继续喂奶。

如果你能满足宝宝日益增长的需求，你的乳汁供应会逐渐增加。每次哺乳都让他喝两侧的奶可以让你的乳汁供应增长得更快，你甚至可能需要喂完两侧交替继续喂才能满足你的宝宝。

宝宝喂养良好的最明显特征是他的体重增加。如果他清醒的时候和善机灵，一天换尿布超过6次，也说明宝宝的营养良好。如果你还是担心，和助产士或全科医生讨论。

Q 我有乳头内陷，这会影响我哺乳吗？

如果你的乳头内陷，还是可能自己哺乳，但需要一些指导。母乳咨询师会检查你的哺乳情况。她会建议你在开始哺乳前用吸奶器拉伸乳头，或者用乳头罩来帮助宝宝衔乳。在宝宝顺利衔乳后把乳房组织往后拉，也能帮助乳头凸出。如果你还是觉得很难，求助助产士。

Q 我还是觉得让宝宝正确衔乳很难。我从哪里能得到支持？

有许多获得支持的途径。 在早期，你可以从医院或分娩中心的母乳咨询师那儿得到帮助。在医院，产后病房的助产士会检查你的哺乳技术，社区助产士或者卫生探视员会在你回家后帮助你。

如果你需要尽快问些人，有些母乳组织的帮助热线可以让你与有经验的妈妈或经过训练来提供建议和支持的母乳咨询师直接对话。在电话中交谈会很有帮助，但有时这还是不如找人坐下来看看你的哺乳技术。有些组织如国际母乳协会等会举办免费座谈，你可以认识其他妈妈，还可以从专业医疗机构得到一对一的帮助，如求助卫生探视员和母乳咨询师。

你出院后，可以在当地母乳免费帮助中心获得更多信息；助产士或全科医生也可以告诉你能去哪儿找到信息，或者在网上查找。这些机构能够提供的同伴情谊和支持是无价的。

感受到伴侣的支持也是非常重要的。伴侣的全力支持能给你充分的信心渡过难关，继续哺乳。当你遇到问题的时候，别犹豫，立刻寻求帮助，如果你不走在问题前面，它会立刻升级。大多数母乳问题可以在正确的建议和支持下获得解决。

大约**75%**的新手妈妈寻求关于母乳喂养的帮助。大多数可以解决问题，继续成功母乳喂养。

Q 母乳喂养是很方便，但我对于在大庭广众下哺乳还是感到焦虑。我要怎么获得信心？

知道你的权利，事先考虑清楚，可以帮助你对抗对于公共场合哺乳一开始的惶恐紧张。在一开始感到不自在是很正常的，但是随着时间推移你会增加信心，让这一行为成为第二天性。

母乳喂养的乐趣之一是你可以在宝宝饿的时候随时随地进行哺喂。你的母乳总是按照宝宝的需要以适当的温度和适当的量进行供应，所以当你和宝宝外出的时候，你不需要准备诸如消毒奶瓶和适量配方奶这些东西。

母乳是极其简单方便的。大多数妈妈发现找个可以小心给宝宝哺乳的地方还是比较容易的，大多数人不会注意到，或者注意到的话也能予以彻底的尊重。

你在公共场合哺乳的权利

偶尔，你可能会遇到反对的眼光或评价，让你觉得不自在，也许还有些羞耻感，即使母乳喂养是世界上最自然的事情。要知道你是有这种权利的。2010年在英格兰和威尔士通过的平等法案宣称，如果在一名女性母乳喂养的时候予以不适宜对待即为性别歧视。这适用于公共场合如公园、休闲中心、咖啡店、餐厅、饭店、剧院、电影院、公共建筑，以及公共交通中。在苏格兰，2005年的母乳法案规定在公共区域制止女性哺乳是违法的。所以你如果遇到任何反对，知道自己的权利可以确保错在对方，而不是你。

提前计划

想想你准备穿什么：宽松上衣可以稍提起来一点儿让宝宝衔乳并偷偷哺乳。在一开始的一丝肉体感之后，你除了宝宝就几乎不会注意到其他事情了。在T恤下穿一个宽松背心，这样你能把它拉下来遮盖你产后的肚子，通常你会用手臂怀抱你的宝宝完成这一工作。也要练习单手摘下你的哺乳文胸。

有些女性用方巾或哺乳巾来获得额外的遮挡，但另一些人觉得这样反而更醒目提示她们在哺乳。选择自己觉得最好的方法，如果遮挡让你觉得更自信，那很好；但你不必觉得你必须在母乳喂养的时候把自己藏起来。

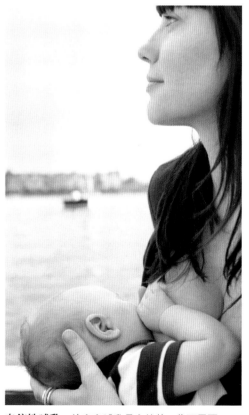

自信地哺乳 给宝宝哺乳是自然的，你不需要有所隐藏或觉得羞耻。

Q 我想继续母乳喂养，但又觉得挣扎。这值得坚持吗？

母乳喂养是一件耗时、耗力，有时还带来身体不舒服的事情。出于这些原因，妈妈们总会在某一个时间点觉得没有信心坚持下去了。

和许多新妈妈一样，你可能会诧异母乳喂养的需求如此之大。毕竟，除非你开始挤奶，否则你是唯一一个可以喂养宝宝的人。想把哺乳工作分担给他人或者考虑添加配方奶都是很自然的事，尤其是伴侣瓶喂宝宝的时候你就可以休息一下并享受一夜不被打扰的安眠。

给点儿时间

要有信心，一旦你能稳定母乳喂养了，这件事也会容易一些。宝宝哺喂会更有效，喂养时间也会较短，从而节约些时间。你也会扛过最初的一些哺乳不适（参见274～275页）。别忘了，与其使用配方奶，你也可以开始挤奶（参见272页），这既能让宝宝享受母乳，你又能歇口气。

获得收益

大多数坚持哺乳的女性非常愉悦，因为她们到达了一个母乳真正成为乐趣的阶段——方便、容易，也是美妙的情感联结过程。所以，是的，这值得坚持，因为母乳是一个彼此回报的过程。但如果你真的感到母乳喂养不适合你，放弃也不必感到羞愧。

许多母乳喂养的女性很开心，不仅仅是一开始的艰辛得到补偿。

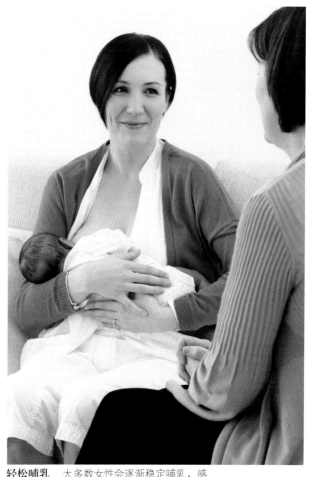

轻松哺乳 大多数女性会逐渐稳定哺乳，感到这是一件相互有益的事。

Q 如果在宝宝的4次哺乳中把其中一次替换成配方奶，会影响我的乳汁供应吗？

这取决于你决定什么时候开始这么做。给宝宝一瓶配方奶让你可以偶尔休息一下，你的伴侣也有机会哺喂宝宝，也许对夜奶也有帮助。然而，如果你想母乳喂养一阵子，即使是一个减量的计划，也建议你等待6～8周再进行瓶喂。

在最初几周，你的乳房还在哺喂宝宝的适应过程中，乳汁供应稳定性还在逐步建立中。

如果你引入配方奶，可能会减少母乳产量，因为它是建立在供需关系上的。使用奶瓶和奶嘴也会让宝宝不得不学习新的吸吮技巧，这可能导致"乳头混淆"（参见273页）。

在6～8周后，你的母乳供应稳定了，你可以尝试使用奶瓶。然而，这会减少你产生的母乳量，也可能很难逆转，所以在引入配方奶之前考虑清楚你确实决定这么做。

要考虑的另一个问题是，你如果希望在夜奶中获得休息，在夜间准备配方奶是件比母乳更花时间的事情，你的伴侣也未必愿意负责每次夜奶。

🔍 你知道吗

推荐对宝宝只用母乳喂养约6个月，直到加入辅食。这是说只给宝宝母乳，没有其他食物或饮料。一旦你开始断奶，还是可以继续母乳并用母乳来制备食物。女性在重返工作后继续母乳或用母乳混合配方奶都很平常。挤奶可以让照顾宝宝的人继续给宝宝喂母乳。

你需要**瓶喂宝宝**，如果你开始混合喂养，或从母乳改为配方奶喂养，或母乳喂养不适合你。无论如何，要知道配方奶也能养出健康宝宝。

用奶瓶喂你的宝宝

为什么要瓶喂

母乳妈妈要承担许多压力，而有些女性对母乳感到不适，或者无法母乳。重要的是宝宝能获得足够的用于成长的食物，所以别担心他的营养从哪里来；用配方奶，你也可以给他的生命一个好的开始。无论是母乳还是瓶喂，都能给宝宝一个好的情感联结体验。一些妈妈一开始就用挤出母乳进行瓶喂的方式，另一些则是母乳和瓶喂结合。瓶喂宝宝也有一些好处。首先，除你以外的其他人可以为宝宝准备食物进行哺喂，你可以有休息的时间。其次，瓶喂的宝宝需要哺喂的次数较少。最后，他们在夜间睡得更好（度过最初几周后），因为他们需要夜奶的次数较少，摄入的牛奶形成更坚实的凝乳，从而比母乳消化需要的时间更长。如果你一开始就是瓶喂，你产后分泌的母乳需要7~10天才会中断，在这期间你的乳房可能会感到沉重充盈。

最初哺喂

新生儿需要少量多次哺喂，所以你注意到他饥饿的信号时需要给他奶瓶（参见269页）。小宝宝的免疫系统尚不完善，容易被病菌感染，所以准备食物和消毒奶瓶奶嘴时一定要重视清洁规则的细节。瓶喂的宝宝更容易在吃奶的同时摄入过多空气（他们的嘴巴贴合在奶嘴周围不如乳头周围那么紧密），所以定期拍嗝。

转向瓶喂

如果你从母乳断奶转向配方奶，或者用瓶子喂挤出来的母乳，你需要准备奶瓶、奶嘴和消毒系统（参见191页）。一些瓶子模拟乳头的感觉，帮助宝宝更容易从母乳转向瓶喂。如果你想一边尝试瓶喂一边继续母乳，即混合喂养，从一天一瓶开始，这样宝宝可以逐渐习惯不同的味觉和奶嘴的感觉。如果你伴侣可以开始进行少量瓶喂直到宝宝习惯奶瓶，会很有帮助。

Q 消毒奶瓶、奶嘴最好用什么方法？

消毒宝宝的哺喂用具不止一种正确方法，而是有几种不同的安全方法。在消毒前，清洗奶瓶、奶嘴以及用于冲配方奶的器具，用热肥皂水去除所有的牛奶残留物。在哺喂后尽快清洗会比较容易，用奶瓶刷来清洁缝隙处。把洗涤剂冲洗干净。吸奶器的部件在每次使用后也需要这样清洗，然后按照厂商说明书进行消毒。

光是清洗不能去除有害细菌和病毒，所以奶瓶、奶嘴和相关用品需要消毒。冷水消毒是把所有物品放在有化学制剂的冷水中，制剂通常来自消毒片或消毒液。让所有物品在溶液中完全浸泡至少30秒，达到消毒效果后才能再次使用。

蒸气消毒可以从快速的微波炉蒸锅到电消毒器。把奶瓶和奶嘴开口向下放进去，这样它们的内部才会被上升的蒸气消毒。

要煮沸所有物品，就把它们完全浸入一大锅水中，盖上盖。煮沸至少10分钟才能杀灭病菌，在物品取出使用前不要打开盖子。煮沸奶嘴对它们损耗较大，所以再次使用之前检查是否有损坏的迹象。

Q 我的宝宝每天需要多少配方奶？这是取决于他的胃口，还是我应该坚持某个定量？

在第一周左右，和母乳宝宝一样，你的宝宝每次只需要喂很少量的配方奶。之后，直到6个月左右，经验法则是宝宝按其体重比例每天每千克需要150毫升~200毫升奶。

Q 我给宝宝喂奶的时候需要遵循特定的方法吗？

当你用配方奶粉喂养宝宝的时候，需要遵循一定的方法。

冲调配方奶的时候需要特别注意，有两个原因：一是配方奶粉的包装盒虽然是密封的，但并不是消毒的（除非是不必冲调即刻饮用的配方奶液），所以可能含有细菌如沙门氏菌，会让宝宝患病。所以冲调的第一原则就是仔细清洁。二是奶粉冲调为奶液的比例必须精准，这样宝宝才能获得正确平衡的营养。奶粉太少则宝宝营养不够，奶粉太多又可能让宝宝便秘脱水。冲调前仔细阅读厂商的指导，使用随产品附送的勺子。

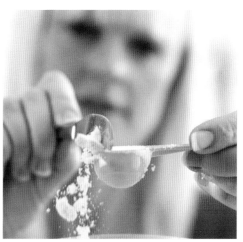

精确 冲调配方奶时，重要的是遵循厂商的说明指导。

冲调配方奶的步骤

下面是你每次冲调配方奶时的步骤。你会很快掌握窍门，毫不费力地完成这些步骤。然而，你还是要严格遵循这个过程。

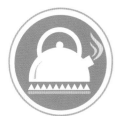 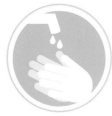 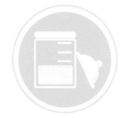 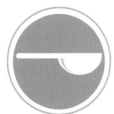 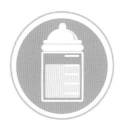 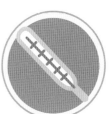

1 煮沸1升新鲜自来水（而不要用水壶里的陈水）。让水放凉不超过30分钟，这样它至少还有70℃，足以杀灭任何可能的细菌。

2 彻底清洗双手，确保你冲奶粉的桌面也非常干净。你可以在冲奶粉前，用抗菌喷雾喷在桌面，然后擦净。

3 先把水倒进奶瓶，按照厂商在包装上建议的量。不要稀释或浓缩配方奶，否则可能影响宝宝的消化系统。

4 用厂商提供的勺子，松松地舀出一些配方奶粉，然后用干净、干燥的刀或奶粉所附的刮刀把表面刮平，然后将所需的数勺奶粉倒入水中。只用随配方奶附赠的勺子。

5 从边上拿起奶嘴，盖上后旋紧，再盖上盖子。摇晃奶瓶直到奶粉溶解。让配方奶放凉，再喂给宝宝。

6 试试温度，在手腕内侧试温可以帮你判断它是否适合宝宝——温度应该温而不热。要快速冷却，可以把瓶子放进凉水里，或者把奶瓶的下半部分在冷水下冲。

怎么瓶喂宝宝最好？

你自己要坐得舒服，坐直，后背挺直有支撑。喂奶要花些时间，因此你不会想让背部承受太多压力。

抱着宝宝贴近你，让他靠向你的身体面对你，从而让你可以在喂奶过程中和他说话、眼神接触。这是个和宝宝建立情感联结的美好时机。把他竖直地抱到你胸部的高度，这会帮助他以稳定的速度吞咽。如果宝宝在喂奶过程中暂停（母乳喂养的时候也会这样），让他暂停一下，然后继续喂。如果他在喂奶过程中扭动或不安，拿开奶瓶，试着拍嗝，然后在他安静后再继续。重要的是别让宝宝自己嘴里叼着奶瓶一个人待着，这可能使他窒息或呛咳。

要记住的是

》**注意观察**宝宝是否喝得太快：如果他狼吞虎咽，奶液从嘴角流出，说明奶液流速过快，他需要慢速奶嘴。

》**别鼓励**宝宝在已经失去兴趣的时候还要喝完一瓶。他可能饱了，鼓励他继续会让他不舒服。

瓶喂宝宝的步骤

遵循这些简单的步骤，你很快就能自然地进行瓶喂。这很快就会变成一个你和宝宝都享受的熟悉日程。

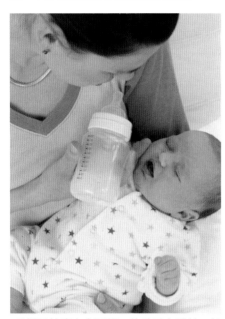

1 轻柔按摩宝宝面颊，鼓励觅食反射。然后让奶嘴触碰上唇。不要把奶嘴塞进宝宝的嘴里，要等他自己张开嘴巴含奶嘴，或者用奶嘴在他上唇轻擦鼓励他接受。

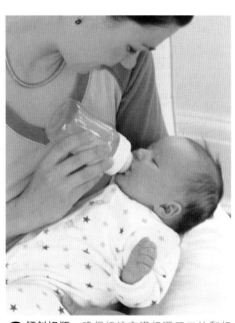

2 倾斜奶瓶，确保奶液充满奶嘴开口处和奶瓶颈部。这会帮助宝宝在一次喂奶中避免吃进太多空气。用你的臂弯支撑宝宝的头部。

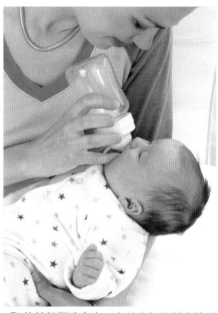

3 旋转奶瓶略向上，尤其在奶瓶渐空的时候，让奶液继续充满奶嘴。在喂奶快结束时，你可以用小指（确保它是干净的）塞进宝宝嘴里，中断吸吮，拿开奶瓶。

Q 我在喂母乳的过程中，想开始瓶喂。这种转变有什么窍门吗？

有些宝宝毫无障碍就能从母乳转为瓶喂，有些则要经历令人尖叫的崩溃。如果你的宝宝在奶瓶靠近时就大声抗议，有些窍门你可以试试：让伴侣来进行瓶喂，这样宝宝不会闻到你身上的奶味；选择一个宝宝不是很饿的时间尝试，比如下午那次喂奶，这样他即使没得到他想要的奶也不会太痛苦。如果你不是急于让他改为配方奶，可以先试试母乳瓶喂，因为他在熟悉瓶中所装母乳的时候会更愿意尝试奶瓶。

也要记住，母乳宝宝需要吸吮得更用力才能喝到奶，所以一开始使用慢流奶嘴，确定宝宝不会被快流奶嘴呛到。相反，如果宝宝非常饿，那么慢流奶嘴会让他挫败。测试什么样的奶嘴适合他。让宝宝和奶瓶玩耍，习惯它，如果他在3次尝试后还是抗拒，别急于求成。休息一下，在10分钟后母乳一次，然后几天内再尝试瓶喂。

Q 宝宝每次需要喝奶的时候，我都应该新鲜冲调配方奶吗？

是的，近年来关于配方奶冲调和储存的指南更新了。你得每次都新鲜冲调配方奶。

以前的惯常做法是把一天需要的奶都冲好，然后储存在冰箱里，需要时饮用。然而，细菌在冰箱里还是可以繁殖（在室温下则更快发生），这会增加宝宝接触有害细菌的风险。每一瓶配方奶都需要新鲜制备，任何残留的奶液或室温放置的未饮用配方奶都应丢弃。细菌也会在奶嘴上残留的唾液中复制，所以你不能重复使用奶嘴，也不能让你的宝宝与其他宝宝共享奶嘴。

你要知道

» 在宝宝需要的时候新鲜冲调配方奶。

» 在水烧开后30分钟内冲调。使用新鲜的水。

» 在奶瓶里放入正确量的水，然后再加配方奶粉。

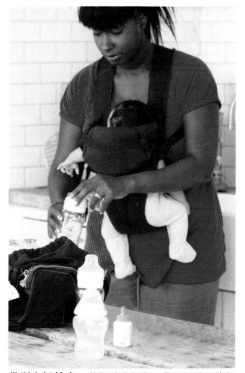

带配方奶外出 装好消毒奶瓶。你可以购买旅行用容器，内有分隔，可以放入事先分配好量的配方奶粉。

外出时的瓶喂

如果你不在家里，也可以事先为瓶喂做一些准备。想好你的一天有多长时间会在外面，可不要储备不足。

» 带上消毒奶瓶和一罐免冲调配方奶液，然后需要的时候将奶液倒进奶瓶即可。这是最简单的解决方法。你可能需要带一把干净的剪刀，因为打开免冲调配方奶液可不是件容易事。

» 把足量的配方奶放在干净的塑料容器里，然后带一瓶刚刚烧开的开水，还有消毒奶瓶，在需要的时候可以冲调。在给宝宝喂奶之前让水凉一凉。

» 如果需要当你不在的时候让其他人喂宝宝，比如保姆或爷爷奶奶，确保他们知道怎么正确冲调奶粉。如果你的宝宝是和其他宝宝一起被照顾的，确保他的消毒奶瓶上有标签写着他的名字。

Q 我能不能让瓶喂宝宝遵循定时的哺喂日程？

不，瓶喂宝宝和母乳宝宝一样，应该按需喂养，因为宝宝的小肚子表明他在一开始的时候需要少量多次。虽然你会感觉瓶喂更科学，因为你是根据宝宝的体重准备奶粉的，能够确切知道他每天喝多少，但这并不说明瓶喂宝宝就能遵循固有日程。配方奶粉厂商建议喂食奶量更多、间隔更久，但这并不适合每个宝宝（即使宝宝长大一些），可能他就需要少量多次，尤其是他喂奶后回奶很多的话。喂奶过多会让宝宝过饱，可能生病，还会造成他超重。

Q 我应该选择什么配方奶？我一定要给宝宝喝牛奶成分的配方奶吗？

选择适合宝宝年龄的配方奶。初段婴儿配方奶适合出生后（宝宝可以喝到1岁前）。初段配方模拟了乳清蛋白与酪蛋白60：40的比例，和母乳一样，确保宝宝可以消化，提供水和营养的完全平衡。而后续配方含有更多较深厚的酪蛋白，但它们对宝宝来说更难消化，不适合6个月以内的宝宝。

牛奶成分的配方奶是宝宝的推荐选择。它按照严格的营养条例制成，是成长宝宝的合适食物。除非医生或助产士有其他建议，否则宝宝应该在第一年里喝牛奶成分配方奶。有些宝宝对牛奶成分配方奶中的蛋白质或乳糖有反应。在这种情况下，医生会开出"完全水解"的处方，蛋白质被分解，乳糖被移除。大豆基础的配方奶很少被推荐，因为会对牛奶蛋白质过敏的宝宝也会对豆奶中的蛋白质过敏。也有人担心豆奶配方中的植物雌激素会影响生殖系统，有些豆奶产品还添加了葡萄糖，会影响宝宝的乳牙萌发。豆奶配方不能给6个月以下宝宝，之后要喝的话除非医生建议，如严格素食家庭，或者宝宝不能喝其他产品。

你**奇妙的小宝宝**需要许多照顾。如果这是你第一次照顾新生儿，你可能觉得自己无法胜任这一角色。放心，新手父母觉得紧张是很自然的，接下来几天到几周里你会逐渐增加信心。

照顾宝宝

边干边学

为人父母大多数情况下都是边干边学的，你会发现你的宝宝会天然地谅解任何初始时期的尴尬。他一开始需要的只是你的爱、关注和对于你能满足他所有需求的安全感。你其他的父母技能很快就会各安其职：早期的啼哭令人困惑，很快你就能破译宝宝究竟要什么；从最初尝试性的拥抱开始，你很快就会擅长以宝宝喜欢的方式处理和拥抱，无论你是在给他洗澡、穿衣或是安抚他。

每天照顾宝宝

照顾宝宝的一个重要方面是确保他干净舒适，所处环境安全。从预防尿布疹到确保睡眠健康——确保宝宝睡眠环境安全，适于休息——你每天给宝宝的关怀让他感觉满足。许多你在早期安排妥当的实践操作能让宝宝养成一生受益的好习惯。和宝宝的每天护理操作一样重要的是，他也需要你和环境给予的刺激和互动。一开始，

这可能是简单的眼神接触、面部表情模仿、相对微笑。然后，慢慢地，玩耍需要有活动、玩具和对其他新环境的探索。你们所有共度的时间，无论是玩耍还是简单的护理任务，都会加强你们的联系。

小宝宝容易感染，所以在最初几周需要避免接触病菌。然而，宝宝难以避免地会在某个时间出现身体不适。知道哪些征兆说明宝宝不适、什么时候需要寻求医生帮助，也会让你确信你能照顾好宝宝。

照顾你自己

照顾小宝宝的前几周和前几个月是奇妙而耗费精力的。享有足够的休息，与你的伴侣在照顾宝宝的过程中互相支持，注意饮食和生活方式，能够确保你精力充沛，也有足够的资源给宝宝提供最好的照顾。

Q 我从来没换过尿布！我应该从哪里开始着手？

选个暖和、无风的地方——宝宝的皮肤会对冷空气比较敏感——然后把宝宝放在擦干净的尿布垫上或毛巾上。

在地板上给宝宝换尿布是最安全的，但这可能对你的背很辛苦。特制的尿布台会方便好用，但你需要始终看着宝宝以防跌落。在手边放好你需要的一切：换尿布的过程愈是快捷方便，宝宝愈不会感到不安。

你需要

» **干净的尿布**，或者可重复使用尿布的尿布衬里。

» **棉布和温水**。婴儿湿巾可能刺激宝宝的皮肤，所以新生儿要尽量避免使用。

» **尿布袋或尿布桶**，用于放垃圾。

» **护臀霜**（可选）。

给宝宝换尿布

拿掉旧尿布。如果上面有大便，用尿布的前面擦掉残留的大便。把尿布叠好，用胶带封好，丢弃（如果你用的是可重复使用的尿布，则丢掉一次性尿布衬里）。拿走男婴的尿布时，用尿布挡住他的阴茎以免你被尿滋一身。

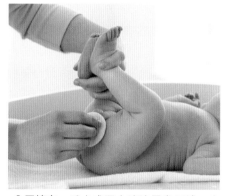

1 用棉布、毛巾或湿巾清洁尿布区域。女婴要从前往后擦，以免细菌接触阴道。男婴的睾丸和阴茎周围要仔细擦净，不要牵拉包皮。

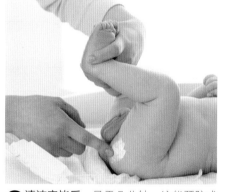

2 清洁完毕后，风干几分钟，这能预防或缓解令人疼痛的尿布疹。如果你愿意，可以在宝宝皮肤上涂抹一层薄薄的护臀霜。

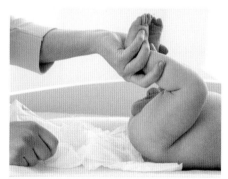

3 轻轻抓握宝宝脚踝处，抬起他的双腿，然后在他屁股下方放入干净的尿布，让胶带位于腰部。检查男婴的阴茎朝下，然后盖上尿布前片。

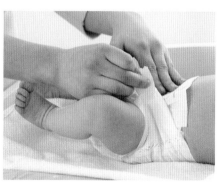

4 从宝宝双腿间拉起尿布，用侧面的胶带封好。你应该可以在尿布和肚子之间插入一根手指。如果是重复使用的尿布，放入尿布衬里，需要的话还有外层的裹巾。

Q 我要多久为宝宝更换一次尿布？我不太知道什么时候尿布湿了。

毋庸置疑，每次你宝宝大便之后你必须为他更换尿布。如今的尿不湿都有超强的吸水能力，所以确实不太好说什么时候湿透了。为了有个概念，可以在干尿布上倒4匙水——这就是湿透了的感觉。你在第一周后，每天至少要为宝宝更换6次尿布。

Q 我在喂夜奶后一定要换尿布吗？

对于夜间换尿布要用常识和判断力。一些父母担心这会把本来熟睡、满足、安静的宝宝吵醒。你可以先检查尿布。如果摸起来比较干，宝宝也没有不舒服的尿布疹，也许可以不管。但你也可以选择把尿布换了更安全，因为他说不定一会儿就会因为潮湿和不舒服又醒了。

Q 宝宝的红屁股怎么治疗最好？

如果频发尿布疹，宝宝出现了红屁股，对照这个来提示自己是否保持了尿布卫生。佩戴湿的脏尿布时间太长，会刺激宝宝的皮肤。宝宝通常会有办法让你知道尿布脏了，或者你能闻到；但尿布湿的时候他们未必会抱怨。注意尿布的状态，勤于更换。婴儿湿巾可能会刺激宝宝细嫩的皮肤，所以屁股红痛的时候只用温水和棉布来清洁。让宝宝每天光屁股待一会儿，让皮肤接触空气能加速愈合。换新的尿布之前，在皮肤上抹一薄层氧化锌软膏来保护皮肤。如果你用的是可重复使用的尿布，确保清洗后彻底漂洗，去除任何清洁剂残留。

每天怎么清洁宝宝最好？

除非宝宝开始活动，每天爬来爬去四处沾染灰尘，否则未必要每天洗澡。但你还是需要每天给他一个彻底的清洗，从头到脚。

这包括清洗宝宝的脸、屁股和皮肤皱褶，那儿会积聚灰尘和吐的奶。首先准备好一切，你就不必洗了一半四处找尿布或棉布，从而能全神贯注地照顾宝宝，他也不会焦虑不安。宝宝洗澡需要的一切参见186页。

从头到脚清洗宝宝

首先，洗净你的双手。在无风的房间把宝宝放在尿布垫上。尿布垫上可以垫块毛巾使之更舒适。可以把宝宝的衣服和尿布都脱掉；如果觉得冷也可以让他穿着睡衣，分别在需要的时候打开上半身或下半身，清洗一半的时候盖住另一半。

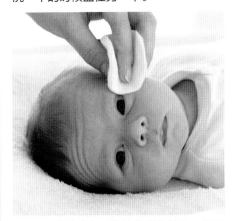 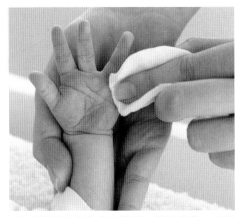 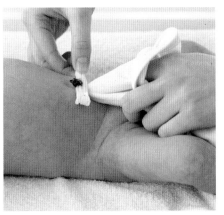

1 用一块单独专用的棉布或化妆棉，浸湿后从内缘到外缘擦宝宝的眼睛。换另一片棉布擦耳朵后面（不是耳朵里面）和脖子，把皮肤皱褶里残留的奶擦干净。

2 轻柔地抬起宝宝的胳臂，清洗腋窝；然后清洁手掌，摊开他的手指挨个清洁。给宝宝洗脚，然后轻柔地清洁趾缝，清洁腿，擦掉膝盖后面的油脂。

3 用一块干净的湿毛巾清洁宝宝脐带周边区域。你可以用清水，或者用温和的宝宝洗液清洗该区域的大便。把这儿拍干，让皮肤风干。然后清洁尿布区域（参见283页），再给宝宝换上新尿布。

Q 我怎么给宝宝穿衣服他才不会太热或太冷？

一般来说，建议宝宝穿得比你多一层，也就是在睡衣和开衫下面加一件套头衫，或者在他的婴儿车里盖块毯子。然而你还是需要定期检查宝宝看起来是否舒适。小宝宝调节体温的能力差，所以需要你来确认他们的状态适中。给宝宝选择轻质的衣服，多穿几层，你就可以在室内或户外快速调节，可能就是根据需要加个棉毯或者脱件夹克。另一件重要的事是，在家的时候别让宝宝穿着户外的衣服睡着了，别怕打扰他，他可能会过热。

在宝宝的肚子、胸前或颈后测试他的温度——如果这些地方摸起来烫手，去掉一层衣服；摸起来冷就加一层。记住宝宝的手脚通常是凉的，所以不能用来测试温度。

在晴朗的天气外出，确保宝宝的肩部是盖住的，在他头上戴个遮阳帽。宝宝的皮肤很娇嫩，会很快灼伤，所以除了做好覆盖，还要让他在一天中最热的时候避开阳光直射。可以用推车上的遮阳篷，用婴儿专用配方的SPF30以上防晒。

Q 给宝宝穿套头衫和睡衣的时候怎样做最方便？

信封领的套头衫可以往两边拉开，更容易套过宝宝的脑袋。让宝宝躺下，轻轻托起他的后脑勺，然后拉开领口，让他的脸穿过衣服。把袖子拉开，让双手通过，然后把套头衫从身体上滑下，扣上搭扣。

把睡衣摊开，打开搭扣，把宝宝放在上面。轻柔地弯曲他的双腿，把它们放进睡衣的腿部，然后把腿部和尿布周围的搭扣扣好。套好袖子，让双手穿过袖子，用你的手在袖口引导。扣好剩下的搭扣。

Q 宝宝为什么哭？我可以认为他是饿了吗？

哭是宝宝的一种自然状态，是他的第一个也是主要的沟通方法。宝宝可能不知道他为什么不安，他只知道有什么事情不对。你的任务是找出原因。在最初几天或几周里，哭通常是因为饥饿；如果离他上次喝奶已经几小时了，你就需要喂奶了。随着宝宝长大，喂奶的间隔越来越长，你可能不想立刻喂奶——事实上，如果你这么做，他就会觉得每次你抱他就要喂奶了。

随着你对宝宝越来越了解，你会注意到问题线索。如果宝宝大哭、揉眼睛、打呵欠、看起来发呆，他可能需要睡觉。宝宝在刺激过多的时候也会大哭，比如累了或者周围事情太多了。其他原因包括换个姿势、想换尿布、觉得太热或太冷。如果他犯困了，他也会哭，因为他要确保你就在身边。如果他不舒服，他可能想被你抱着感受舒适和安全感。

如果宝宝哭得厉害（每天3小时以上），无法安抚，每天在同一时间，面色发红，紧握拳头，哭的时候还把腿蜷向肚子，他可能有肠绞痛——健康宝宝过度哭闹时的术语。你要问全科医生，让其排除宝宝哭闹的其他原因。

Q 我喜欢用背带背着宝宝，这会让他太黏人吗？

用宝宝背带背着宝宝，会让妈妈、爸爸和宝宝都觉得舒服。这种亲近会让宝宝觉得安全感和被爱，有信心你就在他身边，担心造成依赖是无稽之谈。你的心跳声能让宝宝放松，你也能迅速发现他需要喂奶的迹象。确保宝宝在背巾里的安全，支撑他的背部，他的面部应该始终可见没有阻隔，让他的头部靠近你的头部，他的下巴不能靠在他的胸前。

Q 我怎么安慰哭闹的宝宝？

有时安抚、让宝宝靠近你，已经足以令宝宝安静，让他相信一切都好。

当你用温柔的语言、轻柔的抚触、靠近宝宝来回应宝宝的哭闹时，他知道他可以信任你，你会发现他的需求，这个世界对他来说是一个安全的场所，长期来说他会越来越独立和有信心。安抚宝宝没有什么对或错的方法，你和宝宝会发现对你们都管用的技巧。

安抚技巧

尝试不同的安抚技巧，找到对你和宝宝最管用的。

》节律和动作是安抚宝宝的天然方法，也许会让他想起在子宫里的时光。轻柔地摇晃宝宝，或者用背巾带着他会令他安心，靠近你也让他有安全感。如果宝宝哭闹持续不止，可以在婴儿车或汽车里带他在小区里逛一圈令他入睡，但你可能不希望他太依赖这个安抚方法。

》吮吸是小宝宝的天然安慰，如果他不饿，可能喜欢吮你的手指或橡皮奶嘴（但在最初几周要避免使用，以免造成乳头混淆，参见273页）。

》白噪声可以帮助宝宝安静，在被过度刺激的时候令他安然入睡。洗衣机的声音会让他记起子宫里的嗖嗖声，带来安抚。

》耳语，轻柔说话，唱首舒缓的摇篮曲，微笑，都可以有助于安抚哭闹的宝宝，尤其是他需要陪伴的时候。

》在他被竖直抱起的时候，抚触宝宝的后背，或者让他趴在你手臂上轻轻摇晃，这会在他有嗝或肠绞痛的时候有所帮助。

》身体接触对宝宝的健康很重要。摸摸他的头，轻拍他的后背或屁股可以有安抚的作用，如果宝宝有肠绞痛，婴儿抚触也能让易感的宝宝放松。摸摸他的手臂和腿，他的手心，他的足底；然后摸摸他的眉毛，如果他感到舒服，顺时针摸他的肚子。

如果**哭闹**持续，并且在**每天同一时间**出现，无法安抚，他可能有**肠绞痛**。和医生或卫生探视员谈谈如何缓解。

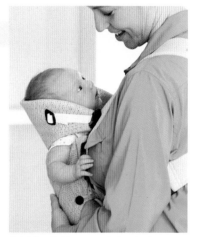

靠近你 抱着宝宝让他听到你的心跳声，是宝宝的天然抚慰方式。

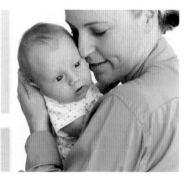

安抚的拥抱 大一点儿的宝宝喜欢被竖直抱着四处走走。

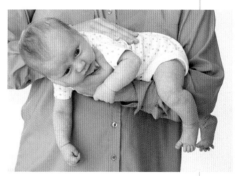

趴着 有些宝宝喜欢被趴着抱，轻柔地前后摇晃他。

Q 宝宝需要多少睡眠时间？

平均来说，宝宝在最初几周每天要睡14~18小时。充足的睡眠时间对他们的成长发育至关重要。

宝宝在最初几个月的生长速度是惊人的。他们用于睡觉的时间让身体能够专注于成长（生长激素是在睡眠时释放的），也能让他们处理每天接收到的所有新信息。新生儿只能间断短暂地睡眠，因为他们的小肚子时不时需要喂奶，所以他们的睡觉不分日夜，在晚上醒来的次数和白天一样多。除了需要频繁地醒来喝奶，宝宝的睡眠周期也较短，为45~60分钟，一旦他从周期中醒来，再次自然入睡是困难的。这一切都说明，在最初6~8周内，你需要整天喂孩子，即使夜间也得陪着孩子每两三个小时醒来一次。大约2个月后（有些可能晚点儿、有些早点儿），宝宝能在夜间略微睡长一些，白天睡少一点儿：他的小肚子容量增加了，他逐渐开始有了日夜节律的意识。

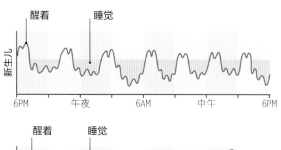

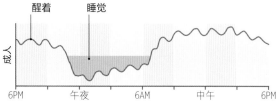

睡眠时间 新生儿每天平均睡16小时（14~18小时不等）。成年人需要的平均睡眠时间仅为一半。

不同年龄的平均睡眠时间

每个宝宝的需求都有所不同，下面是宝宝在前3个月的大致情况。

新生儿
每天24小时中大约睡14~18小时，白天7.5小时，晚上8.5小时。白天，睡眠分割为3~4个周期，晚上还是会每隔2~3小时醒来喝一次奶

1月龄
每天24小时中大约睡15.5小时，白天6~7小时，晚上8.5小时。白天，睡眠分割为3次小睡，晚上宝宝还是可能醒2~3次

2月龄
每天24小时中大约睡15.5小时，白天5.5小时，晚上10小时。白天，睡眠分割为3次小睡，晚上宝宝可能睡得略久一些

3月龄
每天24小时中大约睡15小时，白天5小时，晚上10小时。白天，睡眠分割为3次小睡，晚上宝宝可睡10小时，可能需要喂2~3次夜奶

Q 我的宝宝最好在哪儿睡觉？我应该把他放在小床上吗？

在生命的最初6个月，建议宝宝最安全的睡眠位置是婴儿睡篮、婴儿床或小床上，在晚上睡觉或白天小憩时和你在同一个房间。待在宝宝身边，这样你才能迅速获知他的需求，他也会在你身边觉得安慰。如果你希望，一开始就可以把孩子放在小床上。然而，正常尺寸的小床对新生儿来说可能太大了，最初几周他在睡篮或婴儿床上会更舒适。它能模拟宝宝在子宫里被包裹的感觉，而且是可移动的。你会发现，到2个月左右，宝宝在婴儿睡篮中就待得有点儿挤了。他应该在睡篮中足以伸展双臂，或者抬头的时候不会碰到睡篮的边缘或顶端。

Q 我能不能和新生儿一起睡？会有什么风险？

和新生儿睡在一张床上，感觉是全天下最自然的事情。如果你是母乳喂养，睡在一起也就表示他一醒来你就可以喂奶，对睡眠干扰最小。一些研究也提出，一起睡可以调控宝宝的呼吸，让妈妈和宝宝的睡眠节律更为统一，妈妈能更好应和宝宝的需求。宝宝因为靠着你，也会觉得更有安全感，更容易回到睡眠中。然而，专家相信，你不能和三月龄以下的宝宝一起睡，一般建议宝宝如果是早产儿或者出生低体重儿就更不能这么做。如果你决定要和宝宝一起睡，要知道那些风险。宝宝身边不能有任何羽绒被或枕头；如果你喝酒、吸烟、嗑药，或者吃了一些会让你陷入沉睡而放慢你反应的药物，就绝不能和宝宝一起睡。

Q 宝宝白天究竟应该睡多久？这会影响他晚上的睡眠吗？

一般来说，你的目标是让宝宝白天睡3个小觉，以免他过度疲惫。他可能会形成自己的模式，如白天醒来喂奶后睡一觉，中午睡一觉，下午再睡一觉。第三觉不要离夜间睡觉时间太近，否则他可能会入睡困难。白天确保他不会睡得过多也是很重要的，否则确实会影响夜间睡眠的质量。随着他的成长，他会开始放弃午睡，通常最早放弃下午那一觉。

Q 什么是好的小宝宝睡眠规律？试图立规矩会不会太早？

6周后，为了帮助他知道昼夜区别，开始建立睡眠规律是有帮助的。每天入睡时采取同样的步骤，这样宝宝能对这个规律熟悉起来，同时也能帮助入睡。如果你每晚遵循同样的方式，宝宝会感到安全，并区分白天午睡和夜间睡眠。洗个放松的热水浴，然后喂个饱饭，再讲个故事，能让宝宝放松。即使你只是在图画上指指点点，宝宝还是会喜欢听着你的声音，让你对他全神贯注。如果宝宝确实累了，洗澡能让他清醒并在睡觉前喝顿好奶。许多父母发现这是他们在一天中拥抱宝宝的特殊时刻。

夜灯会**干扰宝宝的大脑**，使他误以为是日光并保持清醒。可用**红灯泡**代替（我们的大脑不认为它是日光），让你在夜奶时辨清方向。

Q 什么是SIDS？我怎么能预防它的发生？有什么关键风险因素吗？

你可以采取多种方法在宝宝睡觉的时候保护他的安全。最重要的是你在宝宝睡觉的时候始终处于同一个房间。

SIDS，即婴儿猝死综合征，是指在很罕见的情况下婴儿在睡眠中猝死，俗称"摇篮死"。其诱因尚未完全了解，有一些因素会显著升高婴儿猝死综合征的发生率，在最初6个月风险最高。低出生体重儿和早产儿，以及男婴，风险更高。

警惕与预防

下面是帮助你确保宝宝安全睡眠的方式：

» 把宝宝放下入睡的时候，让他仰卧，脚抵住床尾，以防他在被褥下蠕动。

» 最初6个月，较安全的做法是把宝宝放在小床或婴儿睡篮里，和你共处一室。

» 至少第一年，避免婴儿床上有枕头、婴儿羽绒被或软玩具。

» 在宝宝睡觉的时候把室温控制在16℃~20℃。

» 不要在宝宝身边抽烟，任何人都不行。如果你抽过烟、喝过酒、吃过让你昏昏沉沉的药物，不要和宝宝睡在一张床上。

» 如果可能，母乳喂养。母乳喂养的宝宝发生婴儿猝死综合征的概率较低。

» 不要和宝宝一起睡在沙发上。

» 使用橡皮奶嘴可能降低SIDS的发生风险（如果你是母乳喂养，1个月后再用）。

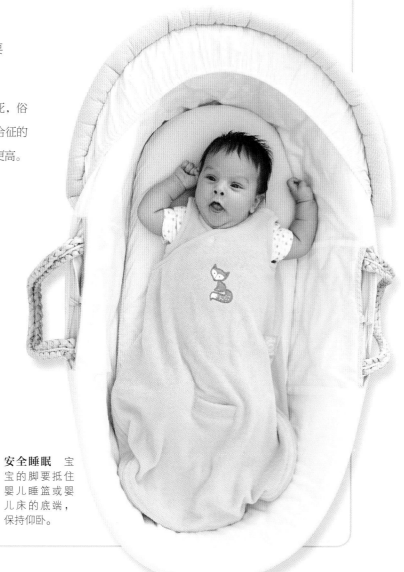

安全睡眠 宝宝的脚要抵住婴儿睡篮或婴儿床的底端，保持仰卧。

Q 我怎么才能和宝宝互动玩耍？他太小了做不了什么事。

你的宝宝看起来在出生后的前几周除了喝奶睡觉几乎做不了什么事——毕竟他在忙于生长呢——但他还是会勤于互动和探索。玩耍和刺激对宝宝的发育至关重要，帮助他了解他所处的世界、了解你，以及如何适应这个新地方。

早期学习

你是宝宝的第一个玩伴——你的玩耍和反应指引宝宝，给他尝试新东西的勇气。在早几个月里，宝宝和你、和周围环境进行简单的互动：看，咕咕叫，嘎嘎笑，做面部表情，抚触，抓握。提供适合他年龄和阶段的适当刺激，你可以让宝宝操作和练习新的技能，引领他进入发育的下一阶段。你可以抽出一些一对一的玩耍时间，也许是5分钟的蒙脸躲猫猫，坐下来10分钟探索一本有丰富纹理的书，或者用一点儿时间给他指出新东西或新玩具。同样，你大多数的互动会交织在一天的活动中：换尿布时的对话，指出周围家里的东西，或者给他穿衣服时亲吻他的小肚子。每个互动都弥足珍贵。

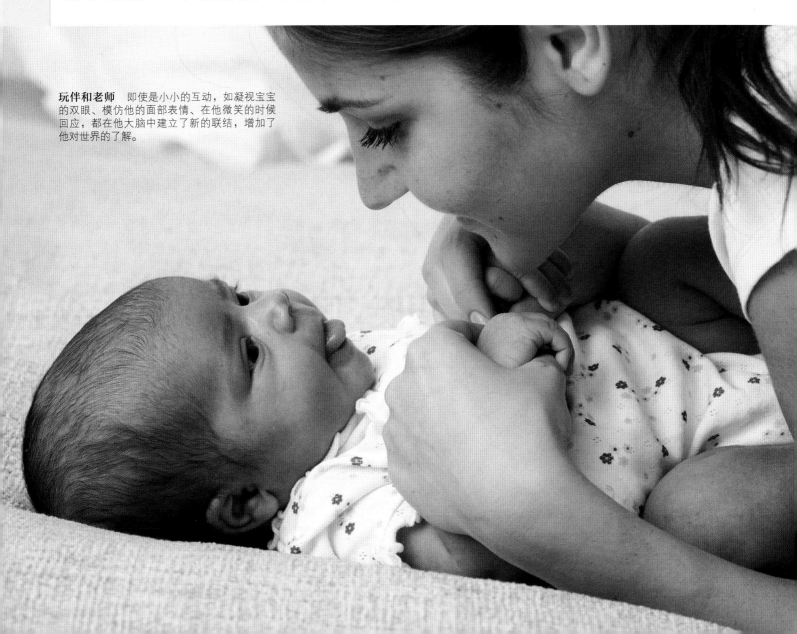

玩伴和老师 即使是小小的互动，如凝视宝宝的双眼、模仿他的面部表情、在他微笑的时候回应，都在他大脑中建立了新的联结，增加了他对世界的了解。

宝宝是如何发育的

了解宝宝在早几个月的发育模式，可以帮助你确立通过玩耍来增强宝宝发育的目标，确保你没有用高于他能力的活动来挫败他。

活动能力

宝宝需要一些时间来学习对肢体的控制。他的活动在前几周是不协调的，他经过子宫里的蜷曲后要慢慢张开伸展他的四肢。然而，随着他的肌肉慢慢强健，你可以为他提供一些机会练习四肢和身体的移动。

» 让宝宝仰卧，让他习惯于活动四肢、摆动手臂、踢腿。这一温和的运动会发展和强壮他的肌肉。

» 和宝宝一起在地板上，告诉他他正在做什么，或者把他放在健身架下，他可以对悬挂的玩具进行发声和拍打。

» 等宝宝强壮一些了，可以让他趴着。随着宝宝长大一些，他兴奋度越来越高，会热情地摆手和踢腿。每天有一些趴着的时间，能帮助强壮他的后背和颈部肌肉，并让他迈向翻身和爬行。

» 一旦宝宝的力量和协调性增加，给宝宝一些伸手的刺激。让宝宝趴在地板上，在面前放一个颜色鲜艳的玩具，让他可以练习伸手。当宝宝还小，趴的时候要密切监视，如果他已经生气了不能强迫他趴着。

社交和认知能力

和宝宝一起阅读、唱歌和对话，都能有助于发展他的语言机能。你们的初次"对话"仅仅是用你自己的方式回应宝宝的咿呀学语——让他看到你的嘴型，学到声音，模仿你发出的声音，这些互动也在教授重要的社交能力：对话是如何进行轮流说话与倾听的。

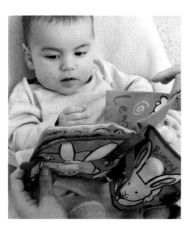

宝宝的感觉

刺激宝宝的感觉在最初几个月里非常重要。宝宝通过触觉了解周围的世界，也从拥抱、爱抚、皮肤接触中获得安慰。虽然他出生后只能看到很近的距离，但他很快就能吸收他看到的一切。

» 为宝宝的眼界提供素材，可以用黑白图案、镜子、亮的物体。

» 有不同纹理的书可以帮助建立光滑和粗糙、软和硬、毛茸或皱褶的概念。

» 谈谈日常物品，辨认质地，指出不同。

» 评价不同声音，无论是家里或户外，聊聊厨房里散发的不同气味。

户外探索

白天和宝宝一起外出能给你们都带来新鲜感。去商店，去公园，或者只是在花园里待会儿，都是环境的改变，对宝宝的新刺激。和他谈谈外面的景色和声音：看看微风中的树叶，看看云或者地面影子的形状，还有经过的汽车、火车和飞机。

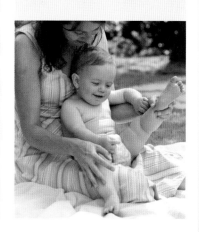

什么时候宝宝觉得够了

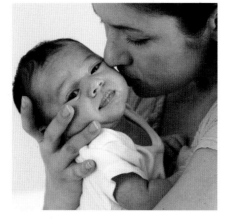

休息时间　即使是有节制的家人探视，对宝宝来说也可能太多了，尤其是大家传看他的时候。

你的宝宝每天都在吸收和享受新的画面、声音和信息，但他也会容易疲倦。如果他没时间停工，会因为太多新的声音、活动和感觉而感到过载。

给宝宝的一天做出规划，要有减少活动量的时间，警惕宝宝厌倦的迹象。过度刺激和疲倦的迹象包括：

» 不耐烦和不安。

» 把头从你、玩具和活动的方向扭开。

» 表现孤僻。

如果你宝宝已经清醒大约2小时了，他也许需要被放下睡一小觉。或者他只是需要在小床上安静地待一会儿，在你臂弯里待一会儿也行。

Q 宝宝有点儿不舒服，但是我又说不清哪儿不对劲。我应该给全科医生打电话吗？

作为新手父母，可能很难判断宝宝是需要就医，还是你对他无害的鼻塞大惊小怪。也许宝宝这几天吃得不太好，或者不如平时看着机灵。小宝宝的时候通常看不出什么症状，有时很难说宝宝究竟只是着凉了还是患了更严重的病。因此，最好是听从你的直觉和疑惑，带他去医生那儿全面检查一下。也许没什么大事，但医生也愿意看看小宝宝——而且会很重视他——警惕总好过涉险。比如，大一点儿的孩子出现头疼脑热通常无足轻重，但3个月以下的宝宝发热可就非比寻常，有时表明存在更严重的感染，所以不能忽略。因为宝宝的免疫系统还不成熟，他们对继发的细菌感染更为易感，而且会进展得很快。医生通常能让你放下心来，让你觉得就诊是对的。

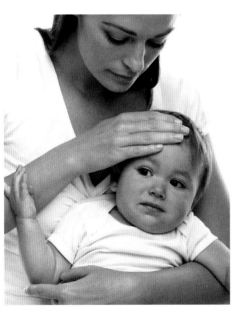

保持冷静 宝宝会根据你的行为反应，也会感受到你的压力，所以要试着保持冷静。

Q 哪些症状务必就医？

有些症状和体征不容忽视，需要立即处理。有些问题（见下）需要急诊。

 ### 重病的迹象

下面这些迹象可能说明宝宝病了，需要见全科医生。别犹豫，一旦发现就给医生打电话预约挂号：

» **行为改变**通常是事情不对头的最初信号。如果宝宝无精打采、昏昏欲睡、很难叫醒喂奶或者无缘无故哭闹，说明他不舒服。

» **哭泣方式改变**或者哭声改变，比如悄无声息或者不寻常的高调。

» **喝奶方式改变**，不好好喝奶，或者一连拒绝几次喂奶。

» **严重的呕吐或腹泻**，持续超过12小时（参见295页），或者带有血丝、黏液，需要进行检查。

» **眼部感染的迹象**，或者眼部流液。

» **宝宝对声音无反应**，或者耳部流液。

» **3月龄以下宝宝体温38℃**甚至更高，6月龄以下宝宝体温39℃以上。

» **囟门下陷或鼓胀**。宝宝头部的柔软区域需要进行检查，一般它摸起来是坚固、略下沉的。宝宝哭、躺下或生病的时候，囟门会有点鼓，但在宝宝直立、平静的状态下应该恢复正常。

» **不能解释的红疹**，尤其是同时伴有发热或腹泻。

» **脱水的迹象**（参见294页）。

» **便秘的迹象**，如大便干硬如小球，大便次数减少。

 ### 叫救护车

如果你发现宝宝出现下列症状，需要叫救护车：

» **停止呼吸**，或者呼吸费力。

» **出现脑膜炎的一个或多个症状**（参见295页）。

» **失去意识**，或者对周围无感知。

» **惊厥发作**，即使他后来已经恢复了。

 ### 去急诊

如果你发现宝宝有下列症状或问题，直接去急诊：

» **发热**，一直昏昏欲睡，吃药也无改善。

» **呼吸困难**，包括呼吸加快或喘息，或者有哮鸣音。

» **严重腹痛**。

» **伤口出血不止**或伤口较大。

» **严重跌落**或撞到头。

» **肤色青紫**。

Q 我要和医生说什么或问什么？

与全科医生沟通的时间有限，要充分利用，想想医生可能需要知道的信息，提前准备好问题。带上纸笔，你可以把问题记录下来，就不会忘了要问什么，而且可以在你用心听医生指导的时候记下任何医生要你在家里照顾宝宝时的建议。告诉医生宝宝的症状，以及何时发生的；宝宝喝奶排尿是不是好；宝宝的体温变化情况，以及你记录体温的时间；如果你已经给宝宝吃药了，什么时候吃的，吃了多少。宝宝的接种记录也要准备好。

Q 发热的症状有哪些？我该如何应对？

如果宝宝看起来脸红异于寻常，皮肤潮湿多汗，或者前额、后背、颈部、肚子摸起来烫手，他可能有病态的体温升高（参见292页）。宝宝也可能不如平时精神，昏昏欲睡。

大多数宝宝发热需要几天时间恢复。如果宝宝已经看过医生，确认可以在家中护理，继续监测直到他完全恢复。保证他的补液量，注意观察脱水的迹象，如尿布是否不如平时换得勤或囟门是否凹陷（参见294页）。一旦宝宝开始恢复元气，不要立刻恢复到日常活动——你的小宝贝可能还是有点儿累，需要一些时间回到正常状态。尽管如此，小宝宝从小病中恢复的速度还是很快的。如果他在任何时候病情恶化，也许更没精神或者明显脱水，或者出现红疹，或者只是你担心起来，听从你的直觉，直接去找医生，或者去医院。

如何应对发热

下面这些方法可以给宝宝降温。你也可以轻柔地对宝宝说话，确保你在他身旁，可以帮助他。

» **当小宝宝发热的时候**，你的头等大事当然是从医生那儿获得建议，但你也要确保他不会脱水。发热会让宝宝出更多汗，所以他的很多水分从皮肤蒸发了。用母乳或配方奶给他补液，配方奶宝宝还可以喝水（煮沸放凉的白开水）。

» **确保宝宝所处的环境**不会过热，应该是18℃左右。

» **如果宝宝因发热而不安**，如果他2月龄以上且体重4千克以上，你可以给他婴儿剂量的对乙酰氨基酚；如果他3月龄以上，体重5千克以上，也可以吃婴儿剂量的布洛芬。如果他服一种药后没有好转，你可以试另一种。可以分开服用，如果发热不退也可以顺序服用。

» **不需要用海绵**浸温水擦洗宝宝，或少穿几层；但要检查宝宝是不是因为穿太多而热得不舒服。如果他热得受不了，你可以让他脱得只剩尿布。

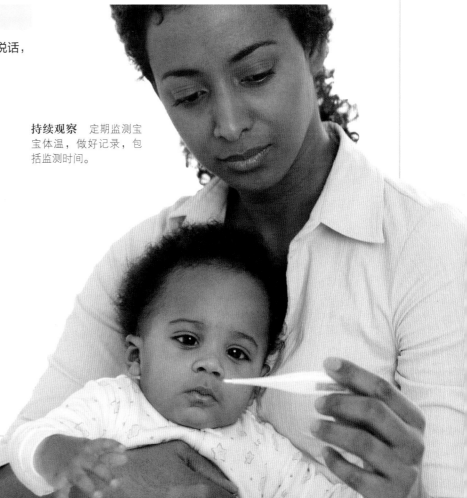

持续观察 定期监测宝宝体温，做好记录，包括监测时间。

Q 我要怎么测量宝宝的体温？什么是正常值？

宝宝的正常体温是37℃左右，不同孩子会有微小波动。

如果宝宝的体温大于37.5℃，他就是发热了。如果宝宝不到3月龄，体温达到38℃甚至更高，或者不到6月龄的宝宝体温在39℃甚至更高，立刻去看医生。

发热肯定是大问题吗

6月龄以上宝宝，或大一些的孩子，仅仅是发热本身未必是大问题，需要结合其他疾病症状来评估健康状况。对稍大的婴儿来说，体温升高是一个积极的表现，说明他的身体在对抗感染，因为细菌和病毒在热的环境里很难存活。

小宝宝的发热则不那么常见，因为小宝宝的其他疾病表现很难发现，或者很难说是不是存在严重的潜在感染，体温升高需要引起重视，因为这是唯一说明存在问题的迹象。因此你需要立刻向医生求助，如果宝宝发高热你又联系不到医生的话就立刻去急诊。

给宝宝量体温

你可以观察宝宝或接触他的身体就知道宝宝有没有发热，但测量体温可以让你知道确切的体温，对小宝宝来说是很重要的。你可以使用多种体温计。

体温计类型	描述
带式温度计	使用方便简单，尤其是宝宝坐立不安时，你只需要把温度计贴在宝宝前额上。然而，因为这样测量的是皮肤而不是身体温度，所以不是非常精确
数字腋温计	它们很便宜，比较准确。把温度计探头贴在宝宝的腋窝，然后放下胳臂紧贴身体。你需要拿着温度计在腋窝保持一会儿，有些在获得读数后会有蜂鸣声。使用这种温度计给宝宝量体温最难的一点是让他保持不动。在你开始测量体温前抱着他、安抚他，在测量体温的时候和他说话帮助镇定。5岁以下儿童不要把温度计放进嘴里
数字耳温计	虽然贵得多，但它们读数很快。然而，如果放置位置不准确，读数可能不是那么精准

带式温度计

数字腋温计

数字耳温计

20%
在美国，医院急诊中有20%的孩子是因为**发热**而来。

Q 体温升高会让宝宝更容易惊厥吗？

是的，宝宝体温不断升高，可能会带来高热抽搐或惊厥。然而，虽然看起来吓人，它们通常是无害的。惊厥最常见于6个月到3岁的宝宝，对于6月龄以下的宝宝很少见。在惊厥发作中，宝宝可能会身体僵硬，失去意识，四肢抽搐。如果宝宝惊厥发作，在侧面扶住他，去除嘴里任何东西以免噎住，如橡皮奶嘴。确保他的头偏向一侧，这样在呕吐的时候不会呛噎。和宝宝在一起，计时发作时长。第一次发作的宝宝要去医院由医生检查。如果宝宝以前发作过，后续发作超过5分钟，他也要由医生检查；如果后续发作少于5分钟，给医生打电话寻求建议。

Q 我怎样才能给扭动的宝宝服药？

给宝宝服药或滴眼药水可能是父母最烦恼的任务。尽你所能保持镇定。

你想帮助宝宝尽快好转，却因此给宝宝带来压力，这很容易让你们双方都陷入一团乱麻。即使你完全不觉得冷静，也要尽量在行为上显得让人安心。把用药时间放在宝宝最容易接受的时候，比如在拥抱之后或在喂奶之前，当他有点儿饿的时候什么都能吞下去。

给药和滴药

在你给宝宝服药或滴药之前，检查药物是否还在保质期内；使用后要按照厂家或药师的建议进行储存。

» **口服药**：可以用厂家附赠的注射器或勺子进行服药。对于很小的宝宝，注射器是最简单的给药方法，直接进嘴不会浪费。4月龄以上宝宝有推进反射，他会自动把任何东西顶出嘴，所以用注射器会更容易。把正确剂量的药物吸入注射器，用直立体位把宝宝抱近你身边，如果有帮助的话可以抚触宝宝的脸颊鼓励他开口，然后把注射器放进宝宝嘴里。如果宝宝愿意，可以吸吮注射器；或者你可以缓缓把药液推出，每次一点儿，推向口腔侧面而不是背面，以防他呛咳。如果用勺子，把药液从顶端送入嘴里，少量多次可能效果最好。

» **滴眼药**：如果可能，让别人帮你一下，一人抱着宝宝，另一人滴药。你可能会发现用毯子抱着宝宝是有帮助的，如果这不会令他不安，这样他不会用手脚拍打。洗干净你的手，让宝宝平躺或斜躺，轻柔翻开他的下眼睑，然后把一滴药滴到下眼睑，注意不要让滴头碰到眼睛的任何地方。一旦你放开眼睑，宝宝会眨眼，使药水分散。如果宝宝不让你拉他的下眼睑，把药水滴到闭上的眼睛的鼻侧。虽然不那么有效，但一旦睁眼就会有些药液流下去。

» **滴鼻盐水**：医生或药师会建议给鼻塞影响喂奶或呼吸的宝宝用这个。洗净你的双手。和滴眼药一样，最好有个帮手。擦净黏液，让宝宝平躺，把滴头伸进鼻孔，挤出适量药液注入鼻孔。抱着宝宝保持在原姿势1分钟左右，帮助药水在鼻腔里扩散。

» **滴耳药**：液体进入耳朵的感觉会让宝宝不安，他可能会挣扎，所以用毛毯裹住他可能让他保持安定，让你可以滴药。洗净你的双手。让宝宝平躺，把他的头转向一边。轻轻拉下他的耳垂，开放耳道，然后把适量药水挤入耳道。让宝宝保持这个姿势几分钟，让药水可以进入耳朵。

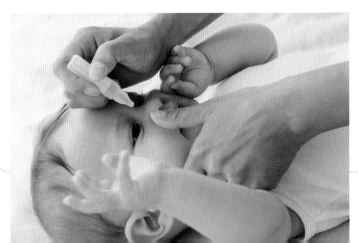

滴眼药 尽量快捷而稳定地完成这一步骤，在这个过程中一直和宝宝说话可以让他安心。

Q 我怎样才能预防宝宝被感染？

感染在宝宝和幼童中总是存在的，因为他们的免疫系统需要时间才能逐渐建立。然而，你可以做一些事情来减少宝宝感染的次数。尽量母乳是保持宝宝健康的最佳方法之一，因为乳汁中含有保护性抗体。宝宝很小的时候，应限制或避免接触感冒或感染的人。在2月龄的时候，宝宝要进行第一次接种，所以从那时起就要遵循他的接种计划，保护他免受重病影响。

Q 我怎样才能在宝宝生病的时候给他最好的安慰和护理？

照顾生病的宝宝是许多父母的人生新体验，可以理解的是，一定会焦虑的。记住，你镇定的表现是让他冷静的重要因素，反过来可以帮助他的身体对抗疾病。你的宝宝生病的时候安全感降低，所以靠近他，给他足够多的拥抱，温柔谈话也能让他安心。

小宝宝生病虽快，在恰当的护理下恢复也很快。知道要注意哪些事情，什么时候该找医生，或者什么时候该在家里照顾宝宝，会让你自信满满地给他正确的护理。

Q 我怎么才能发现常见的疾病和不适?

通常宝宝出现不舒服的时候都是很明显的:他可能烦躁,拒奶,无精打采。发热是他在对抗感染的显著迹象(参见291页),鼻塞和咳嗽也很容易被察觉,还有腹泻。其他迹象可能就没那么明显了:也许宝宝比往常黏人,或者奶喝得不是很好。相信你的直觉,如果你觉得有什么不对劲,给医生打电话。

脱水

» 有哪些症状?

尿布需要更换的频次少于往常,尿色深,大便硬,便秘,这都是脱水的表现。其他迹象包括没精打采,哭起来无泪,嘴唇干燥,还可能有囟门凹陷。

» 你应该做什么?

如果宝宝有呕吐、腹泻或发热(参见292页),首先要保持他的补液量,预防脱水。频繁喂食母乳或配方奶(可能要比往常更少量多次)。喂奶间隔时给口服补液(药房有售);如果宝宝拒绝口服补液,可以给凉白开水代替。如果宝宝有上述脱水症状,联系医生。

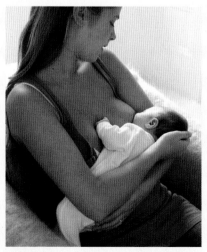

频繁喂奶 给宝宝喂奶可以确保他保持水分。

头痂

» 有哪些症状?

头皮上的鳞片样块状物,较厚呈硬壳状,又称"摇篮帽"。这可能是宝宝前几个月过度活跃的脂肪腺引起的,会慢慢好转。头痂通常是无害的,不会引起瘙痒或不适。

» 你应该做什么?

头痂通常在几周或几个月后消退,一般可以在家中处理。程度较轻的头痂,可以定期用宝宝洗发水清洁,避免头痂聚集,可用宝宝梳来松解碎片。在头顶用一点橄榄油进行按摩并保持过夜,可以软化头痂,以便在早晨梳掉。不要把头痂摘除,那可能损伤皮肤,引起感染。如果头痂顽固,让药剂师开强力洗发水来松解头痂。如果鳞屑扩散到面部或身体,自己处理不管用,或者出现流血、炎症,联系医生。

湿疹

» 有哪些症状?

皮肤发红、发干、瘙痒,出现在面部或皮肤皱褶处,如肘部、膝盖和颈部。通常在2~4月龄的宝宝身上出现,可能与牛奶过敏有关。

» 你应该做什么?

和医生讨论如何处理宝宝的湿疹。他会给你治疗建议,如镇定滋润霜,也可能开外用的皮质类固醇。防抓手套可以让宝宝不再进一步损伤皮肤。把宝宝的指甲剪短。如果湿疹大爆发,不要用沐浴产品,宝宝的衣服也要用非生物洗涤剂。如果湿疹顽固且疼痛,和医生谈谈其他疗法,如考虑湿敷令皮肤愈合。

鹅口疮

» 有哪些症状?

如果宝宝口腔出现白斑,这是由一种叫"白念珠菌"的真菌引起的疾病。舌头和口腔可能有白色覆盖物和白斑,质地像凝乳。它们不容易擦除,可能有疼痛出血。宝宝也可能有同一感染性质的尿布疹。如果你是母乳喂养,感染可能在你和宝宝之间传播,令你的乳头疼痛。

» 你应该做什么?

预约医生就诊。如果病情不重,他通常会给宝宝开抗真菌药物或凝胶。如果你是母乳喂养,医生也会开乳头用的抗真菌软膏。

结膜炎

» 有哪些症状?

一种眼部感染,引起眼白部分的薄膜(结膜)炎症。眼睛发红、发炎、瘙痒、有黏液及眼泪汪汪,可能有流液。睡眠后眼部出现分泌物结壳。这可能由感染、过敏或刺激物如香烟引起。新生儿的结膜炎也可能与产道中的细菌有关。

» 你应该做什么?

用棉布浸凉水去除宝宝眼部的结痂和黏液,双眼用不同的棉布,这样不会形成交叉感染。触碰宝宝之后要洗手,使用单独的毛巾,以免感染传播给其他人。如果宝宝还不满28天,或者感染严重,1周后还未清除,联系医生,因为宝宝可能存在细菌感染,需要用滴眼药治疗。

腹泻和呕吐

》有哪些症状？

大便松软甚至呈水样，可能有黏液、恶臭，即腹泻。呕吐是指宝宝吐出大量的奶（不只几匙）。病因包括肠胃炎、反流和过敏。

》你应该做什么？

给宝宝补液，预防脱水。频繁喂食母乳或配方奶；还可以给口服补液，如宝宝拒绝口服补液可以给凉白开水。如果宝宝在24小时内腹泻6次以上或呕吐3次以上，则需要咨询医生。如果宝宝出现红疹、发热、脱水的症状，或呕吐物、粪便中带血，也要咨询医生。

反流

》有哪些症状？

奶和胃酸的频繁反流（少量反流是正常的，胃部的肌肉瓣膜在12个月之前尚未完全发育充分）。

》你应该做什么？

少量多次喂奶，多拍嗝。避免过度喂养，瓶喂的宝宝用开口更小的奶嘴。喂奶后直立抱起宝宝来缓解反流。如果宝宝频繁反流，伴有咳嗽、窒息、持续哭闹或体重不长，去看医生。

感冒和流感

》有哪些症状？

鼻涕，咳嗽，眼睛发红，有时伴有体温升高。如感冒的症状伴有突然发热至38℃以上，说明是流感。其他感冒症状包括无精打采、食欲不佳、呕吐和腹泻。

》你应该做什么？

如果宝宝不到3月龄，给医生打电话。同时，确保宝宝有足够水分（参见左页"脱水"）。如果宝宝鼻塞，喂奶困难，可以提高湿度水平，松解黏液：把一碗温水放在房间里，或者让他坐在潮湿的房间里。你可以从药房买盐水滴鼻剂帮助令黏液稀薄。宝宝在感冒愈合过程中也需要更多睡眠。

耳部感染

》有哪些症状？

宝宝出现耳部感染不易察觉，但如果他拉拽耳朵、烦躁不安、拒奶、呕吐、对轻的声音没反应、在感冒发作几天后出现体温升高，则可能存在耳部感染。如果耳膜损伤，可能出现脓水。

》你应该做什么？

耳部感染通常在3天左右能自愈。如果宝宝不到3月龄，体温高于38℃，或者不到6月龄而体温高于39℃，咨询医生。如果宝宝不到3月龄，医生可能会开抗生素。在耳朵上盖条温毛巾可能有舒缓作用。反复发作的感染可能需要耳垫圈治疗——把小的探头伸进耳朵进行引流。

细支气管炎

》有哪些症状？

症状类似感冒伴发热。它们会在几天后恶化，伴有刺激性干咳，呼吸快速或声粗，呼吸间短促停顿，呕吐、拒奶、尿少。

》你应该做什么？

症状会在几周内明显。如果宝宝不到3月龄，体温高于38℃，或者不到6月龄而体温高于39℃，咨询医生。保持宝宝的水分，尽量直立可以缓解充血。用加湿器，或者在房里放一碗温水来保持空气湿润。如果宝宝呼吸困难、呼吸急促、拒奶、12小时未尿，或者无反应或烦躁，给医生打电话（或者你担心的话也可以叫救护车）。

喉炎

》有哪些症状？

呼吸困难，伴有独特的犬吠样咳嗽。喉炎通常感染半岁到3岁的孩子，但也可能在小宝宝身上发现。

》你应该做什么？

轻度的喉炎可以在家里处理。保持宝宝水分，让他直立令呼吸轻松些，安慰他，因为哭闹会令症状加重。医生可能会开口服的皮质类固醇来减轻喉咙肿胀。

百日咳

》有哪些症状？

持续干咳，呈阵发性，穿插深长呼吸。可能有流涕、发热、呕吐。咳嗽可持续数月。

》你应该做什么？

孕28～38周接种疫苗可以给予宝宝出生后的保护，宝宝在2个月时应开始接种疫苗。如果宝宝出现症状，立刻咨询医生，可能会给予抗生素。如果他呼吸困难，叫救护车。

脑膜炎

》有哪些症状？

脑膜炎是大脑和脊髓周围膜的病毒性或细菌性感染。症状包括囟门鼓胀，发热伴手脚冰凉（但小宝宝可能体温正常或偏低）；嗜睡；呼吸急促；打呼噜；高调或呻吟状啼哭，寒栗；强直或痉挛；因肌肉疼痛造成烦躁——可能不想被抱起；腹泻和呕吐；颈部僵硬；不喜强光；皮肤污斑；抽搐或惊厥。玻璃杯压迫后出现紫色针刺样皮疹或瘀斑且不消失，可能说明有败血症——一种紧急病情。症状可以任何顺序出现。

》你应该做什么？

不要等到皮疹出现才求助。如果你怀疑是脑膜炎，立刻叫救护车并说明你怀疑宝宝患脑膜炎。

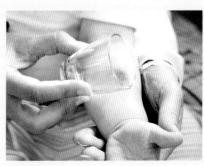

玻璃杯测试　玻璃杯压迫后出现皮疹不消失，提示败血症。

和**新生宝宝**一起的日子充满了新奇的体验，强烈的情感和积极的改变。同时，这也会带来许多新的责任和考虑，你会发现自己比以前更需要提前计划。

规划未来

工作要考虑长远

陪伴宝宝的时候，要考虑的一个主要问题是，产后什么时候（或者你是否还想）回到工作中去。你可能已经与雇主商定了一个时间，但既然你已经离开岗位了可能也会改变想法——也许为了经济上的原因想早点儿回去，也许想延长产假。在英国，大多数职业女性可以休52周的产假，但其中一部分可能是无薪假期（参见110~111页）。个体雇主可能自己有相关条例和规定，所以和你雇主商量吧。如果你计划回去工作，早点儿规划宝宝托管的事情，你才能松弛地享受和宝宝在一起的珍贵时光。

日益庞大的家庭

一段时间后，一旦你感到新家庭安定下来了，你和你的伴侣会开始考虑再要一个，给宝宝一个弟弟或妹妹。关于兄弟姐妹之间相差几岁为佳有众多意见，你会觉得其中一些值得考虑。基本上，如果你和你的伴侣感到在情绪上、身体上和经济上都做好了准备，那就是要一个新宝宝的好时机。始终保持和伴侣一起讨论，这样你们能知道对方的感受和期待，任何不同意见都能够被充分讨论。

家里的变化

现在你们是三口之家了，是时候重新评估你的家居设置，考虑这是否适合你的新家庭成员。也许你在考虑搬到一个新的区域，这样可以在现有预算下有个大点儿的房子，这是很多学龄前儿童父母考虑的事情。或者，如果不想搬家，你可能会觉得现在的房子需要一些变化。记住，无论在什么地方，宝宝只要感觉自己身边有爱和妥善的照顾就会高兴。因此，不要觉得即使这会带来压力或财政紧张，你也必须给房子弄些变化。

Q 我现在需要做些什么来确保宝宝将来受益？

有许多事情是你在有孩子之前没想过的，而在成为一个负责任的父亲或母亲之后开始担忧。下面讨论的问题值得考虑和重视。

有些问题是财政上的，比如你是否要为孩子上私立学校或大学准备一个储蓄账户；有一些是非常实际的，比如考虑你和你伴侣可能遭遇不测，需要为宝宝留下遗嘱和法定监护人。你也可能考虑一些"传承"，如家庭故事、信件、传家宝以及文化事务（尤其是家庭成员来自不同国家时），是你希望宝宝将来可以了解到的。下面是你可能想实施的一些事务清单。

规划未来

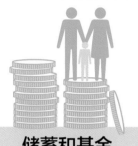 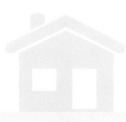  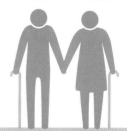

储蓄和基金	保险	遗嘱和监护人	养老金和退休
不管是不是现在就开始存钱，为孩子未来的教育或第一套房子，或者用信托基金来保护他避免缴纳大量税费，你可以考虑先设个银行账户。	看看人寿保险和健康保险，你可能想增加预算。因为多了个孩子，这样你或伴侣遇到不测时还能有经济保障。如果你有个人的健康或牙医险，你应该把宝宝的名字加上。	写个遗嘱，避免把孩子的监护权和你的资产交到法庭手里。指定一名能够抚养孩子长大的监护人，一旦最坏的事情发生，并帮助他完成学业、确保其健康、安全，照顾他直到成年。	看起来还很久远，但你会希望确保自己晚年有足够的钱可花，所以老年人和老年相关的负担不会全压在你孩子肩上。

Q 我们当然想尝试再要一个孩子。兄弟姐妹之间有最理想的间隔年龄吗？

不同的年龄间隔各有利弊，你们何时再要一个孩子的决定很大程度上是受你们双方对于如何处理家庭生活的影响。你可能会觉得第一个孩子还小的时候就要第二个孩子，你们就能够一同全力照顾宝宝的婴儿期和幼童期。你们的孩子会自然地成为玩伴，建立强烈的纽带，并可以在学校里做伴。同时，如果你想要一个大家庭，你也不想在要第二个孩子时等太久。然而，一些人觉得兄弟姐妹的年龄十分相近的话，会在争夺玩具和关注的时候发生更多争吵。这样一来，你可能想等到第一个孩子摆脱尿布了再要另一个孩子，从而可以有更多时间分别投入到两个孩子的幼年。这样也让身体有足够的时间从第一个宝宝的分娩中恢复，你才有精力应付新生儿。经济上来说，年龄差距大，你就不需要花太多钱买双人推车或额外的婴儿床，你也可以在较长的时间里分摊抚育费。

Q 从健康的角度来说，再次怀孕需要等待多长时间最好？

两次怀孕间隔一定时间会令你和你未来的宝宝都受益。怀孕和哺乳会剥夺你基本营养的储备，如叶酸和铁，所以给身体一些时间来储备这些物质，然后再怀孕，可以让你自己和未出生宝宝的健康都受益。另外，近期研究表明，女性在有孩子之后18个月内再次怀孕，与间隔时间更长的人相比，更容易早产。至少在前次分娩后等待12个月再怀孕，这可以消除所增加的早产风险。

除了**年龄**之外还有其他因素，如**个性**和**性别**，将决定孩子之间相处得如何。

Q 我还没有决定是否回归工作。我要考虑哪些方面？

对于很多家庭来说，是否回归工作的主要考虑因素之一是经济情况，将工资收入与宝宝的保育费用相比较。

最重要的是做对你和你伴侣来说正确的事情。你们双方都需要分析职业前景，长期和短期的收入组成，以及待在家里的感受，以确保让适当的人在职场上发展。无论你们如何决定，都要灵活机动。当你怀孕的时候觉得对你来说正确的事情，等孩子出生后未必就是这样。深思熟虑的计划也可以变动，你可能会觉得你想比计划中多休息一下，或者更早回去工作更适合你。如果你喜欢待在家里，你可能会发现这是一个令人愉悦的选择。你的感觉以后也会发生改变。你也可能会发现你怀念工作环境，热切地想追求你的事业。如果父母双方都快乐而充实，你对选择照顾宝宝感到非常舒适，那整个家庭也会欣欣向荣。

考虑要点

如果你需要在留在家里和回去工作之间做出决定，最好与伴侣沟通，并问问自己几个关键问题：

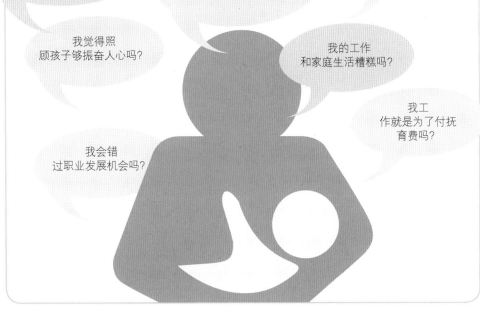

我们的钱够花吗？

我现在做出的决定是否难以改变？

我对于把职责交给伴侣和/或保姆有何感受？

我的伴侣的工作岗位现在与将来是否稳固？

我的决定是否受到自我评价以及他人对我评价的影响？

我错过宝宝的第一步怎么办？

我觉得照顾孩子够振奋人心吗？

我的工作和家庭生活糟糕吗？

我工作就是为了付抚育费吗？

我会错过职业发展机会吗？

Q 我将在宝宝1岁时重返工作。我什么时候要开始考虑幼儿托管问题？

虽然你回归工作的日子看起来还很远，而且把宝宝托付给他人也是你在产假刚刚开始时最不想考虑的一件事，但现在开始着手是应该的。你可能在孕晚期就已经得到一些关于幼儿托管形式的意见——如果没有，开始考虑什么最适合你们家。你们的财务状况允许怎样的形式？在当地进行咨询，在网上查找信息，联系本地的儿童信息服务中心，寻求当地的托儿所和婴儿室清单，向你认识的本地父母寻求建议见，和有更大孩子的朋友聊聊，他们可能会有些好建议。

Q 我的伴侣和我准备把孩子的护理工作由我们俩及另一个护工分担。这是个好主意吗？

如果你们一起分担，你也为自己的选择感到高兴，这就是一件好事。通常，父亲会因为没花足够时间和孩子一起而感到后悔，而很多人觉得每周花一至两天时间就特别满足了。对你来说，部分时间回到工作让你可以得到满意的工作和生活平衡，你的宝宝和父母一起时都能得到有质量的陪伴。要确保你们的睡眠规律和喂养习惯是一致的，你们对于一些规矩和如厕训练也是一致的，以免宝宝困惑，不知道自己该怎么做。

72% 的双亲家庭和 **60%** 的单亲妈妈**保持工作**，比19世纪90年代中期增加了1/5。

Q 我怎么能帮助宝宝适应新的临时照料者？

确保你选择你自己满意的临时照料者，这样你可以尽可能地放松。你宝宝会感染你的焦虑。

给宝宝足够多的时间来熟悉新人和新的规律，然后再开始慢慢固定下来，这可能是你重返工作几周之前要做的事。宝宝的适应能力比我们想的强得多，可以习惯任何新的安排。起初，你可以和宝宝一起与临时照料者待在一起，然后是他单独和临时照料者短时间待在一起。慢慢增加他与临时照料者单独相处的时间，那么到你回去工作的时候，你们都适应了新局面，他也会很高兴被留在家里。

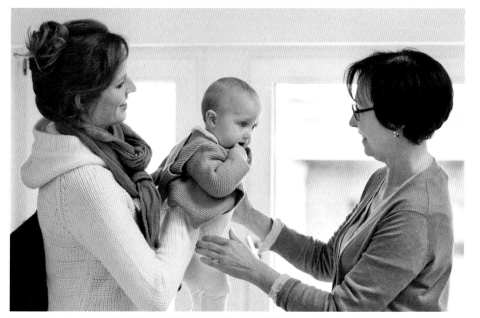

温柔问好 把宝宝介绍给新的临时照料者的时候，尽量放轻松。

安置窍门

下面是让你和孩子顺利过渡的一些要点。

》保持镇静： 无论你对于离开宝宝感到多么焦虑，尽可能放松，因为你的宝宝会感染任何紧张情绪。往积极的方面想！

》家访： 宝宝可能在自己熟悉的环境里感到更放松和有信心，所以照看孩子的人或者你考虑的托儿所老师最好先到家里来探访你们，这样你们能更好地了解对方。

》拿个玩具： 宝宝带着些他熟悉的东西是很有帮助的，比如熟悉的玩具或安抚物。

》简单利落： 当和你宝宝说再见的时候利落些，即使他要大哭。无论这令人多么苦恼，如果你反复回到他身边，只会延长他的悲伤（还有你的）。大多数宝宝在你离开后都会很容易分心。你可以让临时照料者晚些给你打电话，让你知道他愉快地安定下来了。

》沟通： 这对你和宝宝都是个挑战，但临时照料者可见得多了。分享你可能有的任何烦恼和忧虑。临时照料者会倾听并告诉你怎么处理你和宝宝体验的各种忧伤才是最好方法。记住你们都在为同一个目标努力：养育一个快乐的宝宝。

Q 我在为把宝宝留在托儿所的事情担心。他会想我吗？或者他会喜欢保育老师甚于我吗？

放心，宝宝需要和不同的成年人建立新的关系，他会建立牢固的联系并滋生爱意，并从这个过程中受益——但这并不说明他对你的爱意会有所减少。把宝宝留给托儿所会让你滋生许多复杂情绪，包括愧疚、悲伤，也包括你能给自己留出些时间的少许放松感。他在你每次去接他的时候会雀跃，你会珍惜这些时刻。宝宝有足够多的爱给你、家庭和他的保育老师。

Q 未来感觉未知，但很令人兴奋！我怎么才能应付好不知道前面是什么情况的情况？

为人父母当然会带来新的挑战，而每当你感到一切尽在掌握的时候，你的孩子又进入了新的发育阶段，而你得及时跟上。决定正确的工作与生活平衡，选择托儿所都是大的决定。有时，为人父母令人望而生畏：你能不能为孩子做到最好？他是不是快乐充实？除了为人父母，生活中没有很多你可以做的事情对你有那么深远的影响。然而，最好的处理方法是尽量

按部就班，享受和孩子一起的生活，并尽量灵活机动。事情总在变化。高低起伏会频繁发生（在最初几年往往让人精疲力竭），但是大多数情况下，为人父母还是令人振奋的，因为你会体验全新的直击心灵的一种爱，以及新的目标感。

> **关心宝宝的人越多，他能与之建立长期的联系，他自己就会变得越友爱。**

Q 我在选择托儿所的时候要考虑哪些方面？

选择你信任的托儿所来照顾宝宝，是一个非常重大的决定，也是你要深思熟虑的事情。想想你最关注的事情，觉得哪些事情最重要，你想给宝宝什么，然后寻找满足条件的照管者。

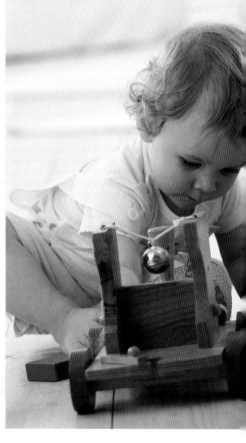

个人选择

和别的父母谈谈是有用的，但记住一个家庭适用的照管未必适合另一个家庭。当你获得宝贵的个人建议时，你也可能抱有不同的观点。比如，一个家庭可能觉得托儿所的社交环境是个优势，而你可能想让孩子待在更像家的环境里。计划探访一些不同类型的地方，而不要过早做出决定。在你探访的时候，看看保育员怎么和你的孩子及其他孩子互动。保育老师是否负责又有爱心，环境是否干净又友善，是否有足够的活动计划和玩具，是否有专门的休息时间；孩子们看起来是不是快乐松弛，是否有户外活动场地。要求看看相关规章、流程、证书的复印件——任何信誉良好的托儿所都会乐于分享这些。考虑找一些已经将孩子送托的父母谈谈。

不同的保育选择

下面是幼儿托管的不同选择。因为交通和价格的不同，尽可能多做些比较，你才能做出正确选择。

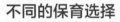 **托儿所**

结构： 通常是私立的，托儿所提供全天看护，从小宝宝到四五岁的孩子。在英国，工作人员经过"英国早期基础阶段教育体系"培训。婴儿和幼童处于分隔区域或房间，内有适用于不同年龄的设备装置。

 考虑哪些事情： 宝宝应该获得足够的刺激，也有许多其他孩子可以进行社交。可能很少有一对一的时间。费用可能很高，开放时间是固定的，托儿所可能还有关园的时候。会有疾病相关规定，所以宝宝生病的时候你需要有后备计划。

幼儿托管员

结构： 个人在自己家里照看少部分孩子。他们在教育标准局或托管机构注册。他们最多可以照看6名8岁以下儿童。其中可以有3名5岁以下儿童，通常只有1名婴儿（如为兄弟姐妹可以例外）。

 考虑哪些事情： 孩子能处于家庭环境，会有少数孩子进行社交，会获得足够关注。托管员照顾孩子的时间较长，也较有持续性，孩子会与他们有较亲近的联系。如果你的托管员身体不适，则你需要后备计划。

保姆

结构： 有资质的个人，在你家里照顾孩子。

 考虑哪些事情： 你的孩子能在自己家里接受一对一的照顾。保姆会成为家庭组成的重要一部分，会在接下来几年都保持接触。她会更灵活机动，偶尔也可以进行托管或周末看管。保姆通常是最贵的幼儿托管方式，你是保姆的雇主，所以还得缴税、国家保险和付给节假日工资。一些保姆还会有额外的费用需求，如用车。

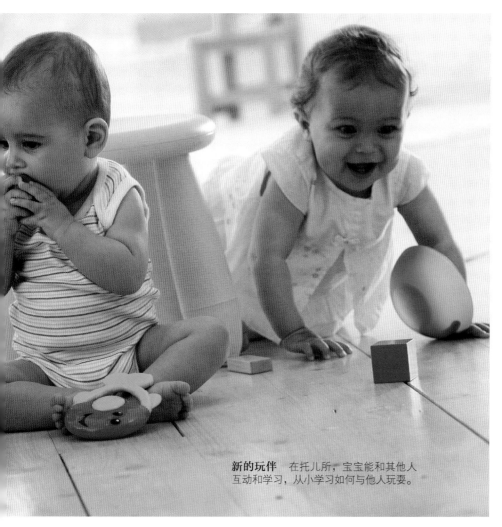

新的玩伴 在托儿所，宝宝能和其他人互动和学习，从小学习如何与他人玩耍。

家庭托管

结构： 由祖父母或叔叔阿姨等人来承担保育工作，也可能是几个父母分担保育工作。

考虑哪些事情： 取决于你是否向亲戚付款，这可能是性价比最高的选择。如果家庭成员住得近，也是格外恰当的。孩子可以由爱他的人照顾，处于家庭环境中。保育工作也可由几对父母分担。对于分担的家庭托管来说，重要的是建立稳定的日常规则和行为准则。

寄宿帮工

结构： 一般是年轻人，来英国提高他们的语言能力，和你住在一起。他们有自己的房间，接受食宿和一些钱。

考虑哪些事情： 他们被认为是家庭的一部分，住在你家里，和你一起吃饭，跟你一起外出。作为回报，他们做家务和照顾孩子，但一般不超过每周30小时。许多人没有经过照顾孩子的培训或相关经验，你在他们开始工作之前可能也没机会见面。

要问的问题

探访托儿所或面试托管员之前，最好提前写下你的问题。下面是你可能想问的事情：

》 我孩子的日常生活是怎么安排的？

通常，托管员会乐于接受宝宝目前的生活常规，他们也可以有新的建议。托儿所有许多孩子，他们会鼓励孩子融入其他人的。

》 我的宝宝吃什么？

在哪儿睡觉？托儿所会给孩子提供牛奶和营养食品。你需要让他们知道宝宝所有的过敏情况。所有的托管处都有个安静的房间让孩子们午睡。

》 你们怎么告知我关于孩子的进展情况？

托儿所和托管员都会记录孩子的情况。你可以在任何时候查看，也可以送到家里来，这样你可以浏览并自己添加内容。

》 你们如何处理过激行为？

所有的孩子都需要有安全界限，但你要确定你能接受你所选择的托管员教训孩子的方式，可以要求看他们的惩戒条例。

》 相关的疾病规定？

大多数托管机构都乐于接受患小病如感冒的孩子，但如果孩子出现发热、呕吐或其他更严重的病情，则需要回家隔离。可以要求看看疾病相关规定。

》 你们的资质如何？

知道照顾宝宝的人有完善的资质能够令人放心，所以可以检查托儿所工作人员、托管员或保姆是否持有相关被认可的保育资质和有效的急救证书，并进行随访追踪。

特殊情况

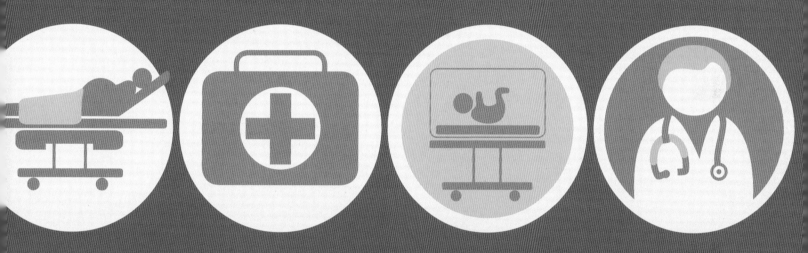

怀孕和分娩时都可能出现**意外情况**，你的医疗专家会根据你的特殊情况提出建议。本章我们会就一些相对常见的异常问题进行解答。珍贵的**支持和专家指导**能帮助你了解你能够做出什么选择，让你可以应付当前问题，并带着积极的展望迈向未来。

在英国，有15%～20%的妊娠最后会出现流产，大多数出现在孕期的前12周。了解可能的原因、症状和流产的过程，能帮助你在遇到情况的时候感觉更能控制局面，并让你在**知情**的情况下做出**选择**。

流　产

什么是流产

流产是在孕前期或孕中期自然发生的妊娠终止，胎儿未满孕24周。孕24周以后，宝宝被认为"可存活"，他已经发育到即使这么早出生也可能在特别的医疗护理下存活。孕24周以后失去胎儿称为"死产"（参见309页）。

有些流产有特殊原因，如子宫或宫颈的结构异常（见对页），大多数孕早期流产被认为是胎儿的一次性染色体异常。你的怀孕时间越长，流产风险越小，到孕中期开始时，流产风险只有约1%。

流产的症状不同，可能与流产类型有关（参见对页表格）。你可能会出现钝痛，有血性流液或点状出血，或者出现严重的痛经样疼痛，伴有大量出血和血块。有时流产可能没有症状，女性没有察觉异常，直到常规超声检查发现胎儿在子宫内停止发育。

发现流产

流产是令人伤心的，但能有些许安慰的是，即使没发现任何流产原因，大多数夫妻仍可以在未来继续健康妊娠。大约100对夫妻里会有1对经历3次以上连续流产，称为"习惯性流产"。如果是这种情况，你可以进行检查了解原因（参见306页）。如果找到病因，可以进行治疗增加下次成功妊娠的机会。有时发现不了原因，流产不能解释。尽管会感到不安，但统计学上来说，你们还是有可能在未来得到一次健康妊娠。

继续前行

流产后，夫妻双方需要时间来从悲伤中恢复。你可能需要一段时间才能在身体上和精神上都做好准备，考虑再要一个宝宝，或者你也可能想尽快再来。如果你接受检查或治疗，这会影响你何时能再要一个宝宝。如果没有其他并发症，出血停止了，你和伴侣可以在自己感觉行的时候就再尝试。审视自己的生活方式可以增加未来健康妊娠的机会（参见29页）。

Q 流产有哪些类型？

不同类型的流产有不同的命名，在你感到脆弱和不安的时候那些名字更让人一头雾水。熟悉这些名字能让你觉得更了解情况，从而帮你应付相应局面。

流产的两种主要类型是难免流产和稽留流产。难免流产是在胎儿成熟前宫颈就打开了，从而令妊娠无法再继续。它在孕早期或孕中期发生。稽留流产（延迟流产或隐性流产）是因为胚胎或胎儿停止发育，但还稽留在子宫里；这种类型的流产在怀孕前12周是最常见的。发育中的宝宝死亡，但母亲可能不会出现任何明确的警报信号，母亲本身一切正常。由于宝宝仍在子宫里，母亲会认为妊娠还在继续。又或者典型的早孕症状忽然消失，母亲可能会觉得有什么不对劲。如果你直觉上认为发生了什么事，找你的全科医生。

流产通常是一个过程，而非一次性事件。有时流血会自动停止（先兆流产，见306页），或者反复流血令你困惑发生了什么。孕期任何时候出现流血，都要告诉你的助产士。

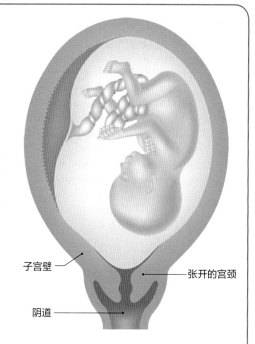

子宫壁
张开的宫颈
阴道

宫颈张开 最常见的流产类型就是宫颈口张开，同时伴有发育未完全的妊娠终止。

难免流产和稽留流产

了解不同情况下发生的事情，有助于你处理相应局面，做出你的治疗选择。

类型	发生了什么	症状
难免流产（完全或不完全）	胎儿尚未成熟，宫颈口已经张开，子宫收缩并把还在发育中的胚胎或胎儿推出。它可能是完全流产，即全部妊娠组织（胚胎、囊、胎盘）均被排出；或不完全流产，部分妊娠组织还残留在子宫内	难免流产可能伴随剧烈的痛经样绞痛，通常还有出血或块状物
稽留流产（延迟或隐性流产）	胚胎或胎儿停止发育，但依然留在子宫里。最终，胎儿死亡，但没有明显警报信号，母亲认为妊娠还在继续	可能没有症状，或者有棕色分泌物，妊娠反应如恶心、乳房胀痛、疲惫也立刻消失了

Q 自然流产的原因是什么？有什么因素会增加我的风险吗？

大约80%的自然流产发生在怀孕前12周，称为"早期流产"，通常是因为发育的胚胎存在染色体异常。宝宝可能有过多或过少的染色体，说明染色体信息不完整，所以宝宝不能正常发育。孕中期的流产，称为晚期流产，通常有其他诱因，可能是因为母亲潜在的健康问题或疾病。晚期流产的可能原因很多，包括：

» 如果你有某些感染。

» 如果你先前存在病症，如甲状腺疾病、多囊卵巢综合征、糖尿病等，都会增加流产的风险。

» 如果你宫颈机能不全。

» 如果你子宫有问题，如解剖结构异常。

» 如果你有免疫或内分泌功能紊乱。

还有许多其他因素会增加流产的风险。包括母亲年龄——35岁以上发生流产的风险增加——以及生活方式。比如，肥胖会增加流产风险，孕期吸烟、摄入毒品、饮酒也都会。咖啡因摄入也被认为是导致流产的风险因素之一。

Q 孕期出血是大问题吗?

未必。孕早期有许多不能解释的出血可能，然而最终宝宝足月、健康良好。但孕期任何阶段的出血都不能忽视而不检查。

有时候女性出血但宫颈完好，症状消失，妊娠继续，这称为"先兆流产"。医生以前会建议卧床休息，但并没有足够证据表明这会影响转归。如果宫颈出现扩张，那就没有什么能阻止这一过程，流产不可避免。孕早期的出血也可能提示宫外孕（参见308页）。如果你有任何出血，尽快咨询医生。

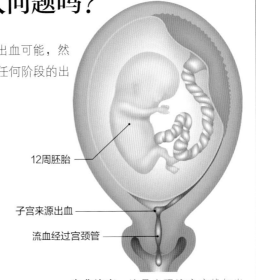

12周胚胎

子宫来源出血

流血经过宫颈管

先兆流产 这是出现流产症状如出血，但宫颈仍紧紧闭合，妊娠仍可能健康至足月。

Q 孕早期的早期流产该如何处理?

如果你有症状如出血，应该进行早期超声检查。如果检查显示胚胎停育，你可以不进行医疗干预，让流产自然发生，即所谓"期待治疗"；也可以进行医学处理，用药物加速这一过程，或用手术去除妊娠组织。

医生通常建议早期流产无须处理，任其发生；英国国家卫生医疗质量标准署指导手册对孕早期流产也是如此建议的，除非你有大出血的风险。这让你的身体对已有损失产生自然激素应对，能在身体上和情绪上帮你调节。

流产的准确流程是难以预计的，但这个过程中可能出血，常伴有绞痛。你可能在2~3周后需要再进行妊娠检测，看激素水平是否提示妊娠终止。助产士会予以你和你伴侣从头到尾的支持，你也能得到专家意见。如果症状过段时间依然持续，你可能需要再次看医生。医生可能会建议你使用阴道栓剂或药片来扩张宫颈，促进妊娠组织排出。你通常会在用药后24小时开始出血，但如果没出血，或者3周后妊娠检测还显示你在妊娠中，你可能需要手术。

手术去除妊娠组织可以在全麻或（更有可能）局麻下进行。无论何种麻醉，都需要把刮匙这种器械放进阴道。刮匙的一端是塑料的，可以轻柔地刮除任何妊娠组织，并通过一个空心管吸出所刮除的组织。

Q 孕中期流产的处理方法有所不同吗?

是的。晚期流产一般说明你需要把孩子生出来。这听起来很恐怖，但研究表明经历分娩能帮助女性在长期前景中从生理上和心理上建立更好的应对。你会自发地进入产程，但如果没有发生，医生会给你阴道栓剂来触发产程。助产士会问你是不是想抱抱宝宝。如果你不想立刻抱，或者根本不想抱，这没关系——你只做那些感觉对你和你伴侣对的事情就好。如果你想给宝宝留张照片，妇产科工作人员会帮你拍一张。

Q 我能找到导致流产的原因吗?

有时候可以，但未必总能找到。确定流产原因通常是件困难的事，许多甚至查不出来。早期流产后，你下次很有可能还能健康妊娠。因为，只有在你连续3次早期流产后（称为"习惯性流产"）医生才会建议你检查原因。而晚期流产一两次后可能就要进行检查了。习惯性流产可能是子宫或宫颈的结构异常、复发性基因问题、免疫系统或内分泌系统疾病、凝血系统问题或伴侣精子问题导致的，或者（更有可能）找不到确切原因。

在检查过程中，可能要求你和你伴侣进行抽血检查基因问题，医生也可能检查胎盘（如果有的话），晚期流产时也会问你是否要对胎儿进行尸检。有时胎盘检查就能向医生提供所需的全部信息。然而，重要的是，你也要知道，即便进行全面检查，也可能始终不知道哪里出了问题。

Q 我们要等待多久再准备下一次怀孕?

要进行下一次怀孕，你要等到出血停止，以避免感染。一般也建议至少等恢复一个月经周期后再尝试怀孕，以便计算预产期——流产已有太多不确定，未来的妊娠要避免混淆。其他的就由你们自己决定了。你可能需要更多时间恢复状态，或者因为你的年龄及你们努力较久才能怀孕，可能让你想尽快开始。服用叶酸、减少压力、健康膳食、监控酒精摄入，都能增强你的生育力。

Q 我们怎么才能应对流产，再次直面未来？

在令人崩溃的流产后，给自己一些悼念的时间，可以帮助你处理所发生的事情，并开始展望未来。你在这段时间会体验到许多情绪。找到应对方法并寻求帮助，可以对痊愈过程有帮助。

悼念有许多情绪，你在这个艰难的时刻当然会体会其中一些或全部。一开始会感到麻木，这是身体在应对流产的震惊。很快，麻木感过去了，你会感到气愤、被骗、易怒。当这些感觉过去之后，你会感到深深的忧伤、失败、甚至抑郁——不想见家人或朋友，无法自制地哭泣，或者把自己封闭起来。所有这些反应都是完全正常的，是你对你的损失强烈的个人反应。最后，你会渐渐调整到适应没有宝宝的生活。虽然"会过去的"不见得是句真言——你永远会记得失去什么——你还是可以接受事情的发生，开始继续前进。你可以做许多事，采取许多步骤，帮你应对损失；在悼念的情绪中，你可以做的最重要的事情是表达你的想法——通过语言和行为。

》试着写封信给宝宝：告诉他大家有多爱他，对他有哪些期待。把信叠好，放进信封，放在安全的地方。

》写情绪日记：把思绪写在纸上可以让它们成形有序，让你感到更能控制它们，如果你需要的话。

》和伴侣谈心：你可能一开始不想这么做，但等你们双方都准备好了，不要互相屏蔽。记住你们将一同为人父母，也经历了同样的损失。给对方一些空间，用自己的方式表示哀悼，并互相给予支持和安慰。

》为宝宝举办纪念仪式：你可以在花园里种一棵树，或者在当地的公园里捐一个长椅，这样你有个地方可以纪念和回忆你失去的宝宝。

》参加流产支持组织：你可以认识其他经历过你正在经历一切的夫妇。分享你的感受，他们能够真正理解，这会为你提供独特的安慰，让你觉得你不孤单。

每个人处理损失的方式不同，你对流产的反应也取决于你个人的情况，可能受流产的过程影响。比如，如果你经历许多疼痛出血，可能感觉需要更多时间恢复身体。如果流产花了较长时间结束，你可能感到格外疲惫，但可能也对终于摆脱了它感到一丝轻松。给自己恢复的时间，处理好你的情绪，可以帮助你更彻底地前进。然而，如果经过一段时间，你还是感到很难提升情绪，或者你还是感到身体大不如前，那么和医生谈谈，让他看看你恢复得怎么样，给你一些建议。得到正确的帮助和支持，有助于避免你感到孤立无援，给你所需要的力量和信心，再次面对未来。

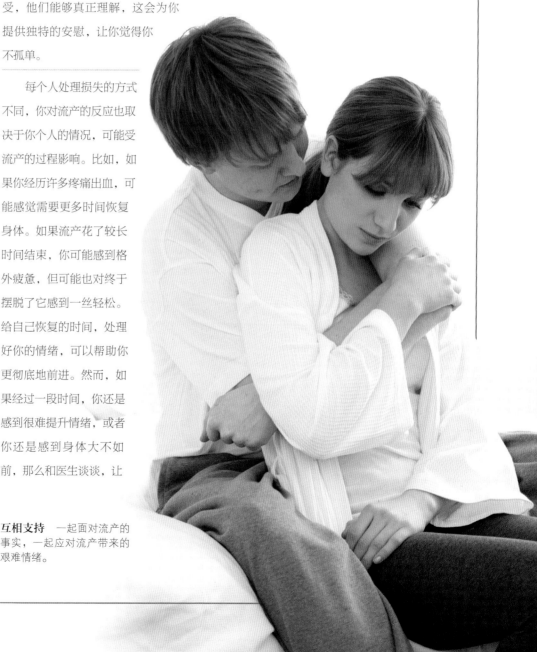

互相支持 一起面对流产的事实，一起应对流产带来的艰难情绪。

Q 什么是宫外孕？

宫外孕，又称"异位妊娠"，即受精卵种植在了子宫以外的地方。大约95%的病例中，宫外孕发生在输卵管，但也可能发生在如宫颈、卵巢或腹壁之类的地方。

宫外孕是一种严重的病情，不仅仅胚胎无法存活，输卵管妊娠破裂更有可能造成孕妈的生命危险。然而，它也是较为罕见的，在英国的妊娠中发生比例只略高于1%。

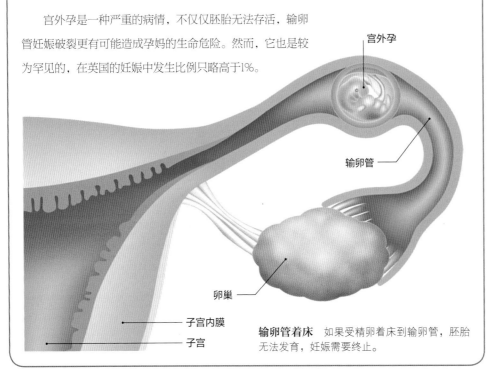

宫外孕

输卵管

卵巢

子宫内膜

子宫

输卵管着床 如果受精卵着床到输卵管，胚胎无法发育，妊娠需要终止。

Q 我怎么知道我是宫外孕？

宫外孕没有固定的症状。一些女性可能先出现妊娠反应，身体把受精卵的着床当作了正常妊娠并做出相应反应。在这种情况下，可能到孕10周左右，宫外孕的症状才会发生。宫外孕只能通过常规超声发现，或者囊胚增大导致着床位置发生肿胀或破裂，你才会发现有什么不对劲。早期症状可能包括：

» 严重的腹痛，与重度痛经相似。

» 一侧腹部出现疼痛和压痛。

» 阴道出血。

» 肠胃不适，如腹泻和恶心。

» 排便时疼痛。

» 肩胛顶端痛。

Q 有什么情况会增加我宫外孕的概率吗？

如果你曾有输卵管疾病，如衣原体等感染导致的损伤，或者前次输卵管妊娠；体外受精；子宫内膜小块扩散到输卵管；盆腔炎症；因阑尾炎等留下疤痕的腹部手术史，则宫外孕风险增加。一些避孕方式，如使用宫内节育器和黄体酮避孕药，也会增加宫外孕风险，因为它们的起效方式是阻止胚胎在子宫内着床，但它们有时不能阻止受精。

Q 面对宫外孕，我要如何处理？

宫外孕是一种急诊病情，你需要去医院。到了医院，你会接受阴道超声检查，用一根长而细的探头伸进阴道，检查子宫里是否有怀孕迹象。抽血检查你的人绒毛膜促性腺激素。根据激素水平和你的症状，建议进行下面的处理之一：

» **期待治疗**，说明你的宫外孕现阶段不需要医疗干预，可以自行缓解。你可以在医院里进行严密监控。

» **药物处理**，如果妊娠还在极早期。你会接受注射，阻止受精卵继续生长。胚胎会死亡，然后被身体组织重新吸收。

» **手术处理**，如果你输卵管妊娠破裂的概率很大，需要用这种方式。手术在全麻下进行，剔除受精卵甚至是受影响的输卵管。虽然有时能保留输卵管，但损失一侧输卵管也不会影响你的受孕机会。除非你的输卵管已经破裂导致你的病情危重无法自己进行知情同意，否则在你接受手术之前医生会询问你是否同意必要时去除患侧输卵管。

Q 我在宫外孕之后还能正常怀孕吗？

可以。虽然你再次宫外孕的风险略增高，但统计数据表明你下次还可能拥有安全健康的妊娠。

65% 的女性在**宫外孕**后**18个月内**仍能成功受孕。两年后这个数字提高到**85%**。

Q 如果遇到死产怎么办？

死产，是指在孕24周后胎儿在子宫里死亡。这一术语用于宝宝可以存活，或者一旦活着出生可能存活（当然需要辅助）的情况。死产是在产程发动前、胎儿还在子宫里的时候发生的；或者也可能在产程中发生。在英国，每天大约有10名死产的宝宝。

死产中只有约1/10是由于严重的先天畸形，即令宝宝有生命危险的出生缺陷。如果能找到病因，在大多数情况下，死产是由于妊娠并发症，而不是宝宝的基因排列方式。

这通常是在常规产前检查时发现的，助产士无法检测到胎儿心跳。如果你在孕晚期，也可能是你发现胎动异常而提醒助产士。如果助产士有所怀疑，会立刻送你进行超声检查。会由两名超声科医生来确认诊断。你最好有人陪同，以便给予支持，并听听医生对你说什么，否则在如此悲伤的时刻这可不是件容易的事。

如果你有已知的疾病，如子痫前期，你需要立刻进行引产。如果你的情况并不危急，你可以回家待几天，给自己一点儿时间来了解当下的状况，然后再进行引产。引产后，如果你希望，会让你静静地抱孩子一会儿。你可以服用药物阻止泌乳。你会被问及是否希望对胎儿进行解剖，如果你不同意就不必如此。参加所有的产前检查，了解宝宝活动形式或强度的任何变化，可以减少死产风险。

死产的可能原因

下表给出了死产的部分原因，但也有一些病例中无法确定死产原因。

问题所在	解释
原有疾病	疾病如肾脏衰竭、高血压、糖尿病（孕前存在）和其他慢性病可能导致妊娠并发症，所以你需要在妊娠期间进行严密监控
母亲年龄	40岁以上孕妈比20多岁的女性更容易发生死产。因为妊娠时年龄较大会增加其他死产风险因素：包括发育中宝宝的先天性或染色体畸形、妊娠期糖尿病、高血压
生活方式	酗酒、吸烟、毒品都是导致死产的风险因素，因为它们会限制胎儿的氧气和营养摄入。肥胖也会增加风险
多胎妊娠	多胎妊娠的可能并发症之一是死产，但是你的宝宝会在整个孕期得到严密监控，以确保他们的健康
子痫前期	孕妈的高血压会减少宝宝的血流，使他氧气不足
胎盘问题（包括胎盘剥离）	胎盘是宝宝在子宫里的维生系统。助产士会在产前检查时监测宝宝的成长发育情况。如果宝宝比预计的要小，可能是因为胎盘功能不良。如果胎盘因为任何原因停止工作，宝宝会失去赖以维生的氧气和基本营养物质。胎盘剥离（胎盘从子宫内膜脱落）可能是胎盘停止工作的原因。超过50%不能解释的死产都被认为是胎盘问题，但依然不是所有的病因都能得到确认
出血（包括破裂）	孕期出血必然会导致宝宝得到的血液供应受限，增加死产的风险
产科胆汁淤积症	这是罕见的肝病，会导致死产，但两者为什么相关还不明确。如果你患有产科胆汁淤积症，助产士会建议你在孕37周分娩
母体感染	虽然胎盘和羊膜囊提供了预防感染的屏障，依然有一些细菌和病毒可以进入宝宝体内。最常见的是从阴道到子宫的感染，如B族链球菌、大肠杆菌、肠球菌，但这在破水前很少发生——在这个时候要联系助产士，对方会监控你的情况。许多性传播感染，如衣原体和支原体感染也会增加死产风险
脐带问题	如果宝宝在产程中被脐带缠绕，或者躺在脐带上造成脐带中的动静脉受压迫，他的氧气供应就会受限。脐带脱垂，就是脐带脱入产道，也是引起死产的原因之一

新生儿如果早产，可能需要**特殊护理**或医疗协助，一段时间后才能回家；或者因为发育或分娩过程中的一些问题需要监护或治疗。下面的内容审视了一些需要特殊护理的问题和病情，以及宝宝需要的护理类型。

特殊护理宝宝

产后

如果你有妊娠并发症，或者宝宝在产前检查的时候发现问题，你的宝宝会在产后直接得到医疗团队的护理。医生和助产士会解释他们在产前需要做些什么，你将知道会发生什么事。你也可以事先探视医院的特护病房，熟悉那里的设施。如果问题未能事先预知，而宝宝在出生时发现需要医疗护理，会是件震惊并极端令人忧虑的事情。妇产科医护人员可能没时间完整解释整个过程，因为他们的主要精力放在宝宝的健康上。然而，他们也会尽快让你知道宝宝的病情，并向你解释为什么宝宝需要医疗护理。

你在特护宝宝面前需要做的

看到宝宝被带走、由护士进行照顾，对大多数父母来说都会感到反常——就好像他们珍贵的为人父母的初体验真的被剥夺了。然而，即使你的宝宝需要额外的医疗看护，他情感和心理上的健康依然全赖于你。他在你子宫里的时候已经听到你的声音，所以继续和他说话，尽你所能给他轻抚和拥抱，相信他会尽快好起来的。

特殊护理的宝宝在哪里看护

许多医院都有特护病房，供宝宝在产后需要时使用。通常这种病房分为三部分，各个部分根据宝宝的病情轻重分别予以不同程度的适当照顾。偶尔，医院不能提供宝宝需要的专业护理，这样宝宝会需要转院到其他有正确设施的医院中去。

» **新生儿重症监护病房（NICU）**收容病情最重的宝宝，包括严重早产、呼吸困难或心律不齐。

» **加护病房**，为病重但子宫外存活能力优于NICU的宝宝准备。

» **特护病房（SCBU）**，用于产后仅需要一些额外帮助的宝宝。这些宝宝可能只是早产几周，需要呼吸方面的一些基本帮助，或者可能有新生儿黄疸（参见322页），或者只是需要一些帮助来调节他们的体温。

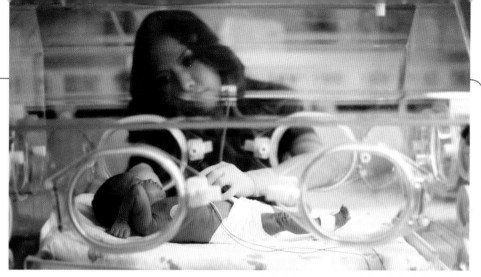

Q 为什么我的宝宝可能需要医疗护理?

新生儿可能因为很多原因需要医疗护理。一些与早产有关,另一些可能发生在足月宝宝身上。下面是最常见的原因:

» 呼吸系统疾病: 如果宝宝的呼吸系统没有发育完全,或者肺部有感染或胎粪吸入,在短期内可能需要吸氧或者呼吸辅助。

» 体温控制: 即使足月的宝宝在出生后调节体温的能力也是很差的。宝宝可能需要待在暖箱里,直到他的身体系统发育得更好。

» 低血糖: 宝宝的血糖水平降得过低。这可能是因为妈妈患有糖尿病,或者宝宝为早产儿。宝宝的大脑和身体都需要血糖来运作,所以,如果他不能通过哺喂来提升血糖水平,就需要鼻饲来纠正不平衡。

» 黄疸(参见322页): 这是一种相对常见的新生儿问题,宝宝的肝脏不能分解血液中的胆红素(一种红细胞的副产物)。大约60%的足月宝宝会出现这个问题,而大约80%的早产宝宝会出现。这种情况大多数都是无害的,

你的陪伴 靠近你的宝宝,和他说话,轻抚他,能让他感到镇定,对你也是一种安慰。

如果宝宝早产,或者血液中胆红素水平特别高,则需要治疗。会建议进行光照或光疗。

» 动脉导管未闭: 宝宝出生时,在妊娠过程中有一根让血流避开肺部的血管应该关闭。如果它不关闭,宝宝的肺和心脏会受到压力(动脉导管未闭)。

Q 什么情况下认为宝宝是早产儿?为什么有些宝宝会提前出生?

早产宝宝是指孕37周前出生的宝宝。在英国,早产大约占8%(美国大约为11%)。通常不是单一确切的原因导致宝宝提前出生,早产往往是几个因素相结合的结果。大约30%的早产病因无法查明。另外有25%的早产是有意在宝宝足月前进行医学干预发动产程,因为存在其他疾病,令提前分娩是对母亲和/或宝宝来说最安全的选择。下面列出了宝宝早产的一些原因:

» 如果你有妊娠并发症,如子痫前期(参见144页),宝宝的生长发育受限;或者妊娠期糖尿病,宝宝长得非常大,于是你需要提前分娩。

» 胎盘问题,包括前置胎盘(参见147页)和胎盘出血,则分娩需要提前发动。

» 宫颈机能不全,不能支持宝宝和胎膜到足月。

» 羊水流出,也就是胎膜早破,宝宝有感染的风险,需要尽快发动分娩。

» 前次妊娠宝宝早产,或者有晚期流产史,会增加你早产的风险。

» 怀双胞胎或多胞胎,会给子宫肌肉增加压力。同样,羊水过多也会使子宫膨胀引发分娩。

» 母体孕前存在疾病,如高血压、糖尿病或肾病,子宫解剖结构异常,都可能导致早产。

» 25岁以下或35岁以上,早产概率增加。

» 生活方式,如吸烟、喝酒、嗑药,或孕期营养不良,都会更容易早产。

Q 早产宝宝看起来是什么样的?

这取决于生产的时候距离预产期有多近。36周的宝宝看起来和其他新生儿差不多,只是小一点儿。早产的宝宝皮肤可能发粉或更红,因为皮肤下的脂肪层尚未形成;他的体表会有纤细柔软的胎毛,是在子宫里保护皮肤的,本来会在孕期结束时脱落。他的头部相对身体来说比较大,他的眼皮可能闭合,颅骨顶端是软的(囟门很大),因为头部两侧和顶端的扁骨尚未完全形成。他的四肢看起来较脆弱,不能像足月新生儿那样蜷曲,因为他不能把膝盖弯向胸部。他的面部特征已经完全形成,头部也有头发。

特写
抚触的力量

宝宝哭泣的时候，我们的直觉是把他搂抱在怀里。然而，照顾特护宝宝时，安抚可能变得复杂一些。宝宝进入特护病房后，他可能在暖箱里，或者在特殊的婴儿床上，身体连接着机器和点滴，你不能像希望的那样把他抱起来。然而，简单地抚摸宝宝，也会对他有很大的益处。

与宝宝接触 研究表明，通过特殊婴儿病床边上的洞来轻抚宝宝，等他强壮起来再抱他起来，尽量多地拥抱他、把他放在你赤裸的皮肤上，可以建立联系，激发帮助泌乳的激素分泌。

减少压力 让宝宝靠近你，听到你熟悉的声音，有助于减少宝宝体内的应激激素皮质醇。特护宝宝如果能感受到你抚触的力量，会更耐受医疗处理，在检查过程、一般操作和用药过程中较少紧张。

镇定感 当你触摸或轻抚你的宝宝，你会刺激你自己和宝宝体内催产素的释放，这是镇定和联结的激素，促进你和宝宝之间的联结，帮助宝宝感到镇定和安全。如果宝宝太小了不能拥抱，这种激素的释放可以帮助你感到和宝宝更亲近。

帮助宝宝入睡 你充满爱意的触摸，无论是轻抚或拥抱，都能有助于安抚宝宝，促进其深度睡眠。在宝宝睡眠时，能量不再用于从周围环境中吸取光线、气味和声音，而用于保持温度以及器官、肢体和大脑的成长发育。

有趣的事实

触摸对特护宝宝和父母都有很多益处，不仅是帮助建立强壮的联结。

增进免疫力 皮肤接触时，母亲皮肤上的细菌会转移到宝宝身上，保护他免受病菌侵袭。

预防产后抑郁 特护宝宝的妈妈更容易陷入产后抑郁。和宝宝接触时释放的催产素可以帮助你预防产后抑郁。

早日回家 早产宝宝在皮肤贴皮肤地拥抱后住院时间更短。研究也表明早产宝宝经过袋鼠式护理后在6个月和12个月时神经发育评分更好。

皮肤接触 宝宝经过袋鼠式护理（见下）后能更好地调节体温、氧气水平更高、母乳更容易。

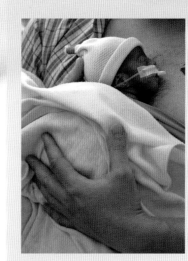

袋鼠式护理 把赤裸的宝宝抱到你胸前的皮肤，用背巾或布包裹，直立依偎在你的双乳间。这一技术最早用于19世纪80年代的哥伦比亚，当时医院没有能够帮早产儿保温的暖箱。让他的脸偏向一侧，宝宝可以轻易呼吸，更重要的是保持体温。

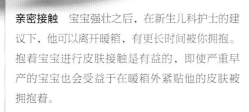

亲密接触 宝宝强壮之后，在新生儿科护士的建议下，他可以离开暖箱，有更长时间被你拥抱。抱着宝宝进行皮肤接触是有益的，即使严重早产的宝宝也会受益于在暖箱外紧贴他的皮肤被拥抱着。

314

Q 新生儿重症监护病房什么样？

作为父母，看到宝宝在暖箱里，可能还插着管子、连接着许多机器，无疑会感到焦虑和惊恐。然而，病房里的所有设备都是为了帮助宝宝呼吸，保持他的营养，确保他的发育和生长，直到他可以独立生活。

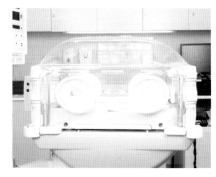

支持 早产宝宝可能需要在暖箱里待一段时间。它们和常见的医院婴儿床相似，但有盖，以便帮宝宝保温；边上有洞，让你可以伸手去触摸和轻抚你的宝宝。

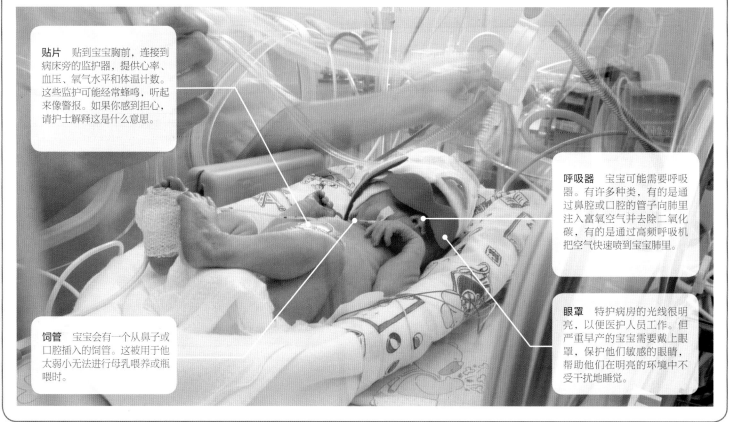

贴片 贴到宝宝胸前，连接到病床旁的监护器，提供心率、血压、氧气水平和体温计数。这些监护可能经常蜂鸣，听起来像警报。如果你感到担心，请护士解释这是什么意思。

饲管 宝宝会有一个从鼻子或口腔插入的饲管。这被用于他太弱小无法进行母乳喂养或瓶喂时。

呼吸器 宝宝可能需要呼吸器。有许多种类，有的是通过鼻腔或口腔的管子向肺里注入富氧空气并去除二氧化碳，有的是通过高频呼吸机把空气快速喷到宝宝肺里。

眼罩 特护病房的光线很明亮，以便医护人员工作。但严重早产的宝宝需要戴上眼罩，保护他们敏感的眼睛，帮助他们在明亮的环境中不受干扰地睡觉。

Q 我的宝宝在特护病房会受到怎样的护理？

宝宝会受到全天候护理，根据他的情况量身定制。特护护士会日日夜夜每一分钟都照顾着宝宝，有一名护士专门指定为宝宝的护理。和护士一样，也有儿科医生照顾你的宝宝，他不仅专长于治疗早产宝宝，更是专长于你宝宝的特殊病情。比如，如果宝宝有神经损伤的迹象，会有神经学专家在这方面照顾他。宝宝会有指定的新生儿专家（专长于特护宝宝复杂需求的专家），还有在宝宝住院期间支持你的社工。其他相关的专科医生和护士也会待命，确保宝宝获得尽可能好的护理。

Q 我能随时和医护人员交谈、了解宝宝的情况，并参与他的护理吗？

特护护士总是做好谈话准备，他们会鼓励你提问，并在可能的时候帮助处理一些事情，如清洗和换尿布。如果你有任何护士无法回答的问题，他们会让适当的医生或其他医护人员尽快联系你。你会发现照顾宝宝的医护人员乐于对他的护理进行开放和支持性的讨论，你也会参与宝宝护理所需要的任何决定。如果你对任何事情有担心或困惑，需要一个局外人的观点，可以请社工联系其他有过类似经验的父母。了解宝宝护理、了解照顾宝宝的医护人员的最佳方法之一，就是医生探视的时候你也在场——护士会告诉你具体时间。

Q 我可以和宝宝一直在一起吗？

你需要看看医生的相关条例，但大多数医院允许父母在白天和夜间尽可能多地和宝宝在一起。靠近你、听到你的声音、得到你的抚触，都能帮助宝宝获得力量。然而，还是要记住，你和你的伴侣都需要休息，你的身体也需要从分娩中恢复。你可能要面临一些困难抉择，不能不应付宝宝降临世界后一些意料之外的情形。尽管你可能对不能始终陪伴宝宝感到愧疚，但无论是你和宝宝一起还是分开，都要注意你的健康。

Q 其他家人和朋友可以探视我的早产宝宝吗？

大多数新生儿重症监护病房允许一次有几位探视者，尤其鼓励兄弟姐妹来探视并与他们的新弟弟或妹妹建立联系。然而病房会有特定的探视时间，只有父母可以一直待着。牢记一次来过多的探访者也是个负担，所以要控制每次前来探视的人数。别勉为其难地迎客，你要应付的事情多了，目前可以只让亲近的家人来探访，这就够了。早产宝宝的免疫力差，所以有感染、感冒或带菌的人在痊愈前最好还是离远点儿。

Q 我们什么时候能把宝宝带回家？

每个宝宝的特护需求都不一样，所以你的宝宝在特护病房需要待多久完全取决于他出生时的健康状况和他需要特护的原因。一般来说，医院会建议早产宝宝在病房至少待到"足月"。这时，宝宝的器官已经发育完善，他可以应付暖箱外面的世界了。一般来说，在宝宝可以回家护理之前，医生会确保他的身体状况

符合一些标准。首先，医护人员乐于看到宝宝能够自主呼吸，他长得更强壮之后，护士会让他短暂地脱离呼吸器，练习自己呼吸。慢慢地，宝宝辅助呼吸的时间会越来越少，直到他可以完全自己呼吸。

除了自主呼吸之外，医护人员还希望看到他能好好进食（无论母乳还是配方奶），体重也能增加。他能够毫不费力地定期排尿、排便。

出院的时候，你可以预约几周后的返院随访，确保宝宝进展良好。

Q 我能为接手宝宝的护理做什么样的准备？

在带宝宝回家之前，护理人员会帮你确认能够照顾宝宝（见下），你也有支持系统以便得到所有照顾宝宝所需的帮助（个人的和专家的）。有些医院会在出院前让你和宝宝一起过夜，于是你可以在身边有帮助的情况下了解他的24小时护理模式。宝宝在医院里被严密监控，可能会让你感到紧张，但提醒自己，医院乐于让宝宝出院说明他们有信心让他在家里独立照顾好宝宝，家是他成长和发展的最佳场所。

Q 我很担心，不知道怎么护理好宝宝。有什么我应该知道的窍门和技巧吗？

特护宝宝病房的新生儿护士会在宝宝住院期间就努力确保你已经掌握了照顾宝宝的护理能力，你在家里可以继续实行。然而，当你回到家里，没有他们的即时指导，护理喂药可能让你压力巨大。下面这些窍门、技巧和指导，能增加你的信心。

» **试着保持镇定**，否则宝宝会感染你的紧张，自己也无法放松。确保滴眼药、滴鼻药、维生素、矿物质和其他药物都是易于宝宝使用的液体形式。

» **最重要的是**，给宝宝任何药物之前，你要先洗手。给药前摇匀，把需要的东西放在手边，如抗菌湿巾或化妆棉，容易拿得到。

» **包好宝宝**，这样他的手脚不会乱动，然后让他仰卧在地板上或单手搂抱着他，这取决于你需要单手还是双手给药（比如，滴眼药的时候你需要两只手）。

» **避免药瓶的任何部分碰到宝宝的皮肤**，如滴眼药的吸管或滴鼻药的瓶口。如果你这么做了，也别担心，再次使用之前用抗菌湿巾把端头擦干净。

» **如果宝宝很不安**，停止你在做的事情，让他安静后再尝试。然而，不要漏用药，除非医生说这样没关系。

» **在墙上贴个图表**，提醒你什么时候给什么药，每天检查打钩，你就不用只是依赖你的记忆力。

» **记住**，在家里你的用药常规和宝宝在医院里是一样的，这给你的一天提供了可遵循的规律。

Q 在特护病房中的早产宝宝要如何哺喂？

这取决于宝宝早产的程度。吸吮、呼吸和吞咽的协调动作要到孕34周时才能出现，所以宝宝一开始可能需要通过点滴或针管哺喂。

在34周以前出生的宝宝可以通过血管（点滴）或胃管进行哺喂。

如果宝宝严重早产，可以通过静脉导管进行喂养。他可以口服你的母乳或捐赠的母乳；或者根据他的需求特制的配方液体食物，由碳水化合物、蛋白质、脂肪、维生素和矿物质组成，包括电解质，要根据他的年龄、体重和血液中电解质水平进行配比。

如果宝宝需要用呼吸器，甚至还不能有效协调吸吮、呼吸和吞咽动作，则要通过鼻腔或口腔的胃管接受母乳或配方奶。喂奶是少量多次进行的，每隔两三个小时一次，你可以在给宝宝喂奶的时候抱着他，也能帮助喂奶。你可以给宝宝挤奶，他也可以接受捐赠的母乳，或者加强型低体重配方奶。

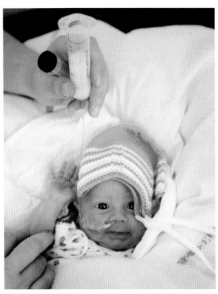

通过注射器哺喂 宝宝可以用这种方式少量喂奶。你挤出的母乳对宝宝来说在营养上是最好的，因为这是你的身体为他特制的，含有重要的抗体，能增进宝宝未完善的免疫力。

转移到瓶喂 如果你希望瓶喂，一旦宝宝可以吸吮了，你可以用小号奶嘴，一次喂一点儿奶，让小宝宝可以接受。

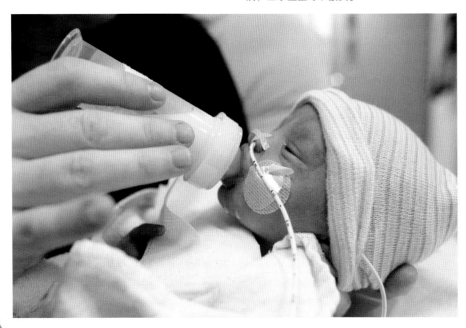

Q 我什么时候可以开始给宝宝挤奶？

你可以在自己准备好的时候就给宝宝挤奶，越早越好。即使少量的母乳也含有重要的抗体和营养，是符合你宝宝需求的特殊配方。你越早开始挤奶，就能越快建立泌乳通路，也能在宝宝协调吸吮、呼吸和吞咽后成功母乳。如果宝宝太小不能衔乳，你的乳汁可以通过管子喂给他。

Q 我什么时候可以给宝宝亲喂母乳？

随着宝宝渐渐强壮起来，逐渐能协调吸吮、呼吸和吞咽，你就可以开始试着亲自喂他了。早产宝宝需要时间来掌握吸食母乳的窍门，即使他的吸吮功能发育好了，也可能觉得用他的小嘴巴衔乳很难。一开始，就让宝宝有短暂的时间练习衔乳和吸吮，他一开始可能吃不到多少奶，需要额外的哺喂。听从新生儿护士或助产士的指导，他们能帮助你安抚宝宝进入母乳吸食。他们会鼓励你紧贴皮肤拥抱他，刺激母乳分泌，帮助他慢慢建立衔乳时间。

Q 宝宝吐出很多奶，这是为什么？

宝宝在喂奶后吐出一些是很正常的，称为"反流"，这在早产宝宝当中更常见了。这是因为宝宝控制食管底端瓣膜的肌肉还未发育完善，不能很好地阻止食物从胃内反流再次进入咽喉。在喂奶中和喂奶后让宝宝直立，花点儿时间给他拍嗝；如果是瓶喂的，改为慢流速奶嘴，避免他咽奶过快，能够减轻此类问题（参见295页有关反流处理的更多信息和建议）。

Q 我的宝宝能吃普通配方奶吗？

如果你想给早产宝宝喝配方奶，奶中需要含有额外营养物质、热量和基础脂肪的特殊配方。住院期间会由医院提供，一旦宝宝"足月"，准备回家了，医院可能会开处方建议继续服用这种特殊高热量配方奶，直到他体重达标并可以接受普通配方奶。改用其他配方奶之前要先咨询助产士。

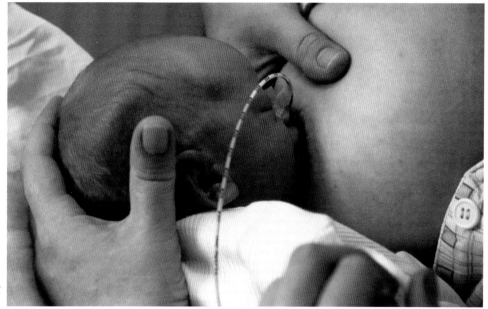

衔乳 开始给早产宝宝喂奶前要有耐心，给他足够的时间练习衔乳。

Q 在宝宝回家后，我怎么做才能支持他的发育和生长？

要知道，大多数早产宝宝会在4岁左右与他们的同龄人达到一样的身高、体重和体力，这是令人放心的。因为早产宝宝有2次"追赶"的突发生长（见下），让他们与同龄人一致。你只需要确保宝宝有足够的营养，这对激发这些突发生长非常重要。

前几个月

医疗团队确定宝宝开始增加体重了，就会让宝宝出院。如果你是母乳喂养宝宝的，继续根据需要喂奶即可。如果你喂配方奶，遵循助产士的喂养建议。母乳宝宝（和部分配方奶宝宝）需要维生素和矿物质补剂，确保他们得到发育所需的全部营养。宝宝也需要继续服用直至1岁。

追赶式的突发生长

在1~2岁，宝宝会出现追赶式的突发生长，这首先表现为生长百分比表格上头围的增长，然后是身高和体重的增长。他会很快穿不下旧衣服了！他在3岁左右会有另外一次小的追赶式突发生长。之后，他的身高体重会和这个年龄的其他孩子一样。

辅食

虽然建议宝宝在6个月左右要转移向固体食物，但早产宝宝的6个月是从他们的预产期开始计算，而不是他们的实际月龄。所以，如果宝宝早产4周，就需要在他7个月的时候再加辅食。这样他的消化系统才能足够成熟，能够消化固体食物。如果宝宝严重早产，或者你不确定什么时候该加辅食，照顾宝宝的医疗团队能给你指导。

其他帮助方式

» 鼓励良好的睡眠模式。随着时间推移，要教宝宝哄自己入睡，这会有助于宝宝的生长发育。研究表明在袋鼠式护理中睡得更沉的早产宝宝（参见313页）比缺乏这种经历的早产宝宝生长发育更快。

» 随着宝宝的成长，每天定期活动，可以帮助提升他的肌张力和骨骼肌力量，反过来又促进他的成长。

Q 和宝宝一起在家真是美妙，但也很累。我们怎么能让生活轻松点儿？

和特护宝宝一起回家是一个愉悦的时刻，但你也会对需要你对宝宝全权负责感到紧张。父母常常发现，一旦回到家里他们就会被压力淹没。度过这些情绪、寻求支持，能够帮助你应对局面。

情绪上的应对

在特护宝宝经历了漫长的住院日回到家里的时候，你开始感到悲伤是很正常的——为你对家庭生活最初几天、几周或几个月的期待。你可能对失去稳定的医疗支持而需要照顾宝宝的责任感到焦虑，还为生活不能像期待的那么简单感到愤怒。挫败、愧疚、困惑、易怒和无助，这些都是你当下处境中的正常反应。下面的五步计划，可以帮助你度过这些复杂感受。

日益壮大的家庭

迎接新宝宝的到来是全家的挑

亲密联系 大孩子与新宝宝在一起说话和接触的时间，可以帮他们建立长久的联系。

战，当宝宝需要额外照顾的时候，这挑战也加倍了。注意别把大孩子们隔绝在外。如果可以的话，让他们参与宝宝的护理：他们也许能帮忙从头到脚清理宝宝，或者去找一个尿布袋。但你不免会对2岁孩子要"抱抱"新生儿感到焦虑，所以也要根据你的心意设立界限：诚实但友善地解释宝宝太小了，身体也不太舒服，所以现在只有大孩子们可以抱抱，但可以碰碰他的头或者握握他的手。一起给宝宝唱歌，告诉你的大孩子们宝宝宝乐于听到他们的声音，这会让他好起来。大孩子们可能会对你的悲伤或易怒感到困惑，并认为宝宝不舒服可能是因为他们做过的什么事情。让他们安心，发生的一切都不是他们的错。如果你发脾气了要道歉，并解释你是累了。对孩子们提供的任何帮助表示感谢，试着每天花特定的时间和他们在一起，即使是洗澡或睡觉的时候也行。

五步计划

这个简单的五步计划可以帮你度过宝宝需要特护的复杂情绪。这不是万能灵药，但是其中之一或者一些步骤可以帮助你开始接受现实并继续前行。

 认识你的悲伤

如果你在产前已经知道宝宝可能需要特殊护理，你可能为艰难的孕期悲伤。如果宝宝是早产儿，你可能为孕期少了最后几周而悲伤。或者你是为原本可以和宝宝共度的产后最初时光而悲伤。认识到这些事情意味着你失去了一些体验，是处理的第一步。

 表达你的情绪

医院会为你安排咨询师或治疗师，他们受训给特护宝宝的父母提供建议和帮助。你可以和伴侣一起去、自己一个人去或者有时一个人有时一起。给宝宝的进展和你自己的感受写日记，能提供一个积极的提醒，让你知道你已经走了多远。

 为成功喝彩

成功不需要是重大的事情。你第一次用婴儿车和宝宝一起散步，滴眼药的时候没忘记在手边准备纸巾，早晨能坐下来享用一片吐司，写了一两张感谢卡，都是回归"正常"生活的步骤，它们的成功也值得喝彩。这会帮你提醒自己，你每天都能做成一些事。

 寻求帮助

你不需要总是那么坚强。可能的话，在家里的一些具体事务上可以寻求帮助，这样你能将精力聚集在宝宝和你自己身上。理想的是，别人来完成清洁、购物和烹饪工作。不要羞于利用家人和朋友的资源，高高兴兴地接受他们提供的所有现实帮助。

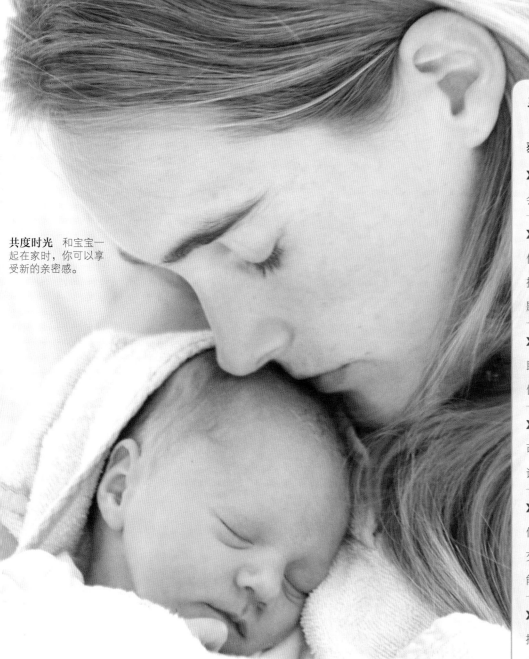

共度时光 和宝宝一起在家时,你可以享受新的亲密感。

寻求帮助和支持

在照顾你的特护宝宝时,有许多获得支持的途径,可以帮你应付局面。

» **你的伴侣:** 有时向你的伴侣寻求帮助会让他更有参与感,自我感觉更积极。

» **你的卫生探视员或助产士:** 回家后,你的卫生探视员或助产士会在24小时内探访你。问问他任何你需要了解的宝宝问题,或者关于你自己的健康问题。

» **朋友和家人:** 需要的时候寻求实际帮助。亲密的家人和朋友会愿意尽力来减轻你的负担。

» **其他父母:** 特护病房为你指定的社工可以帮你联系其他有类似经历的父母。许多医院为特护宝宝父母提供支持组织。

» **咨询师:** 向医生要求见咨询师,或者你在医院可能有新生儿咨询师,试着和他交谈。把事情向一个冷静的旁观者倾诉,能帮助你释放而不必担心他人看法。

» **互联网:** 寻找为特护宝宝父母建立的支持慈善机构。许多有网上聊天室和论坛、电话帮助热线和关于当地组织的信息。

⑤ 享受当下

做计划或给自己限期只会增加你的负担。取而代之的是,享受当下的每一刻和每一天,欣赏宝宝到达的每一个阶段。允许自己随遇而安。

互相支持

虽然你和伴侣对照顾宝宝带来的压力会有自己的反应,但最好还是团队行动。分配角色让你们双方都觉得能参与其中并有价值,你们在贡献各自的力量。伴侣可能会为你感到担心。给他切实可行的建议让他帮忙,比如在他上班前为你做好一份午餐,或者负担起清洁工作。也要鼓励他和宝宝建立 一些皮肤接触,建立他们之间的联系。

经过重症监护的宝宝的妈妈们患产后抑郁的风险更高,所以要了解相关症状(参见263页)。分享你每天的感受,可以帮你保持与外界的联系,并感到自己是被支持的。

许多助产士报告，宝宝出生时最常见的一个问题是："一切都好吗？"下面，我们要看看父母可能会面临的一些问题。这可能是你已经听说过的疾病，或者你在前次妊娠或家人、朋友的经历中已经遇到过的。

出生问题

评估宝宝

宝宝出生后会立刻对他的健康状况进行评估。然后，在接下来的72小时内，儿科医生、助产士或产科医生还会对宝宝进行一系列并发症或疾病的检查。有些问题，如唇裂、舌系带过短、疝气，会在这些检查过程中被发现（参见246页），或者可能在孕期已经发现了；如果有必要，可以直接进行治疗。在英国，6~8周后的家庭探访——先是助产士，然后是卫生探视员——是为了确保一切进展良好，宝宝成长正常，你也恢复得很好。然后检查会慢慢转移到由卫生探视员负责，在你家里或者邀请你去诊所对宝宝的生长发育进行评估，并回答你的任何问题。一些问题很快就能被发现，另一些要一段时间之后才能浮现，这就是为什么出生后的几个月宝宝的发育情况都会得到密切观察。

相信你的直觉

你是对宝宝的健康最熟悉的人，所以如果你觉得有什么地方不对劲，即使你觉得可能是你疑神疑鬼，也可以告诉助产士、卫生探视员或医生。关于新生儿的问题总是会得到重视，没人会觉得你过度焦虑或过分谨慎。

一旦发现问题

发现宝宝有问题当然是令人不安的。如果孕期就确认问题存在，你有时间进行调整，并找出可能的治疗方法。如果问题在产后发现，你可能存在疑问和关切。许多小问题很容易治疗。有些需要长期治疗，有些宝宝甚至需要手术，但大多数问题都是可以消除或改善的。尽早发现问题，可以推进治疗，改善转归。

这一部分列出了可能影响新生儿的一系列疾病，有些可以在孕期通过超声检查或宝宝成长的情况进行确诊或疑似诊断，还有很多只能在产后几天和几周内检测到。疾病从常见的黄疸和脐疝，到一些相对罕见的。每一项都解释了对宝宝的影响、如何治疗和可获得的帮助。

Q 新生儿可能会遇到哪些疾病或问题？

当你考虑到一个宝宝的生成需要无数的细胞分裂和生物过程，有时候出现问题也就不足为奇了。有些宝宝出生时就需要治疗几个月，或者需要持续的护理。越早确定问题所在，越快能予以治疗或护理，而这往往能减少对宝宝的远期影响。

呼吸窘迫综合征（RDS）

▶ 这是什么？

为了能顺利张开，宝宝的肺部需要足够多的表面活性物质——当宝宝出生后自主呼吸时，一种能让肺部充气并阻止其中的肺泡塌陷的液体。肺泡在孕27周左右开始分泌表面活性物质。孕31周前出生的宝宝通常没有足够的表面活性物质来吸入空气，造成呼吸窘迫综合征。宝宝可能在出生后出现呼吸困难，根据早产情况不同而严重性不同，如果不加以治疗，病情会愈发严重。有些宝宝需要立刻上呼吸器才能开始呼吸，另一些宝宝可能在试着填充肺部的时候出现刺耳或咕噜的声音。

▶ 能做什么？

如果时间允许，你在进入早产产程的时候要注射类固醇，加速宝宝肺脏的发育。一旦宝宝出生，他可能需要进暖箱，可以通过口腔里的管道直接往他小小的肺里注入表面活性物质。等他情况稳定之后，可用呼吸器向他的肺里进行机械通气，让他呼吸；或者用连续正压通气呼吸机，让他能自主呼吸，而肺部又不至于在两次呼吸间歇塌陷。

▶ 这对宝宝来说意味着什么？

呼吸窘迫综合征可能的影响取决于宝宝出生时的孕周。得到快速治疗后，宝宝的进展会缓慢但稳定，最终会痊愈。一些宝宝仅需要辅助呼吸几天，但如果宝宝严重早产，可能需要辅助数周；有时早产宝宝甚至需要好几个月才能让肺好好工作。有些严重早产且患有此病的宝宝会发展成慢性肺病。

先天性感染

出生时携带的病毒或细菌感染，称为"先天性感染"，在孕期通过胎盘或在出生时由母亲传染给宝宝。下表列出一些常见感染。其他的感染包括弓形虫、肝炎病毒、艾滋病病毒和巨细胞病毒。

感染类型	这是什么	能做什么
B族链球菌（GBS）感染	宝宝在出生过程中会从带菌的母亲身上感染B族链球菌。宝宝会出现败血症，这会引起严重的并发症。早产儿的风险更大	抗生素快速治疗不会造成长期影响。如果已知母亲是带菌者，宝宝要在出生后立刻使用抗生素，预防感染扩散。如果是未知感染，宝宝可能出现无意识、呼吸困难、抽搐、体温控制差、皮肤苍白等症状
疱疹	单纯疱疹病毒有两种形式：HSV1，引起唇疱疹；HSV2，引起生殖器疱疹。HSV2在新生儿中最为常见，通常在出生时感染病毒。这是一种潜在的严重感染，病情严重，甚至造成新生儿死亡	如果你知道或怀疑你有生殖器疱疹，医生会建议进行剖宫产以避免病毒传染给宝宝。如果不是这样，而宝宝又感染了病毒，他可能一开始没什么症状，健康状况良好，而一旦病毒活跃，宝宝可能无意识、喂奶困难、发热。宝宝需要静脉输抗病毒药物3周以控制感染
风疹	又称"德国麻疹"，是一种病毒感染，可以引起早产儿的严重并发症（参见139页）。先天性风疹是宝宝孕早期在子宫里感染的。它会引起发育问题，影响心脏、神经和骨骼肌肉系统	风疹感染无法治疗，所以只能减小它的危害。一些宝宝可以进行心脏手术。不幸的是，对脑组织的任何损伤都是永久性的

黄疸

新生儿黄疸是什么引起的？

新生儿黄疸是一种常见的无害症状，是因为血液中一种名为胆红素的物质浓度过高。胆红素是一种黄色的色素，在衰老的红细胞破裂并被肝脏分解的过程中产生，然后通过尿液和粪便排出。在子宫里，宝宝需要额外的红细胞携带氧气供应他自己的身体及胎盘。然而，在子宫外的生活中，他不需要那么多红细胞了，要把多余的分解掉。出生时，多余的红细胞对宝宝未发育完善的肝脏来说是个负担，肝胆不能应付，因此胆红素被重新吸收到宝宝的血液中，造成皮肤和眼白发黄。这种情况在新生儿当中非常非常见，在足月儿中约10个当中有6个，在早产儿中约10个当中有8个。早产儿的黄疸会更严重一些，因为他们未成熟的肝脏和肠道更无法应付过多的红细胞。黄疸通常在宝宝出生后2~3天加重，大多数宝宝不需要治疗就会在1周左右消退。但还有一些宝宝的黄疸很严重，需要进行治疗，以免产生罕见的影响大脑的并发症。

我怎么知道宝宝是不是有黄疸？

如果你注意到宝宝皮肤发黄，用你的手指按压他的前额中间（皮肤发黄会从头到脚进展）：如果宝宝有黄疸，你移开手指时，所按的皮肤为黄色。你也会注意到他掌心或脚底的黄色，大便可能为浅色（而不是棕色），尿液非常黄（而不是浅色），眼白也会发黄。

黄疸会被漏诊吗？

轻度黄疸你可能不会注意，但助产士会在你住院期间和最初几周进行家访的时候，定期检查宝宝的黄疸情况，所以不会被忽视。助产士也会考虑有黄疸的危险因素，如宝宝是否早产，你是否有其他新生儿黄疸的孩子，宝宝喝奶好不好，你是母乳还是瓶喂（黄疸在母乳宝宝中更常见），宝宝看起来是否机灵有反应。拒奶和对外界冷漠的宝宝看起来更像有黄疸。如果宝宝皮肤发黄、伴极度昏睡、易怒、拒奶或发热，立刻给助产士打电话。

如果怀疑宝宝黄疸，要做任何检查来确诊吗？

如果医院怀疑宝宝的黄疸水平过高，会用特殊的光照射皮肤显示胆红素。助产士也会采血来检查宝宝血液中的胆红素水平，可能也会检查尿液确定潜在疾病。如果确认黄疸，医生会对宝宝的血液做进一步检查，确定病因和严重程度。

宝宝需要治疗吗？

如果是轻度黄疸，宝宝通常不需要处理，等肝脏成熟，黄疸自然消退——肝脏通常能在出生后2周内代谢多余的胆红素。如果宝宝早产，或者胆红素浓度很高，可以进行一种光疗，称"蓝光"。治疗通常几天内就能见效，如果一切都好，宝宝就可以回家了。如果胆红素持续高水平，则需要在新生儿重症监护病房进行输血治疗。用捐赠的血液替换宝宝的一小部分血液，直到胆红素水平降低，黄疸消退。

我能做些什么来预防新生儿黄疸？

确保给宝宝正确喂奶，以免脱水。如果你是母乳喂养，鼓励他每两小时喝奶一次。如果你是瓶喂，争取每3小时30毫升~60毫升。如果你是母乳，但宝宝未能吸出足够乳汁，并开始出现黄疸症状，助产士会建议你用吸奶器挤奶一两天（也会刺激你的乳汁分泌），然后将挤出的奶用瓶子喂给宝宝。

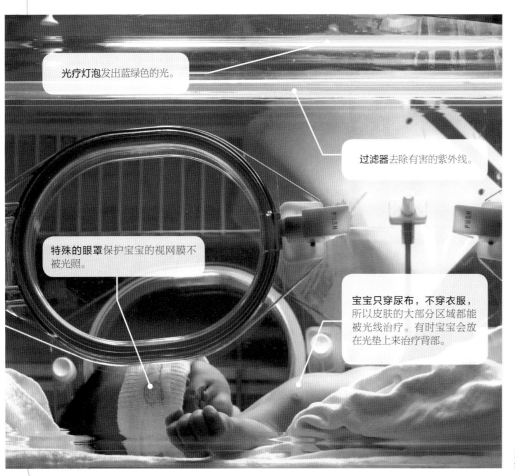

光疗灯泡发出蓝绿色的光。

过滤器去除有害的紫外线。

特殊的眼罩保护宝宝的视网膜不被光照。

宝宝只穿尿布，不穿衣服，所以皮肤的大部分区域都能被光线治疗。有时宝宝会放在光垫上来治疗背部。

光疗 宝宝放在特制的灯泡下，改变胆红素的化学组成，使之容易被分解掉。

唇裂和腭裂

》这是什么?

宝宝的面部有一部分会在子宫里独立发育后再长到一起。然而,如果它们未能成功融合,会造成唇裂和/或腭裂——上唇和/或上腭中出现裂缝,即宝宝可能患有唇裂或腭裂,或两者都有。疾病通常是遗传的,会影响宝宝成功进食的能力,最终影响说话。英国约有1/700个宝宝受此影响。

》能做什么?

宝宝可能需要手术把两边缝合到一起,上唇和/或上腭。这通常在宝宝1岁前完成。唇裂的修补可以在3个月时完成,然后再进行腭裂的修补。少数宝宝会在某些发音遇到困难,或者带有鼻音,但大多数能够正常对话。可能需要远期手术。

脐疝

》这是什么?

宝宝的小肠突出到原本是脐带连接的腹壁的洞里,造成脐疝,因为这个洞未能在出生时闭合。它是无痛的,你只有在宝宝啼哭或用力时才会注意到突出。脐疝是新生儿的常见症状,影响3%~5%的正常足月新生儿。早产宝宝的风险略高。

》能做什么?

除非宝宝的脐疝很大或者感染,否则可以让它自愈。最终这个洞会闭合,小肠突出的部分会回到原位。较大或感染的脐疝可能需要通过手术治疗。一旦感染在涉及肠壁前得到治疗,不会有远期并发症。

腹股沟疝

》这是什么?

大约1/6的早产宝宝,小肠的一部分通过腹壁上靠近腹股沟位置的一个洞突出到称为"腹股沟管"的空间里。只有在他啼哭或用力时腹股沟附近皮肤出现隆起,你才会注意到这个疝。

》能做什么?

宝宝需要手术把疝推回原位,关闭腹股沟管的洞,阻止复发。一旦疝气得到确诊,可以尽快进行。

先天性心脏病

》会出现什么类型的缺损?

英国每1000个宝宝中约9名(近1%)有先天性心脏缺损,所以新生儿心脏病是少见的。最常见的疾病与一根特殊血管有关:动脉导管,在子宫里的时候它负责让血液绕过肺脏。这根血管应该在出生后24小时内关闭,但有时未能顺利完成,造成肺和心脏血液负荷过多(见311页)。其他先天性心脏问题包括:

房间隔缺损(ASD)和室间隔缺损(VSD)。通常理解为心脏上有个洞,这是宝宝的两侧心脏互相不能区隔,造成富氧血和缺氧血混合。它常常能通过手术轻易解决,小洞也可以自己关闭。

主动脉缩窄,即主动脉(心脏最主要的动脉)狭窄,限制了血液。这可能是严重的病情,但可以通过植入支架(一个扩张血管的小管子)来进行治疗,或者手术去除病变的主动脉。

瓣膜口狭窄,即动脉或静脉的瓣膜狭窄,影响心脏各腔之间的血流,造成心脏杂音。需要手术纠正。

一些宝宝可能还有更严重的问题,如一侧心脏未发育完全,或者心脏的动静脉"换位"——造成完全错误的通路。

》心脏疾病什么时候能发现?

有些心脏缺损能在产前的超声检查中被发现,但有一些出生时才发现。如果发现问题,会由心脏科专家解释病情和提出治疗方法,看宝宝出生时需要做什么。你可以尽情发问。助产士会给你相关支持组织的信息,还有其他经历过类似情况的父母。

关键

➡ 富氧血

➡ 缺氧血

➡ 混合血

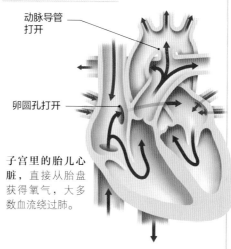

动脉导管打开

卵圆孔打开

子宫里的胎儿心脏,直接从胎盘获得氧气,大多数血流绕过肺。

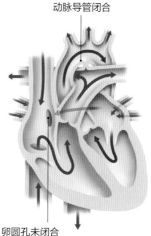

动脉导管闭合

卵圆孔闭合

健康新生儿心脏 出生时,心脏各腔之间的小孔(卵圆孔)和动脉导管上的孔闭合了——开始正常循环。

动脉导管闭合

卵圆孔未闭合

卵圆孔未闭 如果出生时,心脏各腔之间的小孔未闭合,富氧血回流到肺里,影响循环效率。

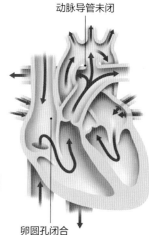

动脉导管未闭

卵圆孔闭合

血管开放 如果出生时,动脉导管未闭,用于体循环的富氧血再次倒灌回肺里。

☽ 髋关节发育不良

≫ 这是什么？

大腿的长骨（股骨）通过一个球窝式关节在髋部连接到骨盆，令我们的腿可以全面地环绕活动。大约2%的出生中，宝宝的股关节（单侧或双侧）完全或部分畸形，股骨在球窝外。宝宝的髋部会在出生后3天内进行检查，医生或助产士会把他的大腿上部推进球窝处检查其活动性。这一疾病有家庭遗传性，在女婴中比男婴中更常见。

≫ 能做什么？

有时只需要关节周围的韧带收紧，令股骨固定，这是自然发生的。然而，如果宝宝的髋关节发育不良是由骨骼畸形引起的，他需要佩戴特制的系带令双腿固定位置，直到骨盆的骨骼变硬，球窝结构在股骨上端正确成形。如果髋关节发育不良在宝宝6个月前没有被发现，或者系带治疗不管用，宝宝就需要手术把股骨正确定位到球窝中。手术后，宝宝需要佩戴模

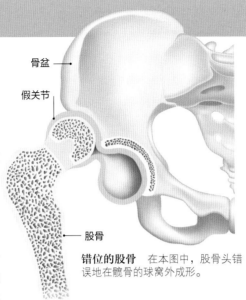

骨盆 —
假关节 —

股骨 —
错位的股骨 在本图中，股骨头错误地在髋骨的球窝外成形。

具，直到骨骼在矫正的股骨外面重新成形，这个过程大约需要3个月。

☽ 睾丸未降

≫ 这是什么？

孕晚期，男婴的睾丸应该下降到阴囊中。然而，有4%的男婴睾丸未降，宝宝出生时阴囊是空的。这不会引起任何疼痛。

≫ 能做什么？

大多数情况下，睾丸会在宝宝6个月之前不需任何干预自然下降。如果没有，宝宝需要手术将它们放到正确位置。手术通常在他5岁前进行。

☽ 畸形足

≫ 这是什么？

这是宝宝下肢内侧的肌腱比外侧的更紧、更短造成的。这会造成一侧或双侧足部（大约一半的畸形足为双侧）内翻。通常，脚踝的骨骼也发育不良。这在男婴当中更常见，大约每1000个宝宝当中有1个。该病有家族史。畸形足有许多种，单纯的病情很容易纠正，更复杂的病情则提示存在染色体异常。

≫ 能做什么？

产后宝宝会很快开始每周矫正计划，随着骨骼生长将足慢慢引导到正确位置。这一过程结束后，他可能需要一个简单的手术来释放他跟腱的紧张。为了防止肌腱再次紧张，他还可能需要在足部持续佩戴特制的系带，逐渐只需在夜间佩戴，直到4~5岁。这之后，孩子一般可以完全康复。

☽ 并指（趾）畸形

≫ 这是什么？

宝宝的手或脚是在孕早期形成的。大约5周时，它们看起来像桨，手指或脚趾融合在一起。它们在2~3周后分开。并指（趾）畸形是因为手或脚的2~3个指（趾）节不能正确分离，造成蹼形外观。病情可能很轻微，仅是皮肤相连，但也可能是骨骼融合。每2000~3000个宝宝中可能有1例，可以有家族史。

≫ 能做什么？

宝宝融合的手指或脚趾需要手术。如果他融

合的指（趾）节超过2个，需要不止一次手术，因为每个指（趾）节每次只能有一侧进行手术，以免影响整个手掌或脚掌的血液循环。

☽ 舌系带过短

≫ 这是什么？

舌系带过短是舌头下方的小系带（连接到口腔底部的一小块组织）向外延过多，舌头不能有效地伸向前或从一侧伸到另一侧。这可能会造成喂奶困难，有时会引起母亲的乳头疼痛和溃疡，因为宝宝无法正确衔乳。如果宝宝吃奶好，你可能不会发现他舌系带过短。然而，如果你出现喂奶问题，发现宝宝不能很好地衔乳，舌系带过短可能是其原因。舌系带过短影响4%~10%的新生儿，在男婴中比女婴中更常见。

≫ 能做什么？

如果宝宝吃奶有问题，舌系带过短可能是其原因，医生会进行舌系带分离，在舌系带上无痛地剪一刀，让宝宝的嘴和舌头活动更自如。

☽ 早产儿视网膜病（ROP）

≫ 这是什么？

图形成像于眼睛后部，在视网膜上。孕31周前出生的宝宝可能形成通往视网膜的异常血管，损害它接受信息的能力，造成视觉扭曲。它发生在20%的早产儿当中。这一疾病没有外显症状，诊断依赖眼科医生在出生时的评估。

≫ 能做什么？

产后，眼科专家会把手电光照进宝宝眼睛，评估视网膜健康状况。宝宝可能需要滴眼药，以便让医生更好地看清情况。激光手术能阻止病情进展，挽救视力。

≫ 这对宝宝来说意味着什么？

轻度的早产儿视网膜病是最常见的，会随着时间因为通往视网膜的毛细血管稳定而得到纠正。更严重的类型可能导致视网膜从它下一层上脱落，激光手术可以纠正但未必总能成功，宝宝至少会有一定程度的视力受损，尤其是外周视力。

尿道下裂

》这是什么？

大约每300个男婴中会出现1例，尿道开口不在阴茎的最前端，而在沿着阴茎干的其他位置。根据尿道下裂的位置不同，阴茎可能无法正常竖直，包皮下侧无法正常发育成形。

》能做什么？

如果尿道接近阴茎前端，病情轻微，通常不需要处理。然而，病情严重者，可以引起排尿疼痛，后期出现勃起困难，通常在宝宝18个月前通过手术治疗。

幽门狭窄

》这是什么？

大约500个宝宝中有1个出现此问题。幽门是连接胃和肠的肌肉管道。有时宝宝出生时一部分幽门肌肉发育过度，乳汁不能通过胃部下行。这会引起宝宝呕吐（有时很剧烈），造成他脱水和营养不良。有时这是遗传性的，受影响的男婴多于女婴。此病通常在产后6周形成。

》能做什么？

宝宝需要手术（通常是微创手术），在全麻下切开肌肉，为乳汁从胃到肠建立通路。这没有远期的不良影响，宝宝能痊愈，之后一生中都能正常进食。

肛门闭锁

》这是什么？

罕见疾病，约5000个宝宝中有1例。在子宫里，宝宝的整个消化系统是从一根管子开始的，由薄膜分隔开，慢慢根据需要分解成胃肠道的不同部分。有时，形成大肠、肛门和直肠的部分未能正确成形，使宝宝无法排便。这就是肛门闭锁。

》能做什么？

肛门闭锁可以通过手术纠正，通常发现问题后就做（或者出生后，因为它可以通过超声发现）。宝宝需要带着造瘘袋直到肠道愈合。大多数孩子最终健康状况良好，肠道功能正常，但也有的孩子需要特殊饮食来缓解便秘。

胎儿酒精综合征（FAS）

》这是什么？

胎儿酒精综合征是妈妈在孕期的酒精浓度过高，影响宝宝的发育。患有此病的新生儿通常为小头，面部特征不清晰，包括眼皮下垂伴有内眦赘皮，耳部低垂，口腔下颌发育不全，上唇薄，只有一个浅或不明显的沟（人中）。鼻梁和眼睛的位置相对过低，鼻子本身也短而上翘。另外，胎儿酒精综合征也会引起心脏问题和学习障碍。估计1000个宝宝中有1个受此病影响。

》能做什么？

胎儿酒精综合征本身无法治疗，但任何心脏畸形都是可以手术的，宝宝可能在整个儿童期需要进行学习或行为困难的支持。

脑瘫

》这是什么？

脑瘫是大脑缺氧的结果，可以发生在宝宝出生前（在大脑形成过程中直接损伤大脑神经元）、出生时（出血的结果），或者产后疾病的结果如脑膜炎。它影响了大脑中控制肌肉（包括语言和吞咽）、听力、视力和学习的区域。

》能做什么？

疾病无法治愈，但并不是进展性的——也就是说，不会随着时间恶化。这说明可以对每个孩子进行特殊的量身打造的治疗。一旦你的孩子被诊断为脑瘫，你会拥有一组对他进行照顾的医疗专家。你会有一个重点工作人员作为你的联络人，帮助你协调处理宝宝的病情。脑瘫有多种治疗方式，来帮助应对疾病的不同方面，从缓解症状到增加孩子的独立性。物理疗法是主要治疗之一，对预防肌肉进一步虚弱和活动进一步受限非常重要。职业疗法能帮助孩子处理每天的活动和日常任务。语言矫治提供的练习能帮助孩子在需要时更清晰地进行

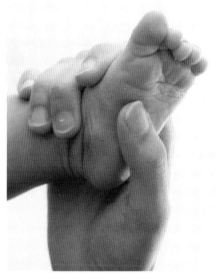

按摩治疗　补充治疗如按摩可以轻柔地推拿、软化身体组织，帮助放松和缓解肌肉僵硬。

沟通。演讲和语言治疗师能帮助孩子减少流口水。如果肌肉非常僵硬，孩子需要药物来放松。有时需要手术来治疗骨骼和关节问题。

脑瘫在英国每**400个**孩子里有1个，男婴比女婴更常见。每年50%以上的病例出现在**早产儿**中。

极少数情况下，宝宝出生时就带有或发展出会**伴随一生**的疾病。这可能是由错误的**染色体或基因**导致的，或者原因不明。你可能在孕期就发现宝宝有问题，或者可能在**出生后**才能得到确诊，或者在宝宝出生后第一个月时发现。

特殊需求

什么叫"特殊需求"

特殊需求是指任何疾病导致一个孩子或成年人需要额外的支持才能发挥全部能力。如果你的宝宝有特殊需求，他可能需要帮助才能尽可能进行不仅仅是身体上，还有情绪上、社交上、精神上的发育。一些疾病会带来身体或神经上的挑战，另一些需要特殊饮食或者特殊的药物来控制病情。基本上，特殊需求是一个用于多种疾病的涵盖性术语，从影响宝宝身体的疾病如慢性病、四肢或器官畸形，到影响心理或精神健康的疾病如记忆障碍或学习障碍。染色体疾病如唐氏综合征也包括在此，以及一些遗传性疾病如囊性纤维化。这一部分将审视一些最常见的特殊需求病情，还有一些可以在宝宝出生后第一周通过针刺足跟检查的罕见疾病（参见250页）。

重新调整你的愿景

在许多情况下，带有特殊需求出生的宝宝并没有"患"病，只是与疾病的挑战相伴，常常是能战胜疾病的，从而为他们和你的生活刻画出一种别样的"正常"。

了解宝宝的病情，知道它的原因、特征、症状和预后，能帮助你接受现实，从而尽可能以最积极和建设性的态度来养育你的宝宝。

你的角色

宝宝的病情需要持续看护，你很容易在令人头晕目眩的医疗护理生活中感到力竭，尤其是在头几年。然而，你处于宝宝生活的中心，你对他需求的理解具有指导性。医生可以讨论并治疗他的生理病情，而你知道如何确保他的情绪和社交健康。这说明医生和助产士会让你来掌管宝宝的护理，你可以根据他们的建议，采取适用于你的家庭的方式。不要低估你意见的重要性，分享看法，尽可能地提问。

随着宝宝的成长，对自己的情况有所了解，和他谈谈他的治疗或他面临的挑战，用他的年龄能理解的词汇。让兄弟姐妹和其他家人参与进来，确保适当讨论、没有禁忌话题，讨论是公开让大家参与的。

Q 我们如何建立有效的支持网络？

宝宝的病情令寿命受限或有特殊需求，叫能令父母崩溃。重要的是，在宝宝整个诊断和治疗过程中，你要以开放的心态接受全部的帮助和支持。

照顾特殊需求的宝宝会带来许多新的挑战，头几年更是陡峭的学习高峰。你们不仅要调节成为新父母后的心态，接受生活方式的改变，还要找出应对宝宝额外特殊需求的方法。正确的帮助和支持至关重要。

帮助和支持

评估你和宝宝能接触到的所有的帮助和支持，能给你提供基本的现实和情绪后备，让应对宝宝的特殊需求变得容易些，从而尽可能给他最好的护理。

» **与你的伴侣沟通**。虽然有时你们面对挑战的反应不同，但没人能比你的伴侣更明白发生了什么。别互相评判，聆听对方的观点。留出一些只有你们两个人在一起的时间，知道何时给对方一些空间。

» **经常给家人打电话**。他们对你和宝宝有益，确保祖父母、姨姑或叔舅能参与到宝宝成长的细节中来，可以确保你拥有可以完全信任的看孩子的人，这样你需要的时候可以休息一下。

» **有朋友可以聊天**，能给你带来轻松和一丝正常感。如果朋友能为你购物、做饭或者去洗衣店取衣服，高兴地接受并感恩。

» **支持组织可以提供有经验者的观点**，提供面临挑战的解决方法，这可能正是你觉得高深莫测试图处理的。即使没有解决方法，和有相似遭遇的人聊聊天，知道你不孤单，也足以让你保持乐观。

» **咨询师是经过培训可以帮助你的人**，可以察觉和解释你的情绪。照顾患病或有特殊需求的宝宝会带来许多情绪，与咨询师聊天可以帮助你宣泄情绪，得到积极的效果。与你的医疗专家谈谈找一个适合你的咨询师。

» **全科医生可以帮助你和你的宝宝**。他可以提供建议，在你需要的时候给你当参考专家，知道你所在区域可以为你提供临时看护信息，以便你不时地休息一下。他也能建议你从经济方面得到政府的津贴和补助。

» **找人和你一起**，这样在你去医院看医生或见治疗师的时候可以多一双耳朵。这可以是你的伴侣，也可以是亲近的家人或朋友。做笔记也会有所帮助，让你事后有东西可以参考，帮助你为下次预约或随访电话准备好问题。

Q 什么导致了唐氏综合征？

唐氏综合征，即21-三体综合征，是一种染色体畸形。健康的宝宝有23对染色体，每一对中的2个染色体分别来自父亲和母亲。唐氏综合征的宝宝的21号染色体有3个。在英国，唐氏综合征在每650~1000个宝宝中有1例，生出唐氏综合征宝宝的概率随母亲年龄上升而上升（参见97页）。

Q 唐氏综合征的表现是什么？

唐氏综合征的人有特殊面容和解剖特点，有一定程度的学习障碍。其特征包括：

» 圆脸，眉间距宽。

» 上眼皮有内眦赘皮。

» 斜眼。

» 耳低垂。

» 四肢肌力弱。

» 鼻梁扁平，相对眼的位置低垂。

» 手掌横贯纹。

» 手指粗短，向内弯曲。

» 舌突出，下颌过度弯曲。

» 草鞋足。

» 短颈，皮肤松弛。

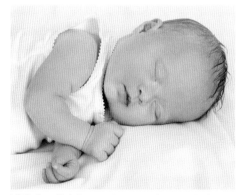

辨认唐氏综合征 每个唐氏综合征宝宝都有自己的表现，但有一些生理特征是相同的。它们有时在出生时不太明显。

Q 我的宝宝患有唐氏综合征，需要住很长时间的医院吗？

很有可能，是的。即使你在孕期有明显的指征说明宝宝患病，唐氏综合征也只能在出生后确诊。首先，儿科医生会检查宝宝的解剖学特征，提示唐氏综合征存在。然后，他会抽血检查宝宝是否有多余的21号染色体。只有根据这个染色体分析——可能需要48小时出结果，不同医院所需时间可能不同——才能做出诊断。另外，唐氏综合征的宝宝可能因为舌头肌力不足而导致吸吮困难。和其他新生儿妈妈一样，你也需要住在医院里直到你和助产士都确信宝宝能好好吃奶。

一旦你获得最终诊断，宝宝需要进一步检查以确定他的病情严重程度。病情可能从轻度到重度不等，如果是轻度的，你可以在诊断后马上回家；如果是重度的，就需要住更久一些的医院。

Q 患有唐氏综合征的宝宝可能会遇到什么样的远期挑战？

虽然唐氏综合征患者的预期寿命曾经限制到中年，但现在很多男性和女性都能好好地活到50多岁，有些甚至到60多岁。越来越多的唐氏综合征个体可以享受完整的人生，甚至作为成年人离开家庭独立生活。虽然如此，疾病也不可避免带来挑战。

》 免疫力薄弱：宝宝可能对日常感染更为敏感，如咳嗽、感冒、呼吸道疾病，虽然没有人知道确切原因。宝宝也会对更严重的疾病更易感，如白血病。

》 甲状腺疾病：宝宝比其他孩子更需要服用治疗甲状腺功能减退（不活跃的甲状腺）的药物。虽然这更容易控制，但还是你和宝宝需要一直监测的一件事情。

》 学习障碍：所有唐氏综合征宝宝长大后都有某种程度的学习障碍。显然，宝宝的学习障碍越严重，他面临的社交和行为挑战也越大。听力和视力受损会加重认知功能问题，进一步延迟多个发育阶段，如学习说话、阅读和写作。睡眠困难也是疾病特点之一，也会进一步妨碍学习。

》 痴呆：相关研究表明，唐氏综合征患者更容易在40岁之后出现痴呆，需要长期的生活照顾。

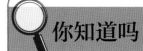

你知道吗

唐氏综合征是由19世纪的英国医生约翰·朗顿·唐命名的。

Q 在未来，我怎么帮助我的宝宝？

和所有父母一样，你的角色是帮助宝宝尽可能发挥他的潜力，不只在学习上，还要帮助他对自己建立信心，尽量成为一个独立的个体。

避免和其他同期出生、没有唐氏综合征的宝宝相比较，而要肯定宝宝获得的所有成功。把你们的父母教育打造成他独有的学习模式——如果他有创造性，和他一起创造；如果他组词困难，教他身体语言；如果他喜欢音乐，带他去音乐小组，并在他大一些后一起学习乐器。鼓励他发展独有的天分，和其他孩子一样，看着他在信心和独立中成长。给他制造尽可能多的机会，认识并和其他孩子一起玩耍，不管是否患有唐氏综合征。教他社交技巧，如礼貌和分享，给他提供足够多的机会社交。

最后，重要的是你们为人父母的过程中要与医疗团队一起合作，他们也在照顾你的宝宝——不仅仅是为了他的身体健康，也帮助你减轻宝宝对任何检测或操作的恐惧或焦虑。

爱的支持 在你长期的支持和爱中，宝宝会在信心和希望中成长，准备应对挑战，知道你会陪着他。

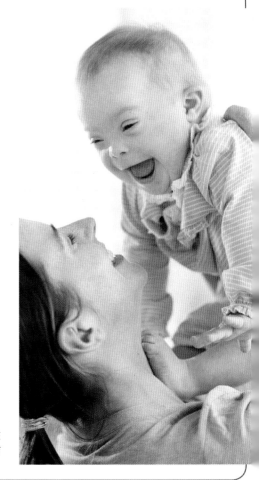

Q 我能不能立刻知道宝宝是否患有囊性纤维化？

大约10个患有囊性纤维化的宝宝中有1个在出生时或出生后不久出现胎粪性肠梗阻，引起肠梗阻并需要手术。囊性纤维化的其他症状通常在第一年出现，所以宝宝患有囊性纤维化也许不是立刻能被发现。然而，大多数患儿能在产后很快得到诊断，因为此病是能够通过足跟血筛查的疾病之一（参见250页），针刺足跟在第5天时就能进行。囊性纤维化的体征包括呼吸困难、持续的刺激性干咳、咳出大量浓痰。如果疾病影响胰腺，宝宝不能产生适当浓度的酶来有效分解食物，则消化液过于浓稠不能很好地提取营养。结果宝宝可能出现营养不良，如肤色苍白、身材瘦小、腹部膨隆、排脂肪样便。宝宝的皮肤是咸的，因为他的汗液里有高浓度盐。

Q 囊性纤维化可以治疗吗？

囊性纤维化不能治愈。然而，虽然它是一种令寿命受限的疾病，近几十年来药物的进展令预期寿命得到了极大改善，现在超过80%的患者能活到50多岁。囊性纤维化的治疗主要是缓解症状，根据个体需要量身定制。物理疗法、氧气治疗、吸入器可以用于缓解呼吸困难，维生素和矿物质补剂、替代性消化酶、高热量饮食可以帮助改善营养和生长状况。患儿更容易感染，所以可以给予预防性抗生素。更严重的病例里，可能需要心脏和肺的移植。

囊性纤维化对患者的身体器官也有一些影响，最严重的是肺和胰腺功能不全。

》**胰腺损伤**不仅会引起消化问题，也会造成糖尿病，因为胰腺负责生成控制血糖水平的胰岛素。

》**小肠**不能适当吸收食物中的营养。

Q 什么是囊性纤维化，它是怎么影响宝宝的？

囊性纤维化是一种基因缺陷导致的疾病。囊性纤维化患者的致病基因来自父母双方。缺陷基因导致黏液积聚，从而影响呼吸和进食。

疾病主要影响肺和消化系统，导致黏液在这些器官积聚。缺陷基因影响盐和水在身体细胞内外移动的方式，过多的盐进入某些器官的细胞，造成水盐的不平衡。最终，受感染器官细胞体周围残留的水太少了，造成浓稠黏液的积聚，器官功能受损。英国每年2500个宝宝中有1个受此影响，但其实25个宝宝中就有1个携带缺陷基因。

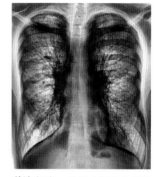

黏液积聚 黏液（绿色）在囊性纤维化患者的肺里清晰可见，阻塞气道，造成呼吸困难。

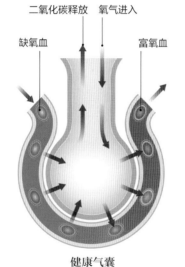

二氧化碳释放　氧气进入

缺氧血　富氧血

健康气囊

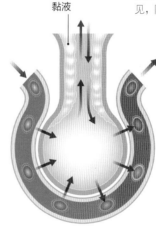

黏液

感染气囊

气囊 本图显示囊性纤维化患者肺部的黏液积聚堵塞了大量气囊（肺泡）。这影响了肺的氧气运输，导致呼吸困难。

》**不育**的可能性更大，尤其是男性。

》**营养不良**会在之后造成骨质疏松，尤其是女性。

》**鼻窦感染**常见发生，以及鼻腔息肉（小的赘生物）。

》**肺部充满黏液**，造成呼吸困难，反复的胸部感染，咳嗽增多。

》**肝损伤**风险。

Q 囊性纤维化会影响宝宝的成长吗？

这部分取决于宝宝病情有多重。基因变异造成的囊性纤维化表现多样。轻度的疾病只影响肺，他的胰腺可能相对稳定，这说明他不会出现重症相关的营养不良，更有可能正常成长。即使是重症患者，大多数人也能够获得胰酶补剂，帮助完成胰腺不能完成的工作。这能帮助食物分解，对囊性纤维化患者的成长有很大的改善。

Q 我该如何帮助宝宝减轻囊性纤维化的症状？

首先，确保你获得了现有的全部信息和支持。然后，遵循从专家医生那里获得的指导手册进行护理。这是根据你宝宝的个体需要量身打造的，帮助你处理他的病情。重要的是，给宝宝全部他所需的药物，包括任何能帮助他正确消化食物的药物，这对生长发育至关重要。咨询医生后，确保他在正确的时间接种疫苗，因为他对疾病非常易感。

你也会有照顾宝宝的理疗医师。他会教给你与宝宝年龄相符的技巧，帮助清理肺脏，你可以在家给宝宝基础护理。学习技巧的时候尽管提问，直到你对自己使用这些方法充满信心。在宝宝出现呼吸困难的时候，试着不要恐慌，如果他发现你恐慌了他就更焦虑了，这会令症状恶化。安心、淡定、细致地进行你学到的操作步骤。然而，如果任何时候你对宝宝的呼吸感到非常担心，给医院打电话，或者叫救护车。

如果能把你的信任网扩散到朋友或亲戚身上，让他们也能学习使用相应技巧，你需要的时候就可以得到帮助。

Q 我被告知宝宝有苯丙酮酸尿症（PKU）。这是什么？

这是一种罕见的基因病，宝宝缺乏或体内不能制造一种叫"苯丙氨酸羟化酶"（PAH）的酶。

苯丙氨酸羟化酶用于把氨基酸（组成蛋白质的单位）中的苯丙氨酸转化为另一种氨基酸——酪氨酸。酪氨酸能帮助调节情绪，辅助注意力和记忆力，保持精力。苯丙氨酸的积聚会导致严重的神经损伤。虽然它可能很严重，但一旦被发现，可以通过特殊饮食（包括特殊的婴儿奶粉）完全得到治疗，但需要终身保持。出生后第一周进行的足跟血检测（参见250页）可以筛查苯丙酮酸尿症，如果宝宝被发现患有此病，要进行早期治疗。英国每年每10000个婴儿中只有1例患病。

遗传基因 患儿是从父母双方各获得了一个致病基因。从单方遗传到的基因只会让他成为苯丙酮酸尿症携带者，如图所示。

两个基因 宝宝遗传到双方的致病基因

父亲（携带者）　　母亲（携带者）

正常宝宝　　携带者宝宝　　携带者宝宝　　患病宝宝

Q 我被告知囊性纤维化会影响宝宝的生长。我该怎么来帮助他成长呢？

给宝宝补剂来帮助消化（参见329页），确保他吸收必要营养，你也需要让他比一般建议略早地添加辅食，也许在他3个月时，确保他得到成长需要的热量。当他长大一些后，在家里准备足够的高热量零食，鼓励他多吃一些，同时也保证正餐。也鼓励大一些的孩子多参与运动和其他身体活动，帮助强壮他的肺。这看起来反常，但运动是他治疗的一个重要部分。不仅如此，和朋友一起运动时的跑步、玩耍、竞赛，也能尽可能带给他正常生活。

Q 苯丙酮酸尿症是怎么影响宝宝的？

患有遗传性苯丙酮酸尿症的宝宝即使之前没有被发现患病，在最初几个月也会出现症状。症状包括抽搐，皮肤上或尿液里有难闻的气味，肤色和眼睛颜色苍白，成长缓慢，小头，湿疹。如果不予以治疗，会随着时间出现严重的学习和行为问题，以及过度活跃。

Q 如果我的宝宝患有苯丙酮酸尿症，还是能健康发育吗？

只要你遵守科学的婴幼儿饮食规则（他大一些后自己也能继续遵守），证据表明此病对成长、情绪和社交发展、精神反应无明显影响。针对性饮食需要是低蛋白的，包括一些碳水化合物，还有酪氨酸补剂以支持特定的大脑功能（参见左栏）。宝宝在童年时定期进行抽血检查，监测血液中苯丙氨酸水平，确保它们在安全范围内。

Q 什么是特纳氏综合征的特征？这种病能治吗？

这种罕见的染色体疾病，只影响女性，其性染色体中的一个X染色体丢失了。英国每年2000个女婴中有1例患病，根据美国医生亨利·特纳命名，他在1938年首次描述该病。这一疾病的主要特征之一是身材矮小，大多数特纳氏综合征女性不育。疾病会造成其他多种明显的生理特征，包括宽颈、耳朵低垂、乳头距离远、发际线低、手脚肥大。其他问题包括听力障碍、手指短、甲状腺问题和糖尿病。

虽然特纳氏综合征没有特殊的治疗方法，但生长激素补剂和雌激素补剂可以帮助刺激生长和进入青春期，不过大多数患病女性还是不育。疾病的其他副反应则要根据不同病例的需求进行治疗。

Q 什么导致先天性甲状腺功能减退？

先天性甲状腺功能减退是一种罕见病，英国每年只在每3500例出生宝宝中发现1例，女婴略多于男婴。这是由宫内发育时甲状腺畸形造成的（通常是因为腺体未能移动到喉咙前部的位置），或者是甲状腺缺失。病因偶尔是遗传性基因突变。患病的婴儿出生后不能产生甲状腺素，这是一种重要的生长激素，如果不加以治疗，甲状腺功能减退会造成长远的生长问题和神经损伤。

宝宝要进行甲状腺素的检测，这也是出生5天时标准足跟血检测的一部分。如果宝宝患有先天性甲状腺功能减退，要进行甲状腺素补充，一直服药。如果药物剂量非常准确，疾病不会对宝宝有长期影响。

Q 什么是神经纤维瘤？

这是一种罕见的影响神经系统的基因病，引起非恶性肿瘤沿着神经生长。该病有一系列症状（也与学习困难有关）。

宝宝可能在腹股沟和腋窝处有几团斑点，在身体的其他部位皮肤上有些扁平的浅棕色色素团。有时斑点出现在眼白处，视神经上出现良性肿瘤。所有皮肤和所有神经通路上都可能出现小的团块，这是神经纤维瘤长在神经上的结果，严重损伤容貌。患病儿童会有异常大的头，可能出现抽搐、学习或行为问题，听力和视力也可能受影响。这种进展性紊乱没有治疗方法，但医生建议对可能恶化的肿瘤进行化疗或手术去除，对影响身体功能的良性肿瘤进行手术去除。患者可接受心理咨询，接受自己的外貌，尤其是太多神经纤维瘤无法为了美观进行去除时。

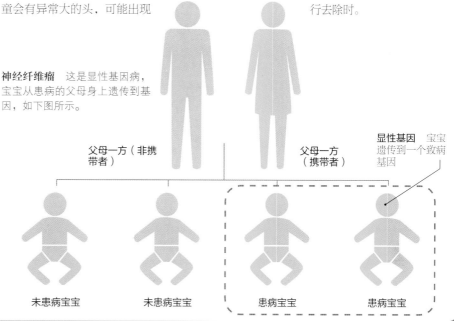

神经纤维瘤 这是显性基因病，宝宝从患病的父母身上遗传到基因，如下图所示。

父母一方（非携带者）

父母一方（携带者）

显性基因 宝宝遗传到一个致病基因

未患病宝宝　　未患病宝宝　　患病宝宝　　患病宝宝

Q 镰状细胞病就是镰状细胞贫血吗？

镰状细胞病涵盖了一组疾病，包括镰状细胞贫血。这是一种遗传性造血功能紊乱，红细胞的形状像月牙或镰刀。健康的红细胞是碟状的，较柔韧，可以自由地穿过身体的动静脉网。相反，镰状细胞僵硬而有黏性，会在血管中被困。这会导致循环阻塞，令骨骼、肌肉和器官得不到氧气和营养物质，无法生长发育，进而造成器官损伤、生长速度慢、关节和肌肉疼痛。镰状细胞病患者会出现镰状细胞贫血，因为镰状细胞生命周期短，其死亡的速度快过骨髓产生新细胞来替换它们的速度。结果造成贫血，其特征是肤色苍白，极度疲乏和倦怠。

你的宝宝会在足跟血检测中筛查是否患有镰状细胞贫血。镰状细胞病没有特定的治疗方法，有时骨髓和干细胞移植可能起效。当然，了解如何治疗相应症状的主要好处是可以减轻影响、延长预期寿命。

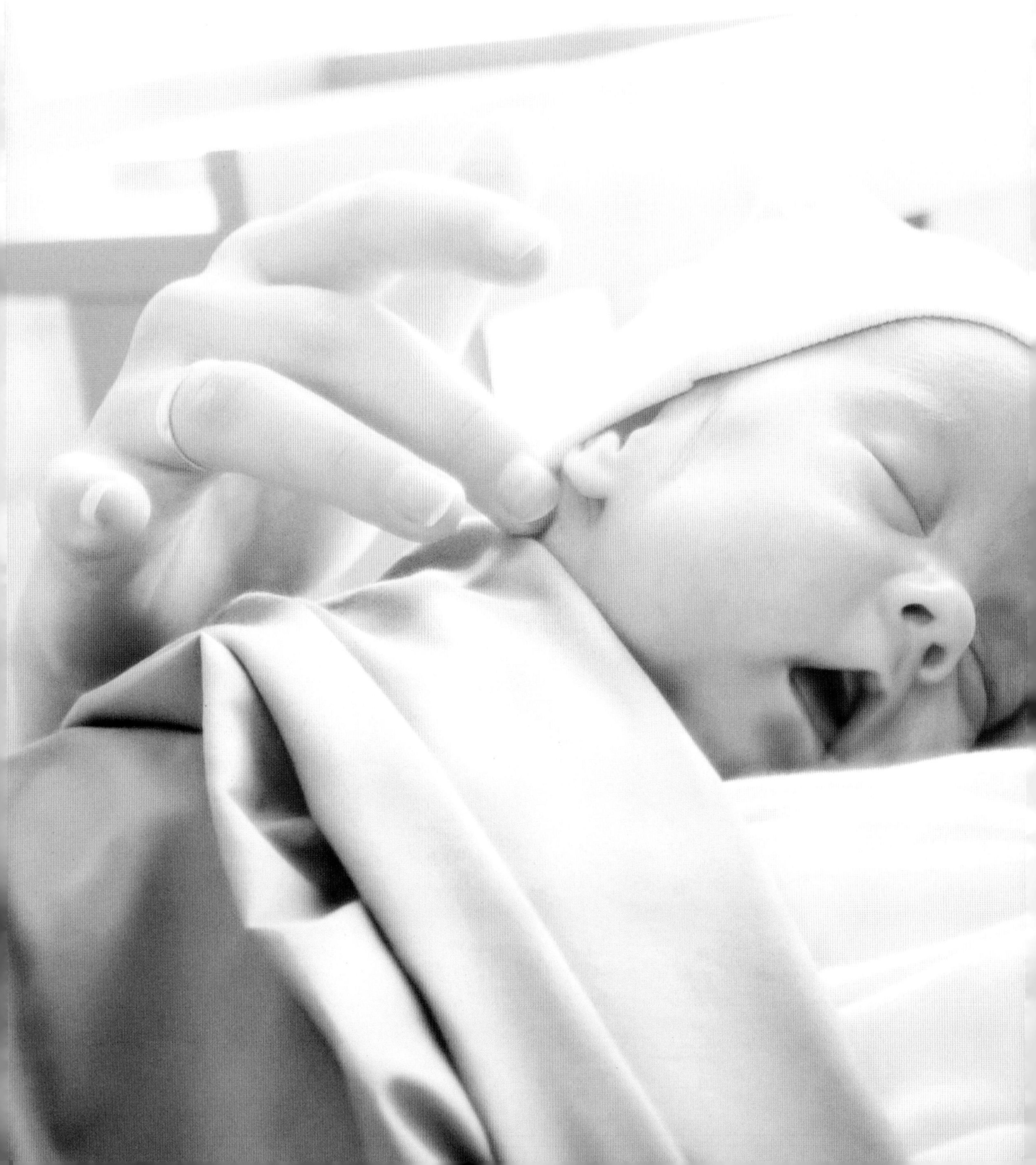

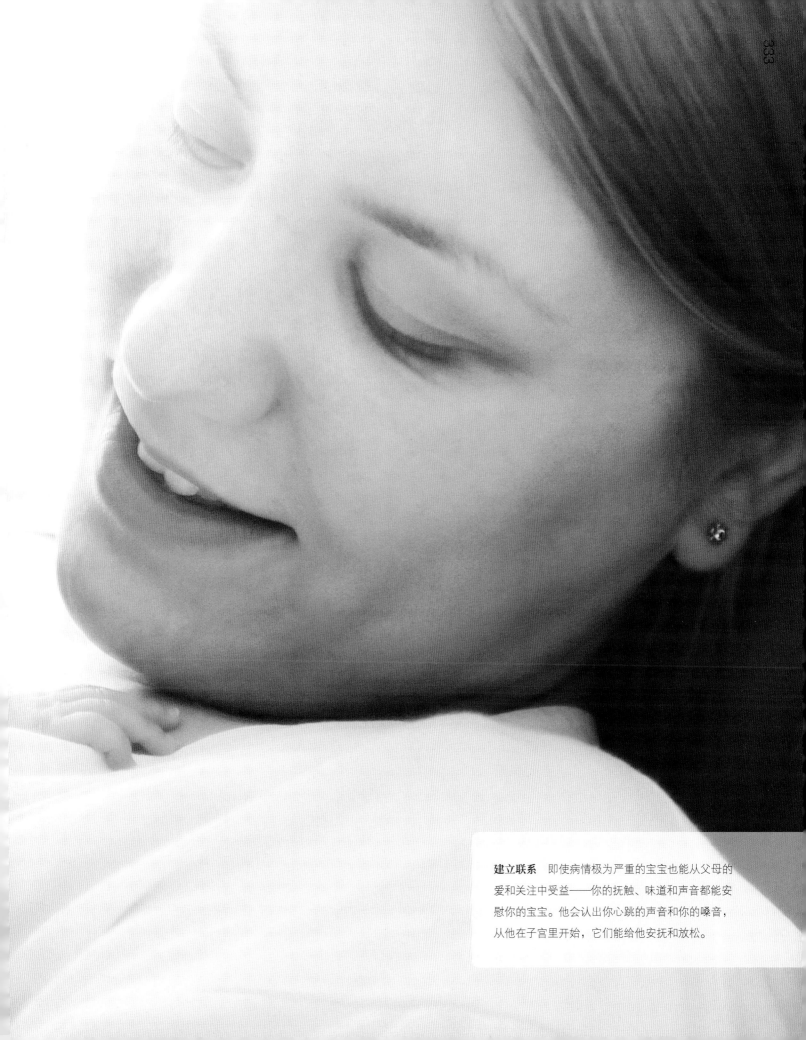

建立联系　即使病情极为严重的宝宝也能从父母的爱和关注中受益——你的抚触、味道和声音都能安慰你的宝宝。他会认出你心跳的声音和你的嗓音，从他在子宫里开始，它们能给他安抚和放松。

索　引

B

N

O

致　谢

Publisher's acknowledgments

Creative Publishing Manager Anna Davidson
Proofreaders Jemima Dunne, Claire Cross, and Jamie Ambrose
Indexer Hilary Bird
Art Direction for Photography Isabel de Cordova, Peggy Sadler
Models Adam Dicuru, Raquel Dicuru, Abby Dorrian, Indiana Dorrian, Myles Dorrian, Justyna Duggan, and Adele Roche
Location Agency www.1st-Option.com

Special thanks go to Mr Gidon Lieberman, fertility and gynaecology consultant, for his advice on the Conception chapter.

Picture credits

Most of the scans and photographs of the developing baby in this book are of the embryo and fetus live in utero, pictures using endoscopic and ultrasound technology. When this has not been possible, images have been taken by reputable medical professionals as part of research or to promote educational awareness.

The publisher would like to thank the following for their kind permission to reproduce their photographs:

(Key: a-above; b-below/bottom; c-centre; f-far; l-left; r-right; t-top)

4 Photolibrary: Digital Vision. 12 Maxine Pedliham: (tr). Science Photo Library: P. Saada / Eurelios (br). 37 Corbis: MedicalRF.com (tr). 49 Science Photo Library: Anatomical Travelogue (ca). 82 Dreamstime.com: Monkey Business Images / Monkeybusinessimages (bl). 93 iStockphoto.com: M_a_y_a. 94 Dreamstime.com: Ngo Thye Aun / Ngothyeaun. 95 Dreamstime.com: Monkey Business Images / Monkeybusinessimages (bl). Getty Images: RJ Sangosti / The Denver Post (cl). 96 Science Photo Library: Dr. G. Moscoso (tr); Sovereign, ISM (bl, br). 99 Wellcome Images. 100–101 LOGIQlibrary. 100 Science Photo Library: Living Art Enterprises, LLC (bc, br). 101 Getty Images: LM Photo / The Image Bank (tl). 102 Dreamstime.com: Natasnow. 103 Science Photo Library: Dr. Najeeb Layyous (cra, bl, bc, br). 107 Corbis: Tomas Rodriguez. 110 Alamy Images: View Stock. 111 Alamy Images: Jose Luis Pelaez Inc / Blend Images. 113 Alamy Images: Jose Luis Pelaez Inc / Blend Images. 121 Corbis: B2M Productions / Ocean (bl). 127 Alamy Images: OJO Images Ltd (l). 130 Dreamstime.com: Ana Blazic Pavlovic (c). 134 Corbis: Tomas Rodriguez (tl). 136 iStockphoto.com: momcilog (b). 140 Corbis:
JGI / Tom Grill / Blend Images (crb). 141 Getty Images: Westend61 (br). 142 Getty Images: Caroline Purser (cl). 143 Science Photo Library: (br). 145 Corbis: B. Boissonnet / BSIP (tr). 146 Science Photo Library: Gustoimages (cb). 158–159 Science Photo Library: Edelmann. 163 Science Photo Library: Neil Bromhall (t). 164–165 Science Photo Library: Neil Bromhall. 167 Corbis: Bernd Vogel (cr). Getty Images: Marc Romanelli (ca). iStockphoto.com: PonyWang (cra). 193 Dreamstime.com: Indigolotos (br). 209 Mother & Baby Picture Library: Ian Hooton (l). 218–219 Alamy Images: Lionel Wotton. 220 Corbis: Juergen Effner / dpa (cr). 221 Corbis: Rune Hellestad (br). 223 Alamy Images: Chloe Johnson (br). 225 Science Photo Library: David Parker (r).
228 Science Photo Library: Ian Hooton (l). 229 Science Photo Library: Ian Hooton (cb). 230 Alamy Images: Phanie (cra). 234 Alamy Images: Martin Valigursky (b). 237 Alamy Images: philipus (tr). 243 Alamy Images: Purestock (crb). 245 Getty Images: Layland Masuda (cl). 246 Alamy Images: Phanie (bl). 247 Getty Images: Siri Stafford (cra). 248–249 Dreamstime.com: Aynur Shauerman (b). 249 Alamy Images: Family (tl). Science Photo Library: Dr. P. Marazzi (cra, cra/strawberry, cr, cr/skin spot); (crb, crb/mole). 253 Getty Images: Comstock (cr). 255 Alamy Images: Phanie (tr). 258–259 Getty Images: Alistair Berg. 264–265 Getty Images: LWA. 272 Dorling Kindersley: Antonia Deutsch (br, cr, tr). 273 Getty Images: Jamie Grill (tr). 276 Getty Images: Mecky (br). 290 Getty Images: Science Photo Library (bl). 291 Getty Images: Tetra Images (br). 293 Getty Images: Frederic Cirou (bl). 295 Science Photo Library: Gustoimages (br). 299 Getty Images: ONOKY - Eric Audras (cl). 300–301 Getty Images: Marina Raith. 311 Corbis: ERproductions Ltd / Blend Images (tr). 312–313 Getty Images: Science Photo Library. 313 Getty Images: Guillermo Legaria / AFP. 314 Corbis: Glowimages (tr). Getty Images:
BSIP / UIG (c). 315 Corbis: JGI / Tom Grill / Blend Images. 316 Getty Images: Todd Bates / E+ (bl); Cultura Science / Marc Fluri (ca). 317 Science Photo Library: Antonia Reeve. 319 Getty Images: Focus_on_Nature / E+. 322 Getty Images: Fertnig / Vetta. 327 Getty Images: Leanne Temme / Stockbyte. 328 Corbis: JGI / Tom Grill / Blend Images. 329 Science Photo Library: Photostock-Israel. 332–333 iStockphoto.com: IvanJekic.

译后记

　　作为一个前妇产科医生、两个孩子的妈妈、科普作者，可以成为这本《DK怀孕百科》的译者，我觉得简直是遇到了命中注定的TA。

　　从医生到科普作者，回答过无数孕产相关问题，它们在这本书里都能找到答案。从如何提高受孕成功率，到生二胎的时候老大应该怎么办，甚至细致到分娩的消息由谁来第一时间发布……你想到的，本书都想到了；你没想过的，本书也替你想到了……它不仅负责了怀孕这40周的事情，还有孕前的准备、分娩的过程、产后新手父母要注意什么。同时，它不仅回答了"为什么"的问题，还提出了"怎么办"的方案。新手可以完全照做，而如我这样的富有经验者也看到了新世界。它解说生理知识，更从心理上化解焦虑，因为当你完全知道自己将面对什么时，自然一切尽在掌握。真的要感谢本书的诸位专家作者，能够写出如此深入浅出的书。

　　本书图片精美，文字通俗，令我在翻译过程中不忍释卷，一气呵成。对于个别罕见的专有名词和科学问题，我在北京协和医院和科学松鼠会的诸位朋友们给予了极大的支持，尤其是有国外医院经验的周希亚、邵池、欧阳云淑、陈复加等，帮助我确保本书内容在通俗活泼之余的严谨准确，在此一并致谢！

　　祝你翻开此书，打开生活新篇章，拥有愉快幸福的孕期生活！

徐蕴芸

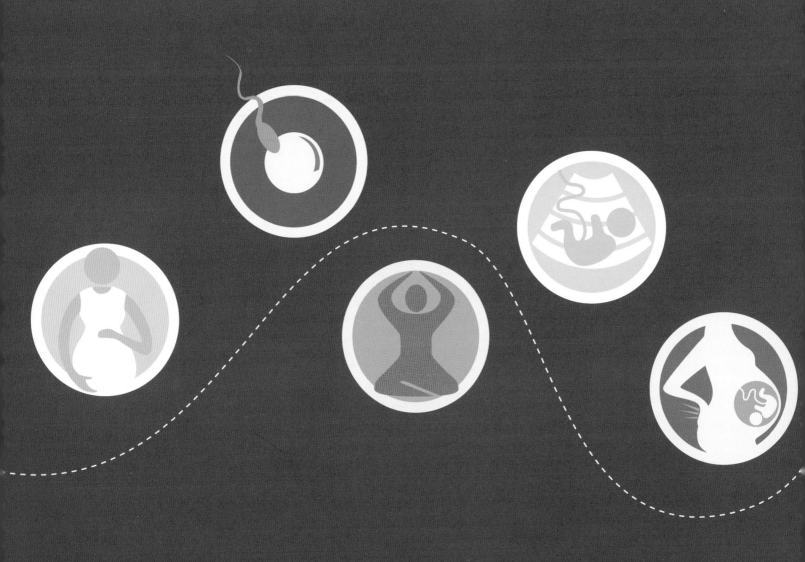